精神影像学

第2版

主　　编　龚启勇
副 主 编　吕　粟　黄晓琦　孙学礼　况伟宏
编　　者（以姓氏笔画为序）
王　淞　月　强　吕　粟　孙怀强　孙学礼
杜明颖　李　飞　李仕广　李凯明　杨　勋
肖　媛　吴　敏　吴　锡　吴昊星　邱丽华
况伟宏　张华为　陈丽舟　陈桃林　幸浩洋
罗　奎　赵又瑾　姚　骊　贾志云　徐　馨
黄晓琦　龚启勇　雷　都　黎　磊
编写秘书　刘杰克

人民卫生出版社

图书在版编目（CIP）数据

精神影像学 / 龚启勇主编 .—2 版 .—北京：人民卫生出版社，2018

ISBN 978-7-117-27470-8

Ⅰ.①精… Ⅱ.①龚… Ⅲ.①精神病学－医学摄影 Ⅳ.① R749 ② R445

中国版本图书馆 CIP 数据核字（2019）第 000471 号

人卫智网	**www.ipmph.com**	**医学教育、学术、考试、健康，购书智慧智能综合服务平台**
人卫官网	**www.pmph.com**	**人卫官方资讯发布平台**

精神影像学

第 2 版

主　　编：龚启勇
出版发行：人民卫生出版社（中继线 010-59780011）
地　　址：北京市朝阳区潘家园南里 19 号
邮　　编：100021
E - mail：pmph @ pmph.com
购书热线：010-59787592　010-59787584　010-65264830
印　　刷：北京建宏印刷有限公司
经　　销：新华书店
开　　本：787 × 1092　1/16　　**印张：**20
字　　数：487 千字
版　　次：2016 年 5 月第 1 版　　2019 年 4 月第 2 版
2023 年 3 月第 2 版第 2 次印刷（总第 3 次印刷）
标准书号：ISBN 978-7-117-27470-8
定　　价：199.00 元
打击盗版举报电话：010-59787491　E-mail：WQ @ pmph.com
（凡属印装质量问题请与本社市场营销中心联系退换）

主编简介

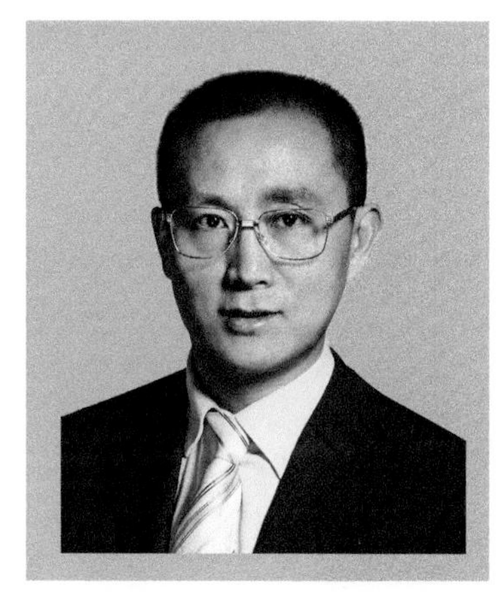

龚启勇　博士，四川大学华西医院副院长、主任医师，教育部“长江学者奖励计划”特聘教授，“国家杰出青年基金”获得者。长期从事放射影像临床、科研和教学。早期工作集中在头颈部与神经系统肿瘤影像学诊断与鉴别诊断。近十年受国家级重大课题资助，就神经心理精神疾病临床难点，开展了系统和深入的磁共振成像（MRI）的精神影像学基础与临床研究。成果写入国家级规划教材和国际放射学百科全书，并被美国医学会作为临床医生Ⅰ类继续教育医学（continuing medical education，CME）文章。发表相关SCI期刊收录论文逾400篇［含“中国百篇最具影响国际学术论文”和基本科学指标数据库（ESI）高被引论文］，近5年论文被引逾10 000次。

龚启勇教授兼任四川省医师协会放射医师分会主任委员、中华医学会放射学分会磁共振专业委员会精神影像与脑功能学组分管负责人、全国高等学校临床医学专业规划教材编写委员会委员；现任国际医学磁共振学会（International Society for Magnetic Resonance in Medicine，ISMRM）（放射学磁共振领域最权威的学术组织）精神磁共振学组候任主席、国际华人医学磁共振学会主席、*Frontiers in Psychiatry*（SCI杂志，IF=3.532）分册主编和《中华放射学杂志》编委等职务。主编长学制临床医学专业国家级规划教材《医学影像学》；并主编《临床医学影像学》《3T磁共振临床应用》《3.0T磁共振临床扫描指南》《中华影像医学——中枢神经系统卷》等学术专著。

龚启勇教授作为负责人先后主持国家自然科学基金重点项目、国家自然科学基金重大国际合作研究项目、国家自然科学科学仪器基础研究专项及科技部973项目课题、863计划等国家级重大课题；作为项目负责人获国家自然科学二等奖1项、省部级科技进步一等奖3项（含中华医学科技一等奖1项）、二等奖2项。是中华医学会放射学分会年度最高奖“突出贡献奖”金质奖章首位获得者，并先后获美国中华医学基金会（CMB）杰出教授奖、吴阶平医药创新奖、ISMRM Senior Fellow奖。并作为北美之外的首位放射科医师受邀为ISMRM大会（2015年，加拿大多伦多）作荣誉冠名主题演讲（ISMRM honorary named lecture：NIBIB New Horizons Lecture），受邀为放射学排名第一的*Radiology*撰写特约综述，为国际临床神经与精神影像的发展做出了贡献。

第 1 版　序一

四川大学华西医院放射科磁共振研究中心（Huaxi MR Research Center，HMRRC）的研究人员近期编写了《精神影像学》一书，并请我作序。我深感这是一本值得向读者推荐的精神影像学研究领域的专业参考书籍。

据我所知，本书是国内首部针对精神疾病的影像学研究进行系统介绍的书籍。它及时总结了近几十年来精神疾病影像学研究领域的现状和热点，并根据编者自己的研究经验，提出未来研究的方向和展望。本书的出版无疑将为国内精神影像学研究的同行们提供良好的参考和指导。

这本书分为两篇：第一篇对目前几乎所有在精神疾病研究领域应用的影像学方法进行了精简而翔实的介绍，便于非影像学专业的读者迅速了解常用的影像学技术，同时也可作为阅读第二部分时深入了解相关影像学方法的参考，最后介绍了磁共振影像技术在正常人群各种心理现象的研究中的应用；第二篇针对各种常见精神疾病的影像学研究现状进行了较为全面的综述性介绍。这些介绍结合了疾病相关的流行病学和临床症状，并进一步指出了研究方向，这不仅使读者在阅读本书后能够对主要的精神疾病的影像学研究现状有较为深刻的理解，也有益于相关读者找寻自己的研究方向。这对于非精神病学专业的读者有重要意义。

随着人类疾病谱的变化，精神疾病越来越受到人们的重视。精神疾病种类繁多，临床表现多样且个体差异大。随着影像学技术的不断发展，MRI 等影像技术越来越多地被用于精神疾病相关发病机制的研究、治疗效果的评价、预后的评估等领域。但是这些领域属于传统放射学的盲区，很多新技术、新进展有赖于磁共振物理、计算机科学、数学以及统计学等不同交叉学科的介入。这些知识对很多精神科医生和放射科医生来说都是比较陌生的，要理解相应的研究结果也是比较困难的。本书的编排方式正是针对上述两种不同影像学背景的读者，非精神病学专业的读者可以通过本书更多地了解影像学技术在精神疾病研究中可能具有的作用；而精神病学背景的人员通过本书则可以更多地理解和掌握基本的影像学方法及其原理。

本书的编写队伍来自四川大学华西医院磁共振研究中心，该中心具有国内少有的交叉学科优势，结合了来自医、工、理不同学科专业的优秀人才，保证了本书内容的全面及准确。无论是对于医学专业领域的临床医生还是研究人员，以及感兴趣的普通大众，只要是想要了解精神病学最新影像学研究进展的读者，一定会从中受益匪浅。

原华西医科大学心理卫生研究所所长

刘协和

2015 年 8 月于华西坝

第 1 版 序二

1896 年英国利物浦大学医院进行了世界上第一例患者临床放射成像诊断，由此诞生了医学影像（medical imaging）。医学影像学顾名思义就是用成像的手段来诊断并指导疾病的治疗，由于其起源于以 X 线为手段的成像技术，在很多地方仍然沿用放射学（radiology）这一传统的名称。作为临床医学领域发展最快的一门学科，现代医学影像技术的发展已经远远超越了最初对人体有辐射损害的 X 线成像，对各种疾病的诊疗亦起到越来越重要的作用。就人脑器质性疾病（即大多数神经疾病）而言，通过典型影像学征象作出的放射学诊断无疑是临床最为依赖的基本诊断信息。特别是已经广为普及的对人体无辐射损害的磁共振成像技术，已成为放射科医师用来诊断神经系统疾病最重要的工具。然而，对所谓的非器质性脑功能性疾病如精神疾病，医学影像所发挥的作用却是微乎其微，至今没有发现可以用于诊断精神疾病的影像学“征象”。这对一名放射科医师来说无疑是职业的一大遗憾。

精神影像作为医学影像领域新的学科分支，为最终实现影像学对精神疾病的客观诊断与鉴别诊断并指导治疗提供了契机。人类对精神活动的探索可以追溯到远古时代，但直到医学影像迅猛发展的今天，我们才真正有机会通过影像观察到与精神和心理活动相关的脑功能活动和形态改变。精神影像技术已经是心理与脑及认知科学研究的重要工具之一。对临床医学而言，精神影像不仅为精神疾病发生发展机制的探索提供了新方法，更为未来精神疾病的诊疗提供了客观的影像学手段。

精神影像的发展可以追溯到 20 世纪 90 年代。我在 1984 年临床医学本科毕业后就开始在放射科担任住院医师并接受临床技能的系统培训，当时的愿望是要做一名有经验的放射科医师。在 1989 年取得临床肿瘤学硕士学位后，我的专业兴趣集中到了头颈部肿瘤的放射学诊断。随后在英国利物浦大学医学院攻读博士学位期间，我的工作进一步聚焦到了神经影像，当时我同时做了两个课题，分别是“脑胶质母细胞瘤放疗转归的磁共振成像研究”和“人脑流体智商的脑磁共振功能影像”，分别代表了脑器质性病变和脑功能改变的影像学研究。使我感触很深的是前一课题纳入的 8 个患者无一例外都在一年内因病情恶化相继去世，让我深感影像的无力。与此同时，通过和心理学家合作，后一课题让我看到了影像在诊断脑功能性病变中的潜力，或许这就是当时我所看到的精神影像发展的雏形。基于这样的理念，我在华西医院放射科工作期间，借助医院的临床学科优势建立了以精神影像为核心的华西医院放射科磁共振研究中心（Huaxi MR Research Center，HMRRC）。经过十年的发展，HMRRC 团队在精神影像方面的研究取得了丰硕成果，截止到发稿，已经有 200 篇相关论文在 SCI 收录杂志发表，包括 *PNAS*、*Radiology*、*JAMA Psychiatry* 等影像和精神疾病相关领域的权威杂志；同时相关成果获得国家自然科学二等奖。哈佛、耶鲁和斯坦福等大学也先后邀请我讲学，尤其是在第 23 届国际医学磁共振学会（ISMRM）大会上，我作为首位华人学者受邀成为 NIBIB New Horizons Lecture 荣誉冠名演讲专家（在 8000 名 ISMRM 会员中，每年仅有一位学者入选），并以“NIBIB New Horizons Lecture：Emerging MRI to Uncover the‘Disordered Mind’：Are We in an Era of‘Psycho-Radiology’?”为题作大会主题报告。同时作为首位中国本土学者入选 ISMRM Fellow，这不仅是我个人的荣誉，更表明我国的精神影像学发展得到了国际同行的认可。

本书的编著分两篇十三章，第一篇对精神影像学主要的方法和对正常心理的研究做了简要介绍，第二篇以各论的形式，以总结凝练 HMRRC 在 SCI 收录杂志公开发表的工作为主，兼顾国内外同行的最新相关成果，分别对最重要和常见的精神疾病的精神影像学研究发现和国内外研究现状做了全面介绍和总结。本书立足全面、客观、学术性和科学性。然而，精神影像作为新兴领域发展迅猛，新成果和新观点的涌现层出不穷。尽管我们力求新而全，仍然无法做到最新最全，遗漏和不足难免，还请大家能多提建议和批评指正，以便我们在未来的工作中有所改进，共同推进我国的精神影像学这一新兴领域的发展。

本书完成后，我非常荣幸地邀请到了我国精神病学泰斗刘协和教授为本书作序。刘协和教授是华西医院精神科德高望重的老主任、我国司法精神病学的奠基人，也是我国《精神卫生法》最初的起草者。已 87 岁高龄的刘教授看到本书的初稿非常感兴趣，给予高度评价，让我们深受鼓舞。

本专著前期的工作得到了诸多国内外合作者的大力支持，并得到国家自然科学基金的资助，尤其是国家杰出青年基金的支持，使 HMRRC 在建立初期最艰难的时候能顺利开展工作。同时，由李涛主任领导的华西医院精神科与心理卫生中心全体医护人员为 HMRRC 的精神影像跨学科研究提供了重要的临床支撑和保障。当然，还有我的同事和学生们，没有他们的共同努力，HMRRC 不可能取得今天的成果。尤其是一些自 2005 年先后加入 HMRRC 的硕士、博士研究生和博士后，在本书的编写过程中做了大量工作，但其中相当一部分学生因本专著篇幅有限而未能纳入参编人员名单，其中有（按加入 HMRRC 时间排序）：杨红、李东明、姜晓雨、李秀丽、邬颖华、月强、张体江、陈龙、刘梦奇、柳佳、廖继春、马步云、Nabin Amatya、吴杞柱、张俊然、邹翎、陈紫琪、钟婧捷、廖怡、牛润宁、程勃超、付诗琴、卢希、Sunima Lama、叶艳、王秀丽、张华为、曾俞竣、胡心宇、黎磊、罗亚、吴敏、王卓、陈光祥、刘琪、孙玲、索学玲、谭乔月、陈颖、蒋静、彭薇、魏小丽、陈军、靳长风、鲁璐、罗强、李文斌、孟令惠、孙家瑜、石岩、徐馨、王妍蔺、王维娜、关蒲骏、苏筱芮、艾源、杨程、郭羿等，谨在此一并致谢！

华西医院放射科磁共振研究中心（HMRRC）主任

2015 年 8 月于成都

第 2 版 前言

精神影像学是用影像学手段研究正常和异常脑结构与功能与人类复杂行为表现之间的关系以及相关神经生物学机制的科学。

随着人类社会的发展，各类精神疾病成为人类成功解决了诸多躯体疾病后面临的新问题。根据世界卫生组织 2010 年的数据，在世界疾病负担排行榜前 5 位的疾病中，有 4 类疾病是精神疾病，这些疾病的社会负担已经超过肿瘤和心血管疾病。国家卫生健康委员会疾病预防控制局 2018 年 5 月公布的数据显示，截至 2017 年底我国精神障碍患者达 2.43 亿人，总患病率高达 17.5%，给个人、家庭及社会带来了沉重的负担。精神疾病，过去长期被认为是“非器质性疾病”，现在作为“脑疾病”被越来越多的研究证实与大脑神经细胞的结果以及功能异常有关。但迄今为止，大多精神疾病仍处于发病机制不明、诊断客观标准不足、治疗结果难以监测等阶段。

医学影像学是 20 世纪医学领域发展最快的学科之一，其中代表性的磁共振成像技术相对于其他脑成像技术，具有无创、可重复检查、操作简单等优点，尤其是它兼具较高的时间和空间分辨率并且能够提供脑结构、功能、代谢等多模态信息，已成为系统化研究大脑结构与功能活动尤其二者与行为关系的重要手段。采用多模态磁共振影像新技术研究精神疾病患者的脑结构与功能异常，并基于影像指标对疾病进行分类判别以及临床症状预测具有重要意义。近年来对人类最重要器官大脑的研究成为热点，脑科学也成为全球各个国家科研布局中的重要部分。

精神影像学聚焦正常和异常脑功能活动的成像方式，用不同脑成像手段探测脑结构和功能的不同层面生物学机制，揭示精神疾病发生及发展的相关脑机制。它是以磁共振成像技术为主，同时包括正电子发射断层显像及单光子发射计算机断层显像等影像新技术手段，来显示正常和异常脑活动状态的影像学分支；同时也是一个集医学、心理学、认知科学、神经科学、物理学、化学、计算机科学、人工智能等多学科交叉的新型学科领域。其主要目的是以影像学手段来客观、定量地分析人脑活动机制。同时，在采用各种新兴的磁共振技术探索精神疾病发病机制的同时，探索这些技术在临床的转化应用价值，为精神疾病的诊断、评估和预后判断提供客观的影像学依据。

精神影像学的出现，填补了影像学领域对脑活动和精神疾病研究的空白，为心理学的发展开辟了一条新的途径。在此背景下，推动这一研究新方向、新领域，建立脑－行为－影像理论体系，将促进精神疾病的早期发现、早期诊断以及预警，并结合神经调控技术进行脑功能的康复，最终为认识脑、发展脑以及脑疾病的康复提供理论依据。本书将着重向读者介绍精神影像学的最新研究方法，以及在部分心理行为问题及常见重大精神疾病研究中所获得的新发现和新观点。

龚启勇

2018 年 7 月

目 录

第一篇 总论

精神影像学（psychoradiology）是近年来随着影像技术的发展而产生的新兴学科方向，它指采用影像学方法探究精神疾病的发生发展机制，为疾病的诊断、治疗以及临床监测提供客观指标。精神影像学这个名词本身就表达了精神病学与放射学之间的联系，同时与神经影像学和神经病学密切相关[1]。

精神影像学的研究主要是对人类活体脑结构和功能两方面的研究。这里的结构研究通常是指对脑灰质或白质的体积、厚度、表面积及形态等信息的定量分析。高分辨率的计算机体层成像技术和磁共振结构成像技术都可用于脑结构的研究，然而，由于磁共振成像相对于计算机体层成像能更好地区分灰质、白质和脑脊液等组织，因此，高分辨脑磁共振结构成像是研究脑结构的主要手段。常规 3.0T 磁共振的空间分辨率可达 1mm，更先进的磁共振分辨率可达 100μm。常规 3.0T 磁共振能对伏隔核等微小的核团结构进行显示，在 7.0T 磁共振人体成像系统上，甚至可以显示灰质皮层不同细胞层面的结构。当然，由于精神疾病的脑结构改变通常很微小，常规的肉眼观察并不能发现，需要借助计算机分析方法进行定量分析，因此，对精神疾病患者脑结构的研究通常采用基于体素的分析方法。对脑功能的研究方法是精神影像学研究的重点，这里的功能是广义的功能，包含血氧合水平、葡萄糖代谢、血流、神经元代谢等多重信息。正电子发射断层显像（PET）和单光子发射计算机断层显像（SPECT）虽然最早用于脑功能的定位和定量研究，但由于其具有一定的创伤性，因而在精神疾病的研究中受到一定的限制。光学成像虽然无创，但受光线穿透距离和空间分辨率的影响，其在精神研究中也有一定局限。功能磁共振成像技术由于具有较高的时间和空间分辨率，以及多参数成像的优越性，使得其在精神疾病的研究中占据重要位置。

采用精神影像学技术还可以建立脑 – 行为 – 影像理论体系，具体而言就是基于脑微结构和脑功能的最优互补原则，利用无创且具多模态性能的磁共振技术，以神经环路为介入路径，通过神经元间灰质与白质环路形态学与功能 – 结构的交互改变特征，映射涵盖从正常到异常的动态行为谱（包括亚疾病状态和疾病状态）与大脑的内在耦联，同时通过疾病模型的论证和检验，指导科学发现在神经心理、人工智能以及临床的应用。本篇内容将从成像方法和分析方法两方面入手，介绍各种成像技术和分析方法的基本原理，以及其在精神疾病研究中的价值和局限性。

参考文献

[1] Lui S, Zhou XJ, Sweeney JA, et al. Psychoradiology: The Frontier of Neuroimaging in Psychiatry. Radiology, 2016, 281(2): 357-372.

第一章

精神影像检查技术

第一节 计算机体层成像

一、CT 概述

计算机体层成像（computer tomography，CT）的发展经历了传统 CT、单层螺旋 CT 和多层螺旋 CT 三个主要阶段。1969 年戈弗雷·纽博尔德·豪恩斯弗尔德（Godfrey N. Hounsfield）成功设计出 CT 机，1972 年头部 CT 正式用于临床；1976 年，出现了体部 CT；1979 年，阿伦·马克利奥德·柯麦科（Allan M. Cormack）和戈弗雷·纽博尔德·豪恩斯弗尔德（Godfrey N. Hounsfield）因发明了计算机 X 线断层摄影术，共同分享诺贝尔生理学或医学奖。1989 年，螺旋 CT 问世；20 世纪 90 年代后，发展为多层螺旋 CT（图 1-1-1）。

（一）CT 成像的基本原理

CT 不同于普通 X 线成像，它是用 X 线束对人体层面进行扫描，取得信息，经计算机处理而获得重建图像，是数字成像而不是模拟成像，它开创了数字成像的先河。CT 所显示的断层解剖成像，其密度分辨率（density resolution）明显优于 X 线图像，使 X 线成像不能显示的解剖结构及其病变得以显影，从而显著扩大了人体的检查范围，提高了病变检出率和诊断的准确率。

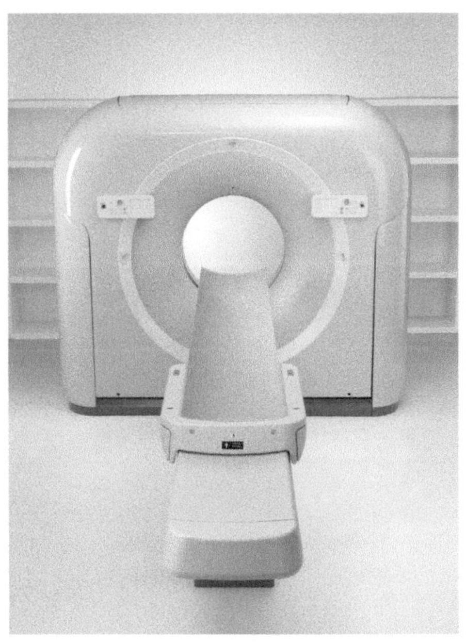

图 1-1-1　多层螺旋 CT

CT 的工作原理是由高电压作用于 X 线管，发出的 X 线束从多个方向对人体选定的层面进行扫描，由探测器接收穿透该层面后的残余 X 线，将其收集并通过光电转换器转变为电信号，再经模拟 / 数字转换器（analog/digital converter）转为数字信号，输入计算机处理，得到该层面各单位容积的 X 线吸收值即 CT 值，排列成数字矩阵，经过

数字 / 模拟转换器（digital/analog converter）后再形成模拟信号，输至显示器得到该层的横断图像（图 1-1-2）。CT 系统主要由扫描部分（探测器、X 线球管及机架）、计算机及图像显示部分组成。

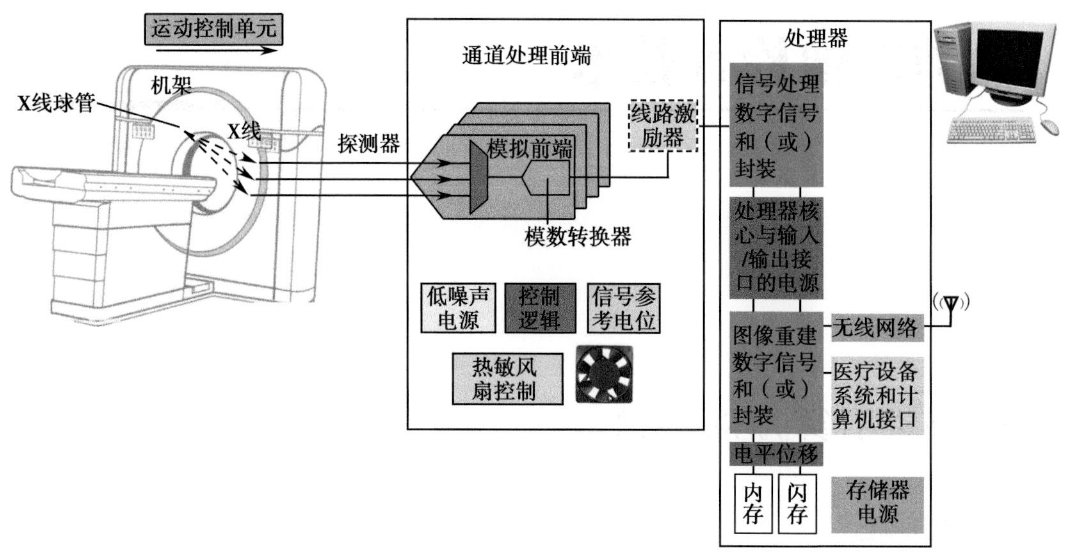

图 1-1-2　CT 的采集过程

（二）CT 的相关概念

1. 像素和体素　图像处理时，数字矩阵中的每个数字转为由黑到白不等灰度的小方块，即像素（pixel），它是构成一幅图像的基本单元。同样大的图像，像素越高，图像空间分辨率越好。扫描选定的层面分成若干个体积相同的立方体，称之为体素（voxel），它是在像素的基础上包含了层面的厚度。像素是二维的单位，而体素是三维的单位（图 1-1-3）。

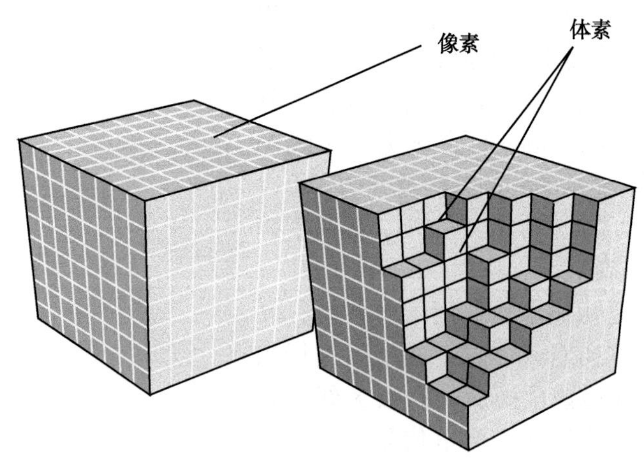

图 1-1-3　像素和体素的示意图

2. CT 值　CT 图像的 CT 值反映组织对 X 线的吸收值（衰减系数：u）。CT 值计算公式为：

$$CT值 = 常数 \times (u_{水} - u_{被检物质}) / u_{水} \quad 式 1-1$$

常数值为 1000，单位为 Hounsfield unit（Hu）。组织密度高，对 X 线的吸收值大，CT 值大；组织密度低，对 X 线的吸收值小，CT 值小。一般来说，水的 CT 值为 0，空气最低：−1000Hu，骨皮质最高：+1000Hu。

3. 矩阵　按照横行纵列排成的栅格状矩形阵列叫矩阵（matrix）。将人体断面各点 CT 值的像素以矩阵排列，构成图像，一般以 256 × 256 或 512 × 512 大小的矩阵显示。矩阵大，像素数量多，图像分辨率高；反之，矩阵小，像素数量少，图像分辨率低。

4. 密度分辨率、空间分辨率和时间分辨率　密度分辨率（density resolution）是指在低对比度情况下，区分最小密度差的能力。空间分辨率（spatial resolution）是指高对比度情况下，图像可鉴别物体大小、微细结构的能力。时间分辨率（time resolution）是指影像设备在单位时间内采集图像的帧数。在多层螺旋 CT 心脏成像时，时间分辨率的高低决定了 CT 机在临床应用的适应性和范围。

5. 窗口技术　为了提高组织结构细节的显示水平，使 CT 值差别小的组织能被分辨出来，引入了窗口技术，即窗宽（window width）与窗位（window level）。窗宽是指图像上 16 个灰阶所包括的 CT 值范围。窗宽越大，图像越光滑，图像灰度层次多，组织对比度减少，细节显示差，适用于分辨率差别较大的组织，如肺。相反，则适用于分辨率差别较小的组织。窗位是指窗宽上下限的平均数。要观察某一组织的细微结构，最好以该组织的 CT 值为窗位。

二、CT 的检查方法

CT 的检查方法一般包括平扫（plain scan）及增强扫描（contrast enhanced scan）。

（一）CT 平扫

CT 平扫是不注入对比剂的常规检查，CT 检查一般均先作平扫，它能提供病变的初步定位，适用于各部位疾病的检查。

（二）CT 增强扫描

CT 增强扫描是指在血管内注射对比剂后再行扫描的检查方法，目的是提高病变组织同正常组织的密度差，显示病灶内血供状况，通过病变的不同强化方式，确定病变的性质。根据注射对比剂后扫描方法的不同，可分为常规增强扫描、动态增强扫描、延迟增强扫描、双期或多期增强扫描等方式。

1. 常规增强扫描　注射对比剂后 60~70s，对比剂充分进入组织及病灶中后，进行扫描。

2. 动态增强扫描　对于某一层面或病灶的感兴趣区（region of interest，ROI），在注射对比剂后进行连续不间断的重复扫描，以观察 ROI 注射对比剂密度随时间改变的动态情况。

3. 延迟增强扫描　一次大剂量注射对比剂后 5min 或更长时间重复扫描，以期提高脏器小病灶的检出率和定性准确率。

4. 多期增强扫描　静脉注射对比剂后，对不同的脏器进行动脉、静脉期扫描，必要时进行延迟期多时段扫描。肝动脉期扫描启动的时间一般为开始注射对比剂后 20~30s，静脉期为 60~70s，延迟期一般在开始注射对比剂后 5min。

（三）其他 CT 扫描

1. 薄层扫描 薄层扫描（thin slice scan）是指扫描层厚小于或等于 5 mm 的扫描。其优点是减少了部分容积效应，能更好地显示病变的细节，一般用于检查较小的病灶或组织器官，需要进行三维重组等后处理，扫描层厚越薄，重建图像的质量越高。

2. 高分辨 CT 扫描 高分辨 CT 扫描（high resolution CT，HRCT）是采用薄层扫描、高空间分辨率的算法重建及特殊的过滤处理，取得有良好空间分辨率的 CT 图像。它对显示小病灶及细微结构优于常规 CT 扫描。常用于肺部弥漫性间质性或结节性病变，垂体、内耳和肾上腺等检查。

3. 灌注成像 经静脉团注对比剂后，在对比剂首次通过受检组织的过程中对选定层面进行快速扫描，而后利用软件测定组织密度的变化，从而获得血流动力学的变化图像。

三、CT 检查在精神影像学中的价值与局限性

（一）精神分裂症

精神分裂症的发病原因和发病机制至今未明，它不是单纯的功能性疾病，精神分裂症患者多有脑结构的异常，已被越来越多的研究所证实[1]。CT 检查可以直接观察到生理及病理状态下的颅内情况，提供定位与定性诊断，比以往采用气脑和脑血管造影诊断技术有了质的飞跃，为探查疾病的器质性基础提供了较精确的手段，是深入研究精神分裂症患者脑内结构变化的较好手段。

本病最显著、始终如一的大脑形态异常就是脑室系统扩大，脑沟增宽，并且这些异常表现在疾病的首发或初发阶段就已经存在。约翰斯顿（Johnstone）和其同事利用 CT 完成了当代第一个关于精神分裂症的脑结构研究，他们发现患者组侧脑室明显扩大[2]。麦克唐纳（Macdonald）和贝斯特（Best）对精神分裂症患者组和健康人组的室脑比（ventricle-brain rate，VBR）、脑沟、脑体积比、第三脑室、外侧裂、大脑纵裂宽度等指标进行测量，结果显示精神分裂症患者的脑沟明显扩大，脑室却没有明显异常。亚科诺（Iacono）等人通过研究发现精神分裂症患者第三脑室扩大明显，侧脑室或脑沟扩大不显著[3]。而普费弗鲍曼（Pfefferbaum）等人发现精神分裂症患者具有微小的脑室扩大和相当大的脑沟增宽，同时指出大脑结构异常是广泛的[4]。国内学者该项研究结果与前述相比存在些许变化，认为本病脑形态异常主要表现为第三脑室、侧脑室扩大，脑沟、脑裂增宽等[5, 6]。众所周知，侧脑室和第三脑室周围是边缘系统和视丘，且邻近生物胺或富于肽类的传导束，而胼胝体具有联系传递大脑两半球信息的功能。脑室扩大多表现为认知能力的损害，因此脑室扩大可能就是精神分裂症的一个器质性易感因素[7]。

脑萎缩也是精神分裂症的一个重要表现，脑白质和皮质萎缩，与精神分裂症患者感情淡漠、思维贫乏、自我封闭、对外界漠不关心等表现有关。不同 CT 扫描方法对脑萎缩的诊断并没有明显差别。精神分裂症患者的脑萎缩，或是皮质的萎缩，或是髓质的萎缩，或者二者兼而有之。马拉（Malla）等发现早期发病的精神分裂症患者比晚期发病的显示出更明显的脑萎缩[8]。马德森（Madsen）等人发现，精神分裂症患者的大脑皮质均有着不同程度的萎缩[9]。1983 年中国首例 CT 研究发现有 30% 的精神分裂症患者存在

皮质脑萎缩[10]。有学者研究发现，病程长短对脑萎缩有一定影响，认为病程越长，脑萎缩发生率越高[11]。此外，有关研究显示，分裂症发病的病理生理机制与神经发育障碍有关[12]，分裂症患者在大脑完成发育之前的新皮质形成期就出现了神经细胞从大脑深部向皮层迁移过程中出现了紊乱，导致心理整合功能异常[13]。

除了脑室扩大（主要是侧脑室、第三脑室），脑沟、脑裂增宽，脑叶萎缩外，精神分裂症患者还有灰白质体积减小、额颞叶 CT 值改变等表现。CT 扫描能够对精神分裂症患者脑部结构异常进行初步筛查，为精神科医师提供必要的脑部 CT 影像资料，但脑部结构异常没有特异性，部分精神分裂症患者颅脑 CT 检查没有明显变化。精神分裂症患者脑结构异常在精神病理学上尚无定论，在精神影像学检查中仍然没有统一确切的诊断标准。随着精神影像技术的发展，精神分裂症病因的活体脑部研究还有待进一步探索。

（二）情感障碍

有关情感障碍 CT 改变的研究不多。研究发现抑郁症患者 CT 改变主要为侧脑室扩大、第三脑室扩大、脑皮质萎缩和小脑萎缩等，未发现与家族史、临床类型和治疗时间等相关。CT 值作为能较好量化选定区域的一个指标，可以降低形态学研究中可能存在的主观判断误差。近年来国内孙士友等[4]应用脑 CT 定量分析精神分裂症和双相情感障碍患者的脑室和脑沟改变。结果显示，双相情感性精神疾病和精神分裂症患者的前角指数、第三脑室最大宽度、乳突间比值和脑萎缩均无显著性差异（$P>0.05$），认为精神分裂症和双相情感性精神疾病这些所谓的功能性疾病可能和非特异性脑室、脑沟结构异常相关。有学者研究发现焦虑症、抑郁症患者额叶 CT 值比正常人显著降低，增强扫描后强化程度低，说明焦虑与抑郁患者可能存在额叶器质性改变[14]，另外，关于广泛性焦虑障碍患者的 CT 研究也显示患者双侧额叶的 CT 值明显低于对照组[15]，说明大脑额叶病变在焦虑症、抑郁症的发生、发展过程中不可忽略。上述改变可能和该脑区的神经细胞数量减少、体积减小、血流灌注及代谢降低等因素有关。此外，近年来对情感性精神疾病患者脑结构异常的报道普遍认为此类患者脑结构异常与病程无关，而与住院次数有一定关系[16, 17]。田树时等也发现情感障碍患者脑 CT 异常与病程、病前性格、家族史、治疗过程等关系不大，而与住院次数明显相关，住院 5 次以上的患者脑 CT 异常率明显高于住院 5 次以下者[18]。

颅脑 CT 检查可用于帮助诊断初发患者，还可用于鉴别抑郁症的器质性疾病，并能对抑郁症患者治疗前后颅脑 CT 值改变进行对比分析，从而判断疗效，作为有效的预后指标，可为精神疾病治疗提供重要的价值。

（三）痴呆

对于脑的高级认知功能来说，认知障碍很大程度上取决于病变部位[19]。痴呆临床上常见类型为阿尔茨海默病（Alzheimer disease，AD）和血管性痴呆（vascular dementia，VD）。一般认为 VD 可以通过早期积极有效的治疗达到缓解病情的目的，而 AD 迄今为止尚无有效的治疗方法。多篇文献证实 AD 患者存在明显的大脑萎缩、脑室系统扩大、颞叶萎缩、VBR 增大等改变，与其认知功能损害相关[20, 21]。CT 检查对脑积水所致的痴呆和血管性痴呆意义较大，其中血管性痴呆包括大面积梗死所致痴呆以及皮质下血管硬化所致痴呆，均可以通过 CT 检查其颅内改变获得满意结果。脑积水所致痴呆临床表现为颅内压增高或正常颅压性脑积水征：进行性痴呆、起步困难和小便失禁。有关学者研究发现 VD 患者

CT 多表现为半卵圆中心、基底核区、小脑、脑干多发性低密度灶和脑萎缩，患者有多发性区域性脑功能能量代谢改变和血流灌注不足，影响了皮质中枢之间、皮质与皮质下白质传导纤维，引起认知功能障碍[22]。许多研究认为病灶容积与痴呆的严重程度密切相关[23, 24]。有学者通过对 185 例痴呆患者进行 CT 测量，结果显示和智能障碍发生率有关的指标只有梗死灶容积，梗死灶容积在 30ml 者 84.62% 有智能障碍，即使是 20ml 以下的小病灶智能障碍发生率也达 42%。此外，许多学者研究证实主要决定认知障碍的因素不单是脑梗死灶，在患者已有明确的脑萎缩，并且存在脑室周围白质稀疏的基础上，发生脑梗死时较容易导致智能下降[25]。勒布（Loeb）等指出，导致痴呆发生的脑梗死容积不得少于 50ml，甚至超过 100ml 才会发生痴呆。当脑梗死容积在 50ml 以下时，脑萎缩的存在及其严重程度对痴呆的发生发展有重要影响[23]。另一项研究显示 AD 患者的脑萎缩随时间逐渐进展，AD 患者脑体积较年龄匹配的正常人减少更快，使 CT 在监测认知下降和痴呆进展方面成为可能[26]。

随着多排容积 CT 的不断发展，CT 血流灌注成像（CT perfusion imaging，CTPI）能在三维空间中有效反映目标区域内血流灌注量的改变，获得生理功能信息，为痴呆症的功能诊断提供依据。作为一种能反映脑微循环信息的功能成像，头颅 CTPI 能显示常规 CT、磁共振成像（magnetic resonance imaging，MRI）所不能显示的微循环及生理代谢改变。利用团注对比剂和连续快速同层扫描技术，CTPI 能较准确地反映组织血管变化程度和血流灌注的情况，可在形态学发生改变之前探测到生理功能的异常[27]，且一次 CTPI 检查可同时观察脑血流量（cerebral blood flow，CBF）、脑血容量（cerebral blood volume，CBV）、对比剂平均通过时间（mean transit time，MTT）和对比剂最大峰值时间（time to peak，TTP）等多个灌注参数的变化。CBF 指单位时间内流经一定体积脑组织血管结构内的血流量，受血管大小和毛细血管开放数量的影响；CBV 指 ROI 内包括毛细血管、动静脉及大血管在内的全部血管床的容积；MTT 是血流从脑组织动脉流入到从静脉流出所经历的平均时间；TTP 是从开始注射对比剂到浓度达到最高值的时间，反映血流到达 ROI 的快慢程度，而不是组织本身的灌注特点。CTPI 检查速度快，可获得解剖学图像及观察血流动力学状态，随着 CT 硬件设备及软件的发展，CTPI 将得到更为广泛的应用。唐震等人通过低剂量 CTPI 诊断痴呆的研究发现，痴呆组的双侧额叶、颞叶、基底核及海马的 CBV 和 CBF 明显低于正常对照组，且其 MTT、TTP 值明显大于对照组（$P<0.05$）（图 1-1-4）[28-30]。

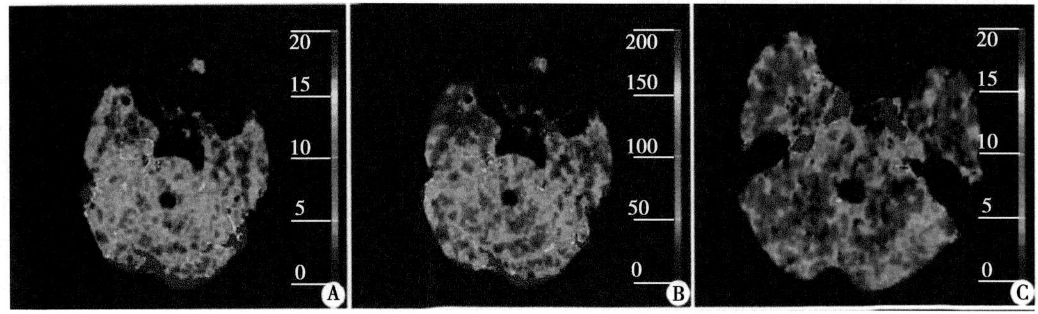

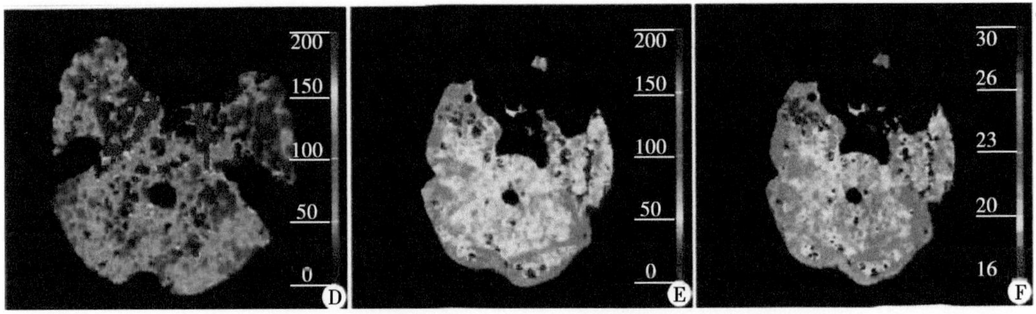

图 1-1-4　痴呆患者的 CTPI 各脑区血流动力学状态（海马层面）

A. AD 患者 CBV 伪彩图，双侧颞叶、海马区域 CBV 值较低，呈蓝色；B. AD 患者 CBF 伪彩图，双侧颞叶、海马区域 CBV 值较低，颜色深；C. VD 患者 CBV 伪彩图，双侧颞叶、海马区域 CBV 值较低，呈蓝色；D. VD 患者 CBF 伪彩图，双侧颞叶、海马区域 CBV 值较低，颜色位于右边标尺的下端，明显较深；E.AD 患者 MTT 伪影图，双侧颞叶、海马区域呈黄绿色，其 MTT 呈红色值大，表明 AD 患者的平均通过时间延长；F.AD 患者 TTP 伪彩图，双侧颞叶、海马区域呈黄绿色偏蓝，表明 AD 患者的达峰时间较慢

（贾志云）

参考文献

[1] Ingvar DH, Franzén G. Distribution of cerebral activity in chronic schizophrenia. Lancet, 1974, 2(7895): 1484-1486.

[2] Johnstone EC, Crow TJ, Frith CD, et al. Cerebral ventricular size and cognitive impairment in chronic schizophrenia. Lancet, 1976, 2(7992): 924-926.

[3] Iacono WG, Beiser M. Are males more likely than females to develop schizophrenia?Am J Psychiatry, 1992, 149(8): 1070-1074.

[4] Pfefferbaum A, Wenegrat BG, Ford JM, et al. Clinical application of the P3 component of event-related potentials. Ⅱ. Dementia, depression and schizophrenia. Electroencephalogr Clin Neurophysiol, 1984, 59(2): 104-124.

[5] 孙士友，舒良．双相情感性精神疾病与精神分裂症脑 CT 扫描比较．中华精神科杂志，1997，30(4)：203-205.

[6] 黄祖平，郭田生，张伟，等．精神分裂症患者与健康对照组的脑 CT 比较研究．医学临床研究，2002，19(2)：120-121.

[7] Fatemi SH, Folsom TD. The neurodevelopmental hypothesis of schizophrenia, revisited. Schizophr Bull, 2009, 35(3): 528-548.

[8] Malla A, Norman R, Aguilar O, et al. Relationship between neurological "soft signs" and syndromes of schizophrenia. Acta Psychiatr Scand, 1997, 96(4): 274-280.

[9] Madsen A, Vorstrup S, Rubin P, et al. Neurological abnormalities in schizophrenic patients: a prospective follow-up study 5 years after first admission. Acta Psychiatr Scand, 1999, 100(2): 119-125.

[10] Yu QH, Chen PZ, Liu TS, et al. Preliminary report Schizophrenia decline brain CT and cognitve functon test. Zhonghua Shen Jing Jing Shen Ke Za Zhi, 1983, 16(1): 42-45.

[11] 王学义，李文通，胡俊荣，等．73 例精神分裂症的脑部 CT 与临床．中国神经精神疾病杂志，1986，12

(6):345-347.

[12] Rapoport JL, Giedd JN, Gogtay N. Neurodevelopmental model of schizophrenia: update 2012. Mol Psychiatry, 2012, 17(12):1228-1238.

[13] Lieberman JA. Pathophysiologic mechanisms in the pathogenesis and clinical course of schizophrenia. J Clin Psychiatry, 1999, 60 Suppl 12 :9-12.

[14] 夏从羊,冯晓强,王德阳. 抑郁症患者脑 CT 值的定量研究. 中国中西医结合影像学杂志,2012,10(6):498-500.

[15] 冯晓强,周振和,华国铭,等. 广泛性焦虑障碍患者颅脑 CT 值特征研究. 现代医学,2011,39(6):673-676.

[16] 杨淑珍,王振才,于福恩,等. 晴尔联合低分子量肝素钙治疗急性脑梗死的临床研究. 实用药物与临床,2005,8(4):23-25.

[17] 全国降纤酶临床再评价研究协作组,刘秀琴. 降纤酶治疗急性脑梗死的临床再评价——多中心前瞻性随机双盲对照研究. 中华神经科杂志,2000,33(5):263-267.

[18] 田树时,董天明. 情感障碍脑 CT 成像表现及临床对照分析. 中国民康医学,2008,20(21):2518-2519.

[19] Hom J, Reitan RM. Generalized cognitive function after stroke. J Clin Exp Neuropsychol, 1990, 12(5):644-654.

[20] Roman GC. From UBOs to Binswanger's Disease Impact of Magnetic Resonance Imaging on Vascular Dementia Research. Stroke, 1996, 27(8):1269-1273.

[21] Pohjasvaara T, Erkinjuntti T, Vataja R, et al. Dementia three months after stroke. Baseline frequency and effect of different definitions of dementia in the Helsinki Stroke Aging Memory Study(SAM) cohort. Stroke, 1997, 28(4):785-792.

[22] 韩雪梅,乔晋,屈秋民,等. 脑卒中相关白质疏松改变对认知功能的影响. 中国临床康复,2002,6(11):1570-1571.

[23] Loeb C, Gandolfo C, Bino G. Intellectual impairment and cerebral lesions in multiple cerebral infarcts. A clinical-computed tomography study. Stroke, 1988, 19(5):560-565.

[24] 漆静,邹开利,张守华. 老年期痴呆相关因素的 Logistic 多元回归分析. 中国临床康复,2003,7(10):1536-1537.

[25] 孟超,张新卿,孙厚亮,等. 血管性认知功能损害的临床进展. 中国临床康复,2004,8(1):127-129.

[26] Zahid BA, Mikheev A, Srivatsa N, et al. Accelerated brain atrophy on serial computed tomography: potential marker of the progression of Alzheimer disease. J Comput Assist Tomo, 2016, 40(5):827-832.

[27] Cenic A, Nabavi DG, Craen RA, et al. Dynamic CT measurement of cerebral blood flow: a validation study. AJNR Am J Neuroradiol, 1999, 20(1):63-73.

[28] 唐震,陈峰,施玲华,等. 低剂量 CT 血流灌注成像诊断老年痴呆症. 中国医学影像技术,2012,28(4):635-639.

[29] 黄小全,王华. CT 血流灌注应用于老年痴呆症中的诊断价值. 中国慢性病预防与控制,2016,24(10):778-780.

[30] Johnstone EC. Schizophrenia: Concepts and clinical management. Cambridgeshire: Cambridge University Press, 1999.

第二节　磁共振成像

一、MRI 结构成像的基本原理

（一）MRI 结构成像介绍

1946 年，核磁共振（nuclear magnetic resonance，NMR）现象由美国物理学家菲力克斯·布洛赫（Felix Bloch）和爱德华·珀塞尔（Edward Purcell）独立发现[1, 2]。核磁共振指磁场中物质的原子核受到一定频率射频（radiofrequency，RF）脉冲序列激励后，低能态的原子核吸收能量后能级发生共振跃迁[3]，它是 MRI 的物理基础。吸收能量后的原子核在弛豫过程中会释放能量，产生磁共振信号，如果利用线性梯度磁场对组织信号做空间定位并采用接收线圈检测磁共振信号再通过图像重建得到磁共振图像。

NMR 现象发现后逐步形成了核磁共振波谱学（NMR spectroscopy），其最开始被应用于生物化学、药物分析，也在橡胶、石油等工业领域发挥重要作用。随后，NMR 现象逐步进入生物医学领域。1967 年，贾斯珀·约翰（Jasper John）等利用活体动物进行试验成功的检测出动物体内分布的氢、磷等的 NMR 信号，开创了生物组织化学分析的新纪元。1970 年，纽约州立大学的雷蒙德·达马蒂安（Raymond Damadian）[4]发现正常组织与肿瘤组织的 NMR 信号明显不同，还发现了受激组织的偏转磁矩恢复至稳定状态过程中会发出两类不同信号。1973 年保罗·劳特伯[5]（Paul Lauterbur）采用叠加可控的、弱的线性梯度场的方法进行选择性激励得到所需断层的图像。彼得·曼斯菲尔德（Peter Mansfield）[6]进一步改进了梯度场的使用方法并于 1977 年提出回波平面成像法（echo planar imaging，EPI）[7]。

MRI 于 20 世纪 80 年代开始应用于临床医学影像诊断，经过几十年的发展，MRI 设备在软硬件方面均得到巨大发展。MRI 的磁指主磁场和射频磁场，共振指的是原子核吸收能量后发生的能级跃迁。磁共振信号产生需要三个基本条件，一是可产生共振跃迁的原子核，二是恒定的主磁场，三是产生一定频率电磁波的射频磁场[8]。MRI 不仅可多参数、多核种成像，而且可提供形态、病理、生化等机体信息，因此 MRI 技术近年来得到迅速的发展。一般分为磁共振结构成像和磁共振功能成像。

（二）磁共振结构成像原理

1. 物理基础　自旋是产生磁共振现象的基础，它是物质的原子核绕自身轴旋转。因原子核具有质量和大小，因此可用自旋角动量描述原子核的自旋。据电磁理论知，自旋的原子核会产生环形电流，效果类似于一个小磁体因而具有磁矩，磁矩与自旋角动量关系是：

$$\mu = \gamma L \qquad \text{式 1-2}$$

式中 μ 为对应的磁矩；γ 叫做旋磁比，为原子核的固有特征值，如 ^{1}H 的 γ 为 42.5MHz/T，^{31}P 的 γ 为 17.24MHz/T；L 是原子核自旋角动量。

2. 磁场作用　MRI 中外加主磁场恒定为 B_0。依据经典电磁理论可知，物质处于主磁场中就会被磁化，即在磁场方向产生磁性，其磁化强度与原子核的自旋磁矩和外层电子分布有关。而依据量子物理原理，在外磁场作用下使原来的能级分裂成 $2I+1$ 个能级称为塞曼分裂（I 是核自选量子数）。磁矩与主磁场相互作用能称为位能，如式 1–3 所示：

$$E=-\mu B_0=\frac{-h\gamma B_0 I_Z}{2\pi} \quad \text{式 1–3}$$

式中 h 是普朗克常量，E 是位能，I_z 取值为 I，$I-1$，…，$-I+1$，$-I$。

相邻能级间能量差为：

$$\Delta E=\frac{h\gamma B_0}{2\pi} \quad \text{式 1–4}$$

主磁场中的质子除了自旋，它的自旋轴同时以一定夹角绕主磁场运动，其运动轨迹沿旋转轴顶点呈一圆锥形，这种运动方式叫做进动或旋进。进动频率与主磁场场强有关，表示为：

$$\omega=\gamma B_0 \quad \text{式 1–5}$$

式中 ω 为进动频率也叫 Lamour 频率，所以式 1–5 也叫 Lamour 公式。

设定坐标系虽然外磁场能使场中物质磁化，但由于主磁场中绝大多数质子与磁场方向平行或者反平行，磁矩互相抵消，仅有处于低能级数目略多于高能级的一小部分质子的磁矩得以保持，虽然这些保持的磁矩与磁场方向有一定夹角，但在垂直磁场方向的横向的分量 M_{xy} 因各磁矩的相位不同而互相抵消，故总体表现为只在磁场方向有磁化矢量 $M_z=M_0$（图 1–2–1）。

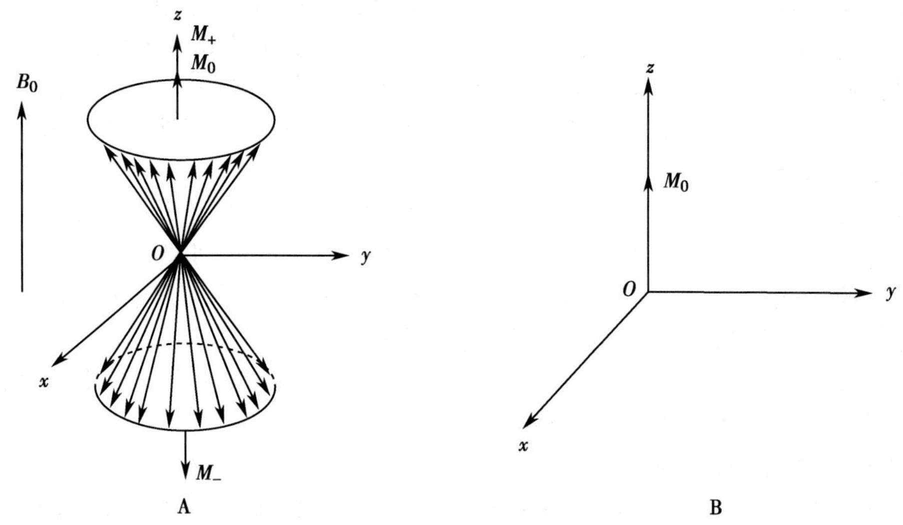

图 1–2–1　磁化强度矢量的形成

A. 磁矩合成矢量及其方向；B. 净磁化强度矢量 M_0

M_z 与主磁场方向平行且不是振荡磁场，所以无法单独检测出来。若采用与 Lamour 频率相同的 RF 脉冲 B_{RF}，使主磁场中的质子吸收 RF 能量跃迁到高能级并且在 RF 磁场作用下趋于同步同相的运动，在横向 x–y 平面会形成横向磁化矢量 M_{xy}。B_{RF} 垂直于 z 轴，在 x–y 平面内以 Lamour 频率绕 x 轴旋转。B_{RF} 的频率 v 与能级间能量差应满足：

$$v=\frac{\Delta E}{h}=\gamma B_0/2\pi \quad \text{式 1–6}$$

可知，射频磁场的圆周频率 ω_{RF} 等于磁矩的 Lamour 频率 ω，即：

$$\omega_{RF}=2\pi\nu=\gamma B_0=\omega \qquad \text{式 1-7}$$

净磁化矢量在 B_{RF} 和 B_0 的双重作用下，进动的轨迹为螺旋形，并且慢慢偏离 z 轴（图 1-2-2）。RF 脉冲发射使净磁化矢量绕射频磁场方向旋进的角度称为翻转角，翻转角为 X 度，则该脉冲叫做 X 度 RF 脉冲。

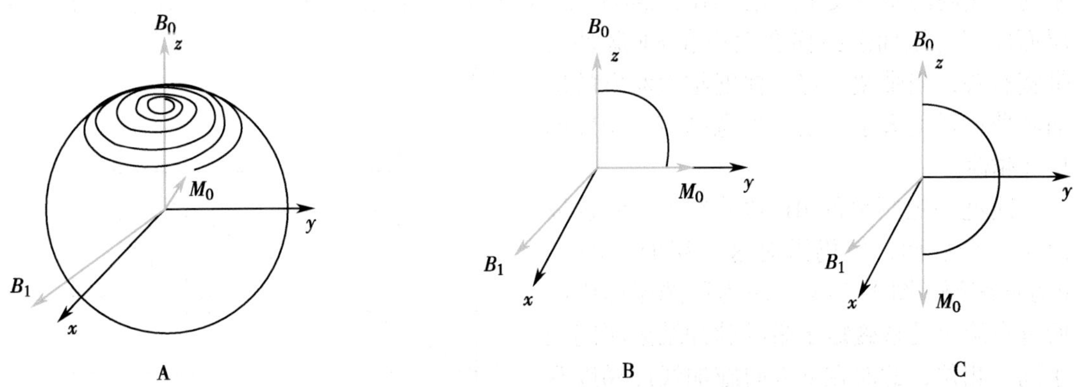

图 1-2-2　磁化强度矢量的翻转角

A. α 角脉冲使磁矩产生 α 角的偏离；B. π/2 脉冲；C. π 脉冲

当 B_{RF} 撤销后，质子迅速由激发态向平衡态恢复，称为自旋弛豫，分为独立、同时的纵向弛豫和横向弛豫（图 1-2-3）。纵向弛豫也叫 T_1 弛豫，吸收 RF 能量后跃迁到高能级的质子要释放能量回到低能级，重新产生纵向磁化矢量，弛豫时间与场强和组织分子大小有关。横向弛豫也叫 T_2 弛豫，是不同质子的进动失去相位一致性，但没有能量交换过程，弛豫时间和组织分子大小有关，与场强无关。两个弛豫过程是同步、独立的。

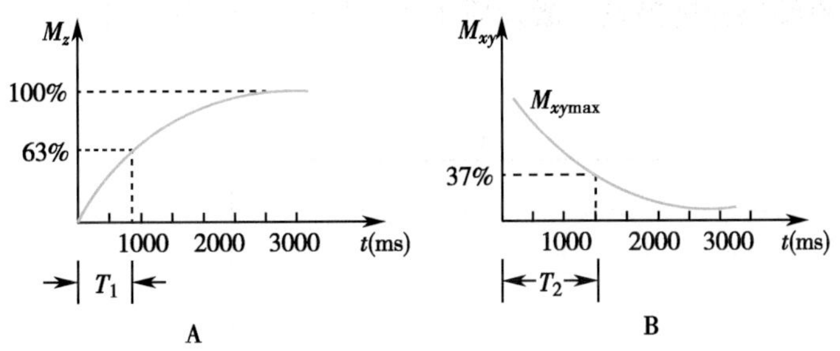

图 1-2-3　纵向弛豫与横向弛豫

A. 纵向分量 M_z 的变化曲线；B. 横向分量 M_{xy} 的变化曲线

3. 磁共振图像的空间定位　从 MR 信号中提取出 MRI 的成像参数后，需要对体素的空间位置编码，即将采集的信号与空间体素一一对应。体素的空间位置编码是用磁场值来标定受检体共振核的空间位置，其理论基础是决定自旋角动量在磁场中旋进频率，Lamour 公式 $\omega=\gamma B_0$。由 Lamour 公式知，梯度磁场的作用是使沿梯度方向的自旋质子处于不同的磁场强度中，因而具有与质子所处位置相关的共振频率。磁共振图像重建最常用方法是二维傅里叶变换（two-dimension fourier transform，2DFT）和三维傅里叶变换（three-dimension fourier transform，3DFT）[9]。在 2DFT 中，采用梯度成像方法，首先采用梯度磁场在 z 方向作层面选择，接着采用梯度磁场对所选层面沿 y 方向作相位编码，最后采用梯度磁场对所选层面沿 x 方向作频率编码并在此期间读出信号。

空间位置编码中首先采用层面选择梯度磁场 B_z 标定层面位置 z，使组织内质子的共振频率与 z 轴方向的位置成线性相关，此时发射特定频率的 RF 脉冲，则只有对应于那个频率的平面内的质子发生共振（图 1-2-4）。需注意的是，在实际情况中一个 RF 脉冲激发的层面厚度与层面选择梯度大小和 RF 脉冲的带宽有关，当带宽一定，梯度越大激发的层面越薄；梯度大小一定，带宽越窄，激发的层面越薄。

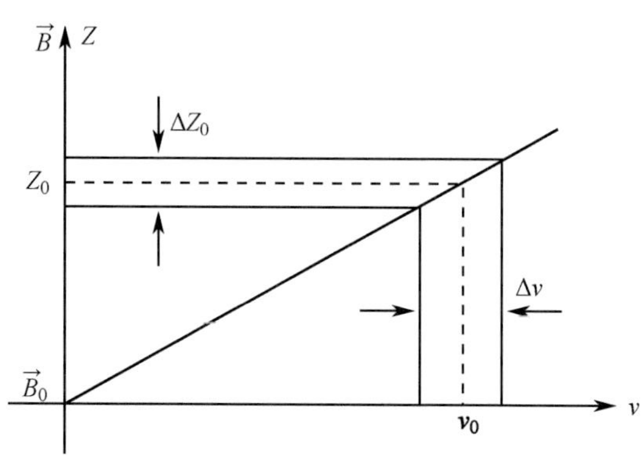

图 1-2-4 层面选择梯度磁场

通过一定频率的 RF 脉冲在 z 方向选取出了一个层面，但仍需对这一层面上的 x、y 方向编码（图 1-2-5）。因为所选层面中的所有自旋核的核磁矩于激励脉冲结束瞬间处于同一相位，此时在 y 方向施加线性梯度磁场 B_y，由于不同 y 轴位置的自旋核所处磁场强度线性变化，核磁矩的进动频率沿 y 轴线性变化，经一定时间后，核磁矩的相位将与 y 轴位置线性相关。因此 B_y 也叫相位编码梯度磁场，其作用使某一层面内质子沿 y 轴产生与位置相关的进动频率，最终使得相位与 y 轴位置一一对应。B_y 撤销后，自旋质子间在 y 方向存在一个因相位编码梯度磁场形成的相位差，此时在 x 方向施加一个线性梯度磁场 B_x，使自旋质子沿 x 轴具有不同共振频率，从而产生具有不同相位（每一初相位对应同一 y 坐标上的自旋核）不同频率（每一频率对应同一 x 坐标上的自旋核）信号。B_x 使沿 x 轴的空间位置信号被编码而具有频率特征因此叫做频率编码梯度磁场。激发质子的信号在 B_x 作用期间读出，读出时间一般是 5~30ms。

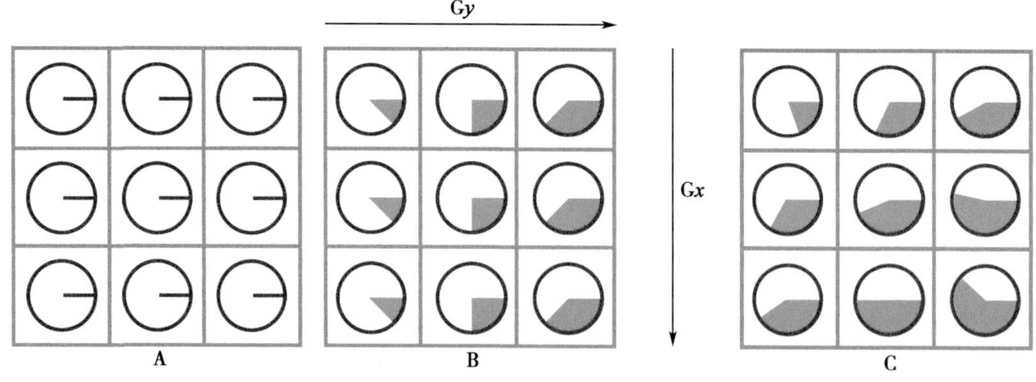

图 1-2-5 相位编码和频率编码

A. 射频脉冲与选层梯度配合激励后磁化强度矢量偏转到水平方向；B. 相位编码梯度在 y 方向不同位置产生不同的相位；C. 信号读出时频率编码梯度在 x 方向不同位置产生不同频率的信号

虽然 x、y 方向的梯度磁场可以定位所选层面的每一个体素，但实际中 MR 每次只识别一种相位，即每个读出时间内只能获得选择层面内沿 x 轴的一行体素的 MR 信号（同一 y 坐标，相位相同，频率沿 x 呈线性变化），为完成多行数据采集，必须重复多次相位编码及测量，可得到每行每列体素的信号强度。

MR 信号采集后就是图像重建（imaging reconstruction），其根本目的是从成像体素的 NMR 信号求解出其相对应图像的像素值。图像重建的方法主要有投影重建法和傅里叶变换法。

二、功能磁共振成像的基本原理

（一）功能磁共振成像介绍

功能磁共振成像（functional magnetic resonance imaging，fMRI）或称为磁共振脑功能定位图（functional brain mapping），是 20 世纪 90 年代以来发展的一项新成像技术。NMR 指示剂稀释（造影剂注射）法的出现并成功应用以及血液中去氧血红蛋白可作为脑中固有对比剂理论的确立是促使 fMRI 产生的两个直接因素。罗森和贝利维奥等人于 1990 年左右应用二乙三胺五乙酸钆（Gd-diethylene triamine pentaacetic acid，Gd-DTPA）造影剂团剂进行示踪研究，经过对比顺磁性造影剂与 MRI 图像特征后指出，运动等功能性神经活动造成的脑血容量（cerebral blood volume，CBV）变化可用来定位脑功能区[10]。1989 年，美国学者小川（Ogawa）等[11]提出血氧合水平依赖（blood oxygen level dependent，BOLD）这一名词，并在高场强下首次展示了完整鼠脑的氧合敏感性对比度。1991 年，美国贝尔实验室、麻省总医院等几个小组利用感觉激发并成功在人脑初级感觉皮层中捕捉到信号强度的变化。

fMRI 是根据 MRI 对组织磁化高度敏感的特点来研究人脑功能尤其是大脑功能区划分的无创性检测技术，更重要的是它突破了过去仅从生理学或病理生理学角度对人脑实施研究和评估的困境，还使得人们可以从语言、触觉甚至情感等领域对清醒人脑进行观察，标志着 MRI 已从仅提供解剖学信息的阶段发展到反映人脑活动信息的新阶段。利用 fMRI 还可以对疾病治疗后的功能恢复、功能性重建进行深入研究，并且可以定性定量地检测药物治疗的疗效，为临床诊断、治疗及评估预后提供可靠的依据。近年来，fMRI 技术在帕金森综合征、癫痫、多发性硬化、动脉粥样硬化、肝癌等重大疾病的诊疗中得到越来越广泛的应用。

狭义而言，fMRI 单指血氧合水平依赖（BOLD）成像，也叫 BOLD-fMRI。广义而言 fMRI 还包括磁共振波谱（magnetic resonance spectroscopy，MRS）、弥散加权成像（diffusion weighted imaging，DWI）、弥散张量成像（diffusion tensor imaging，DTI）、灌注加权成像（perfusion weighted imaging，PWI）及磁共振磁敏感加权成像（susceptibility weighted imaging，SWI）。这里主要指 BOLD-fMRI。

（二）功能磁共振成像原理

功能磁共振成像与 MRI 结构成像的信号源均是氢质子受激产生，且采用同一个梯度磁场系统进行空间定位。不同的是，MRI 功能图像不是采用组织的质子密度、弛豫时间等形成图像对比度，而是利用与大脑神经元活动过程相关的脑血流容积、血液氧合水平等较微弱的能量代谢过程来形成图像对比度。BOLD-fMRI 依据脱氧血红蛋白分子具有导致快速失相位的磁敏感性，与氧合血红蛋白相比，脱氧血红蛋白显示更低信号，而氧合血红蛋白呈较高信号，即如果某一个区域有较多的氧合血，与周围含有氧合血较少的区域相比，在 T_2 加权像（T_2 weighted image，T_2WI）上该区域的信号强度就会增加。人体受到刺激后，局部脑组织产生兴奋，动脉血（含氧合血红蛋白）流入兴奋脑区，脑组织局部氧含量增加，造成了局部逆磁性物质的增加，而周围组织因没有神经活动，氧含量不增加，局部主要为顺磁性物质，这样就构成了信号对比。通过图像后处理，即可算出脑内活动区域部位与范围。

偶极－偶极弛豫和局部磁化率效应是顺磁性物质对 MRI 信号或者图像产生影响的两条主要途径。偶极－偶极弛豫来自顺磁性物质中的非成对电子与附近自旋质子的直接双极耦合使得 T_1 和 T_2 变短。大多数组织的本征 T_1 比 T_2 长，但在顺磁性离子作用下，T_1 缩短比 T_2 快得多。局部磁化率效应导致磁场不均匀，由 Lamour 公式知非均匀场中的运动质子具有不同的共振频率，质子容易丧失进动相位的相干性，从而严重影响质子的横向弛豫时间，故可以采用 T_2 或者 T_2WI 的序列对顺磁性物质的这种弛豫效应进行测量。

据测定，氧合血红蛋白（oxygenated hemoglobin，HbO_2）为反磁性，氧离血红蛋白（deoxygenated hemoglobin，dHb）为顺磁性，完全氧离的红细胞磁化率比完全氧合的红细胞大 0.2ppm。HbO_2 的磁特性与组织接近，因而 HbO_2 浓度变化不会影响组织的弛豫过程，但是 dHb 的顺磁性却能在其周围的水质子间建立小的局部磁场，使组织毛细血管内外磁场变得非均匀。这种不均匀磁场既可加快质子失相过程又可缩短 T_2，从而使得 NMR 信号减小，因而将 dHb 作为 fMRI 的固有对比剂来得到功能磁共振图像。dHb 中铁的 4 个非成对电子均被包裹在 dHb 分子内部，故 dHb 的偶极－偶极弛豫效应其对 T_1 的影响并不大。血红蛋白脱氧逐渐成为顺磁性，同时在毛细血管内外建立起上述不均匀磁场。因此血氧合水平的变化可以通过 T_2 或者 T_2WI 序列测定。由于纵向弛豫与场的非均匀性无关，上述血氧水平的变化就不能用 T_1 加权像（T_1 weighted image，T_1WI）的脉冲序列测量。

大脑皮层功能区因刺激产生反应性活动，该激活区域内局部组织的代谢加剧，使得血氧合水平降低，其结果应是横向弛豫过程的 T_2 缩短并导致 NMR 信号减小。但实际上，通过 BOLD 法测得信号幅度是增大的。一般认为，皮层激活时，尽管局部组织的 CBF、CBV 及血氧消耗均有所增加，但三者的增加比例有明显差异，导致局部组织中的氧供应量超过代谢氧消耗量。PET 的研究结果证实，本体感刺激造成的局部 CBF 增加量为 25%，但氧的利用率只增加 5%。血氧的供应和消耗之间的差异使皮层激活区的静脉血氧合水平较周围组织明显升高（顺磁性去氧血红蛋白浓度降低），使得 T_2 延长，表现为 T_2WI 的图像信号强度增加。

三、MRI 系统的组成与检查方法

（一）MRI 系统组成

MRI 的成像系统包括 MR 信号采集，以及数据采集、处理和图像显示两部分。MRI 设备中 MR 信号采集部分包括静磁场系统（磁体）、梯度磁场系统（梯度线圈）、射频系统（射频发射器及 MR 信号接收器）、供电部分，这些部分负责 MR 信号产生、检测与编码；而其余部件包括模数转换器、计算机、磁盘与磁带机等，则负责数据处理、图像重建、显示与存储。其结构框图如图 1-2-6 所示，其中关键的是主磁场系统、梯度磁场系统、射频系统和计算机图像重建系统。

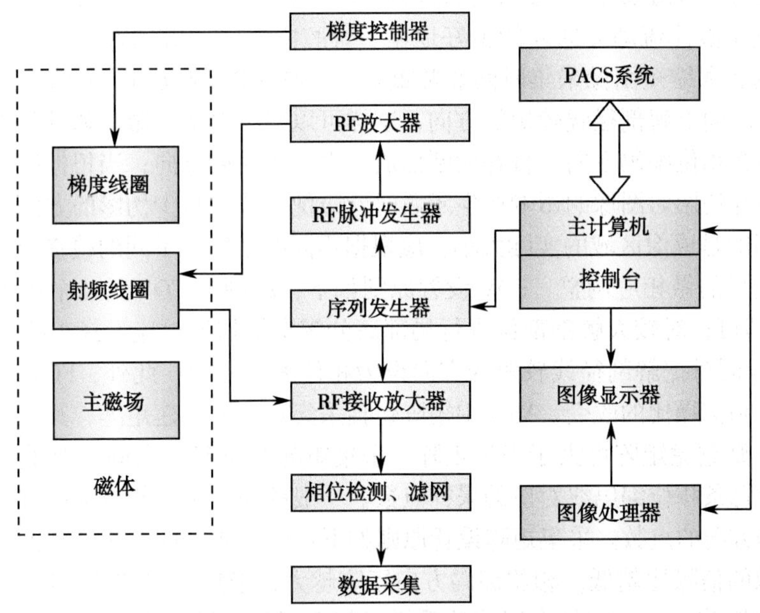

图 1-2-6 MRI 系统结构框图

主磁场系统是 MRI 系统的关键部件，静磁场系统性能的好坏直接关系到磁场强度、均匀度和稳定性，并影响 MRI 的图像质量。梯度场系统用来产生并控制磁场中的梯度，其强度只有主磁场的几百分之一，用作磁共振信号的空间编码。它有三个线圈，产生 x、y、z 三个方向的梯度场，并有驱动器以便在扫描过程中快速改变磁场梯度的方向与强度，形成任意方向的梯度场，迅速完成三维编码。射频系统由射频发射器和射频接收器以及控制电路等部分组成。射频发生器用来产生临床检查目的不同的脉冲序列，以激发人体内氢原子核产生磁共振信号。射频接收器则用于接收 MR 信号。控制电路则提供各种脉冲序列以精确控制信号的发送和接收。计算机图像重建系统的作用类似于 X-CT 中的计算机图像重建部分。首先由射频接收器送来的信号经模拟 / 数字转换器，把模拟信号转变为数字信号，然后送入计算机中存储和进行累加运算，再采用二维傅里叶变换进行处理，得到具有相位和频率特征的 NMR 信号大小，然后根据与观测层面各体素的空间对应关系，经计算机运算和处理，得出层面图像数据，即完成数字图像的重建工作。

（二）MRI 检查的方法

MRI 检查应根据成像部位、成像目的选择脉冲序列，序列选定后还需合理调整成像参数，才能在采集时间内获得优质的 MR 图像。所谓成像参数调整，一般包括两个方面，即空间解剖相关参数调整、序列参数调整。

空间解剖相关参数调整一般包括扫描方位、相位编码方向、视野（field of view，FOV）和矩形 FOV、矩阵、层厚与层间距五类具体参数调整。MRI 扫描方位指的是断面的方向，方向选择对于病灶及其特征充分显示非常重要。不同的解剖结构应采用不同的扫描方位。扫描方位选择的基本原则如下：横断面扫描是多数脏器常用的扫描方位，尤其是观察左右对称的结构；当病变位于脏器边缘时，层面方位应垂直于病变与脏器的接触面，这样才能保证看到病变与相应脏器正常组织；长条形或管状结构的走向应与层面尽量平行；扫描层面应尽量垂直于液体流动方向才能很好地显示管腔内液体的流动效应。相位编码方向对于减少图像伪影和缩短图像采集时间非常重要。二维 MRI 相位编码方向选择基本原则如下：一般选择断面上解剖径线较短的方向，这样可以减少卷褶伪影，如颅脑横断面成像就选择左右方向为相位编码方向，替补横断面成像常选择前后方向；当根据解剖径线选择的相位编码方向与伪影对图像的影响产生矛盾时，应优先选择减少伪影的方向作为相位编码方向。FOV 指的是成像区域的实际大小，应根据不同的个体、不同的检查结构、不同的层面方向及检查目的做相应调整。FOV 设置原则如下：原则上 FOV 的 4 个边各超出目标区域 10~20mm 即可；对较大解剖部位进行局部高分辨率细扫描时应选择小的 FOV；采用矩形 FOV 时，应同时把解剖径线较短的方向设为相位编码方向；此外，FOV 的选择还应注意空间分辨率和信噪比的改变。MRI 中矩阵包括采集矩阵和重建矩阵，其中图像重建时若采用内插技术则重建矩阵可大于采集矩阵。采集矩阵对应着 K 空间需要采集的相位编码线数目，以及每条相位编码线对应的采样点数。一般的序列中，相位编码方向的点数总是小于频率编码方向的点数。采集矩阵设置原则如下：FOV 不变时，矩阵越大则空间分辨率越高，但图像的信噪比越低；相位编码方向矩阵越大，采集时间越长；其他参数不变时，频率编码方向矩阵增大，则每个回波的采样时间会延长，导致重复时间（repetition time，TR）延长或者一个 TR 间期内允许采集的层数越少；一般在低场 MRI 中，多数序列的频率编码方向采样点阵为 256。层厚越厚，采集的层数越少，因而所需采集时间减少，但是图像在层面方向的空间分辨率越低。层厚设置原则如下：低场时，层厚多小于 5mm；层厚设置应根据器官及病灶大小做选择，如肝脏在 1.5T 场强下一般为 5~8mm；静止不动的器官如颅脑等可采用较薄的层厚。MRI 的层间距指的是相邻两层的缝隙宽度。三维采集模式中是没有层间距的；二维采集模式中常需要设置合适的层间距。层间距增加可以减少层间干扰，还可以减少采集的层数从而缩短采集时间；当层间距较大时，会降低层面方向的空间分辨率，甚至可能漏掉小的病灶。

序列参数调整一般分为自旋回波（spin echo sequence，SE）序列参数和梯度回波（gradient echo sequence，GER）序列及 EPI 序列参数两类。精神影像学使用的 MRI 检查序列主要是 BOLD 信号检查的 EPI 序列，以及与常规神经系统检查所使用的 T_1 加权（T_1WI）和 T_2 加权（T_2WI），以及弥散成像（diffusion MRI）。T_1WI 是神经系统检查的基本序列，通常信噪比高，灰白质对比度好，对形态结构显示与其他序列比较有着明显优势。而 T2WI 序列对病灶显示较好。快速自旋回波（fast SE，FSE）T_1WI 主要调整参数是 TR 和 TE，原则仍然是选择最短的 TE，TR 只要小于 800ms 即可。扰相 GRE 序列最常用于 T_1WI，原则上依然需要选用短 TE，但实际操作应根据检查目的调整。比如，颅脑无宏观运动常采用回波采集技术，TE 应在 3~7ms；腹部快速平扫时，一般采用全回波技术才能保证足够的信噪比，TE 一般在 2~5ms；如需进一步加快成像速度，可采用半回波技术，TE 一般为 1~3ms。TE 较短时，扰相 GRE T_1WI 序列的 T_1 对比取决于 TR 和偏转角的合理搭配。T_2WI 序列常以快速自旋回波 FSE 来实现，TR 一般为 3000~4000ms，TE 为 85~100ms，回波链长度（ETL）设为 12~24。弥散磁共振成像又分为弥散加权成像（DWI）和弥散张量成像。通常是在基础成像序列上加上弥散梯度对实现。DWI 成像弥散梯度对通常分别施加到互相垂直的三个方向上，将三个方向的扩散图像的信号强度平方和根，得到弥散加权图像。为充分了解扩散的空间方向特性，可以用弥散张量来描述组织弥散系数的各向异性，即弥散张量成像（DTI）。弥散张量可以用一个空间扩散椭球来形容，椭球的三个轴代表三个正交方向的弥散系数，最后描述空间某一体素的表观弥散系数（ADC）是三个方向弥散系数的平均值。此外，还可计算部分各向异性分数（fractional anisotropy，FA），用于反映扩散在不同方向上差异的大小。

对于 BOLD-fMRI 常用的是梯度回波（GRE）EPI 的 T_2WI 序列，因为在全脑成像中梯度回波 EPI 序列可以提供较高的信噪比，同时也具备足够的时间分辨率得以响应 BOLD 过程中信号的变化。此外，在较高的场强下自选回波序列也作为一种 GRE-EPI 的替代方案被使用，虽然对 BOLD 引起的局部磁场不均匀的相散没有前者敏感。SE 序列相对 GRE 序列的优势在于克服了一些伪影，如有文献显示前额叶的脑部活动可以通过 SE-EPI 序列观察，且不能通过 GRE-EPI 观察。用于 BOLD-fMRI 的是 GRE-EPI 一般采用单次激发，以脑的前联合点及后联合点所定义的平面为参考，确定其他与之平行的几十个切面的位置覆盖全脑。每个层面的厚度通常 3~5mm。TR 通常取 2s，每个层面矩阵设为 64×64，单次激发一次采集完成一个大脑的容积数据（一个 volume）。

除此之外，成像参数调整还包括采集带宽调整、射频模式调整、梯度模式调整。

四、磁共振波谱（MRS）

（一）MRS 成像介绍与基本原理

在既定的外磁场 B_0 中，不同化学物质的同一种原子核由于所处的化学环境不同，会存在共振频率上的微小差异（即化学位移）；利用这种差异可以测定人体某一区域各种化学物质的含量，或不同区域某种化学物质的分布情况。这种无创性检测活体组织生物化学、代谢功能的方法，称为磁共振波谱（magnetic resonance spectroscopy，MRS）。MRS 能够对多种原子核的信号进行检测，从而得到不同类型的频谱，如 ^{1}H、^{31}P、^{13}C、^{19}F 频谱，等等。由于 ^{1}H 核在人体内含量丰富，易于检测，^{1}H-MRS（即质子磁共振波谱）成为目前技术最成熟、临床应用最广泛的波谱分析方法。

MRS 的产生基于两种磁共振现象：一是化学位移，二是自旋耦合。

根据 Lamour 公式，原子核所受的磁场主要由主磁体所提供的外磁场 B_0 决定，但也与原子核所处的化学环境（原子核周围的电子云）有关。电子云会对主磁场产生屏蔽作用（用屏蔽常数 δ 表示），使得实际作用于原子核的磁场强度小于外加主磁场（式 1-8、式 1-9）。由于同一原子核在不同化学分子中所处的化学环境（周围的电子云）不同，就会产生共振频率的微小差别。这种由电子云的作用所产生的磁场差别及共振频率的变化，就是化学位移（chemical shift）。

$$B=\left(1-\delta\right)B_0 \qquad \text{式 1-8}$$

$$\omega=\gamma\left(1-\delta\right)B_0 \qquad \text{式 1-9}$$

波谱的另一个重要的物理学基础是自旋耦合（spin-spin coupling）。这是由原子核之间自旋磁矩的相互作用所产生的。自旋耦合的强度与场强无关，与共价键的多少有关。自旋耦合导致谱峰分裂，峰的数目增多，称为自旋分裂。图 1-2-7 为乙醇的高分辨质子波谱，可见其谱峰分裂。

（二）MRS 的关键技术

MRS 的信号采集和数据后处理是一个复杂的过程，想要获得良好的分析结果，以下技术至关重要：

（1）将信号来源合理的定位于感兴趣区（ROI）之内的定位技术，激励回波采集模式（stimulated-echo acquisition mode，STEAM）和点分辨波谱（point-resolved spectroscopy，PRESS）是目前在活体质子波谱研究中最成熟、应用最广泛的定位技术。

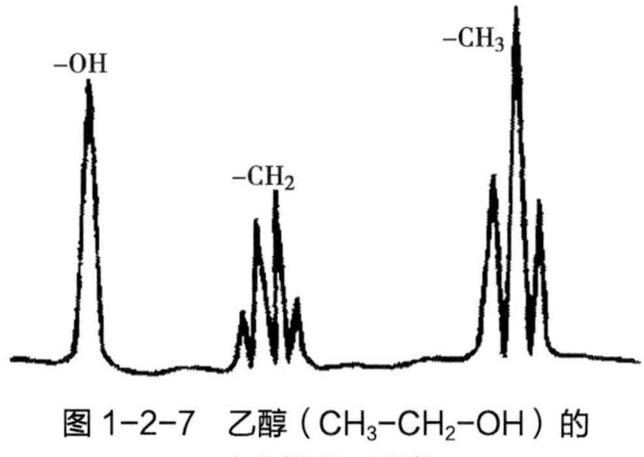

图 1-2-7 乙醇（CH_3-CH_2-OH）的高分辨质子波谱

（2）保证静磁场 B_0 在空间分布上（尤其是 ROI 范围内）均匀性的匀场技术，观察共振信号的半高全宽（full width at half maximum，FWHM），即某一个共振峰（如水峰）在 1/2 振幅水平上的频率跨度，FWHM 的值越小，说明磁场越均匀，匀场效果越好，反之亦然。

（3）削弱人体水信号的水抑制技术，人体水的含量非常丰富，所产生的信号非常强，为避免水以外的化学物质的信号被水的信号“湮没”，必须采用水抑制技术以削弱水的信号，如提前施加具有一定带宽的频率选择性脉冲进行预饱和。

（4）波谱原始数据的后处理技术，主要有填零（zero filling）、滤波（apodization）、傅里叶变换（fourier transform）、相位校正（phase correction）、化学位移校正（chemical shift correction）、基线校正（baseline correction）、曲线拟合（curve fitting）等过程。

（5）MRS 结果的定量分析技术，有半定量和绝对定量两种方法，半定量以某一种代谢物作为参照，最常用的是肌酸（creatine，Cr），计算其他代谢物与 Cr 的比值；绝对定量是以水为参照，计算代谢物的绝对浓度，包括以组织水为参考的内标准法，或以外置水模为参考的外标准法法，各有优缺点。

（三）MRS 结果解读

在对 MRS 结果进行解读前，需要首先对波谱的质量进行评价。主要从以下几方面进行分析：第一，信噪比（signal to noise ratio，SNR）是否达到要求，感兴趣的代谢物是否正常显示，如果 SNR 过低，则会对判断代谢物的有无和多少造成困难。第二，匀场效果是否满意，如前所述，主要依据水峰或代谢物峰的 FWHM 来进行判断，如果线宽太宽，则某种代谢物会与频率相近的代谢物发生重叠，这对显示含量较低的代谢物十分不利，而且在定量分析时会导致对共振信号的高估。第三，基线是否稳定，是否存在基线变形（baseline distortion）或某些代谢物相位的异常。一般来说，采用较短的 TE 时，由于某些大分子物质会产生一些宽阔平坦的共振信号，从而引起基线的波动；而采用较长的 TE 则可以有效避免基线变形。

常观察到的代谢物的 MRS 特点及其生物学意义如下：

（1）氮 - 乙酰天门冬氨酸（N-acetyl aspartate，NAA）：位于 2.02ppm，在正常人是最高的尖峰，NAA 主要位于神经元内，是公认的神经元标记物。

（2）Cr 和磷酸肌酸（phosphocreatine）：在正常人是第二高峰，其共振频率出现在两个位置，第一个是 3.03ppm，第二个是 3.9~4.1ppm 处。Cr 是三羧酸循环的中间产物，与神经系统的能量代谢密切相关。

（3）胆碱复合物（choline，Cho）：位于 3.22ppm，在正常人是第三高峰。Cho 是细胞膜合成的重要原料，胆碱含量的变化既反应细胞密度，也与细胞的增殖活动密切相关。胆碱含量下降见于慢性缺氧、组织坏死、阿尔茨海默病等，胆碱含量上升最常见于各种肿瘤，尤其是肿瘤的实体部分。

（4）肌醇（inositol，Ins）：位于 3.54~3.62ppm。肌醇主要位于胶质细胞内，因此通常被看作胶质细胞的标志物。

（5）氨基酸（amino acid）：某些氨基酸是中枢神经系统重要的神经递质，包括兴奋性氨基酸和抑制性氨基酸，前者的代表是谷氨酸（glutamate，Glu），后者的代表是 γ- 氨基丁酸（gamma-aminobutyric acid，GABA）。它们在脑内分布广泛，对细胞功能起着重要的调节作用。

（6）乳酸（lactate，Lac）：位于 1.33ppm 处，Lac 的第一个峰位于 1.34ppm，第二个峰位于 1.44ppm，双峰的分裂点位于 1.38ppm。当 Lac 出现时，说明组织缺氧或代谢途径发生改变。

（7）脂质（lipid，Lip）：位于 0.9~1.3ppm，组织坏死、脂肪变性或微囊性变均可出现高耸的脂质峰。

五、MRI 检查在精神影像学中的价值与局限性

（一）MRI 结构成像的优点

MRI 可以提供高质量的软组织断层图像，对脑和神经系统的显示优于 CT。头部磁共振图像主要用于肿瘤的检测与评估，如脑肿瘤的位置、大小及病变程度。磁共振图像对大脑、小脑、中脑、脑干等显示良好，常用于这些器官的病变检测。磁共振图像既可用来检查脑的炎症、血管损伤、出血、水肿，又可以用来区分血肿和水肿。正是因为 MRI 无骨伪影，MRI 对颅底等部位的显示优于 CT，如枕骨大孔部位的病变就应首选 MRI。MRI 对神经系统的解剖成像是其应用最成功的领域。有如下优点。

1. 多参数成像，能提供丰富的诊断信息　由于参与 MRI 成像的因素较多，不但可以提供和 X-CT 相似的断层解剖学图像，而且还能提供与生化、病理有关的信息。不同于现有各种影像学成像，在诊断疾病中有很大优越性和应用潜力。除常规的氢核密度 ρ，弛豫时间 T_1、T_2 外，MRI 还能提供组织流动的情况。因为 MR 信号的大小还与受激发核的宏观运动有关。如动脉血中的氢核在激发后采集数据时已运动到选片层面之外，其对应空间像素信号自然是零。通过四个参数不同的加权成像，既可得到观测层面组织脏器的形态和位置的图像，也可得到反映体内组织细胞代谢情况的生化蓝图，监测诸如炎症、良性和恶性病变的性质；还可得到组织流动参数的成像，这反映体内血流状况，对循环系统疾病诊断有特殊意义。

2. 极好的组织分辨力和对比度　占人体体重 70% 的水所含氢核是 MRI 信号的主要来源，且水中氢质子的信号强度与脂肪、蛋白质等组织不同，这些都使得 MRI 图像对比度高。MRI 图像可以很好地区分出脑的白质、灰质、脑脊液等，而且可以在不需要造影剂的情况下观察血流灌注等信息。

3. 扫描层面（切层）灵活　通过 G_x、G_y、G_z 三个梯度场任意组合，MRI 可以做任意

方向切面的断层扫描，从而可以从三维空间观察病变组织。

4. 无电离辐射，安全可靠 MRI 系统的激励源波长在 1m 以上（小于 300MHz），因而无电离辐射损伤；从功率角度看，虽然 MRI 系统峰值功率可达千瓦数量级但平均功率仅为数瓦，远低于推荐的非电离辐射安全标准。

但 MRI 也有不足，主要表现为扫描时间相对较长，钙化灶等含氢质子较少的组织检出效果不如 CT；有一些禁忌证，如装有心脏起搏器、颅内有金属植入物等患者不宜接受 MRI 检查；易受运动、异物等影响，产生伪影。

（二）功能磁共振成像的优点

fMRI 相较于其他功能成像方法，主要具有如下优点。

1. 无创伤性脑功能成像 因此 fMRI 不仅可以以人作为研究对象，而且可以直接观察脑活动时的状态变化；更重要的是，通过对脑活动状态的研究分析，可以研究语言、运动、意识等大脑活动的确切机制。

2. 空间分辨率高，且不需要使用放射性核素作示踪剂 PET 和 SPECT 均需要注射特定核素用于跟踪测定并推断相应脑组织代谢过程。目前，虽然 PET 测量结果作为脑功能成像的“金标准”，但其分辨率低、成像慢等缺点严重制约其在脑功能成像中的应用。脑电图（electroencephalography，EEG）、脑磁图（magnetoencephalography，MEG）虽可获得亚毫秒级的时间分辨率，但其空间分辨率低是硬伤。

3. 可同时观察多个脑区活动 这一点对脑的高级功能研究特别有利，因为脑活动一般是多个功能区协同完成一定任务；难得的是，这个观察过程是动态的，与传统的神经解剖学研究具有本质区别。

当然，血氧合水平依赖成像也有一些缺点。需要高场强，常规成像场强下信号的变化范围在 2%~5%，而且图像信噪比也很低。高场强下，如 4T 场强中可采用 SE 序列进行 fMRI，当采用 GRE 序列时可得到高达 20% 的信号幅度。BOLD-fMRI 对运动非常敏感，其仅限于无头动的任务，比如说话时很容易造成头动因而受到限制；BOLD-fMRI 在某些脑的部位，如鼻窦等与空气临界部位很容易产生伪影，因此在观察一些脑底部的重要情感区如眶额、内颞皮质就会产生问题；激活区有时可能存在大的引流静脉，而不是接近兴奋神经元的毛细血管床。此外，fMRI 研究中的时间分辨率不受成像技术限制，但是所获得信号迟于从电生理技术观察到的真正神经活动，如 EEG、MEG 测量的结果；但 MRI 也有不足，主要表现为扫描时间相对较长；钙化灶等含氢质子较少的组织成像效果不如 CT。

（三）功能磁共振成像在精神影像中的应用

功能磁共振成像在精神影像中的应用非常广泛，具体详见本书其他章节，此处以视觉系统的研究为例介绍如下。

人类获取的信息中 70% 以上依靠视觉系统完成，因而视觉的研究在脑科学中占有重要的位置。初级皮层与视网膜之间具有一定的对应关系，一般认为，来自视网膜神经元的视觉信息经外侧膝状体再传导至距状裂周围的皮质。正是因为高分辨率 fMRI 技术的出现与发展，人类视觉功能的研究不再依赖于动物实验，而是通过视觉功能试验直接研究。

BOLD-fMRI 特别适合不配合视野检查的患者术前视皮层功能区定位。但是由于病变邻近组织缺乏自主调节，其 BOLD 效应常发生改变，甚至出现假阳性或假阴性结果，临床上应注意鉴别。韦林（Werring）[12]等对已恢复的 7 例单眼急性视神经炎患者的研究发现，其视力、色觉表现正常，脑组织 MRI 未发现其他病变。经 BOLD-fMRI 检测发现，刺激正常对照组任一眼时仅出现视皮层激活，而在视神经炎组尽管视皮层激活面积均小于正常对照组，但刺激患眼还可引发双侧屏状核、额叶近眶回皮层、颞后皮层、顶后皮层、丘脑及外纹状区激活，刺激对侧眼还可出现右屏状核激活。

如果采用强的视觉刺激以及适当的检测方法，fMRI 可以进行视觉缺损研究，如古德伊尔（Goodyear）等采用 fMRI 对弱视的神经机制研究、劳施（Rausch）等采用 fMRI 对视交叉以上视路损害研究、迪穆兰（Dumoulin）等[13]采用 fMRI 对运动知觉相关视区研究。此外，fMRI 的临床应用还包括人脑运动皮层研究、人类听觉系统研究、语言功能研究等。

MRS 是以活体内在的生化物质作为研究对象的分子影像学手段，是目前唯一能无创地了解活体内生化与代谢信息的方法（图 1-2-8）。^{1}H-MRS 对了解精神心理疾病如抑郁症、精神分裂症、社交焦虑障碍、情感障碍、强迫症、创伤后应激障碍等具有一定价值。这类疾病缺乏大体形态学的改变，是传统影像诊断学的“盲区”。然而已有不少 ^{1}H-MRS 的研究揭示这类患者与正常人相比存在差异，如 NAA 在多个脑区的普遍下降，GABA 水平的降低、谷氨酸谷氨酰胺（glutamic acid glutamine，Glx）及 Cho/Cr 水平的异常改变等。^{1}H-MRS 提供的信息对于了解精神心理疾病的病理机制、生化改变具有重要的参考价值，并有望在不久的将来成为辅助诊断的重要工具之一。

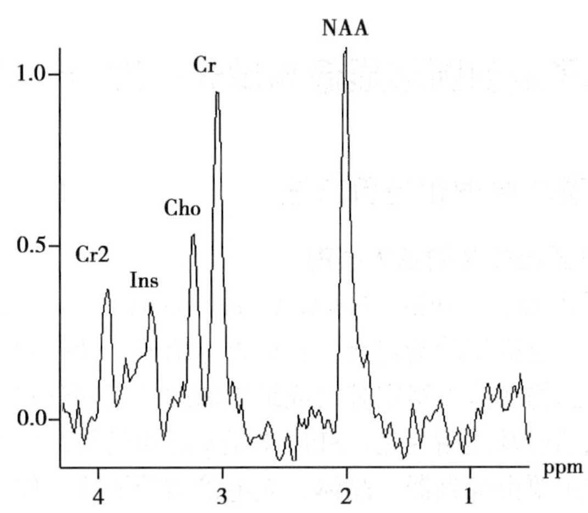

图 1-2-8　正常人基底节区的 1.5T MRS 谱线图

图中纵轴代表共振强度，为任意单位；横轴代表共振频率，以 ppm 表示，横坐标的右边代表低频，左边代表高频

（幸浩洋　月　强）

参考文献

[1] Bloch F. Nuclear induction. Phys Rev, 1946, 70(8): 460-463.

[2] Purcell EM, Torrey HC, Pound RV. Resonance absorption by nuclear magnetic moments in a solid. Phys Rev, 1946, 69(1): 37-39.

[3] Slichter CP. Principles of magnetic resonance. Berlin: Springer-Verlag, 1978 : 1903-1912.

[4] Damadian R. Tumor detection by nuclear magnetic resonance. Science, 1971, 171(3976): 1151-1153.

[5] Lauterbur PC. Image formation by induced local interactions: examples employing nuclear magnetic resonance. Nature, 1973, 242 (5394): 190–191.

[6] Mansfield P, Grannell PK. NMR 'diffraction' in solids? J Phy C: Solid State Phys, 1973, 6 (22): L422–L426.

[7] Mansfield P. Multi-planar image formation using NMR spin echoes. J Phy C: Solid State Phys, 1977, 10 (3): L55.

[8] 李月卿. 医学影像成像原理. 北京：人民卫生出版社, 2002: 151–217.

[9] Garroway AN, Grannell PK, Mansfield P. Image formation in NMR by a selective irradiative process. J Phy C: Solid state Phys, 1974, 7: 457–462.

[10] Chang KH, Han MH, Roh JK, et al. Gd-DTPA-enhanced MR imaging of the brain in patients with meningitis: comparison with CT. AJNR Am J Neuroradiol, 1990, 11 (1): 69–76.

[11] Ogawa S, Lee TM, Kay AR, et al. Brain magnetic resonance imaging with contrast dependent on blood oxygenation. Proc Natl Acad Sci U S A, 1990, 87 (24): 9868–9872.

[12] Werring DJ, Clark CA, Parker GJ, et al. A direct demonstration of both structure and function in the visual system: combining diffusion tensor imaging with functional magnetic resonance imaging. Neuroimage, 1999, 9 (3): 352–361.

[13] Dumoulin SO, Wandell BA. Population receptive field estimates in human visual cortex. Neuroimage, 2008, 39 (2): 647–660.

第三节 正电子发射断层显像与单光子发射计算机断层显像

一、SPECT 的基本原理和检查方法

（一）SPECT 的介绍和成像的基本原理

1958 年，美国科学家海尔·安格（Hal O.Anger）发明的 γ 照相机问世，开启了核医学成像技术在临床实践中广泛应用的新纪元。它可以显示放射性药物在组织脏器内的分布及代谢状况，获取放射性药物在体内特定脏器或组织内的转运和分布信息，以二维图像的方式反映特定脏器或组织功能及代谢变化。SPECT 是 γ 照相机与计算机技术相结合而进一步发展的核影像装置，它主要由准直器、晶体、光电倍增管矩阵、位置和能量电路、机架和计算机影像处理系统等部分组成（图 1-3-1）。

SPECT 探头围绕扫描床旋转 360° 或 180°，准直器表面总是与旋转轴平行。数据采集可以根据需要从某一角度开始，在预定时间内采集投影图像。然后旋转一定角度，在同样时间内采集下一幅投影图像，从而获得不同角度的一维放射性分布曲线，称投影面积（profile）。某一角度的一帧图像就是三维物体在 γ 照相机平面上的投影，投影信号经过放大和模数转换后送入计算机，按照重建方法重建图像，可以得到横断、矢状、冠状断层和任意斜位方向的断层图像。

SPECT 与 CT、MRI 影像技术不同，主要显示人体组织器官的功能和代谢变化，为临床提供功能代谢方面的诊断信息。SPECT 断层显像与 γ 照相机的平面显像相比具有明显的优越性，克服了平面显像对器官、组织重叠造成的掩盖小病灶的缺点，提高了对深部病灶的分辨率和定位准确性。随着图像融合技术广泛应用于临床，SPECT/CT 实现了功能代谢

图像与解剖图像的同机融合，实现了两种影像学技术的优势互补，为临床提供了更多的诊断信息（图 1-3-2）。

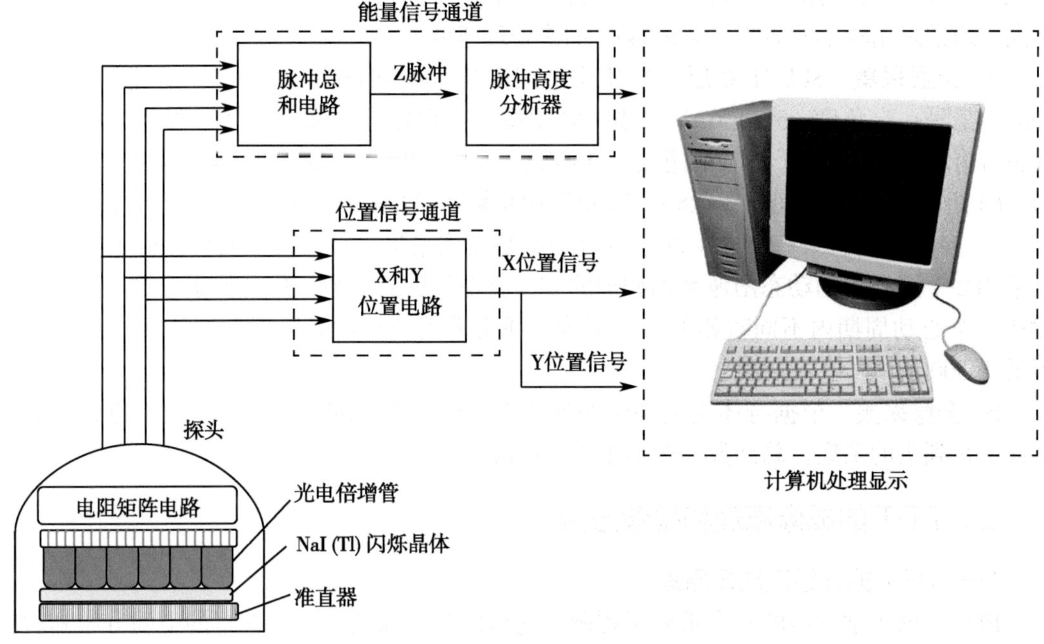

图 1-3-1　SPECT 的采集过程

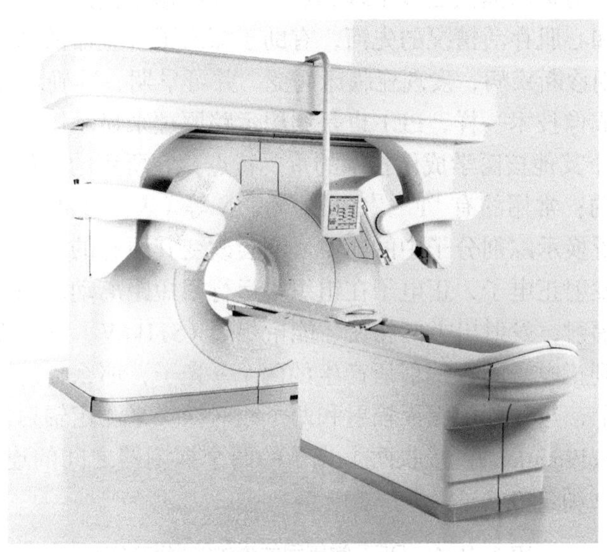

图 1-3-2　双探头 SPECT/CT

（二）SPECT 的检查方法

1. 静态采集　通常用于观察被检器官的位置、形态、大小和放射性分布情况如增高、降低、正常或缺如。因此静态图像要求分辨率高、计数范围大。通常采用较大矩阵（256×256 或 128×128）。一般通过预置计数、预置时间或手动结束三种方式结束采集。

2. 动态采集　一般用帧模式（frame mode）采集，即将收集到的计数信号直接按位置信号存入相应的像素，预置帧数及总帧数。一次采集最多可设置三个时相的帧率和帧数，连续自动采集，逐帧直接成像。也可用表列式（list mode）采集，即将采集的计数信号连同位置信号一起按时间先后排列储存，然后根据需要重新排列成像，较为灵活，但所用容量大。通常采用较小的矩阵（64 × 64），加快处理速度。

3. 断层采集 SPECT 断层一般使用低能高分辨型准直器，探头绕患者旋转 180° 或 360°，每隔一定角度（3° 或 6°）采集一帧图像，获得靶器官或组织各个投影方向的放射性分布信息，经过电子计算机重建三维断层图像。矩阵一般采用 64 × 64 或 128 × 128，64 × 64 矩阵用每帧 6° 间隔，128 × 128 矩阵用每帧 3° 间隔，每帧计数应不小于 100K。

4. 多门控动态采集 以生理信号对动态帧模式采集进行门控，对周期性的过程，可以采用多个周期内的动态图像系列相加的方法获得足够的计数，用各像素累积起来的信息建成一个心动周期内不同时相的心脏影像。通常采用较小的矩阵（64 × 64），图像总计数不低于 5000K。

5. 全身采集 根据身体指定部位的计数率，确定床速或探头移动速度，进行从头到足或从足到头的采集。总计数一般不小于 1000K。

二、PET 的成像原理和检查方法

（一）PET 的介绍及成像原理

PET 是核医学发展的一个重要里程碑。它可以定量探测正电子核素的空间分布和时间变化，以解剖图像的方式，从分子水平显示机体及病灶组织的代谢、功能、血流、细胞增殖和受体分布状况，为临床提供更多生理和病理方面的诊断信息。PET 开创了分子水平无创性研究人脑功能和心肌存活情况的先河，有助于深入了解生命活动的物质基础和认识疾病的病因，可以早期诊断疾病，发现亚临床病变，并可早期、准确地评价治疗效果。

与其他核医学成像技术一样，PET 也是利用示踪原理来显示体内的生物代谢活动。但是 PET 有两个不同于其他核医学成像技术的重要特点：它所用的放射性示踪剂是用发射正电子的核素所标记的；常用的有 ^{18}F、^{11}C、^{15}O 和 ^{13}N 等（表 1-3-1），是人体组成元素的同位素，由这些核素置换示踪剂分子中的同位素不会改变其原有的生物学特性和功能。这些核素在衰变过程中发射正电子，正电子在组织中运行很短距离动能消失后，即与负电子相互作用，发生湮灭辐射，发射出方向相反、能量相等（511keV）的两个光子。如果相对的两个探头同时探测到正电子湮灭辐射所产生的两个 γ 光子，那么辐射事件一定发生在两个探测点之间的连线上，这种利用湮灭辐射和两个相对探头来测定辐射发生位置的方法称电子准直（electronic collimation），接收两个光子的两个探测器之间的连线称为符合线（line of response，LOR）（图 1-3-3）。

表 1-3-1 PET 常用同位素的能量和半衰期

同位素	半衰期（min）	能量（keV）
^{11}C	20.4	960
^{15}O	2.07	1190
^{18}F	109.7	640
^{13}N	9.96	1720

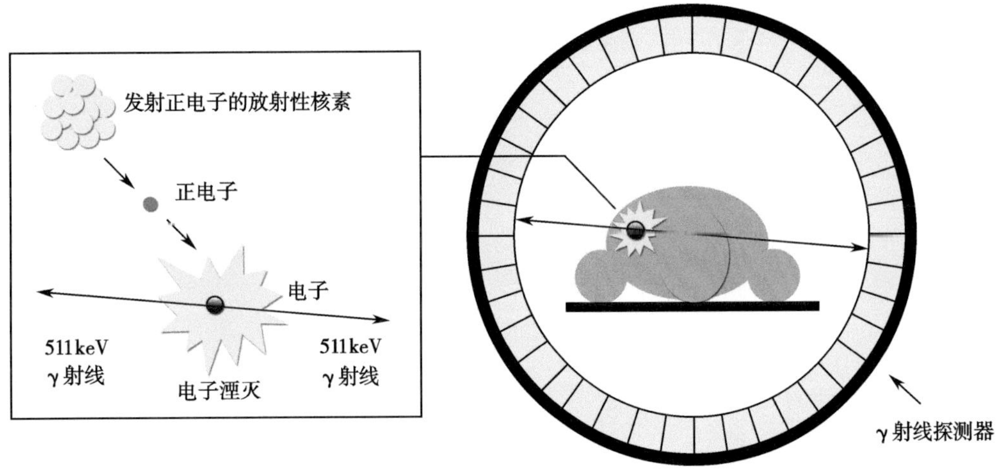

图 1-3-3 符合探测

PET 探测系统中除了电子准直外，还有符合探测线路，它要求进入探头的两个γ光子是同时到达的，否则不予接收，因而排除了散射光子的进入。但实际上两个探头的触发总有一定的时间差，这个时间间隔称为符合线路的分辨时间，也叫符合窗。通常符合窗的大小为 5~15ns。只有在符合窗时间内探测到的两个光子，才被认为是来自同一湮灭事件，超过符合窗时间间隔所探测到的两个光子则被认为是来自两个湮灭事件而不被记录。

PET/CT 是将 PET 和 CT 两种设备有机地组合在一起的复合影像系统，它通过一次快速扫描成像不仅能提供精确的全身解剖图像，而且可依据不同的正电子显像药物勾画出不同组织器官特定的生物代谢分布图，对各组织器官的多种病灶进行精确的定位，并进行定性判断或定量、半定量分析。PET/CT 的出现使核医学向着分子影像学迈进了一大步（图 1-3-4、图 1-3-5）。

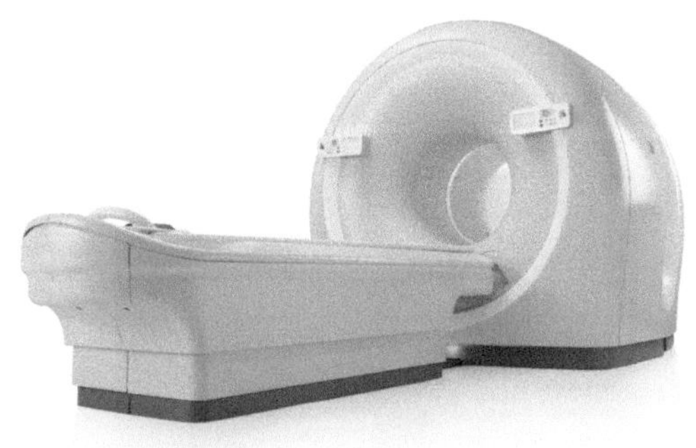

图 1-3-4 PET/CT

（二）PET 的检查方法（图像采集类型）

PET 显像的图像采集方法包括发射扫描和透射扫描。发射扫描方式有 2D 采集、3D 采集、静态采集、动态采集、门控采集及局部和全身采集等。PET/CT 的检查流程见图 1-3-6。

1. 发射扫描 发射扫描就是 PET 对γ光子对进行采集，确定示踪剂位置及数量的过程。

（1）2D 和 3D 采集：具有多环探测器的 PET 扫描仪才能进行 2D 采集或 3D 采集。2D 采集是在环与环之间有隔板存在的条件下进行的采集方式。2D 采集是，隔板将来自其他环的光子屏蔽掉，只能探测到同环之间的光子对信号。因此，2D 采集随机符合和散射符合量少，信噪比高，分辨率高；3D 采集是在撤除隔板的条件下进行的一种快速立体采集

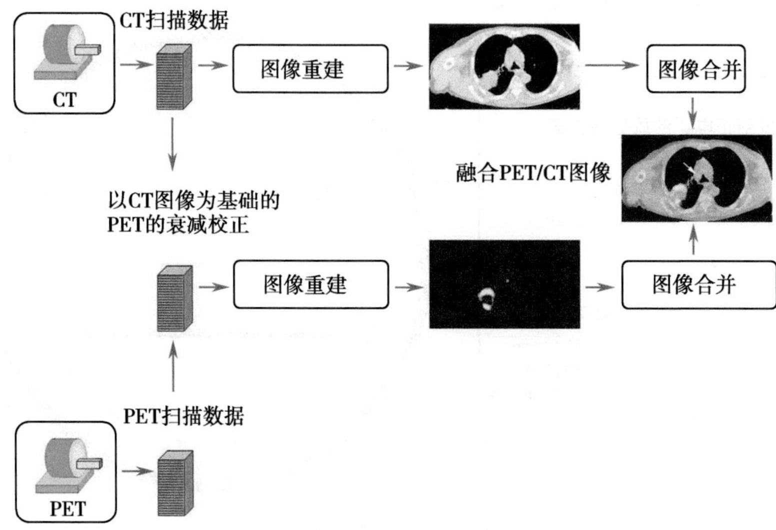

图 1-3-5 PET/CT 图像采集和重建

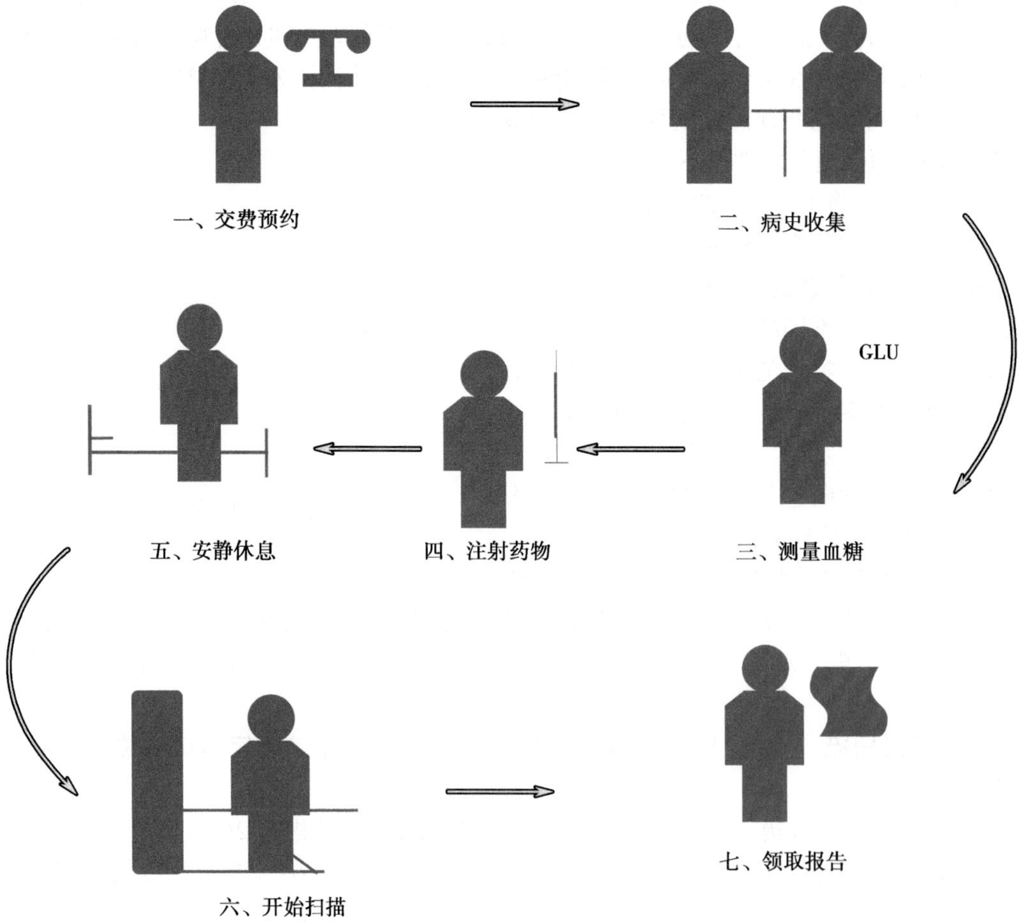

一、交费预约

二、病史收集

GLU

五、安静休息

四、注射药物

三、测量血糖

七、领取报告

六、开始扫描

图 1-3-6 PET/CT 检查的流程图

方式，探头能探测到来自不同环之间的光子对信号，使探测范围扩大为整个轴向视野。3D采集探测到的光子对信号是2D采集的8~12倍，使系统的灵敏度大大高于2D采集，但散射符合及随机符合量也明显增多，信噪比较低，分辨率稍差，要获得较好的图像，必须进行有效的散射校正。

（2）静态采集和动态采集：静态采集是临床最常用的显像方式，它是将显像剂引入体内，经过一定时间，当显像剂在体内达到平衡后再进行采集，一般需要有充足的时间采集到足够的信息量。动态采集是在注射显像剂的同时进行的一种连续、动态的数据采集方法，获得连续、动态的图像序列，可以观察显像剂在体内的时间和空间变化，研究显像剂的体内动态分布过程。动态采集每帧采集的时间短、信息量低，图像一般不适合肉眼直接观察分析，需进一步处理，显示研究部位内显像剂随时间变化的趋势或规律。

（3）门控采集：门控采集主要用于心脏显像检查。利用受检者自身心电图R波为触发信号，启动PET采集开关，将R–R间期分成若干个等时间间隔，连续、等时地采集一个心动周期各时相内心脏的系列影像数据，将足够的心动周期各个相同时相的数据叠加起来，即生成具有代表性的一个心动周期的系列影像。

（4）局部采集和全身采集：局部采集多用于某些脏器（大脑、心脏等）或身体某些部位的显像检查；全身采集主要用于恶性肿瘤的诊断及了解全身的转移情况。全身采集是连续分段静态采集的组合，经计算机处理将多个相邻的静态采集连接起来，获得全身图像。

2. 透射扫描　透射扫描是利用棒源围绕身体旋转，采集放射性源从体外透射入体后所剩余的光子。透射扫描和空白扫描的结果相结合可以计算得到组织的衰减系数。透射扫描的主要目的是对发射扫描进行衰减校正，因此，每一个床位的透射扫描和发射扫描患者的身体位置必须保持一致，以保证衰减校正的准确性。

3. 早期显像和延迟显像

（1）早期显像：显像剂引入人体后，在组织脏器摄取的早期进行的图像采集，称为早期显像。不同的显像剂，被不同的组织脏器摄取、代谢的速度不同，早期显像的时间点也不一样。

（2）延迟显像：延迟显像是相对于早期显像而言的，是指在早期显像后经过一定的时间间隔进行的显像检查。显像剂不同，延迟显像的时间点也不同，一般选在早期显像后的1.5~2.0h。通过比较早期显像与延迟显像病灶内显像剂积聚量的增减，分析组织脏器及病灶对显像剂的代谢、清除速率等，为肿瘤良恶性的鉴别诊断提供依据。早期显像与延迟显像相结合，称双时相显像。

三、SPECT和PET在精神影像学中的价值和局限性

（一）精神疾病的脑显像技术

PET和SPECT首次实现了在活体状态下研究脑功能，获取有用的临床信息的目标。它能够观察诸如脑血流变化、脑耗氧量、脑葡萄糖代谢、脑蛋白质合成以及脑神经递质和受体变化特征，这就为精神疾病的研究开辟了新的途径，为神经生物学研究提供了一种新的技术或方法。

1. 精神疾病的脑灌注显像　SPECT常用的显像剂为^{99m}Tc–六甲基丙二胺肟（^{99m}Tc–hexamethyl propylene amine oxime，^{99m}Tc–HMPAO）、^{99m}Tc–双半胱乙脂（^{99m}Tc–ethylcysteinate dimer，^{99m}Tc-ECD）和 ^{123}I 标记的显像剂三种，其中 ^{123}I 的半衰期（13h）比 ^{99m}Tc（66h）要短，所以在脑灌注显像方面 ^{123}I 显像剂优于 ^{99m}Tc 显像剂，这些显像剂在脑组织中的分布与局部脑血流量呈正相关，因此各部位放射性浓聚的高低反映血流量[1]。

2. 精神疾病的脑代谢显像 PET 使用发射正电子的超短或短半衰期（$T_{1/2}$）的放射性核素，如碳（^{11}C）、氮（^{13}N）、氧（^{15}O）和氟（^{18}F）等标记的显像剂可直接参与人体生物代谢，因此能更确切地表达人体生化、生理和病理的状况。PET 脑代谢显像通常包括脑葡萄糖代谢显像和氧代谢显像。脑组织所需的能量主要来自葡萄糖的有氧代谢，各部位对葡萄糖或氧的摄取量反映了代谢的活跃程度，以葡萄糖的结构类似物 ^{18}F- 脱氧葡萄糖（^{18}F-fluorodeoxyglucose，^{18}F-FDG）或 $^{15}O_2$ 气体作为显像剂可以反映出脑组织的代谢情况。

3. 精神疾病的脑受体显像 大量学者用 SPECT 和 PET 对精神疾病进行神经生物学研究，结果表明与精神疾病的发生及其治疗有关的神经递质和受体主要包括：多巴胺（dopamine，DA）受体、乙酰胆碱受体、5- 羟色胺（serotonin，5-HT）受体、GABA 或苯二氮䓬类（benzodiazepine，BDZ）受体以及阿片受体（opiate receptor）等。

（二）SPECT 和 PET 在精神分裂症中的应用

对精神分裂症患者进行 ^{99m}Tc-ECD SPECT 研究脑部血流灌注发现：疾病组的局部脑血流灌注出现异常，表现为脑灰质小范围内的局限性放射性分布轻度降低，累及包括颞叶、额叶、枕叶、顶叶、基底节和小脑在内的 16 处脑叶，而额叶血流低灌注，尤其是左侧更明显[2]。此外，SPECT 还可用于研究精神分裂症患者治疗前后的脑区血流变化，如精神分裂症患者经过利培酮治疗后，左右颞叶后上部、右颞叶外侧部在基础状态下的血流灌注显著下降，而左额叶外侧下部、左右额叶中下部、左额外侧上部及左额颞上部在认知激活状态下的血流灌注显著增加；而以上变化均与阳性与阴性症状量表（positive and negative syndrome scale，PANSS）减分率有关，提示可通过脑血流灌注的变化来预测药物疗效。另外，许多学者对精神分裂症的中枢机制提出假说，如多巴胺能系统活性亢进、5-HT 系统功能缺损、γ- 氨基丁酸能神经元的退变等[3]。

1. 多巴胺能神经递质受体和转运蛋白显像 多巴胺受体与精神分裂症存在着十分密切的联系，抗精神病药物对精神分裂症的治疗，主要通过阻断多巴胺受体而发挥作用。目前，研究者已对精神分裂症患者的纹状体多巴胺传递进行了广泛、深入的研究，包括突触后的 D2 受体和 D1 受体的研究，突触前的多巴（DOPA）脱羧酶活性、兴奋性药物诱导 DA 释放、正常状态下 DA 释放以及 DA 转运体（DA transporters，DAT）的研究。大量 PET 研究结果表明，精神分裂症患者脑边缘区和纹状体的多巴胺 D2 受体密度显著增加[4]，亲和力显著升高，丘脑多巴胺 D2/D3 受体的结合力下降在背侧核和丘脑后结节最明显[5]。此外，精神分裂症患者和类偏执狂患者的 DOPA 明显增加，而精神分裂症患者阴性或抑制症状及紧张性精神分裂症患者的 DOPA 呈低水平渐进性增高，以上观察结果与精神分裂症患者的神经元 DA 合成增加、活性增高是一致的。但是，最近一项利用 ^{11}C-PHNO 示踪的 PET 研究，并没有发现接受慢性治疗的精神分裂症患者的 D3 受体被抗精神病药物占据[6]，该研究间接否定了 D3 受体与精神分裂症的关系。然而，最近，一项基于体素的高分辨率 PET 研究发现精神分裂症患者较正常人在中脑、纹状体和边缘区有更高浓度的 DAT，该研究与精神分裂症患者突触前膜的多巴胺功能增加是一致的[7]（图 1-3-7）。

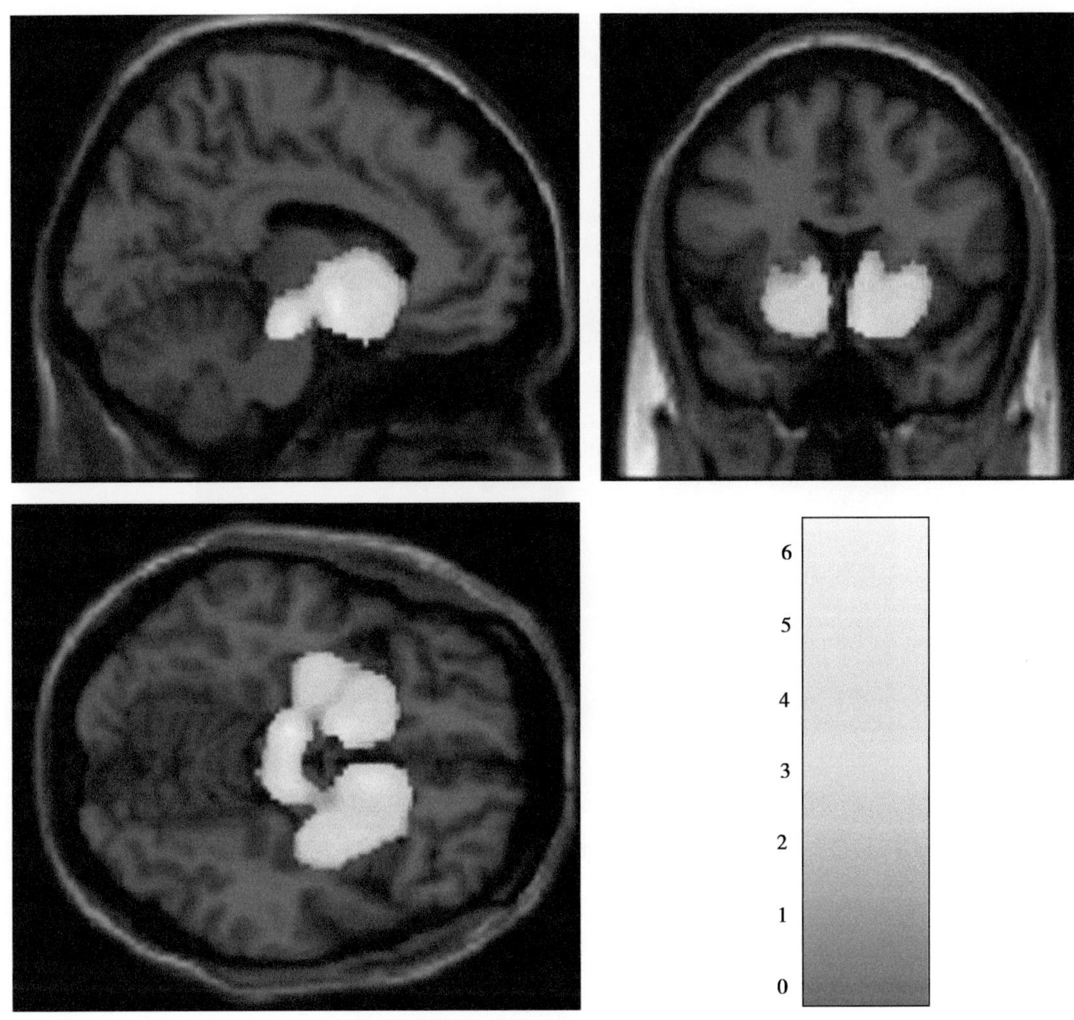

图 1-3-7　精神分裂症患者与正常对照的 DAT 分布的差异性分布

主要位于中脑、纹状体、边缘区

2. 5-HT 受体　大量药理学实验和尸检结果发现 5-HT$_{2A}$ 受体在精神分裂症患者的病理生理过程中具有一定的作用。然而，研究者利用 ^{123}I-2β- 碳甲氧 -3β-［4- 碘苯酚］- 托品（^{123}I-2β-carbomethoxy-3β-［4-iodopheny］-tropane，^{123}I-β-CIT）为显像剂测定中脑 5-羟色胺的浓度，显像结果表明精神分裂症患者和正常志愿者之间无明显差别[8]。另有研究使用 ^{18}F- 司托哌隆（^{18}F-setoperone）显像剂对精神分裂症患者进行 PET 显像，3 次显像结果表明服用抗精神病药物和未服用抗精神病药物治疗的精神分裂症患者的额叶前部皮质的 5-HT$_{2A}$ 受体摄取无差别；而 1 次显像发现服用抗精神病药物治疗的精神分裂症患者的额叶前部皮质 5-HT$_{2A}$ 受体摄取显著降低[9]（图 1-3-8）。

另外，一项利用选择性 5-HT$_{1A}$ 受体拮抗剂的在体 PET 研究发现精神分裂症患者大脑皮质的 5-HT$_{1A}$ 受体的结合潜能是增加的，鉴于该受体主要位于椎体细胞内，其升高可能反映了谷氨酸能神经网络的异常[10]。

3. 组胺受体　组胺作为体内的一种化学传导物质，可影响脑部神经传导。精神分裂

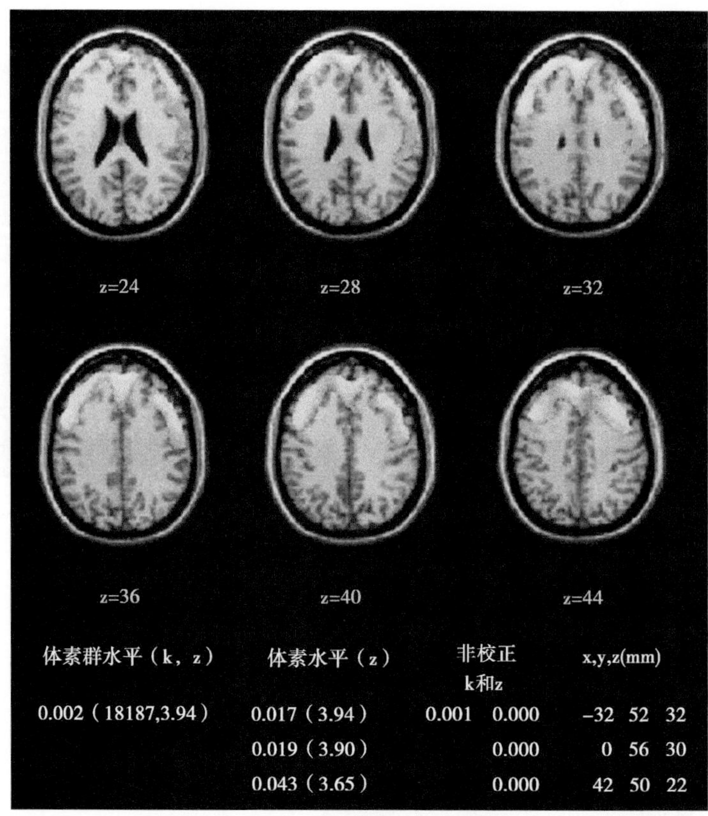

体素群水平（k，z）	体素水平（z）	非校正 k和z		x,y,z(mm)		
0.002（18187,3.94）	0.017（3.94）	0.001	0.000	−32	52	32
	0.019（3.90）		0.000	0	56	30
	0.043（3.65）		0.000	42	50	22

图 1-3-8 ^{18}F-setoperone 在精神分裂症患者与健康对照者脑区中的差异性分布

^{18}F-setoperone 可与 5-HT_{2A} 受体结合

症患者的 H1 受体结合力在额叶前部皮质和扣带回明显降低，在脑部任何区域都未发现有高于正常人者[11]。该结果提示中枢组胺神经元系统可能涉及精神分裂症的病理生理，但尚需更多研究证实（图 1-3-9、图 1-3-10）。

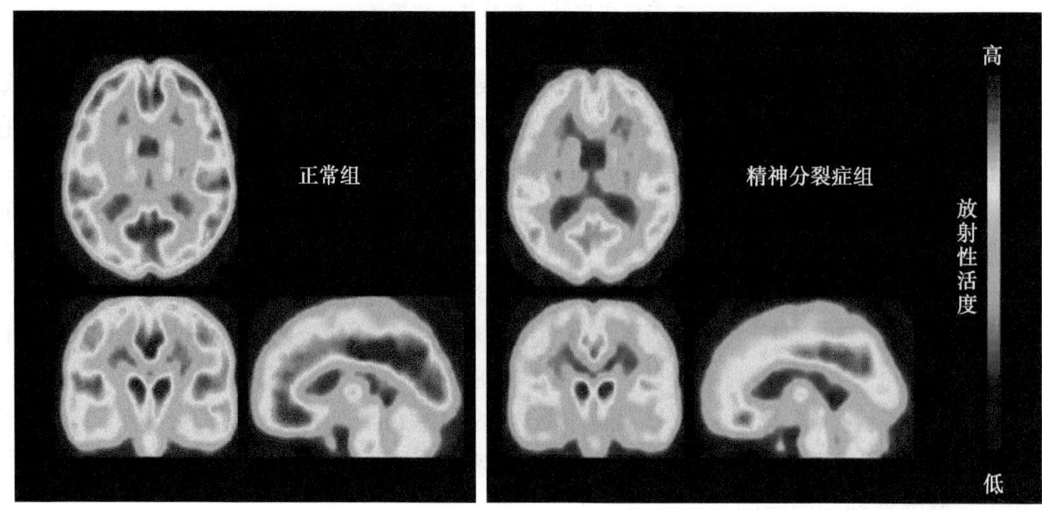

图 1-3-9 精神分裂症患者与正常对照组的 ^{11}C- 多塞平（^{11}C-doxepin）分布图

^{11}C-doxepin 可以和 H1 受体结合

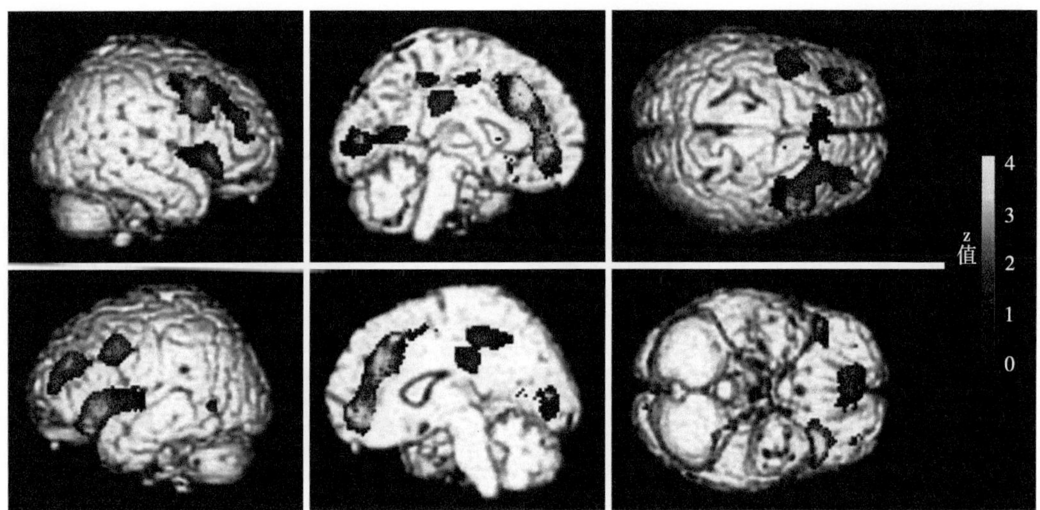

图 1-3-10　SPM99 中精神分裂症患者与正常对照组的 ^{11}C-doxepin 分布

彩色区域代表精神分裂症患者的 ^{11}C-doxepin 与 H1 受体结合显著小于正常对照的脑区

4. γ- 氨基丁酸转运体　大量研究表明，在精神分裂症患者的额叶前部皮质存在 GABA 功能的缺陷[12, 13]。利用 ^{11}C- 碘西尼（^{11}C-iomazenil）为显像剂对精神分裂症患者进行 PET 显像，结果显示精神分裂症患者和正常志愿者之间的 BDZ 受体密度无显著性差异。而在一些研究中，已有报道局域 BDZ 受体密度和患者症候群间存在显著相关性，遗憾的是这种结果还未被重复得到[14-16]。

5. 大麻素受体　大麻素受体Ⅰ型（cannabinoid receptor type 1，CB1R）可以通过突触逆行信号传导机制控制 GABA 和谷氨酸的释放，调节神经网络的振荡活动，有助于神经网络的发育成熟[17, 18]。大量研究表明 CB1R 与精神分裂症存在相关，兰加纳坦（Ranganathan）和其同事完成了一项以 ^{11}C-OMAR 作为示踪剂的 PET 研究，他们发现精神分裂症患者大脑的分布容积（volume of distribution，Vt）比正常人下降了 12%。事后比较分析发现分布容积下降主要位于尾状核、后扣带回、下丘脑、杏仁体、海马和岛叶[19]。另外，还有 3 例 PET 研究尽管用了不同的示踪剂：^{11}C-OMAR、^{18}F-MK-9470 和 ^{18}F-FMPEP-d2，他们一致发现长久吸食大麻的受试者体内的 CB1R 下调，但是戒断之后受体水平就迅速恢复正常[20-22]。上述研究证明了大麻的使用或许和精神分裂症息息相关[23]。

（三）SPECT 和 PET 在焦虑症中的应用

焦虑症（anxiety disorders）以广泛和持续性焦虑或反复发作的惊恐不安为主要特征，常伴有自主神经紊乱、肌肉紧张与运动性不安，临床分为广泛性焦虑障碍（generalized anxiety disorder，GAD）和惊恐障碍（panic disorder，PD）两种主要形式。GAD 大多在 20~40 岁发病，而惊恐障碍多发生于青春后期或成年早期。

SPECT 显像在焦虑症中的应用主要是探索患者大脑血流量的变化。金玉新等发现焦虑症患者额叶、部分颞叶和丘脑的局部脑血流（regional cerebral blood flow，rCBF）明显低于健康对照[24]。另外，有研究发现焦虑症患者 rCBF 异常率高达 93.8%，主要表现为额叶、颞叶、边缘系统及基底节的放射性减少[25]。

PET 显像广泛运用在焦虑症的研究中，针对不同类型的焦虑症已有不同的显像剂［如

^{11}C- 氟马西尼（^{11}C-flumazenil）、^{123}I-NNC13-8241、^{123}I-iomazenil 等］研发成功。研究者以结合 BDZ 受体的显像剂进行 PET 显像，^{11}C-flumazenil PET 在一组 GAD 患者未发现摄取有明显改变[26]，而 ^{123}I-NNC13-8241 SPECT 观察到 GAD 患者脑放射性摄取减低[27]。在另一项研究中，研究者以 ^{123}I-iomazenil 为 BDZ 受体显像剂对惊恐障碍患者进行显像，可见患者颞外侧区域的摄取降低[28]，而右前眶皮质层区域的摄取增加[29]。马利齐亚（Malizia）等应用 ^{11}C-flumazenil 对未服用药物治疗的惊恐障碍患者作 PET 显像研究，发现与正常志愿者相比较，患者的全脑 BDZ 受体结合降低，其中降低最明显的区域是右前眶皮质层区域和右脑岛叶[30]（图 1-3-11）。

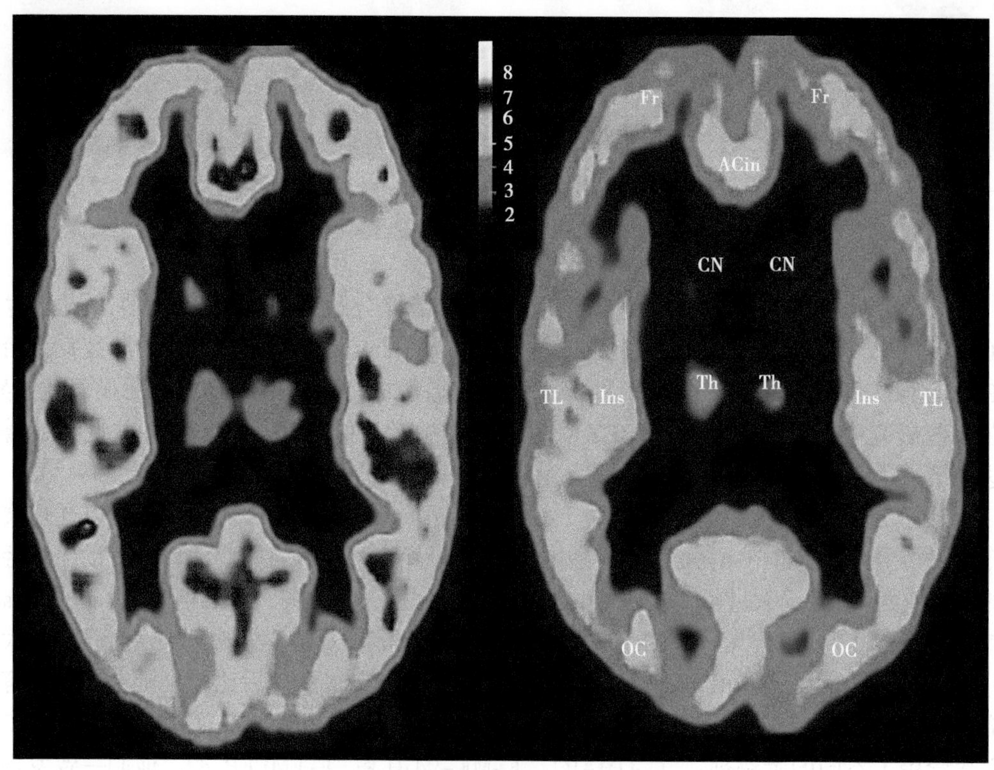

图 1-3-11 ^{11}C-flumazenil 在正常对照组（左）和焦虑症患者（右）中的脑区分布

^{11}C-flumazenil 可以与 BDZ 受体结合。Fr：额叶；CN：尾状核；Th：丘脑；Ins：脑岛；TL：颞叶；OC：枕叶皮质；ACin：前扣带回

既往动物实验表明神经激肽 -1（neurokinin-1，NK-1）受体介导了紧张与焦虑，这为后续的人体试验提供了生物学基础。相继地，最近一项人体的 PET 显像证实了杏仁体脑区的 NK-1 受体与社交焦虑障碍患者密切相关[31]（图 1-3-12）。

目前有关研究结果表明焦虑症的发生可能与 GABA 系统的改变有关，然而这种相关性还有待于进一步证实。

（四）SPECT 和 PET 在强迫症中的应用

强迫症（obsessive-compulsive disorders，OCD）是以强迫观念和（或）强迫行为为主要表现的精神疾病，多起病于青春期或成年早期，症状表现为反复恶化或缓解的慢性病

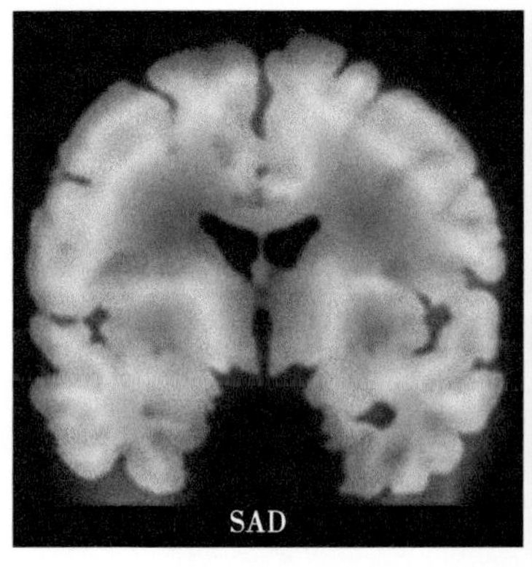

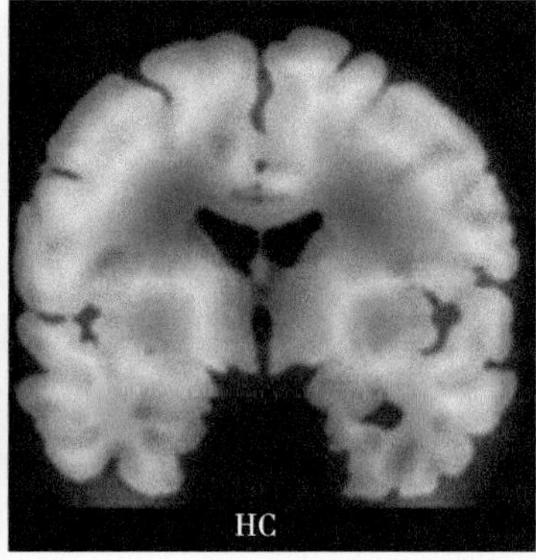

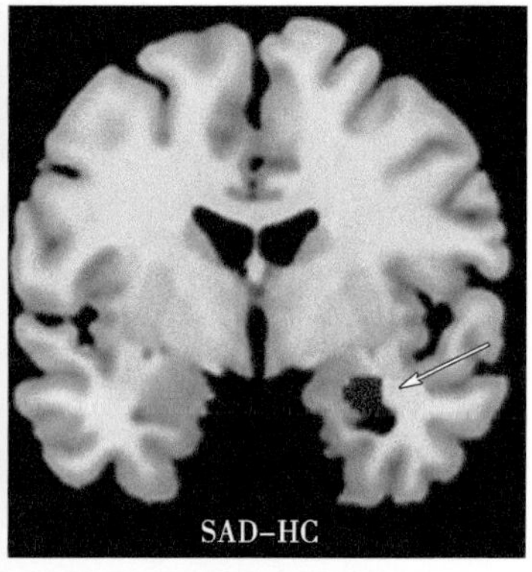

图 1-3-12　显示社交焦虑障碍患者杏仁体脑区的神经激肽受体比健康对照组明显增多

白色箭头所示为右侧杏仁体。SAD：社交焦虑障碍；HC：健康对照

程。美国、欧洲、非洲、加拿大等地终身患病率较为一致，约为 2%~3%，在我国为精神科门诊的第四大精神疾病。由于强迫症临床特征具有明显的异质性，而且常合并其他精神疾病，如焦虑症、抑郁症等，因此强迫症治疗困难且预后较差，缓解率仅为 40%~60%，给患者带来极大痛苦。尽管近年来抗精神病药物及心理、行为治疗有了很大的进展，但仍有 20%~30% 的患者对各种治疗反应不佳或无效而成为难治性强迫症[32]。难治性强迫症是严重威胁大众心理健康的精神疾患，严重干扰患者及其相关人员的日常生活和社会活动，造成严重的经济和社会负担。

早期的 SPECT 研究发现强迫症患者的脑血流灌注异常主要位于眶额叶、前扣带回、尾状核以及丘脑[33]，布萨托（Busatto）[34]也发现了眶额叶及前扣带回的灌注降低。国内的 SPECT 研究发现强迫症患者双侧前额叶、前颞叶 rCBF 明显高于正常组[35]。但也有研究者并未发现强迫症患者与对照组的眶额叶灌注的差异[36]。鉴于上述研究结果缺乏一致性，强迫症患者的 rCBF 改变有待进一步研究。

早期的 PET 研究显示，强迫症患者葡萄糖代谢的增高见于整个大脑半球、尾状核头及眶额叶[37-39]。之后，经研究及处理方法的改进，对大脑半球的整体代谢增高进行标准化处理，再通过静息态及激发态 PET 显像，再次确定了强迫症患者眶额叶葡萄糖代谢增高的现象。怀特赛德（Whiteside）等对相关文献进行了 meta 分析，亦证实了上述结论[40]。也有研究显示双侧腹侧尾状核、内囊和左侧小范围内的壳核出现代谢增高[39, 41]（图 1-3-13）。此外，还有研究报道代谢降低区域包括左侧额中叶、双侧中央前回、右侧顶下叶、双侧顶上叶、右侧枕中回及双侧舌回、辅助运动区、顶枕叶[42-43]。虽然普遍认为眶额叶在脑皮层 - 纹状体 - 丘脑 - 皮层（cortico-striato-thalamo-cortical，CSTC）通路中扮演着重要的角色，但眶额叶的不同部分在处理恐惧和焦虑中的作用却不一致[44]。较早的 PET 研究指出强迫症症状与前外侧眶额叶正相关，与眶额叶后中部负相关[45]。还有学者认为强迫症患者治疗前眶额叶的代谢活跃程度提示着 5- 羟色胺再摄取抑制剂治疗的反应：眶额叶代谢活跃程度越低，提示疗效可能越好[46, 47]。然而强迫性囤积为主要表现的患者出现了不同于上文甚至相反的脑葡萄糖代谢模式（后扣带回和楔叶糖代谢水平降低），这暗示不同类型的强迫症可能源自不同的病理生理因素[48]。

外科手术通常会干预环路中的一环，进而破坏环路的完整性，使相关脑区的异常代谢区域代谢增高或降低。随着这些区域 FDG 代谢的改变，相应症状也改善，充分表明异常环路假说的成立。未经内囊前肢切除术治疗的难治性强迫症患者眶额叶、额下回、扣带回、双侧脑桥 / 小脑等区域代谢增高，而在中央前回和舌回区域代谢降低。手术治疗后双侧前额叶皮质区域，尤其是背侧前扣带回、背内侧丘脑和尾状核代谢明显降低，与此相反，中央前回、颞上回和舌回代谢增高，而且额上 / 下回、前扣带回背侧和枕叶的代谢变化与症状改善有关[42]（图 1-3-14）。张海音等[49, 50]通过对比 12 例难治性强迫症患者行双侧内囊前肢毁损术前后 PET 研究发现，左右扣带回、左右尾状核的葡萄糖代谢在手术后明显降低，且耶鲁 - 布朗强迫症状量表（Yale-Brown obsessive-compulsive scale，Y-BOCS）评分降低，症状减轻。类似的前扣带回区域代谢变化与疗效的关系同样出现在扣带回前部切开术[51]和内囊脑起搏器植入术中[43]。

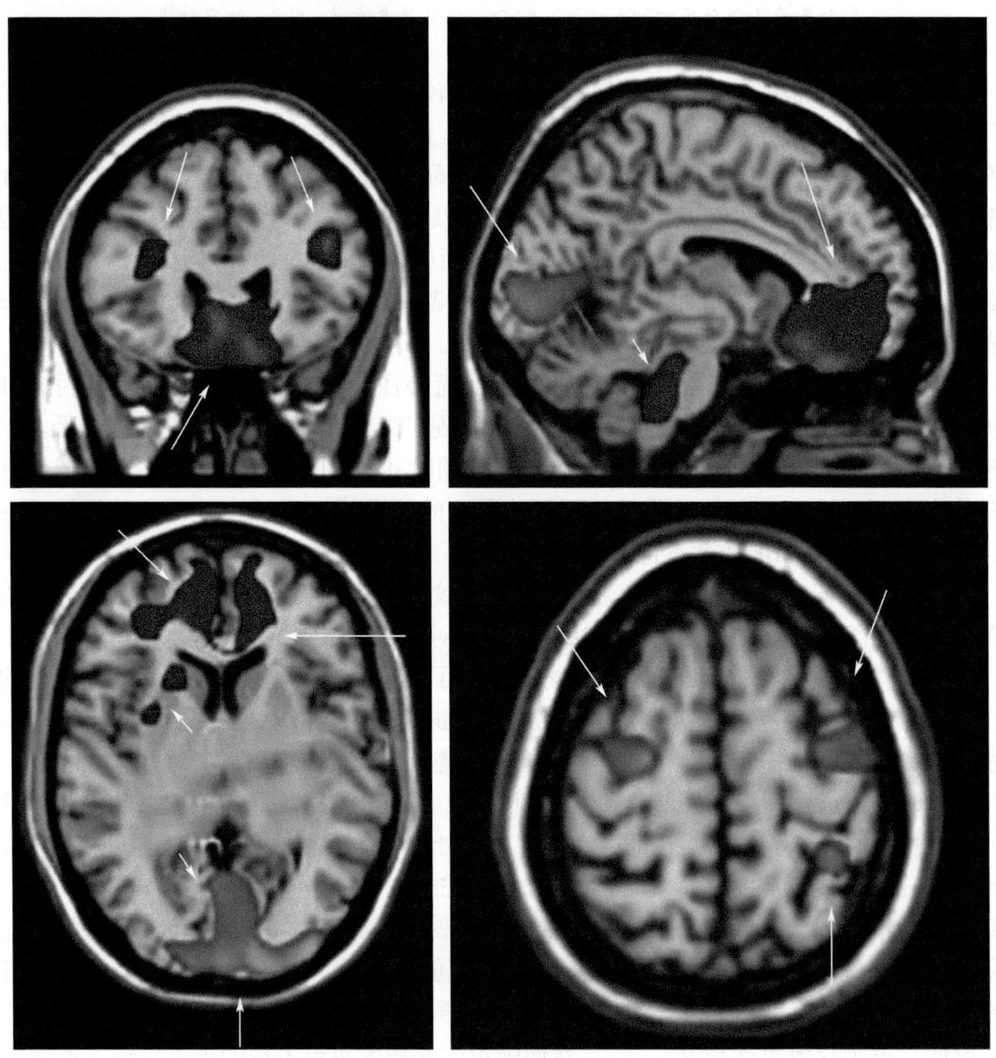

图 1-3-13 强迫症患者和正常对照组脑 ^{18}F-FDG PET 显像的比较

箭头所指的红色区域提示强迫症患者在这些脑区代谢增强，包括眶额叶、前扣带回、额下回和脑桥，以及纹状体；箭头所指的蓝色区域提示强迫症患者在这些脑区代谢减低，包括双侧的枕叶皮质和辅助运动区及右侧的顶下小叶

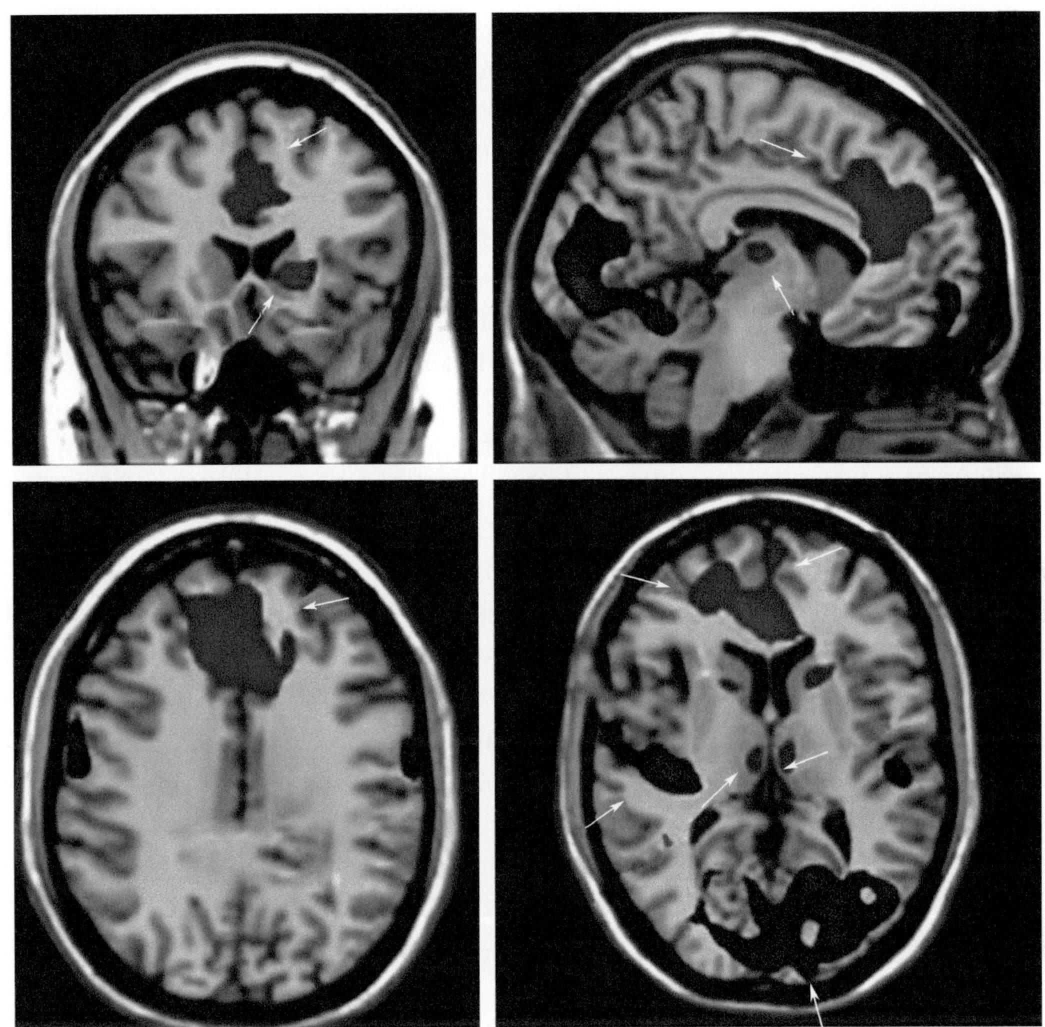

图 1-3-14 双侧内囊切除术后强迫症患者和正常对照组大脑葡萄糖代谢的变化

箭头所指的蓝色区域提示强迫症患者在这些脑区代谢减低，包括双侧的前扣带回皮质、眶额叶皮质、尾状核和丘脑；箭头所指的红色区域提示强迫症患者在这些脑区代谢增强，包括双侧中央前回、枕叶皮质一直延伸到小脑的区域，以及颞上回

（五）SPECT 和 PET 在抑郁症中的应用

抑郁症是临床上最为常见的精神疾患之一，在所有精神疾病中患病率最高，终生患病率达 10%~20%，目前已成为世界第四大疾患。在我国，抑郁症的发病率为 3%~5%，目前抑郁症患者已超过 2600 万人。抑郁症发病率高，自杀率高，其自杀死亡率高达 15%~25%[52]。在自杀者中就有 50%~70% 的人存在抑郁心境。而抑郁症的治疗率低，对社会造成了重大的经济负担和危害。世界卫生组织预测到 2020 年抑郁症将成为全球第二位的医疗病患，到 2030 年，抑郁症将成为全球第一大疾病负担[53]。然而，该病的病因和发病机制尚未明了，一般认为其发生与生物、心理和社会等多种因素有关，但由于受检测手段的限制，这方面的研究未有大的突破。

近年来，随着神经影像技术的迅猛发展，对抑郁症脑功能的研究逐步深入，在抑郁症的病理定位、抑郁状态的监视以及抗抑郁药物的疗效反应上都具有较大的潜力。现有资料已表明，抑郁症并不完全是功能性精神疾病，至少一部分类型确实有其器质性基础[54-56]。人们采用 PET 及 SPECT 技术，通过对活体大脑的功能活动状态实时观测，客观地描绘出生理或病理情况下 rCBF、局部脑葡萄糖代谢率（regional cerebral glucose metabolic rate，rCMRglu）以及神经受体的结合情况，从而对抑郁症的病理基础和脑功能状态进行了探讨。

通过神经受体显像日益成为研究抑郁症的热点。有研究表明，相对于安慰剂组，促性腺激素释放激素激动剂（gonadotropin-releasing hormone agonist，GnRHa）治疗组患者抑郁症状与皮层大脑 5- 羟色胺转运体结合的增加相关[57]。考夫曼（Kaufman）等人利用示踪剂［^{11}C］WAY100635（一种选择性 5- 羟色胺拮抗剂）发现重型情感障碍患者的 5- 羟色胺受体 1 型的密度在中缝处与健康对照存在显著差异，尤其是在男性患者中，该研究结果特异性较强，有助于发现高危患者及研发新的药物[58]。另外，抑郁症患者均存在着不同程度的 rCBF 灌注降低区，其严重程度与局部血流变化相关，此外，脑区的局部血流减低或升高，脑区功能的异常与抑郁症的多种症状密切相关（图 1-3-15）。

多数研究结果显示抑郁症患者额、颞叶血流灌注异常，其中胼胝体膝部前侧和腹侧的扣带回皮质是功能显像最常出现异常的部位[59]。单相和双相抑郁患者膝下前额叶皮质血流灌注降低，而扣带回膝前部则在多种情绪状态下均表现为血流灌注升高。杏仁核的主要功能是产生与传入大脑皮质的各种信息相应的情绪，是另一个常出现灌注异常的脑区[60]。另外，有研究将 α- 甲基酪氨酸（alpha-methylparatyrosine，AMPT）注射入缓解期的抑郁症患者体内致儿茶酚胺耗竭后能诱发其产生抑郁症状，FDG PET 扫描发现纹状体代谢较注射药物之前明显增高[61]（图 1-3-16），该研究表明纹状体与抑郁症状关系密切。

此外，关于抑郁症患者的其他脑区解剖结构如顶叶皮质、颞叶皮质、脑岛、边缘系统、小脑等都各有报道，但缺乏良好的一致性。其主要原因如下：

（1）疾病性质决定：抑郁症病情复杂，有时很难界定症状为本病特有抑郁还是其他疾病的表现。在病程的不同阶段，其影像特征也存在差异。

（2）显像条件：SPECT 的显像剂 ^{99m}Tc-HMPAO 或 ^{99m}Tc-ECD，注射时是否封闭视听及采集条件是否一致等。

（3）药物影响：抑郁症患者近期是否服用过抗抑郁药物，对显像结果产生影响。

（4）抑郁症分类：各类及各亚型的抑郁症患者脑血流灌注、代谢及受体显像剂分布模式不同，其影像特征应分别描述。

关于抑郁症的治疗，需要特别指出的是，抑郁症患者急性期前额叶皮质血流显著减少，将会导致神经元营养不良而抑郁症状明显，但随着治疗后抑郁症状的好转，脑组织代谢、局部脑血流供应及脑功能可恢复正常[62]。

总之，SPECT 和 PET 使用各种生理示踪剂进行脑显像，观察脑内各局部能量代谢、氧代谢、血流灌注、各种神经递质和受体等的变化，可以从多层面、多角度进行脑功能

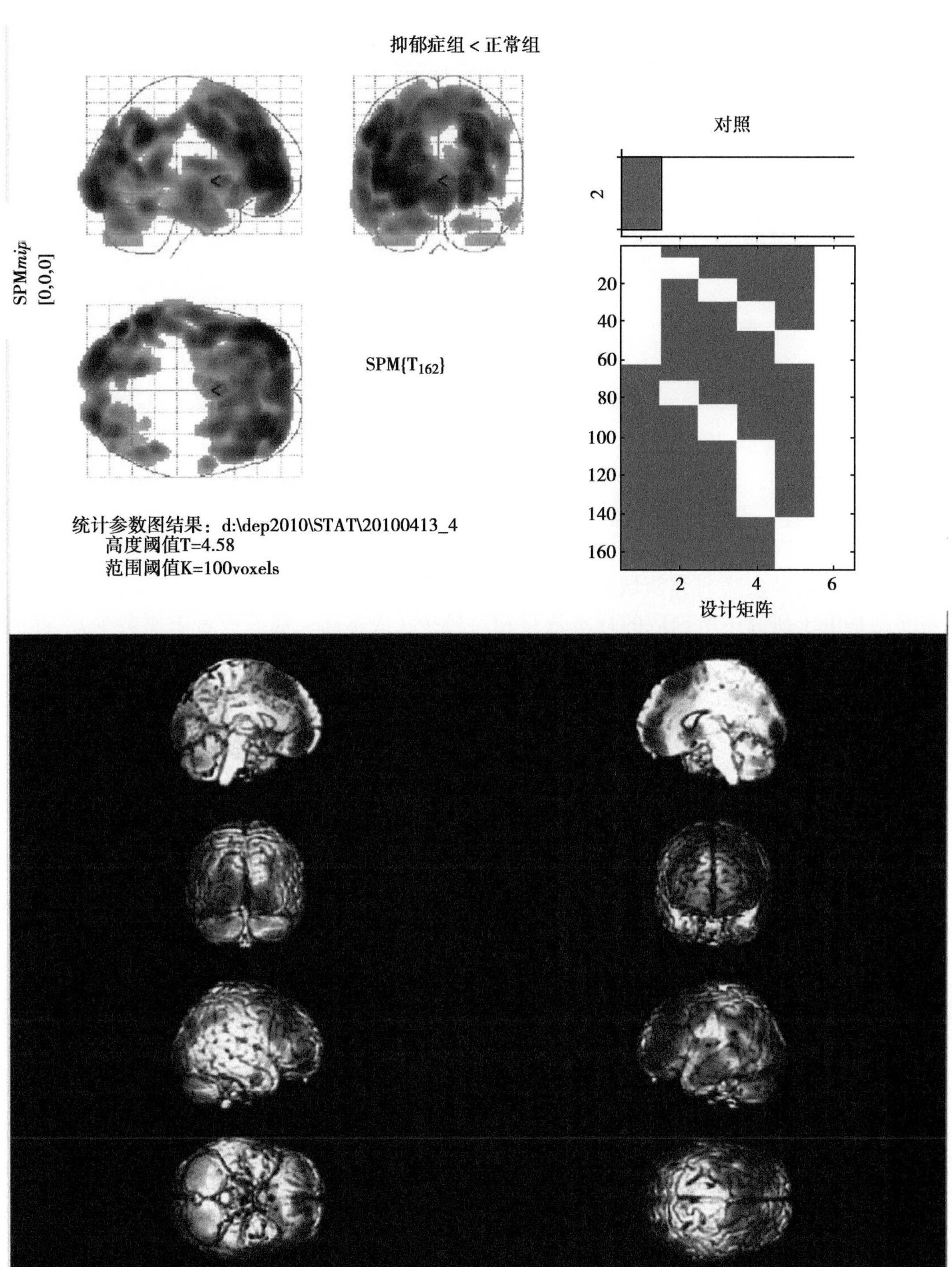

图 1-3-15　红色区域是抑郁症患者与正常对照相比，脑血流量显著减少的脑区

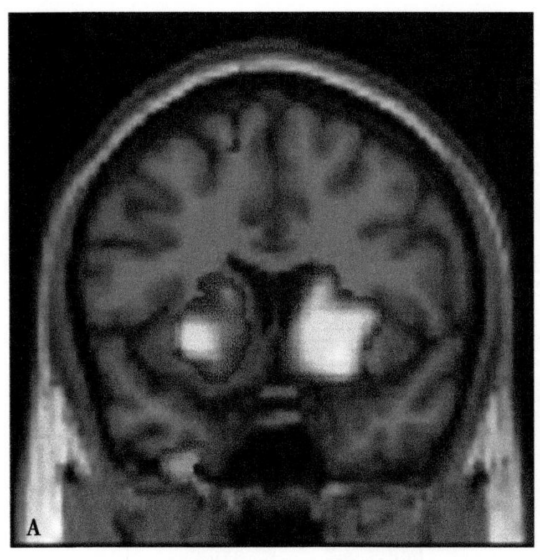

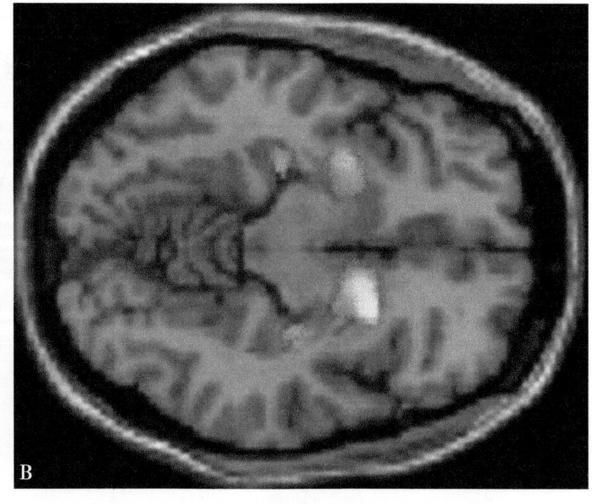

图 1-3-16 注射 AMPT 后双侧纹状体糖代谢较注射药物之前明显增高

A. 冠状面图像；B. 横断面图像

研究，并从分子水平上对精神疾病进行病因学、诊断方法学和抗精神病药物作用机制的研究，因而在精神疾病研究领域具有其他检查手段不能替代的重要用途。目前存在的主要问题是由于研究中所选取的样本数量相对较少（成本高、病源或者志愿者少），再加上技术方法和统计方式的不同，导致不同研究者的研究结果有较明显的不一致性。目前国外 SPECT 和 PET 在精神科被广泛应用于精神分裂症、抑郁症、焦虑症、人格障碍和躁狂症等精神疾病的研究[63]，而国内 SPECT 和 PET 主要应用于体检和肿瘤相关原因、癫痫等疾病的研究[64]，精神疾病较少涉及。相信随着 SPECT 和 PET 技术的完善以及应用的普及，SPECT 和 PET 在精神疾病领域的研究会更为深入，并推动精神医学的发展和进步。

四、PET 与 SPECT 检查的价值与局限性

（一）PET 和 SPECT 检查的优缺点和异同

作为功能性影像技术，PET 和 SPECT 为临床提供更多生理和病理方面的功能信息，从而为疾病的诊断和治疗提供一种全新的思路[65]。而多种类的分子探针和显像剂使核医学的领域应用更加宽广，也大大促进了分子影像学（molecular imaging，MI）的进步[66]。然而，PET 和 SPECT 的图像往往缺乏相关解剖位置的对照，空间信息较少，发现病灶却无法精确定位；同时，PET 和 SPECT 所使用的示踪剂是放射性核素标记的药物，患者会受到一定量的辐射；而放射性药物的生产和放射性排泄物的处理也需要较高的成本。

PET 与 SPECT 之间有相同之处，也有差异。相同之处在于两者都是利用放射性核素的示踪原理进行显像，皆属于功能显像的范畴，显像结果也都表现为阴性显像或阳性显像。但两者也存在明显的差异，主要表现在所用的显像剂和扫描仪器方面：

（1）在显像剂方面：PET 所用显像剂较 SPECT 更具“生理性”。

（2）在扫描仪器方面：PET 采用多环探测器、电子准直、锗酸铋（$B_{i4}Ge_3O_{12}$，BGO）

小晶体模块，而 SPECT 采用平面单探头或多探头、机械准直、碘化钠晶体，故 PET 的探测灵敏度和分辨率明显高于 SPECT。

（3）图像质量方面：PET 明显高于 SPECT。

（4）PET 可行准确的衰减校正，还可以进行准确的绝对定量，SPECT 在衰减校正及定量准确方面均不如 PET。

（5）运行成本：PET 明显高于 SPECT。

（二）PET 和 SPECT 与 MRI、CT 等的比较

PET、SPECT、CT、MRI 和超声（ultrasound）成像等，以上这几种检查方法都有一个共同的特点，即以计算机为基础，使图像信息数字化，应用数学算法对其实施图像信息后处理。当然，各种成像技术的原理不同，反映信息各有侧重，具有各自的优缺点，在应用上也具有互补性。其中，PET 和 SPECT 从分子水平出发，把组织病理学检查延伸为组织局部生物化学的显示，确定病变的性质及恶性的程度，预测病程并直接指导治疗，这是目前 CT、MRI 等影像技术所不及的，但是 PET 所提供的图像是人体生理代谢的图像，空间分辨率很低，在临床解剖学意义上它无法与 CT、MRI 等影像技术比较。再有，PET 检查和 SPECT 检查是放射性检查，从某种意义上说，这种检查对人体健康会带来一定的不良影响，而 MRI 成像的磁场，不会对人体健康造成不良影响，所以是一种非损伤性检查，但是装有心脏起搏器及被检部位有金属植入的患者则不能进行 MRI 检查。CT 检查则方便、迅速、易为患者接受，且密度分辨率高，对骨组织等显示清晰，但 CT 的 X 线能带来一定辐射，且少部分患者对对比剂有过敏反应。相比于其他成像技术，MRI 有较高的软组织对比度和分辨力，不受骨伪影的干扰，显像更具优势。

我们应当认识到，数字成像技术是一种新兴的成像技术，各种技术和方法都有其优势与不足，一种成像技术并非可以适用于人体所有器官的检查和疾病诊断，同时，一种成像技术也不能取代另一种成像技术，它们之间的关系相互补充和印证，是相辅相成的。随着科学技术的不断发展，PET/CT、SPECT/CT、PET/MRI 等多模态成像设备和技术的不断完善，功能图像和解剖图像可以进行同机采集并且完美融合，为临床诊断提供更多的信息[67, 68]（图 1-3-17）。

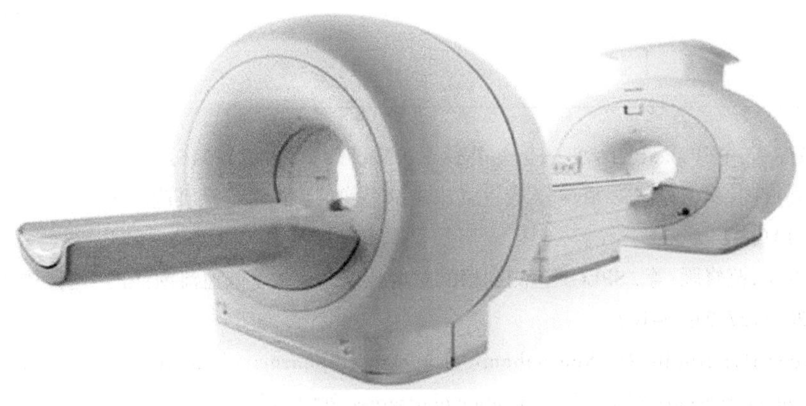

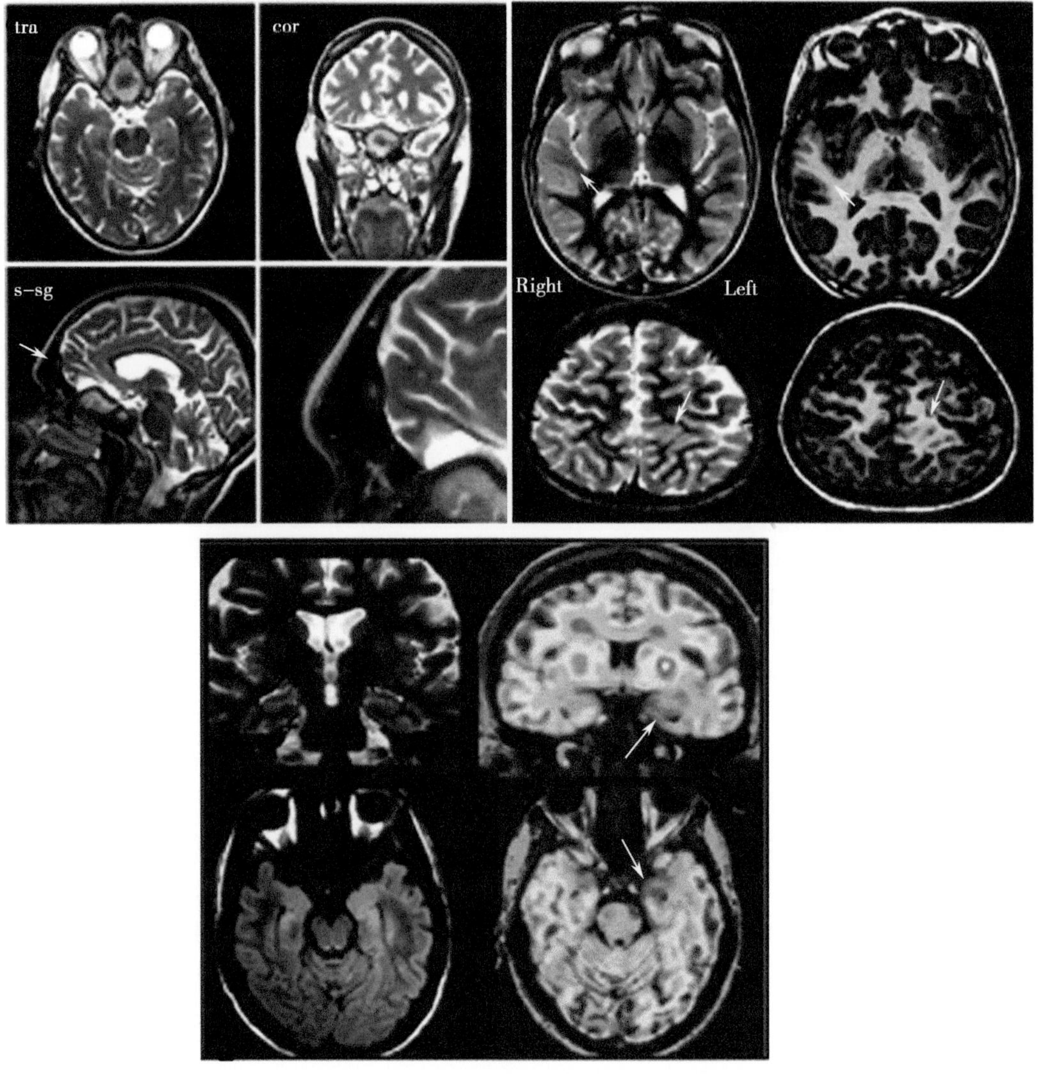

图 1-3-17　串联型 PET/MRI 及融合图像

（贾志云）

参考文献

[1] Lin EC, Alavi A. PET and PET/CT: a clinical guide. J Nucl Med, 2009, 187(6): 592-593.

[2] 张芬茹, 高成阁, 邓惠兴, 等. 精神分裂症 SPECT 脑显像的影像特征及其应用价值. 中国医学影像学杂志, 2006, 14(2): 149-150.

[3] 李华芳, 顾牛, 范修雁, 等. SPECT 检测利培酮对精神分裂症患者脑血流灌注的影响. 中国神经精神疾病杂志, 2001, 27(2): 99-102.

[4] Weinberger D, Laruelle M. Neurochemical and neuropharmacological imaging in schizophrenia. Neuropsychopharmacology: The fifth generation of progress, 2001: 833-856.

[5] Buchsbaum MS, Christian BT, Lehrer DS, et al. D2/D3 dopamine receptor binding with [F-18]fallypride in

thalamus and cortex of patients with schizophrenia. Schizophr Res, 2006, 85 (1-3): 232-244.

[6] Sokoloff P, Le Foll B. The dopamine D3 receptor, a quarter century later. Eur J Neurosci, 2017, 45 (1): 2-19.

[7] Artiges E, Leroy C, Dubol M, et al. Striatal and Extrastriatal Dopamine Transporter Availability in Schizophrenia and Its Clinical Correlates: A Voxel-Based and High-Resolution PET Study. Schizophr Bull, 2017, 43 (5): 1134-1142.

[8] Laruelle M, Abi-Dargham A, van Dyck C, et al. Dopamine and serotonin transporters in patients with schizophrenia: an imaging study with [123I] β-CIT. Biol Psychiatry, 2000, 47 (5): 371-379.

[9] Ngan ET, Yatham LN, Ruth TJ, et al. Decreased serotonin 2A receptor densities in neuroleptic-naive patients with schizophrenia: a PET study using [18F] setoperone. Am J Psychiatry, 2000, 157 (7): 1016-1018.

[10] Tauscher J, Kapur S, Verhoeff NP, et al. Brain serotonin 5-HT (1A) receptor binding in schizophrenia measured by positron emission tomography and [11C] WAY-100635. Arch Gen Psychiatry, 2002, 59 (6): 514-520.

[11] Iwabuchi K, Ito C, Tashiro M, et al. Histamine H1 receptors in schizophrenic patients measured by positron emission tomography. Eur Neuropsychopharmacol, 2005, 15 (2): 185-191.

[12] Lewis DA. GABAergic local circuit neurons and prefrontal cortical dysfunction in schizophrenia. Brain Res Brain Res Rev, 2000, 31 (2-3): 270-276.

[13] Benes FM. Emerging principles of altered neural circuitry in schizophrenia. Brain Res Brain Res Rev, 2000, 31 (2-3): 251-269.

[14] Busatto GF, Pilowsky LS, Costa DC, et al. Correlation between reduced in vivo benzodiazepine receptor binding and severity of psychotic symptoms in schizophrenia. Am J Psychiatry, 1997, 154 (1): 56-63.

[15] Verhoeff NP, Soares JC, D'Souza CD, et al. [^{123}I] Iomazenil SPECT benzodiazepine receptor imaging in schizophrenia. Psychiatry Res, 1999, 91 (3): 163-173.

[16] Abi-Dargham A, Laruelle M, Krystal J, et al. No Evidence of Altered In Vivo Benzodiazepine Receptor Binding in Schizophrenia. Neuropsychopharmacology, 1999, 20 (6): 650-661.

[17] Skosnik PD, Cortes-Briones JA, Hajos M. It's all in the rhythm: The role of cannabinoids in neural oscillations and psychosis. Biol Psychiatry, 2016, 79 (7): 568-577.

[18] Volk DW, Lewis DA. The role of endocannabinoid signaling in cortical inhibitory neuron dysfunction in schizophrenia. Biol Psychiatry, 2016, 79 (7): 595-603.

[19] Ranganathan M, Cortes-Briones JA, Radhakrishnan R, et al. Reduced brain cannabinoid receptor availability in schizophrenia. Biol Psychiatry, 2016, 79 (12): 997-1005.

[20] D'Souza DC, Cortes-Briones JA, Ranganathan M, et al. Rapid changes in CB1 receptor availability in cannabis dependent males after abstinence from cannabis. Biol Psychiatry Cogn Neurosci Neuroimaging, 2016, 1 (1): 60-67.

[21] Ceccarini J, Kuepper R, Kemels D, et al. [F] MK-9470 PET measurement of cannabinoid CB receptor availability in chronic cannabis users. Addict Biol, 2015, 20 (2): 357-367.

[22] Hirvonen J, Goodwin RS, Li CT, et al. Reversible and regionally selective downregulation of brain cannabinoid CB1 receptors in chronic daily cannabis smokers. Mol Psychiatry, 2012, 17 (6): 642-649.

[23] Gage SH, Hickman M, Zammit S. Association between cannabis and psychosis: Epidemiologic evidence. Biol Psychiatry, 2016, 79 (7): 549-556.

[24] 金玉新, 高德九, 刘琳. 焦虑症脑血流灌注 SPECT 显像研究. 甘肃医药, 2013, 32 (12): 886-888.

[25] 孙达,李惠春,占宏伟,等. 焦虑症患者 rCBF 变化与局部脑功能的关系. 中华核医学杂志,2005,25(3):148-150.

[26] Abadie P,Boulenger JP,Benali K,et al. Relationships between trait and state anxiety and the central benzodiazepine receptor:a PET study. Eur J Neurosci,1999,11(4):1470-1478.

[27] Tiihonen J,Kuikka J,Räsänen P,et al. Cerebral benzodiazepine receptor binding and distribution in generalized anxiety disorder:a fractal analysis. Mol Psychiatry,1997,2(6):463-471.

[28] Kaschka W,Feistel H,Ebert D. Reduced benzodiazepine receptor binding in panic disorders measured by iomazenil SPECT. J Psychiatr Res,1995,29(5):427-434.

[29] Brandt CA,Meller J,Keweloh L,et al. Increased benzodiazepine receptor density in the prefrontal cortex in patients with panic disorder. J Neural Transm (Vienna),1998,105(10-12):1325-1333.

[30] Malizia AL,Cunningham VJ,Bell CJ,et al. Decreased brain GABAA-benzodiazepine receptor binding in panic disorder:preliminary results from a quantitative PET study. Arch Gen Psychiatry,1998,55(8):715-720.

[31] Frick A,Ahs F,Linnman C,et al. Increased neurokinin-1 receptor availability in the amygdala in social anxiety disorder:a positron emission tomography study with [^{11}C]GR205171. Transl Psychiatry,2015,5(7):e597.

[32] Scahill LD. Obsessive-Compulsive Disorder(OCD). Encyclopedia of Autism Spectrum Disorders. New York:Springer-Verlag New York Inc,2013 :2071-2073.

[33] Zohar J,Insel TR,Berman KF,et al. Anxiety and cerebral blood flow during behavioral challenge;dissociation of central from peripheral and subjective measures. Arch Gen Psychiatry,1989,46(6):505-510.

[34] Busatto GF,Zamignani DR,Buchpiguel CA,et al. A voxel-based investigation of regional cerebral blood flow abnormalities in obsessive-compulsive disorder using single photon emission computed tomography(SPECT). Psychiatry Res,2000,99(1):15-27.

[35] Guo H,Zhao N,Li Z,et al. Regional cerebral blood flow and cognitive function in patients with obsessive-compulsive disorder. Arq Neuropsiquiatr,2014,72(1):44-48.

[36] Machlin SR,Harris GJ,Pearlson GD,et al. Elevated medial-frontal cerebral blood flow in obsessive-compulsive patients:a SPECT study. Am J Psychiatry,1991,148(9):1240-1242.

[37] Baxter LR Jr,Phelps ME,Mazziotta JC,et al. Local cerebral glucose metabolic rates in obsessive-compulsive disorder:a comparison with rates in unipolar depression and in normal controls. Arch Gen Psychiatry,1987,44(3):211-218.

[38] Perani D,Colombo C,Bressi S,et al. [^{18}F]FDG PET study in obsessive-compulsive disorder. A clinical/metabolic correlation study after treatment. Br J Psychiatry,1995,166(2):244-250.

[39] Baxter LR Jr,Schwartz JM,Mazziotta JC. Cerebral glucose metabolic rates in nondepressed patients with obsessive-compulsive disorder. Am J Psychiatry,1988,145(12):1560-1563.

[40] Whiteside SP,Port JD,Abramowitz JS. A meta-analysis of functional neuroimaging in obsessive-compulsive disorder. Psychiatry Res,2004,132(1):69-79.

[41] Zuo C,Ma Y,Sun B,et al. Metabolic imaging of bilateral anterior capsulotomy in refractory obsessive compulsive disorder:an FDG PET study. J Cereb Blood Flow Metab,2013,33(6):880-887.

[42] Kwon JS,Kim JJ,Lee DW,et al. Neural correlates of clinical symptoms and cognitive dysfunctions in obsessive-compulsive disorder. Psychiatry Res,2003,122(1):37-47.

[43] Van Laere K, Nuttin B, Gabriels L, et al. Metabolic imaging of anterior capsular stimulation in refractory obsessive-compulsive disorder: a key role for the subgenual anterior cingulate and ventral striatum. J Nucl Med, 2006, 47 (5): 740-747.

[44] Milad MR, Rauch SL. The role of the orbitofrontal cortex in anxiety disorders. Ann N Y Acad Sci, 2007, 1121 (1): 546-561.

[45] Rauch SL, Jenike MA, Alpert NM, et al. Regional Cerebral Blood Flow Measured During Symptom Provocation in Obsessive-Compulsive Disorder Using Oxygen 15-Labeled Carbon Dioxide and Positron Emission Tomography. Arch Gen Psychiatry, 1994, 51 (1): 62-70.

[46] Rauch SL, Shin LM, Dougherty DD, et al. Predictors of fluvoxamine response in contamination-related obsessive compulsive disorder: a PET symptom provocation study. Neuropsychopharmacology, 2002, 27 (5): 782-791.

[47] Brody AL, Saxena S, Schwartz JM, et al. FDG-PET predictors of response to behavioral therapy and pharmacotherapy in obsessive compulsive disorder. Psychiatry Res, 1998, 84 (1): 1-6.

[48] Saxena S, Brody AL, Maidment KM, et al. Cerebral glucose metabolism in obsessive-compulsive hoarding. Am J Psychiatry, 2004, 161 (6): 1038-1048.

[49] 张海音，王祖承，孙伯民．双侧内囊前肢毁损术治疗难治性强迫症疗效及随访研究．上海精神医学，2004, 16 (3): 149-152.

[50] 孙伯民，李殿友，朗黎琴，等．内囊前肢毁损术治疗难治性强迫症．中国神经精神疾病杂志，2003, 29 (2): 81-83.

[51] Dougherty DD, Weiss AP, Cosgrove GR, et al. Cerebral metabolic correlates as potential predictors of response to anterior cingulotomy for treatment of major depression. J Neurosurg, 2003, 99 (6): 1010-1017.

[52] Jia Z, Huang X, Wu Q, et al. High-field Magnetic Resonance Imaging of Suicidality in Patients with Major Depressive Disorder. Am J Psychiatr, 2010, 167 (11): 1381-1390.

[53] Beck AT, Ward CH, Mendelson M, et al. An inventory for measuring depression. Arch Gen Psychiatry, 1961, 4 : 561-571.

[54] Zhang H, Li L, Wu M, et al. Brain gray matter alterations in first episodes of depression: a meta-analysis of whole-brain studies. Neurosci Biobehav Rev, 2016, 60 : 43-50.

[55] Jia Z, Wang Y, Huang X, et al. Impaired frontothalamic circuitry in suicidal patients with depression revealed by diffusion tensor imaging at 3.0 T. J Psychiatry Neurosci, 2014, 39 (3): 170-177.

[56] Chen Z, Zhang H, Jia Z, et al. Magnetization Transfer Imaging of Suicidal Patients with Major Depressive Disorder. Sci Rep, 2015, 5 : 9670.

[57] Frokjaer VG, Pinborg A, Holst KK, et al. Role of serotonin transporter changes in depressive responses to sex-steroid hormone manipulation: a positron emission tomography study. Biol Psychiatry, 2015, 78 (8): 534-543.

[58] Kaufman J, Sullivan GM, Yang J, et al. Quantification of the serotonin 1A receptor using PET: identification of a potential biomarker of major depression in males. Neuropsychopharmacology, 2015, 40 (7): 1692-1699.

[59] Hirshfeld D, Rosenbaum J, Fredman S, et al. Neurobiology of mental illness.3rd ed. Oxford: Oxford University Press Inc, 1999.

[60] Smith DJ, Cavanagh JT. The use of single photon emission computed tomography in depressive disorders. Nucl Med Commun, 2005, 26 (3): 197-203.

[61] Hasler G, Fromm S, Carlson PJ, et al. Neural response to catecholamine depletion in unmedicated subjects with major depressive disorder in remission and healthy subjects. Arch Gen Psychiatry, 2008, 65(5): 521-531.

[62] Navarro V, Gastó C, Lomeña F, et al. Frontal cerebral perfusion after antidepressant drug treatment versus ECT in elderly patients with major depression: a 12-month follow-up control study. J Clin Psychiatry, 2004, 65(5): 656-661.

[63] Frankle WG, Slifstein M, Talbot PS, et al. Neuroreceptor imaging in psychiatry: theory and applications. Int Rev Neurobiol, 2005, 67: 385-440.

[64] 王媛媛，王梅，郭斌．PET-CT 新技术的临床应用现状与问题．中国卫生经济，2007，26(292)：63-66.

[65] Phelps ME. PET: the merging of biology and imaging into molecular imaging. J Nucl Med, 2000, 41(4): 661-681.

[66] 文戈，张雪林．分子影像学研究现状及展望．放射学实践，2006，21(8)：863-865.

[67] Pichler BJ, Kolb A, Nägele T, et al. PET/MRI: paving the way for the next generation of clinical multimodality imaging applications. J Nucl Med, 2010, 51(3): 333-336.

[68] Judenhofer MS, Wehrl HF, Newport DF, et al. Simultaneous PET-MRI: a new approach for functional and morphological imaging. Nat Med, 2008, 14(4): 459-465.

第四节 脑磁图成像

一、脑磁图成像的基本原理

人脑内神经细胞的带电离子迁移产生局部的微弱电流，根据奥斯特发现的电流磁效应，这些电流会产生一个和电流传播方向正交的微弱磁场。它们之间的关系遵循右手定律。磁导率在生物组织中和真空中是几乎一样的，所以，头皮和颅骨几乎不能导致磁场的畸变。磁场强度随着距离的二次方衰减。MEG 就是利用这个磁场无侵入地检测脑细胞活动的图像技术，通过超导量子干涉仪（super-conducting quantum interference device，SQUID）探测神经元突触后电位电流所产生的磁场，分析磁场的各种参数后得出脑功能图像。

脑磁图（MEG）和 EEG 一样，也是一种无创的检测技术。它检测很微弱的磁场，量级在 fT（$1fT=10^{-15}T$）和 pT（$1pT=10^{-12}T$）之间，通常是几百 fT。地磁场是 10^{-5}~ 10^{-4}T 之间。MRI 磁场通常是 1.5~3T 之间。MEG 成像结果可以叠加在被试者（患者）的 MRI 解剖图像上，获取所谓的磁源成像。

脑磁图的研究起源于 20 世纪 70 年代，美国的博勒（Baule）和麦克菲（Mcfee）在 1963 年用 200 万匝的诱导线圈测量心脏产生的磁信号，首次记录了生物磁场。5 年以后，科恩（Cohen）使用诱导线圈，运用信号叠加技术和超导技术测量了脑的 8~12Hz 的电流所产生的脑磁信号，首次记录了头外磁场 MEG。1969 年，齐梅曼（Zimmeman）和同事发明了点接触式 SQUID，大大提高了探测磁场的灵敏度。1990 年以后，磁源分布图像重建技术得到了蓬勃发展。

最早期的脑磁图设备只有 1 个大阵列传感器，在检查时必须不断移动单信道的传感器装置以获得 MEG 信号，不仅费时费力，而且重复性差。20 世纪 80 年代，MEG 发展为多信道传感器装置。90 年代出现了全头型 MEG 测量系统，只需经过一次测量就可采集到全头的脑磁场信号。随着设备的更新换代，到 2009 年，美国 4D-Neuroimaging 公司生产出 148 通道、248 通道全头型生物磁仪；芬兰 Neuromag 公司生产出了 122 通道及 306 通道的全头型生物磁仪。现在的脑磁图在整个头部的探测点已达 300 多个，能快速将感应到的磁信号转换成脑磁曲线图等图像，并且可以与 CT 或 MRI 等其他检测方法得出的影像信息进行叠加整合，形成脑功能解剖定位图，这一技术又称为磁源性影像（magnetic source imaging，MSI）。

大脑皮质主要由神经元、神经胶质细胞及神经纤维构成。其中，神经元由胞体、突起和终末三部分组成。神经元之间的联系是靠突触完成的。突触分为突触前膜、突触间隙及突触后膜，神经冲动到达突触前膜后，突触前膜的囊泡释放神经递质进入突触间隙，作用于突触后膜的特殊受体，使突触后膜某些离子通道开放，膜电位发生变化，产生突触后电位。

脑电活动主要有三个来源：①跨膜电流；②细胞内电流；③细胞外容积电流。细胞膜内外的电流大小相等、方向相反，所产生的磁场相互抵消，所以跨膜电流不会产生可探测的磁场。细胞外容积电流为零，因为头颅的表面近似一个球形导体，其内产生的磁场在外部探测到的为零。轴突的电活动也产生磁场，然而动作电位时空范围有限，磁场强度过于微弱。细胞内电流即为突触后电位电流，将突触后电位看作电流偶极子，脑磁场测量的是突触后电位中与脑皮层面呈正切方向的电流所产生的磁场。

在大脑皮层分布着众多的神经细胞，其中数量最多的为锥体细胞。锥体细胞排列规则，其胞体位于皮层底面，从胞体伸出的树状突起伸向皮层表面。有神经元电活动进行时，锥体细胞可以形成等电流偶极。由单个锥体细胞产生的电流非常微弱，大量紧密排列的锥体细胞产生的生物电流可作为一个电流信号源，即使是几千个聚在一起的脑神经细胞同时形成神经电流，能被探测到的神经磁场也仅为地磁场的十亿分之一。

使用 SQUID 来测量磁场参数，这组传感器阵列不仅可以测量分布在头皮表面上磁场的变化情况，还可以确定脑内信号源的精确位置和强度。感应线圈工作的原理是，当一个随时间变化的磁场穿过闭合的导体线圈时，在线圈内就会产生感应电流。SQUID 还可以把感应线圈中的电流信号以正比例的关系转化为相对较大的电压信号作为探测器的输出信号。

SQUID 的主要部件是一个超导体环。超导体内电阻为零，给一个闭合的超导体环施以一定的磁场作用，就会在超导体内产生一个超导电流。其基本结构是一根导线做成的两个大小相等、方向相反的超导线圈（图 1-4-1），脑磁场随距离的增加而迅速减弱（与距离的平方成反比），两线圈感应出的电流大小不同、方向相反，不能完全抵消，可以在环路内形成电流，而环境磁场却不能。

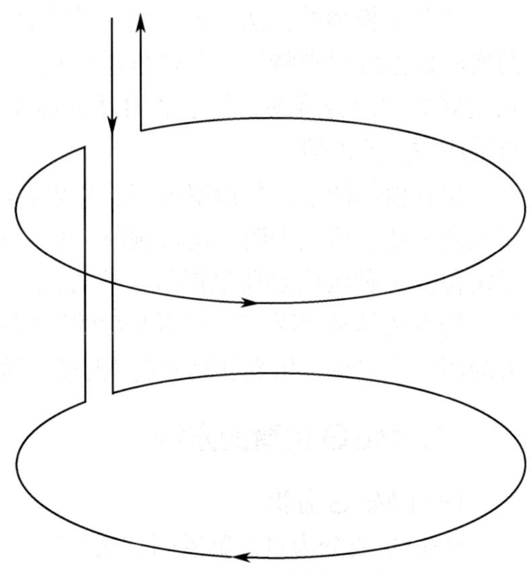

图 1-4-1　大小相等、方向相反的超导梯度线圈图

根据此原理SQUID可以抵抗外部磁场对测量的干扰。当环状超导体的某个部位被一个极其微小的电阻代替（图1-4-2），在环路内流动的超导电流在此部位会产生一定的电压降，并存在一个临界电流。随着通过感应线圈的磁场变化，这个线圈内的感应电流也会相应地发生改变，当该电流大于临界电流时，电阻段两端就会产生与感应电流大小成正比的输出电压。SQUID的电子设备会对这个电压进行测量。

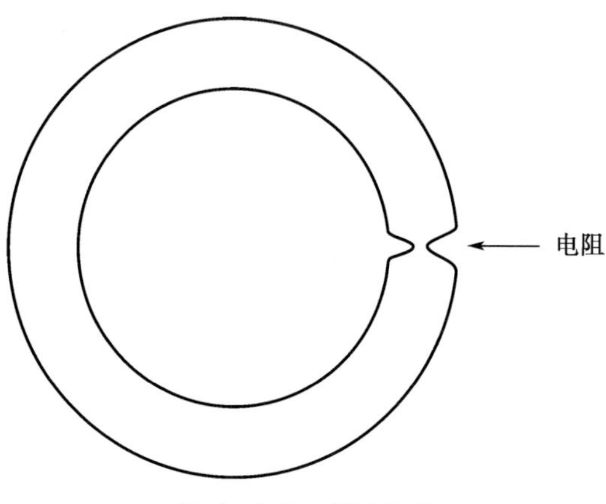

图1-4-2 超导体环

根据测量点上的磁场值，来重建神经电流源的活动情况，即所谓的脑磁逆问题，是MEG研究的一个基本问题。1853年，赫姆霍兹（Helmholtz）就证明了仅利用测量得到的磁场数据无法唯一确定导体内的电流情况。所以需要在满足条件的解集中通过施加一定的限制条件才能得出比较合理的解释，对神经元的活动情况进行比较好的重建。

目前对脑磁图源定位（也称为脑电磁信号逆问题）的方法可以分为模型驱动的方法和数据驱动的方法。前者的代表包括最小模源估计（minimum-norm estimate，MNE）[1]及其改进版本sLORETA[2]。这些方法也可以被视为非自适应空间滤波器，既然他们的滤波器的权重是独立于测量。

数据驱动方法可分为基于子空间的方法和自适应空间滤波器。子空间为基础的方法包括多重信号分类（multiple signal classification，MUSIC）、R-MUSIC和RAP-MUSIC[3]。自适应空间滤波器，通常被称为波束形成（beamformers），有几种变体。使用最广泛的一种是线性约束最小方差（LCMV）波束形成[4]，它首次应用于在雷达和声纳信号处理，后来应用于脑电图和脑磁图源分析。

与基于模型的方法相比，用二阶统计（相关矩阵）的自适应技术可以更好地利用有关的实测数据的时空特征。各种自适应和非自适应方法比较表明，自适应空间滤波器可以达到更高的空间分辨率，优于非自适应版本，自适应空间滤波器和MUSIC的特异性高于非自适应空间滤波器。

尽管他们的空间分辨率更高，如果源的时间过程有较强相关性，MUSIC方法和波束形成表现不佳。研究表明，用常规波束形成对双侧暂态或者稳态听觉诱发反应的颞叶起源很难定位。一种策略是通过矩阵变换方法，压制相干干扰脑区实现听觉源的准确定位[5, 6]。另一种方法是利用噪声空间不变性的原理来对高度相关且距离较近、相互之间能量相差较大的源实现定位，仿真和真实听觉脑磁图数据测试表明了此方法的有效性[7]。

二、MEG检查的方法

（一）MEG分类

MEG主要分为自发脑磁图和诱发脑磁图两大类。

1. 自发脑磁图 即通过SQUID检测记录由神经元突触后电位所产生的电流（即神经细胞内电流）形成的磁场信号。在脑皮质中数千个锥体细胞神经冲动产生集合电流，脑磁图仪在颅外可以记录到与电流方向正切的磁场。

2. 诱发脑磁图　正如脑电的诱发电位一样，当在机体某一特定部位给予适宜刺激时，我们可以检测到与该刺激有关的中枢神经系统运动产生的磁场变化。根据刺激种类和方式的不同，诱发脑磁图可分为听觉诱发磁场（auditory evoked magnetic field，AEF）、视觉诱发磁场（visual evoked magnetic field，VEF）、体感诱发磁场（somatosensory evoked magnetic field，SEF）、运动诱发磁场（motor evoked field，MEF）和事件相关磁场（related-event field，REF）等。AEF 主要用于监测外侧裂听觉区的功能状况；VEF 用于研究枕叶病变对视觉中枢的影响；SEF 用于检查中央沟后区功能状况和对感觉中枢进行定位；MEF 主要检测中央沟前区功能状况和对运动中枢的定位[8]。

（二）MEG 系统组成

以脑研究和临床应用为目的的现代 MEG 系统主要分为以下几个部分（图 1-4-3）：

1. 磁屏蔽系统　脑磁场信号很微弱，需要安装有磁场屏蔽装置以及具有抗外磁场干扰功能的信号处理设备。屏蔽的方法有多种，其中最普遍的屏蔽方法是铁磁屏蔽法和涡流法，其原理是磁屏蔽室（magnetically shielded room，MSR）由导磁率极高的合金构成，外界磁场会被磁屏蔽室与室内放置的传感器系统隔离。

2. 磁场探测系统　该系统主要由感应线圈和 SQUID 组成。该系统处于 -296℃液氦中的超导状态工作，以确保磁通道产生的微弱电流信号无损耗地被测量。

3. 刺激系统　为了获得诱发脑磁图，需要对机体某些特定部位进行刺激，兴奋脑的相关功能区，测量记录诱发产生的磁场，以获得视觉、听觉、触觉等方面的神经活动情况。

4. 综合信息处理系统　进行数据采集和数据分析，通过计算机能将获得的磁信号转换成曲线图等进行显示、存储和打印，而且可与 MRI 或 CT 等影像信息整合成为磁源性影像测量，或与脑电图、多导联 EEG 等技术相互配合进行综合处理。

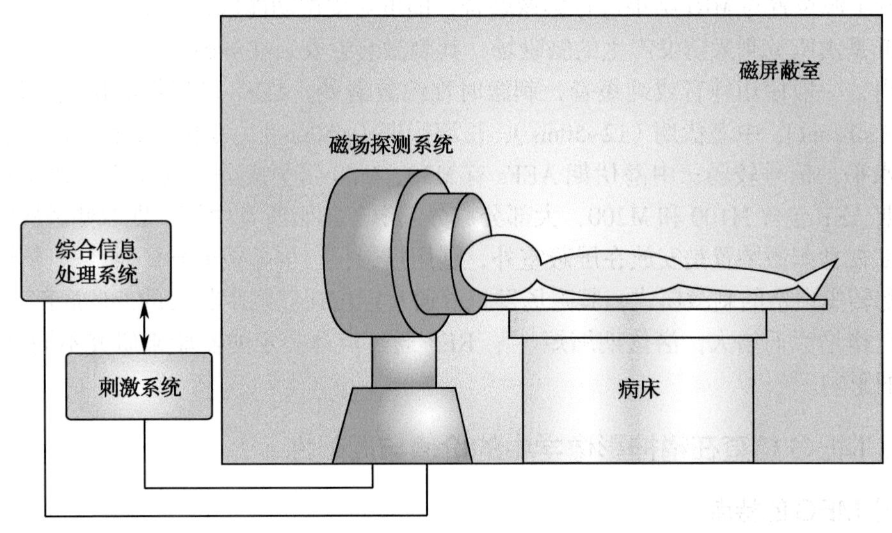

图 1-4-3　MEG 系统示意图

（三）MEG 检测方法

MEG 检测的一般步骤是：①以人的左右两耳和鼻根所在的空间位置设定标记；②在

这3个标记处分别放置维生素E胶囊或其他的MRI对比物质，于是在MRI图像中可建立以这3点为基准点的坐标系；③对大脑进行常规的MRI检测，在3个标记处分别用小线圈来代替MRI对比物质，小线圈可以在MEG中被清楚地辨识，以便在MEG图像中建立与MRI图像相同的坐标系；④进行MEG测量，使用相应的软件对采集到的脑磁信号进行分析与处理，得到脑内磁信号源的空间位置信息；⑤通过计算机图像处理，把脑内磁信号源直接显示在相应位置处的MRI图像上[9]。这样，脑磁图功能定位坐标系和MRI解剖影像坐标系实现了三维立体重合，得到脑解剖/功能信息为一体的脑功能解剖影像。

1. 癫痫患者的MEG检查

（1）对患者解释MEG检查过程：要求患者检查前一天晚上及当天早上停用抗癫痫药物，并详细询问病史，如癫痫白天发作还是晚上发作。如患者白天发作不必做额外处理，如患者易于睡前或醒后发作，则要求患者按千克体重口服水合氯醛，使记录过程中容易记录到棘波。

（2）检查前头一天晚上要求患者洗头：去除过多的油脂以便于减小EEG电极与头皮间的电阻，获得良好的EEG信号。

（3）患者更衣：除去所有带有磁性的金属物。

（4）如患者有不能摘下的义齿，要用消磁仪进行消磁处理，减少数据采集时金属造成的伪影。

（5）安置EEG、清洁皮肤，将少量导电膏涂于电极上[10]。测定头坐标系统，建立头坐标，进入磁屏蔽室进行检查。

2. 诱发脑磁的检测 SEF将刺激装置安放在磁屏蔽室的外面，通过屏蔽导线将电流引导至刺激电极。检测原理与EEG体感诱发电位类似，但可对所得诱发磁场的发生源位置，即躯体感觉中枢进行定位，并在MRI图像上标示出来。常用的刺激部位上肢为正中神经，其次为尺神经；下肢为股神经，其次为胫神经，刺激强度一般为10mA左右。将诱发磁场发生源位置与MRI结果进行影像融合，即可对皮层功能区进行定位。

AEF是由听觉刺激诱发产生的脑磁场，其刺激装置安装在屏蔽室外，通过管道将声音传入室内，一般使用纯音或纯短音，刺激时程约数毫秒。AEFs可根据潜伏期长短分为短潜伏期（<12ms）、中潜伏期（12~50ms）、长潜伏期（>50ms）。其中，短潜伏期AEFs起源于脑干水平，信号较弱；中潜伏期AEFs有M30、M50两个成分，起源于初级听觉皮层；长潜伏期AEF包含M100和M200，大部分成分起源于初级听觉中枢，即双侧颞横回。

VEF视觉刺激装置是安放在屏蔽室外，利用投影仪、屏幕或光导纤维传送图像，常用闪光或翻转黑白格的刺激模式，其磁场发生源通常定位在双侧距状裂的外侧底部。VEF波幅随黑白格增大而增大，潜伏期缩短[11]。REF通过设计一定的实验来研究不同事件对脑功能区的影响。

三、MEG检查在精神影像学中的价值与局限性

（一）MEG的特点

MEG的优点有：①主要反映大脑皮层区的神经电活动，磁场不受头皮软组织、颅骨等结构的影响；②具有良好的空间分辨率——约2mm的空间解像精度，定位精确；③有良好的时间分辨率——1ms的时间解像精度，能实时反映脑组织信息；④对人体无接触、

无创伤，检测方便快捷；⑤信号明显，提供了关于脑组织神经元活动强度的量化信息。

MEG具有上述优点，但也存在某些不足：①MEG设备价格昂贵，液氮消耗量大；②检查费用高；③信号分析耗时较长；④记录的多为头皮层的神经元信息，忽略大部分的深度及径向源；⑤对人脑模型的检测分析还不是很成熟，若采用一个真实的体积导体模型，才能更精确地进行识别。

（二）MEG与其他检测方法的对比

1. MEG与EEG 脑磁图测量的是细胞内电流，而脑电图测量的是细胞外电流。细胞内电流产生正切方向的磁场，MEG主要用于正切磁场的测量，而EEG则用于径向磁场的测量。MEG测量的磁场是由位于脑回沟裂部位产生的，但是对大脑凸面脑回电流所产生的磁场不敏感。EEG的敏感区域恰与之相反，可将脑磁图和脑电图测量得到的结果进行相互匹配和补充，得到脑神经活动更全面的信息。

MEG的最大特点是使用磁记录，与EEG使用的电记录相比有诸多优势：①受到其他组织神经元的干扰较小；②电记录无法检测到未接触部位的电流源，而闭合电流回路产生的磁场可以在脑外被检测到；③脑外磁场检测不受头皮、颅骨和脑脊液的影响，而电流穿过源与探头之间组织时会减弱、偏移，导致脑电图定位不准确。对于脑电来说，颅骨具有较大的阻抗，会导致传导到头皮的脑电信号模糊化。

2. MEG与fMRI 脑磁图测量的是神经元兴奋时突触后电位产生的磁场，可对脑神经组织进行直接测量。而fMRI测量的是神经元活动时血流变化引起的信号改变，通过MRI信号的测定反映血氧饱和度及血流量，从而间接推断神经元活动情况。

脑磁图的时间分辨率为毫秒级，可以实时记录脑电磁信号；而fMRI的时间分辨率最快为50~100ms。

与fMRI不同的还有，MEG测量不需要进行条件不同的测量数据的相减。fMRI对移动伪影非常敏感，在测量中患者头移动1cm，将损坏MRI全部图像；而脑磁图测量过程中活动1cm，只产生3mm的误差[12]。

（三）MEG的临床应用

MEG当前被批准用于临床，主要用于癫痫外科，以及术前脑成像。在美国，大多数癫痫中心都广泛采用MEG用于术前成像。脑磁波是脑神经元活动的标志，MEG能够很好地探测到脑磁波，并能通过对脑磁波的测量来评估脑的功能状态，在临床中应用广泛，以下列出几种主要应用：

1. 颅脑手术靶点定位 在脑肿瘤、脑血管畸形和帕金森病等疾病的神经外科手术中，当病灶与重要功能区关系密切或侵犯重要功能区时，可能会在手术中损伤某些重要的脑功能区。当病变较大或水肿严重时，常使脑解剖结构变形且重要功能区偏离正常的位置，此时，依靠常规影像学检查，很难准确判断功能区的位置。因此用MEG做术前功能制图（pre-surgical functional mapping，PSFM），对正常的感觉、运动、语言等重要功能区在MRI上定位，以避免术中损伤重要的功能区。同时可将MEG与其他医学影像检查，如MRI、CT、数字减影血管造影（digital subtraction angiography，DSA），共同组成三维定位导航手术系统，设计合理的手术思路，使手术过程更加完善。在术后，检查诱发电流产生的MEG，也可以得知相应的神经传导通路有无损害。

应用MEG判断功能区的位置，不但简便易行、无创伤，而且定位准确，可最大限度地避免脑组织和功能的损伤，使颅脑手术更加安全、更加准确。

2. MEG在癫痫病灶定位中的应用 癫痫是一种由于脑部神经元反复异常放电而引起短暂脑功能失常的疾病，是神经科仅次于脑血管病的第二大顽症。癫痫灶异常放电时在脑外产生的磁场与神经元正常活动时所产生的磁场场形不同，根据检测得到的脑磁图可以确定出癫痫源所在的位置。

在手术治疗癫痫过程中，最重要的信息就是癫痫病灶的位置。MEG可以做癫痫病灶定位和术前评估。MEG主要用于检测发作间期癫痫放电，然后用源定位技术确定癫痫病灶。通常MEG和EEG同步记录，综合起来用于分析癫痫病灶位置。

目前用于癫痫病灶定位的主要技术是对发作间期的自发脑电和脑磁图进行等效电流偶极子（equivalent current dipoles，ECD）分析做源定位。具体来说，主要考察尖波和棘波来确定癫痫病灶[13]。对慢波和快波的源分析目前还在研究中，将来如果证明其有用也会成为临床实践的标准。虽然这些方法还不是通用的方法，主成分分析和独立成分分析技术也可以用于源分析过程中，用于确定源的数据。做ECD分析的时间点，一般选择棘波的峰值或者棘波的上升阶段。棘波的峰值时间点往往具有高信噪比，能够最大程度减少计算误差。但是这个时间点的磁场不一定代表棘波起源。为了直观观察棘波定位结果，需要进行患者的MRI和MEG系统的坐标配准。

脑磁图也可以用于区分癫痫的起源灶和镜像灶。癫痫发作时，在脑内与病灶对称的位置处可出现一个镜像源，该镜像源在时域上与病灶的发放在起点上落后17ms，峰值延迟20ms左右。在手术时只需摧毁病灶，镜像源随之消失，所以MEG定位对病灶与镜像源的区分具有重要价值。MEG可以探测到皮质直径数毫米的癫痫灶的电活动，分辨时相可达1ms，有利于区分癫痫病灶与其镜像源。利用这种信号时限差技术MEG不仅可以确定双侧大脑半球同时出现而EEG难以鉴别的双侧广泛性癫痫波病灶，而且还能分辨一侧半球中多脑叶出现的异常间歇期活动病灶。此外，有的癫痫发作时其启动区域可远离影像学改变的病灶，单纯切除这些病灶对癫痫的治疗往往疗效欠佳，而MEG则有利于定位癫痫发作的启动区域，为该类癫痫患者的治疗提供定位依据[14]。

3. 脑功能区定位 是指对体感诱发磁场、听觉诱发磁场、视觉诱发磁场、事件诱发磁场等诱发脑磁场引起的脑神经元活动改变所进行的研究。因为MEG具有毫秒级的时间分辨率，因此我们可以对脑生理活动进行实时观测和记录。

MEG可探测各种感觉、心理及生理活动在神经组织上产生的变化，对人脑自发的周期性活动以及各种信息处理过程进行研究，例如知觉、认知、判断、记忆、注意、意识、感情、运动、联想、语言、学习等脑的高级功能方面。脑磁图为理解脑，揭示思维、神经传感等人脑活动的原理提供了非常有效的途径[15]。同时，定期进行脑磁图检查可以帮助指导因脑疾病而引起的运动、听觉、视觉等功能障碍的恢复。

4. 脑功能损害程度的判定 MEG还常用于神经病理及功能性缺损的判定，如脑外伤的评估、患者神经状态的测定以及神经药物有效性的评价等。MRI和CT对受损脑组织的扫描只能显示坏死组织的大小和位置，并不能给出邻近的、无明显形态变化的组织的功能信息。MEG可以反映细胞在不同功能状态下产生磁场的变化，因此可以相对直接地提供脑神经组织的功能信息。

研究发现在脑缺血或脑外伤等脑损害时多出现异常且弥漫的EEG慢波活动，使用 MEG 则能在初期的脑缺血时就观察到有定位意义的异常低频磁场活动（abnormal low frequency magnetic activity，ALFMA），以确定大脑功能损伤的程度和区域，为脑梗死的早期诊断和适时治疗提供了宝贵的时间。

MEG 是一种敏感的检查方法，ALFMA 能证实脑震荡后遗症的病理生理学异常并能评估其恢复进程。据报道 60%~70% 的脑外伤后综合征患者亦有 ALFMA 表现。受损的神经细胞死亡后，其功能由健康的神经细胞取代，称为神经的可塑性，表现为皮质局部功能重建或者由远处功能相近的皮质区执行其功能。MEG 可作为一种新的工具来观察受损神经功能的可塑性和重建结果，检查、预测、追踪和评定各种方法对神经功能恢复的治疗效果。

另有发现在脑肿瘤、畸形动静脉等病变周围的脑组织中也存在 ALFMA 改变，也可反映出这些病变对脑组织和脑功能的损害情况[16]。

5. 神经精神疾病诊断　各脑区之间的功能连接以及脑磁波的同步性与认知功能密切相关，MEG 可以通过测定这些来评估认知功能，并能在一定程度上反映精神病患者认知功能障碍的机制。MEG 可以对神经精神疾病发挥其诊断和指导治疗的作用，这包括对病症的早期发现、特殊性诊断以及对个体治疗反应的预报和监视，在治疗中随时监测治疗情况并及时修改治疗方案，以便及早达到最佳的治疗效果。

随着在神经科学和临床应用研究的深入开展，MEG 将成为研究人脑特殊功能和认识神经精神疾病的重要手段。利用 MEG 可以及早明确某些神经精神疾病并进行相应的早期诊断，例如对 AD 的检测和治疗。MEG 还可以辅助对神经精神疾病进一步诊断分类，并有助于加深对疾病的认识和治疗效果的评价，针对个体特点选择治疗方法，有利于提高疗效[17]。

脑磁图对脑血管疾病、痴呆、抑郁症及神经退行性疾病等的诊断、疗效观察具有独特的作用。以下列出两种常见精神疾病的 MEG 诊断情况：

（1）痴呆的诊断：当大脑皮质某区域开始激活时，该区的代谢和血流增加，同时其进行的信息加工可以导致脑电波 α 和 ρ 频谱振荡的幅度减低或者阻滞，这一电生理现象称作事件相关去同步化（event-related desynchronization，ERD）。与此相反，与脑的静息或惰性状态相关的 α 和 β 频谱波幅增高的现象，则称为事件相关同步化（event-related synchronization，ERS）。早期的 AD 或 VD 患者的事件相关去同步化出现延迟，α 频谱波幅较正常组高[18]。

（2）精神疾病的诊断：精神病患者很难发现大脑解剖结构的异常，MEG 因其先天的优势可用于精神病的早期发现、诊断分型、预防和治疗效果的客观评估。用 MEG 研究精神分裂症，发现患者大脑非对称性的异常。常用听觉诱发磁场和 MSI 与正常人群比较，发现 M50、M100 的双侧半球非对称性消失，甚至颠倒，并有性别差异，男性精神病患者主要是左侧大脑功能异常，女性患者则相反。从 MEG 的听觉诱发反应分析，精神分裂症患者的初级听觉皮质中枢的结构和功能有异常[19]。同时，MEG 适用于小儿精神疾病的诊断及鉴别诊断，如视听功能障碍、学习障碍、朗读障碍、注意力障碍、智力障碍、孤独症等，有利于早期预防及实现这些病症的早期治疗和症状的长期改善[20]。

6. 胎儿脑磁图　利用 MEG 的无创性，可以使用胎儿脑磁图（fetal magnetoencephalography，fMEG）监测妊娠 3 个月以上胎儿脑的活动及神经系统发育状况，以便及早明确是否存在脑瘫、先天性聋哑、先天性失明、原发性癫痫以及其他神经精神发育障碍等疾病。

临床上，MEG 还有以下几个重要应用。

MEG 作为脑卒中康复过程的检测。脑卒中往往影响脑血管的舒缩特性，这也将影响 BOLD 信号响应，但是不影响 MEG 信号，因此 MEG 可以用于脑卒中后患者康复过程的评价。MEG 也被用于研究人体慢性疼痛。MEG 范式用于定位皮层语言区域已经发展出来，有望取代有创而且复杂的 Wada 测试。有研究者也用 MEG 研究阅读障碍和结巴。MEG 高时间分辨率，研究这些疾病往往需要研究皮层活动的精确时间过程，MEG 恰好具有这方面优势。

四、用 MEG 研究脑静息态网络模式

Brookes 和合作者[21] 2011 年用 MEG 独立地探测到静息态网络的空间模式。具体做法是，首先对 MEG 做滤波，把它分成 alpha、theta、delta、beta、gamma 波，然后用空间滤波器将这些波段投射到源空间。最后用独立成分分析来分析这些波段数据，得到 8 种静息态网络。这个结果和 fMRI 的结果高度相似。更重要的结果是，研究发现大多数静息态网络和 beta 波段幅度涨落（amplitude fluctuations）有关联。这些研究进一步确认了基于血流动力学的脑网络的神经基础，也表明 MEG 可以作为一个研究静息态网络的内在机制的有力工具。

最近 Hipp 和合作者[22] 发现，自发的神经活动表现出人脑特定频段存在空间相关结构。通过对源空间重建的自发神经信号做正交化，移除了线性信号泄漏导致的假相关。通过这种技术，他们发现在大脑同源感觉皮层区域功率包络有较大相关性。

总体来说，在 alpha 和 beta 波段，皮层区域之间的功率相关性最强。这些相关模式依赖于潜在的振荡频率。而且，他们也发现，在颞叶中部 theta 波段存在一个网络中心（HUB），而在 alpha 和 beta 波段，则在顶侧区存在 HUB，对于 32~45Hz 的信号来说，这个 HUB 存在于感觉运动区。这些结果强化了一个观点，即脑信号在特定频段的功率相关性可以反映大尺度皮层网络之间的协作。相比 EEG，MEG 受到头皮和颅骨的影响小很多，而且，MEG 的传感器灵敏度更高。通过合适的技术矫正线性信号泄漏后，MEG 的空间分辨率在皮层可以达到 2mm。然而，MEG 仅能探测切向成分。起源于较深脑区的局部磁场会发生畸变，限制空间精度。因此，基于 MEG 的静息态网络分析往往局限于皮层区域。

五、MEG 未来研究方向

现有的 MEG 设备也可以扩展所记录脑信号的频率范围，向下扩展到更慢的频段，向上扩展到高频范围（大于 600Hz）。为了对合作度低的被试者和患者（比如婴儿和精神障碍患者）进行连续的 MEG 记录，也需要对头位置进行连续监测，并发展新的伪迹压制方法。深部脑刺激也会产生伪迹，需要发展方法对其压制。基于过去 40 多年的坚实的研究基础，MEG 将来更着眼于研究脑功能，尤其是其动力学过程。研究将探索这些方面：融合 MEG 和 fMRI 的记录研究脑功能；增加类似于真实生活场景的实验范式设计；进行多感觉系统刺激实验。研究 MEG 信号和基因组学的相关性也是一个有前途的研究方向。不管是从行为、感觉到认知功能来研究脑功能，不管研究对象是哪个年龄段，或者研究的是患者还是各种功能障碍患者，脑信号的各种尺度时间特性（timing）都非常关键。脑磁图恰好具有

直接探测神经活动、毫秒量级的时间分辨率等无与伦比的优势。

此外，MEG 已经表现出在孤独症儿童的早期识别方面表现出极大的潜力。通过研究这种儿童的听觉信息处理，有可能做到早期识别。MEG 也在识别老年痴呆症的轻度认知障碍方面，在研究精神紊乱方面和头部损伤方面的研究有很大潜力。MEG 的高时间分辨率的特性，使它特别适合于研究变化过程较快的生理和病理的认知过程。用 MEG 研究生理状态下的认知神经机制和对各种精神障碍（比如抑郁症、焦虑症、精神分裂症）的早期发现、治疗和康复评价，以及对其神经机制的探索等，也是一个重要的研究方向。

经过很长的发展之路，起源于物理实验室的 MEG 设备现在应用于研究各种脑功能课题，为人类研究自身大脑开启了一扇多彩的窗口！

（幸浩洋　张军鹏）

参考文献

[1] Hämäläinen MS, Ilmoniemi RJ. Interpreting magnetic fields of the brain: minimum norm estimates. Med Biol Eng Comput, 1994, 32(1): 35-42.

[2] Pascual-Marqui RD. Standardized low-resolution brain electromagnetic tomography (sLORETA): technical details. Methods Find Exp Clin Pharmacol, 2002, 24 Suppl D: 5-12.

[3] Mosher JC, Leahy RM. Source localization using recursively applied and projected (RAP) MUSIC. IEEE Transactions on signal processing, 1999, 47(2): 332-340.

[4] Van Veen BD, van Drongelen W, Yuchtman M, et al. Localization of brain electrical activity via linearly constrained minimum variance spatial filtering. IEEE Trans Biomed Eng.1997, 44(9): 867-880.

[5] 张军鹏，尧德中，徐鹏，等．基于变换数据空间的相干脑电源定位算法．电子学报，2007，35(10)：2003-2006.

[6] Zhang J, Dalal SS, Nagarajan SS, et al. Coherent MEG/EEG source localization in transformed data space. Biomedical Engineering: Applications, Basis and Communications, 2010, 22(5): 351-365.

[7] Zhang J, Raij T, Hämäläinen M, et al. MEG source localization using invariance of noise space. PLoS One, 2013, 8(3): e58408.

[8] 张萍．脑磁图、磁源成像和脑肿瘤．中国神经肿瘤杂志，2005，3：166-171.

[9] 刘正东，尚可．脑磁图与大脑功能检测．自然杂志，1999，21：154-158.

[10] 孙吉林，吴育锦，王宝山．脑磁图．现代电生理学杂志，2009，16：52-62.

[11] 孙占用，吕佩源．脑磁图技术在神经学科领域中的应用．疑难病杂志，2004，3：123-125.

[12] 孙吉林．脑磁图（MEG）常见问题．现代电生理学杂志，2005，12：245-249.

[13] Singh SP. Magnetoencephalography: Basic principles. Ann Indian Acad Neurol, 2014, 17(Suppl 1): S107-S112.

[14] Lopes da Silva FH. What is magnetoencephalography and why it is relevant to neurosurgery. Adv Tech Stand Neurosurg, 2005, 30: 51-67.

[15] 赵文清，孙吉林．脑磁图在神经外科中的应用进展．现代电生理学杂志，2009，16：97-100.

[16] 朱英杰．脑磁图的临床应用研究．生物磁学，2004，4：45-47.

[17] 程光，章翔．脑磁图的发展及应用研究．中华神经外科疾病研究杂志，2002，1：277-279.

[18] Babiloni C, Cassetta E, Chiovenda P, et al. Alpha rhythms in mind dements during visual delayed choice

reaction time tasks: a MEG study. Brain Res Bul, 2005, 65 (6): 457–470.

[19] 王颖，康维礼，黄力．脑磁图在精神分裂症中的应用进展．中华精神科杂志，2011，44：183–186.

[20] 邢学民，冯华．脑磁图在神经疾病中的应用现状．重庆医学，2005，34：145–147.

[21] Brookes MJ, Woolrich M, Luckhoo H, et al. Investigating the electrophysiological basis of resting state networks using magnetoencephalography. Proc Natl Acad Sci USA, 2011, 108 (40): 16783–16788.

[22] Hipp JF, Hawellek DJ, Corbetta M, et al. Large-scale cortical correlation structure of spontaneous oscillatory activity. Nat Neurosci, 2012, 15 (6): 884–890.

第五节 光学成像

一、光学成像的基本原理

传统的脑功能成像如 fMRI、PET、SPECT 及 MEG（图 1–5–1）等方法，虽然已被成功用于脑功能的研究中，但是目前也存在时间或空间分辨率不够的问题。光学成像作为一种无损、高时空分辨率的脑功能成像技术，在研究大脑皮层区域功能构筑及其血流动力学响应方面取得重大进展。

1977 年，乔布斯（Jobsis）在 *Science* 杂志上发表论文，第一次用近红外光对动物大脑皮层中的血氧水平进行了检测，发现血液中的脱氧血红蛋白和氧合血红蛋白分别在 735nm 和 850nm 处有两个吸收峰，其变化可以反映血红蛋白的载氧情况。该报道引起了生物医学界的广泛重视，此后很多研究小组对近红外成像技术进行了研究，并且将近红外光谱成像技术运用于氧合血红蛋白和脱氧血红蛋白的测量中。随着光学理论和电子计算机技术的飞速发展，1991 年出现了反射式扩散光学成像技术（reflectance diffuse optical tomography, rDOT），近红外光谱技术开始真正应用于检测成年人大脑皮层的功能活动，并进入了快速发展的时期。

光学成像的成像原理，可以简单地归纳为：通过光在物质中传播的两种基本相互作用：吸收、散射，来了解该物质的特性。通过光在组织中的传播模型，重建出由输入到输出这一过程中的组织变化，这就是光学成像的物理基础。

当光照射在人体组织时，光子在人体内部传输会发生吸收和散射。组织对光的吸收可以归结为组织中的不同成分分子对光的吸收。组成人体最重要的成分是水分子，水对波长短的光子（< 600nm）吸收性较差，而对波长较长（> 900nm）的光子吸收性较好。人体组织中的另一重要组成部分是血液，而血液中的氧合血红蛋白和脱氧血红蛋白是吸收光子的主要成分，氧合血红蛋白和脱氧血红蛋白对波长较短的光子均有很好的吸收性，但是对波长较长的光子的吸收性却较差。所以当波长较长和较短的光子穿越人体组织时，会很快被吸收，穿透性都很差。这些光子在人体组织中只能传播很短的距离（图 1–5–2）。

在人体组织中，恰好可以在近红外波段找到这样一种“光学窗”，它的波长范围是 650~950nm。在该波段范围内，水、氧合血红蛋白和脱氧血红蛋白的吸收系数都比较小，光子可以从人体头部表面出发穿越头骨到达大脑，从大脑射出的光子就携带了大脑组织变化的信息。有资料证明，近红外光子在人体内传播的距离长于 30cm。根据比尔 – 朗伯定律（Beer–Lambert law），光在同一组织中传播，光子强度会呈指数下降，一般情况下检测到的光子强度不足入射光子强度的万分之一。然而，因为近红外光子在人体组织内有较低的吸收系数，经过脑组织传播后光子仍然可以被高灵敏度的光电检测器可靠地检测。

功能磁共振成像　　脑磁图　　电子发射型计算机断层显像

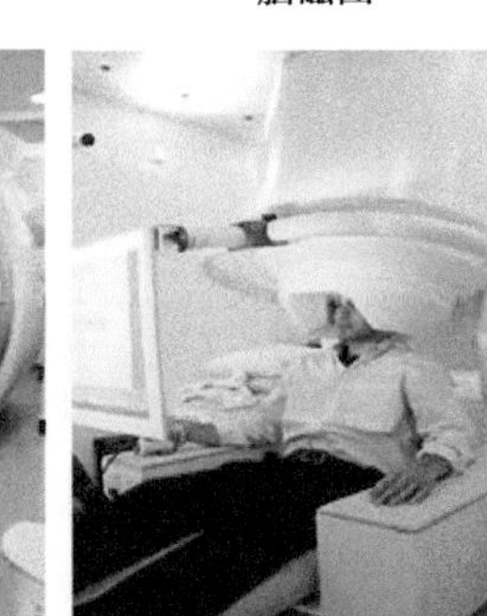

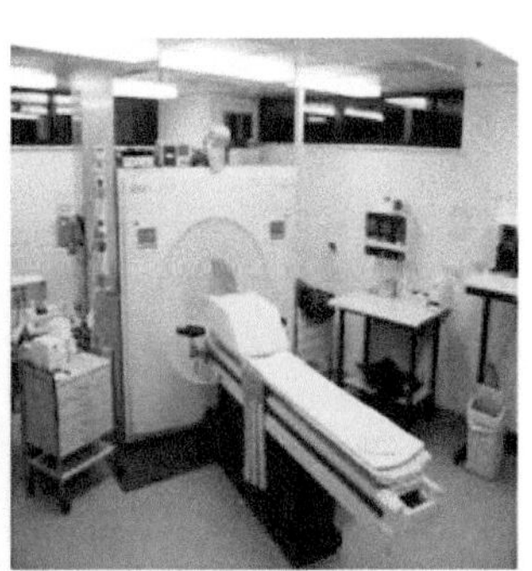

事件相关电位/脑电图　　经颅磁刺激/脊柱刺激器　　功能性近红外光谱技术

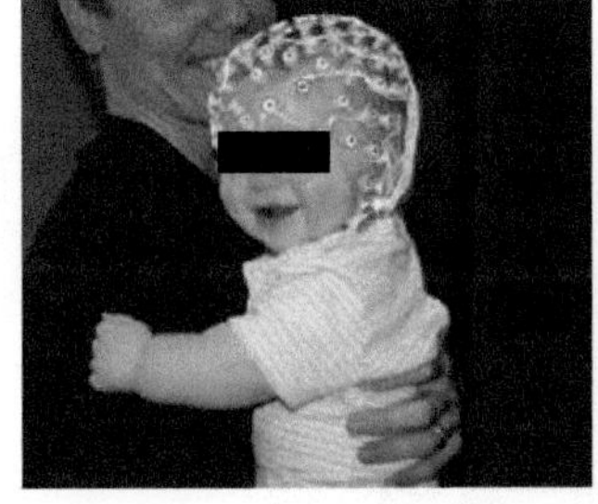

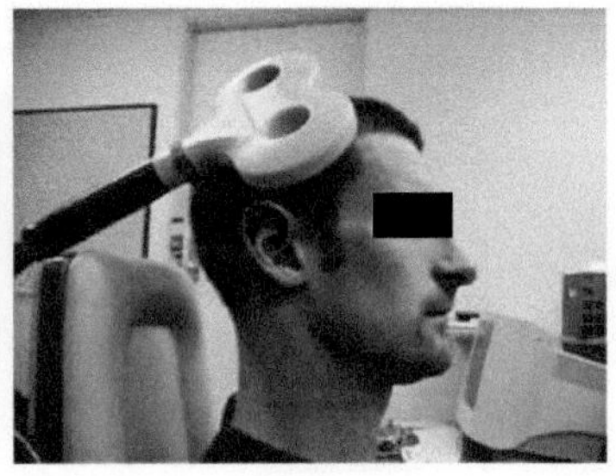

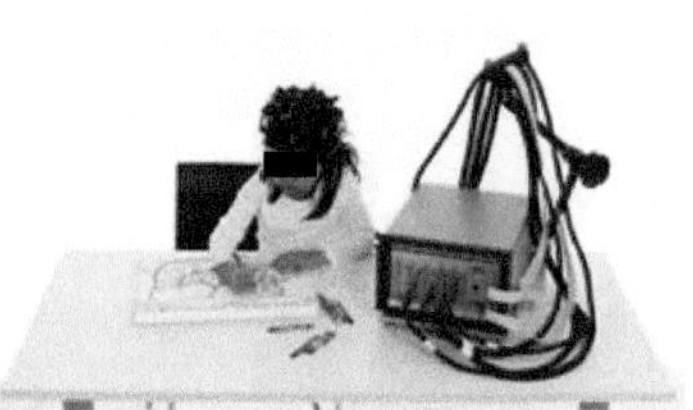

图 1-5-1　常见的脑功能成像方法

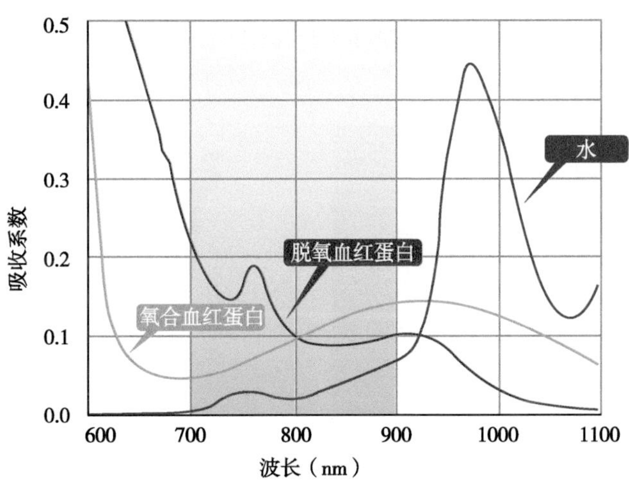

图 1-5-2　光学成像原理

同时光在通过一种物质传播到另外一种物质的过程中，在两种物质的分界面上会发生散射现象。人体中存在不同的组织结构，光子从光源发出后，即在组织内经过多次散射，其行进路径可用“随机游走”描述。“随机游走”的步长与组织的散射系数有关，散射系数较大的组织里，“随机游走”的步长较小，散射系数较小的组织里，“随机游走”的步长较大。随着在组织里传播路径的增长，光子的能量迅速减弱。

由于光在组织中主要有吸收和散射两种传播模式，通过其传播模型就能得到组织中氧合血红蛋白和脱氧血红蛋白的变化情况。

二、光学成像的方法

脑功能光学成像技术对深入分析脑的信息加工过程，揭示脑的高级功能相当重要。下面主要介绍几种目前应用比较广泛的光成像方法：

（一）近红外光成像技术

1977 年，乔布斯（Jobsis）观察到成年猫大脑皮层内氧合/脱氧血红蛋白和细胞色素的浓度变化曲线[1]。此后近红外光成像技术（near-infrared spectroscopy，NIRS）被广泛应用到氧合/脱氧血红蛋白和细胞色素氧化酶等的测量中。1993 年，威尔林格（Villringer）等人首先将近红外光谱技术应用于成人脑功能的检测，随后单通道近红外光谱技术广泛应用于成人和婴儿血流动力学的检测（图 1-5-3）、脑认知功能和婴儿脑发育过程的研究中[2]。

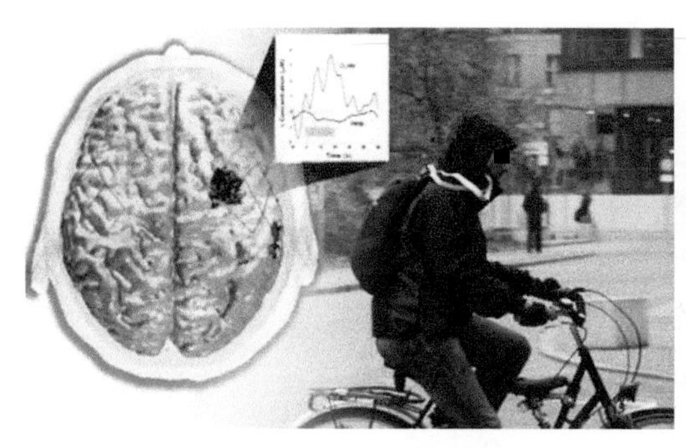
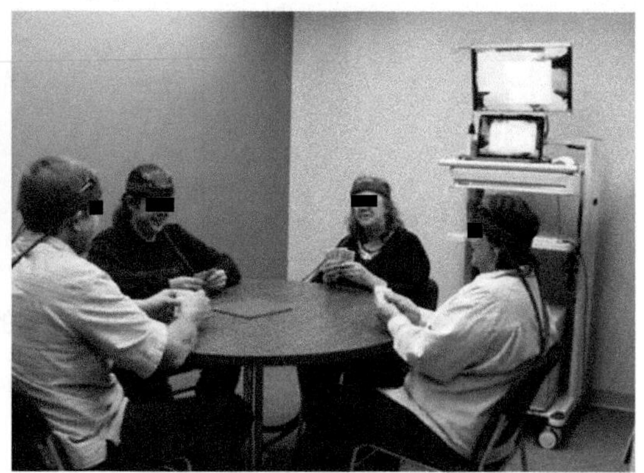
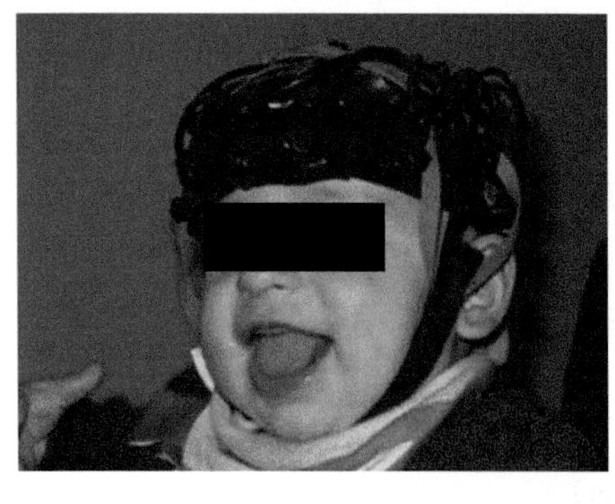
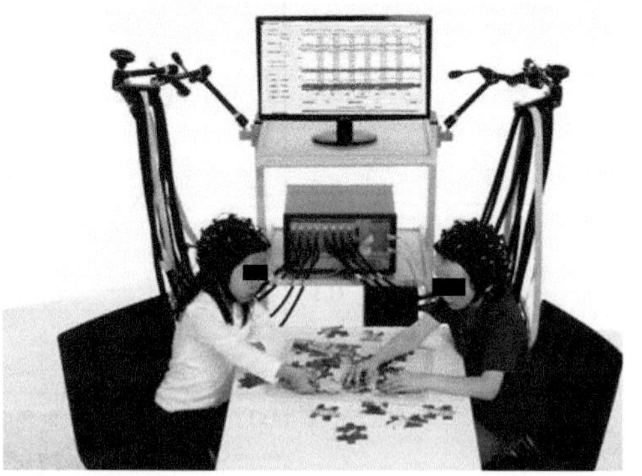

图 1-5-3 NIRS 广泛应用于成人和婴儿血流动力学的检测

目前近红外光成像技术按照调制方式主要分为三种：连续波技术（continuous wave）[3]、时间分辨技术（time resolved）[4] 和频域调制技术（frequency domain）[5]。整个系统由四部分构成，分别是：柔性探头（光源和检测器）、模拟/数字转换和数据采集、光源驱动与控制以及 PC 机。

NIRS 作为一种非侵入式的脑功能检测技术，它具有如下特点：①完全无创，采用 1~30mW 的低功率光，无需放射物跟踪的注入，同时对人体无副作用；②可以分别对氧合血红蛋白和脱氧血红蛋白的浓度变化值进行检测；③装置小型化：无需 fMRI 或者 PET 似的大型加速器，占用地方小，同时由于探头（光源、检测器）小，可通过光纤传输，整个装置便于移动和临床监测；④时间响应快，可以做到动态实时监控；⑤避免了脑电波检测仪器的缺点，对相对运动的抗稳定性好；⑥投射距离有限；⑦空间分辨率较差。

（二）内源光学成像技术

1986 年格林弗德（Grinvald）提出了一种内源信号光学成像技术（intrinsic optical signal imaging，IOSI），并观察到了大脑皮层的功能构筑[6]。内源光学成像技术中所指的内源信号，是指由神经元活动所引起的有关物质成分、运动状态改变而导致其光学特性发生变化，在与某些特定波长的光量子相互作用后得到的包含了这些特性的光信号。傅若斯蒂（Frostig）等人的研究表明内源信号至少包含 3 种成分：局部血流量的变化、血红蛋白氧饱和水平的变化、散射光的变化[7]。到目前为止 IOSI 是一种具有最高空间分辨率（20~100μm）和适用时间分辨率（毫秒级）的在体脑功能成像技术，它为研究大范围皮层内的功能构筑提供了有力的工具[8]。

（三）激光散斑成像技术

目前已有多种技术如激光多普勒和 fMRI 研究了基于哺乳动物体感刺激模型的局域脑血流响应，但是循环中脑血流所扮演的角色以及它与代谢功能活动之间的关系一直都存在较大的争议，因此需要获取更精确的时空分辨率来评估大脑内在的血流动力学响应机制。20 世纪 80 年代布莱尔思（Briers）等人提出了一种激光散斑成像技术（laser speckle imaging，LSI），是一种无需扫描、具备高时空分辨率、能同时获得脑血流速度等多种生物信息的光成像技术[9]，无侵袭性，为脑皮层血流成像提供了重要的工具。

（四）神经元事件相关光信号成像

美国著名神经学成像专家格拉顿（Gratton）和法比尼克（Fabianic）的实验室利用近红外光的特性研究人脑活动的变化，他们称此方法为神经元事件相关光信号成像（event-related optical signals，EROS）[10]。他们将纤维光源置于头皮上，光贯穿颅骨进入颅内，并被脑组织散射，在距光源仅几厘米处放置感光器件，测量光通过的时间。EROS 是一种基于光散射原理，能直接对大脑神经活动进行成像的方法，其光信号是由伴随皮层活动时水和离子的活动、细胞的泳动、细胞外间隙膨胀和收缩、毛细血管的膨胀以及神经递质的释放等发生的神经元活动光学散射特性变化引起的。

（五）染色成像技术

染色成像技术（voltage sensitive dye imaging，VSDI）是最早对神经元活动进行成像的方法之一，运用适当的染料，对皮层直接染色，可大大增强用普通成像设备取得脑功能活动图像的能力。常用的染料为电压敏感染料，染料被引入生物体内后，将会随着神经细胞膜电势的功能改变迅速改变它们发出荧光的强度和波长。VSDI 可以和内源光学成像或探针记录方法相结合，进行脑功能活动的多方位研究。

（六）光学相干层析成像

光学相干层析成像（optical coherence tomography，OCT）是 20 世纪 90 年代发展

起来的一种新型光学成像技术，采用低相干的近红外光作为光源，使用迈克尔逊干涉仪进行选通，得到只包含尺度相应于相干长度的一薄层生物组织信息。OCT 是一种非侵袭性的高速断层成像，集光学、医学、生物学和图像信息处理技术于一体，主要应用于人眼视网膜和其他生物组织的层析成像，此外，也有研究报道 OCT 在神经外科领域的应用[11]。

（七）干涉成像光谱方法

干涉成像光谱仪（spectroscopy technology of interference imaging，STII）是 20 世纪 80 年代发展起来的一种成像光谱仪，使用迈克尔逊干涉仪的时间调制干涉成像光谱方法及萨纳克干涉仪的空间调制干涉成像光谱方法[12]。具有高光谱分辨率、高通量、宽光谱范围的特点，适用于可见和弱红外辐射的探测，STII 可以同时获得目标的图像和光谱，在人脑功能成像中具有重要的价值。

三、光学成像的应用

目前光学成像广泛应用于如下研究领域：①婴儿、儿童和成人的研究；②语言发展，认知发展与社会发展；③社交联系（亲子互动）；④自然环境；⑤教室教学过程；⑥个人差异；⑦干预和培训。

四、光学成像在精神影像学中的价值与局限性

现代光学成像技术可以在分子水平研究脑皮层的功能构筑，实现在不同时间和空间尺度，在不同层次上活体动态地监测脑皮层生理、病理变化过程，为揭示大脑认知活动规律、脑神经信号转导、神经元网络信息加工、传递和整合等提供重要的实验依据。认知光学成像是光学功能成像的一个分支，其以探索神经信息处理机制为目标。近年来，一些研究者将近红外成像应用于高级认知活动的研究，如视觉搜索、语言、记忆等，其中主要是人类大脑前额叶区域与认知活动的密切关系。实践证实，近红外技术是认知神经科学研究中的重要手段。

总的来说，光学成像技术正处于迅速发展时期，它在脑科学研究领域的使用日益广泛，在诸多的成像方法中光学成像之所以能够异军突起，是因为它具有以下其他方法所无法比拟的优点：①相对于 fMRI 等技术来说，这种技术具有更高的时间分辨率；②能够对活脑的皮层激活区进行更为直接的成像；③体积小、重量轻、成本低，特征信号较易获得，具有成熟的技术支撑背景；④可移植性；⑤容忍头部或身体运动；⑥信号噪声高于 fMRI；⑦无创和安全。我们应该认识到不同脑功能成像技术有着各自的优劣之处，光学成像技术是一种新兴的成像技术，提高成像的穿透深度是亟待解决的问题之一，目前仅能测试表皮皮层活动（约 2cm），并且光学装置只能覆盖皮层表面的一部分，其他不足还有外部皮层组织对光信号的衰减、皮肤色素沉着对光信号的影响等。为了准确、全面、实时地测量大脑在认知过程中的活动，最佳的脑功能成像策略是将不同的方法进行整合，光学脑成像技术与多种脑功能检测技术的交叉结合，采用不同技术手段所获结果的交叉印证将为脑机制研究提供更加翔实的实验数据，推进对大脑奥秘的探索。

（雷 都 龚启勇）

参考文献

[1] Jöbsis FF. Noninvasive, infrared monitoring of cerebral and myocardial oxygen sufficiency and circulatory parameters. Science, 1977, 198(4323): 1264-1267.

[2] Villringer A, Planck J, Hock C, et al. Near infrared spectroscopy (NIRS): a new tool to study hemodynamic changes during activation of brain function in human adults. Neurosci Lett, 1993, 154(1-2): 101-104.

[3] Schotland JC. Continuous-wave diffusion imaging. J Opt Soc Am A, 1997, 14(1): 275-279.

[4] Patterson MS, Chance B, Wilson BC. Time resolved reflectance and transmittance for the non invasive measurement of tissue optical properties. Appl Opt, 1989, 28(12): 2331-2336.

[5] Tromberg BJ, Svaasand LO, Tsay TT, et al. Properties of photon density waves in multiple-scattering media. Appl Opt, 1993, 32(4): 607-616.

[6] Grinvald A, Lieke E, Frostig RD, et al. Functional architecture of cortex revealed by optical imaging of intrinsic signals. Nature, 1986, 324(6095): 361-364.

[7] Frostig RD, Lieke EE, Ts'o DY, et al. Cortical functional architecture and local coupling between neuronal activity and the microcirculation revealed by in vivo high-resolution optical imaging of intrinsic signals. Proc Natl Acad Sci U S A, 1990, 87(16): 6082-6086.

[8] Vanzetta I, Grinvald A. Evidence and lack of evidence for the initial dip in the anesthetized rat: implications for human functional brain imaging. Neuroimage, 2001, 13(6 Pt 1): 959-967.

[9] Briers JD, Fercher AF. Retinal blood-flow visualization by means of laser speckle photography. Invest Ophthalmol Vis Sci, 1982, 22(2): 255-259.

[10] Barinaga M. New imaging methods provide a better view into the brain. Science, 1997, 276(5321): 1974-1976.

[11] Boppart SA, Brezinski ME, Pitris C, et al. Optical coherence tomography for neurosurgical imaging of human intracortical melanoma. Neurosurgery, 1998, 43(4): 834-841.

[12] 唐孝威. 脑功能成像. 合肥: 中国科学技术大学出版社, 1999: 126-143.

第二章

精神影像数据分析方法

第一节　结构分析方法

对活体脑灰白质结构的影像学观察不仅依赖于影像设备的发展，也依赖于测量技术的不断发展。CT 和 MRI 是研究脑结构的主要工具。CT 虽然在临床应用较早，且具有较高的密度分辨率，但由于其组织分辨率低，因而对精神疾病脑结构的研究多为阴性结果。MRI 技术具有较高的组织分辨率，但早期低场磁共振的空间分辨率较低。近年来，随着磁共振技术的不断发展，特别是高场强磁共振技术的发展，其空间分辨率大大提高（亚毫米级），使得我们能够在活体上精细地观察脑灰白质的结构改变。基于这一技术，不断有研究报道常规检查阴性的精神疾病患者存在灰白质体积及密度的异常，但脑结构形态异常不仅限于体积及密度的异常，还包括沟回的改变，如沟回的数量、深浅以及频率高低等，这些复杂的形态学变化仅凭肉眼难以做出准确判断，因此运用不同的方法及测量指标从不同的角度来刻画大脑皮层沟回形态的复杂度，可使我们更好地了解大脑的功能和发育情况，以及精神疾病的发病机制，从而辅助诊断及预测各类精神疾病的治疗效果。

目前常用的两种基于 MRI 技术的脑结构分析方法包括：基于体素的形态学分析法（voxel-based morphometry，VBM）和基于脑表面的形态学分析法（surface-based morphometry，SBM），以下将分别介绍这两种分析方法的常用软件及处理流程。

一、体积和密度的分析方法

基于体素的形态学分析法即 VBM 是以体素为基本单位，以统计参数图软件（statistical parametric mapping，SPM）为平台的自动分析技术，把全脑作为一个整体，通过定量计算分析 MRI 图像中每个体素的脑灰质或白质密度或体积的变化来评价相应解剖结构的差异。VBM 最早由莱特（Wright）[1] 等人在 1995 年提出，2000 年阿什伯纳（Ashburner）和弗理斯顿（Friston）[2] 提出了 VBM 的标准处理流程：①对原始图像进行空间标准化（spatial normalization），将所有的图像配准到标准空间；②对标准化后的图像进行组织分割（segmentation），将灰质、白质、脑脊液分开；③对分割后的图像进行平滑（smoothing）；④对每个体素进行统计检验找出差异区域。

之后，古德（Good）[3]等人注意到传统的 VBM 在组织分割的过程中会有一些偏差，他们改进了传统的 VBM，即将研究对象头颅的 T_1 加权图像进行空间校正，使被试者均处于同一个标准的三维立体空间，具有同样的坐标系统，以消除个体头颅形状的差异，为逐个体素的比较创造空间一致性。然后，对标准化后的头颅进行图像分割，根据研究的具体要求，选择提取出来的灰质或白质图像部分，再对图像进行空间标准化，将体素内的信号强度转换成为代表灰质的密度。另外，他们还考虑了非刚体配准导致的体积变化，额外增加了体积校正，也即优化的 VBM，通过体积校正后得到的度量不再是密度，而是局部体积。通常认为灰质密度（gray matter density/concentration，GMD/GMC）反映了神经元细胞在灰质中的密度，而灰质体积（gray matter volume，GMV）则反映局部灰质体积的信息。该方法通过对实验群体所采集的 T_1 加权图像中的所有像素逐个进行统计，定量对比分析组间脑组织成分的差异，可准确地评价脑灰、白质形态变化。传统的和优化的 VBM（optimized VBM，OVBM）的不同之处在于 OVBM 创造了一个适用于自身研究的模板，而该模板的使用可降低标准化时使用 SPM 自带模板所带来的误差。古德（Good）[3]等比较了上述两种方法，认为 OVBM 所得结果更加准确、可靠。

阿什伯纳（Ashburner）[4]在 OVBM 的基础上又进一步完善了其计算方法，提出了基于快速微分同胚的配准算法（diffeomorphic anatomical registration through exponentiated lie algebra，VBM-DARTEL），此方法在 SPM8 的软件包内，DARTEL 方法首先把所有的个体图像配准到标准模板，并对图像灰白质进行分割，所有被试者的灰白质密度值进行平均产生 DARTEL 的首次配准模板，后用类似方法通过多次迭代算法将所有被试者的灰白质图像密度进行平均产生新的图像，每 3 次迭代产生一个新的模板，经过 18 次迭代算法得到共 6 个模板，18 次迭代算法有助于提高平均图像的空间精密度。该方法通过计算流场（flow field）配准图像，用自身模板变形更小，配准更精确，解剖定位也更准确（图 2-1-1）。

VBM-DARTEL 的方法，在 OVBM 的基础上分隔的准确性又有进一步提高，既可观察灰质密度的差异，又可反映出体积的差别，进行平滑后便可进行后续的数据处理及统计，通常采用统计参数图软件 SPM8（http：//www.fil.ion.ucl.ac.uk/spm/）软件进行。

VBM-DARTEL 方法的主要步骤包括：

（1）检查每一个被试者图像是否有扫描伪影及解剖异常，剔除不合格的被试者图像。

（2）将坐标原点设在前联合位置。

（3）在 SPM8 中将所有纳入对象的全脑 3D 图像分割成灰白质及脑脊液（文件后缀名为 *seg sn.mat）。

（4）导入分割后灰白质图像在 DARTEL 中进行非线性配准。

（5）用分割得到的所有被试者的灰质图像进行平均，创建首次 DARTEL 灰质模板。

（6）用分割原始图像得到的灰质图像与首次得到灰质模板进行配准，经过 18 次迭代运算，共产生 6 个模板，最后一个模板最清楚。

（7）将 DARTEL 产生的最后一个模板配准到标准蒙特利尔神经学研究所（Montreal Neurological Institute，MNI）空间。

（8）将调整后得到的灰质图像进行平滑，通常选择 FWHM 为 8~12mm，平滑后的图像即可进行灰质体积及密度的比较，调制（modulation）后的图像代表灰质体积，非调制

（unmodulated）图像则代表灰质密度。

（9）运用 VBM8 进行第一步运算（estimate and write）即可得到每个被试者的全脑体积值，此体积值在后续的统计学分析可作为两组间比较的协变量以消除大脑体积个体差异的影响。

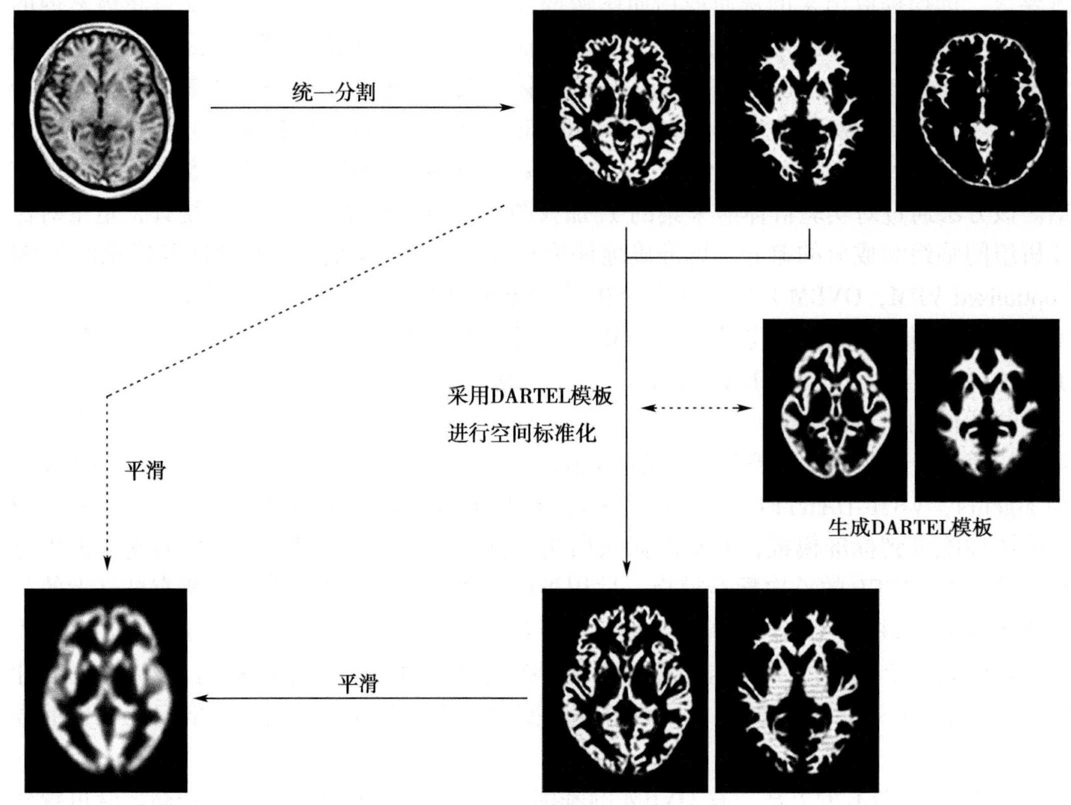

图 2-1-1 VBM-DARTEL 处理流程

尽管目前大脑灰质体积的比较在精神疾病中大量应用，但最近研究[5]发现用调制后的图像（体积）进行组间分析可明显降低探测微观体积异常（包括皮质及皮质下结构）的敏感性，特别是应用高分辨力标准化图像时还可显著降低统计效力，因此，运用非调制的图像（密度）进行分析有助于提高组间差异检出的敏感性。

二、皮层厚度与脑表面面积分析方法

（一）基本定义

人脑是一个多脑回的复杂结构，灰质体积与密度反映的是灰白质交界与灰质表面之间的灰质数量，是皮层厚度与皮层表面面积相结合的一个形态学参数。大量证据表明脑结构和功能是可遗传的，绝大多数精神疾病均受基因调控，不同的基因 / 遗传决定因素（genetic determinants）可能与不同的脑形态结构改变有关，神经影像学的分析提供了研究这些疾病内表型的潜在方法[6]。既往文献已发现皮层厚度及皮层表面面积无论是从全脑还是从局部上看均是独立的，由不同的基因所调控，因此，这两个形态学参数代表了不同的基因的影响[7, 8]，且潘尼松（Panizzon）等[8]的研究认为，皮层厚度与表面面积是不相关的。由于体积的测量结合了皮层厚度及表面面积两个形态学参数，因此会受到两个不同的基因相结合的影响，前期研究发现灰质体积主要与表面面积相关[7, 9, 10]，因此，分别测量皮层厚度及表面面积比测量体积更具有发现与基因相关的脑结构异常的优势。

皮层厚度，是指大脑皮层外曲面和内曲面之间的距离，即灰质表面（pial area）到灰白质交界面的距离，人类的大脑皮层平均厚度为 1.5~4.5mm；根据辐射单元假说（radial unit hypothesis），辐射状的神经胶质细胞是一类在形态、生物化学及功能上截然不同的细胞，其胞体位于脑室表面，在人脑发育过程中其纤维束纵向延伸到脑表面，在神经系统的重建中发挥重要作用。

脑表面面积的扩张是由于脑室周围带起始细胞增殖导致辐射柱单位数量的增加，而皮层厚度则主要受单位柱内细胞数量的影响[11]。皮层厚度的改变主要反映树突分支[12]或灰白质交界区脱髓鞘改变[13]，这些改变为反映疾病特异的神经解剖学变化提供了重要的附加信息。由于大脑皮层是一个具有多沟回且内外曲面并不平行的薄片，因此皮层厚度并没有一个统一的定义，不同的软件有不同的厚度计算方法。

（二）分析流程

基于 MR 图像的皮层厚度测量与分析方法，其基本流程包括以下四个步骤：①图像预处理，对 MR 图像进行磁场的均匀性校正、运动校正、剥头皮及颅骨，某些软件还要对图像进行配准（将个体图像配准到标准模板上）和插值（将原图像的分辨率插值提高）等处理，并对脑组织进行分割，得到灰质、白质、脑脊液和图像背景等；②皮层内外表面（内表面为灰质与白质分界线、外表面为灰质与脑脊液的分界线）的生成和脑皮层厚度的定义与计算；③测得厚度值后，对数据进行平滑处理；④对皮层厚度值进行后续的统计分析与模式分类。

脑皮层厚度的测量方法可归纳为两大类：①基于体数据（volume data based）的方法：根据初始图像中灰度值的差异来确定皮层的内外表面；②基于网格表面（mesh surface based）的方法：以原始图像的灰度值和拓扑保持等为限制条件，通过形变模型等方法来生成网格状的皮层内外表面，然后在内外表面间定义皮层厚度并进行计算。两者的主要区别在于后者在分割图像的基础上生成了网格状结构表面。

（三）常用算法

目前较常用的进行皮质表面重建的算法有 FreeSurfer（http：//surfer.nmr.mgh.harvard.edu）、Brain VISA（http：//brainvisa.info/）和 CLASP（Constrained Laplacian Anatomic Segmentation using Proximity）[14]。有作者比较了这三种算法的几何精度和网格特性如欧拉数、分形维数（fractal dimension，FD）、总表面积和局部点密度的测量准确性，发现 CLASP 在显示几何 / 拓扑的准确性和网格特性如 FD 和总表面积优于其他两种算法，而 FreeSurfer、Brain VISA 在皮层表面测量局部点密度的准确性方面更具优势。FreeSurfer 对皮质表面的几何评估优于其他两款软件，且其重建出来的大脑图像较其他两种算法更接近于正常人脑图像[15]。然而，FreeSurfer 在自动分析处理过程中在某些脑区的大脑表面会出现拓扑缺陷，因此 FreeSurfer 允许用手动方式对拓扑缺陷区域进行校正。由于 FreeSurfer 为目前较常用的开放性软件，以下重点介绍 FreeSurfer 软件的处理过程。

（四）FreeSurfer 软件数据分析

以往研究已证实 FreeSurfer 软件对不同的扫描操作者、不同场强及不同生产厂家的磁共振扫描仪所采集的数据分析均具有良好的可靠性[16]。该软件可自动进行表面重建、转化、不同被试者间的高分辨率配准，准确而快速地测量基于全脑皮质的形态学测量指标[17]。

1. 图像预处理 图像预处理包括磁场的均匀性校正、运动校正、剥头皮及颅骨，仿真配准到 Talairach–Tournoux 坐标，分割皮质下白质及皮层下灰质体积结构，密度标准化，分割灰白质边界，自动拓扑校正[18, 19]，表面变形。界定一个体素是否属于灰质或白质则根据这一体素所在的位置、密度及邻近体素的信号。FreeSurfer 软件在某些靠近颅骨部位及折叠明显的区域可能会产生灰质分割不准及拓扑异常的情况，此时可根据情况进行手动校正，通常由具有丰富临床经验及解剖学知识的放射科医师在不知所有被试者组别的情况下手动校正灰白质分割不准确区域，再重新进行分割计算。分割后的所有被试者的皮质表面图像配准到一个标准大脑表面，FreeSurfer 软件可自动应用不同的 FWHM（10mm、15mm、20mm、25mm）高斯平滑核进行平滑，以便于后期的统计分析。在 FreeSurfer 软件中皮层厚度的计算中算了两次最近距离，第一次找距 A 点最近的点 B，然后再在对面曲面找距 B 最近的点 C，并取两个距离的平均作为厚度值[17]（图 2-1-2）。

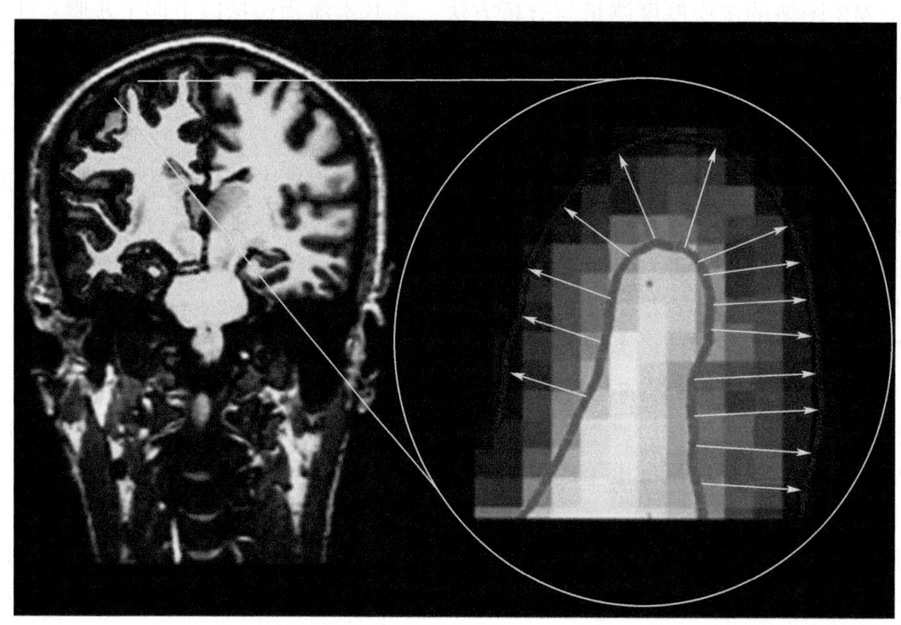

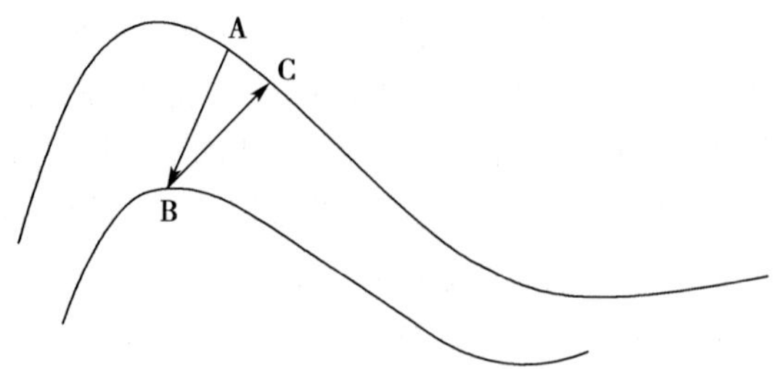

图 2-1-2 FreeSurfer 软件中皮层厚度的计算

计算皮层厚度的软件均可以用来计算表面面积，其基本处理流程相同，在FreeSurfer软件中，每侧大脑半球包括163842个顶点（vertex），表面面积代表灰质表面所有顶点的区域所围成的三角形面积的平均值；FreeSurfer软件可自动应用不同的高斯平滑核对得到的表面面积进行平滑（10mm、15mm、20mm、25mm），以便于后期的统计分析。

2. 统计分析 上述经过配准及平滑后产生的皮层厚度及表面面积图像可用于进行后期的统计学处理，组间比较采用一般线性模型（general linear model，GLM）方法，可将性别、年龄或教育程度等作为协变量进行分析，得到组间有差异的区域，这些差异脑区的皮层厚度及表面面积值还可提取出来与临床量表做相关分析。此分析方法可用于多种常规磁共振检查未见确切异常的精神疾病，探索多种精神疾病的内在表型。

以往研究已发现，精神疾病的大脑形态学改变往往累及形态及功能相关的多个脑区，即脑环路，两组间大脑皮层厚度的改变仅反映了局部的形态学差异，不能从整体上反映脑环路的改变。磁共振结构数据的相关分析假定皮层厚度正相关表示具有结构连接，此假说基于轴突连接的大脑皮层区域受到共同的营养及成熟的影响[20, 21]，其皮层厚度的改变具有共同的变化趋势。在临床研究中，这种相关分析可用于描绘经历了共同病理过程的脑结构网络的改变。目前已有作者将大脑半球的多个解剖区域的平均皮层厚度值提取出来做结构连接分析，发现多种神经精神疾病存在结构连接的异常[22-24]。

三、形态分析方法

（一）简介

人类的大脑皮质是一个高度卷曲的结构，大脑表面约60%~70%处于折叠状态[25]。脑回化程度的增加与大脑自身大小的增加一致，同时反映了进化的需要。脑回卷褶程度的量化分析可提供大脑正常发育、老化及疾病发展病程的重要信息。脑沟回的模式反映了大脑成熟和变性的过程[26]。目前已有研究发现多种精神疾病存在大脑的形态学异常。

前述的皮层厚度及表面面积的分析均代表与体积相关的形态学参数，而大脑沟回的卷褶程度则主要与沟深、曲率等几何形态学参数有关。目前基于脑表面分析的软件均可进行多种形态学参数的分析，较常用的是FreeSurfer及CIVET软件，CIVET软件由麦吉尔大学蒙特利尔神经学研究所、麦康奈尔脑成像中心（McConnell Brain Imaging Centre，BIC）研究开发，其软件的使用需要得到麦康奈尔脑成像中心的许可，而FreeSurfer软件是一个免费开放的软件，是目前应用较广泛的处理脑结构图像的软件，并与目前广泛使用FSL软件具有良好的兼容性。

（二）分析方法

FreeSurfer软件采用自动表面重建、变形、被试者间快速精确的配准可准确测出全脑的多种皮质形态学参数[17]。其算法分为基于脑表面和基于体积（体素）两种，形态学参数的分析多采用基于脑表面的算法，该软件可计算基于脑表面的皮层厚度、表面面积和曲率等形态学参数，还可自动进行皮层和皮质下核团分割，并可自动计算灰白质、脑室、全脑及皮质下结构的体积。其具体计算过程已有文献描述[16, 18, 27-30]，其简要过程如下：首先将高分辨率3D-T_1WI图像导入FreeSurfer，运行校正，去除磁场不均匀影响，运用阈值调整及表面变形去除非脑组织[28]，自动 Talairach 变形、配准，分割皮质下结构及深部白质的体积结构[29, 30]，信号标准化[31]，分割灰白质边界，自动拓扑校正[18, 19]，根据信号强度确定灰白质及灰质 / 脑脊液边界进行脑表面变形，肉眼观察灰白质分割是否准确，手动校正某些分割不准区域，进一步进行数据处理和分析包括表面膨胀，配准到球形图谱（用每个被试者的皮质卷褶图案匹配被试者的几何图形）[32]，根据沟回解剖结构分割大脑皮质，得到基于表面的数据，包括皮层厚度、表面面积、平均曲率、平均凸度或凹度（average convexity or concavity）、雅可比变形（Jacobian metric distortion）等形态学参数。皮层厚度、表面面积与体积相关，平均凸度或凹度、平均曲率、雅可比变形则反映大脑皮质的几何学特点。平均凸度或凹度是指脑回距离平均表面的高度或脑沟距离平均表面的深度，又称沟深，主要用来量化皮层表面的主要折叠方式，获取的是大范围的几何形态特点，而对皮层表面小的皱褶不敏感[33]；平均曲率（mean radial curvature）用于评价皮质表面较小的第二及第三次卷褶；雅可比变形是指相对于标准模板皮质表面移位及卷积变形的程度。平均凸度或凹度、平均曲率反映的是皮质表面几何变形的某一方面，而雅可比变形是从整体上反映皮质折叠变形的程度（图 2-1-3）。

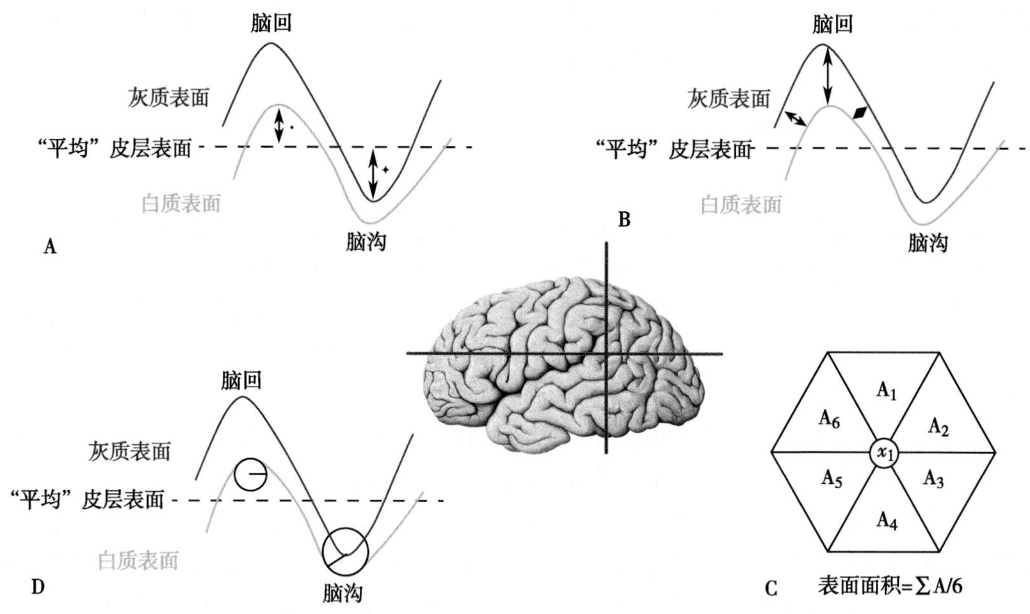

图 2-1-3 大脑皮质几种形态学测量方法

A. 大脑表面的平均凸度；B. 皮层厚度；C. 表面面积；D. 平均曲率的计算方法

FreeSurfer 软件可自动应用不同的高斯平滑核对得到的几何学结构数据进行平滑（10mm、15mm、20mm、25mm），平滑后的数据可进行后期的统计分析。应用 GLM 方法，将性别、年龄或教育程度等作为协变量进行分析，可得到组间几何形态学有差异的脑区。

上述内容得到的多种形态学数据还可用于对疾病进行分类，采用模式识别（pattern recognition）的方法将形态学数据导入模式识别的相关软件，让计算机进行自动学习训练并分类，目前已有文章将基于大脑皮层的多种形态学数据用于对孤独症[35]及抑郁症[34, 36]进行分类，均得到了较好的分类效果。

（邱丽华）

参考文献

[1] Wright IC, McGuire PK, Poline JB, et al. A voxel-based method for the statistical analysis of gray and white matter density applied to schizophrenia. Neuroimage, 1995, 2(4):244-252.

[2] Ashburner J, Friston KJ. Voxel-based morphometry——the methods. Neuroimage, 2000, 11(6 Pt 1):805-821.

[3] Good CD, Johnsrude IS, Ashburner J, et al. A voxel-based morphometric study of ageing in 465 normal adult human brains. Neuroimage, 2001, 14(1 Pt 1):21-36.

[4] Ashburner J. A fast diffeomorphic image registration algorithm. Neuroimage, 2007, 38(1):95-113.

[5] Radua J, Canales-Rodriguez EJ, Pomarol-Clotet E, et al. Validity of modulation and optimal settings for advanced voxel-based morphometry. Neuroimage, 2014, 86 :81-90.

[6] Glahn DC, Thompson PM, Blangero J. Neuroimaging endophenotypes: strategies for finding genes influencing brain structure and function. Hum Brain Mapp, 2007, 28(6):488-501.

[7] Winkler AM, Kochunov P, Blangero J, et al. Cortical thickness or grey matter volume ? The importance of selecting the phenotype for imaging genetics studies. Neuroimage, 2009, 53(3):1135-1146.

[8] Panizzon MS, Fennema-Notestine C, Eyler LT, et al. Distinct genetic influences on cortical surface area and cortical thickness. Cereb Cortex, 2009, 19(11):2728-2735.

[9] Im K, Lee JM, Lyttelton O, et al. Brain size and cortical structure in the adult human brain. Cereb Cortex, 2008, 18(9):2181-2191.

[10] Pakkenberg B, Gundersen HJ. Neocortical neuron number in humans: effect of sex and age. J Comp Neurol, 1997, 384(2):312-320.

[11] Rakic P. Specification of cerebral cortical areas. Science, 1988, 241(4862):170-176.

[12] Huttenlocher PR. Morphometric study of human cerebral cortex development. Neuropsychologia, 1990, 28(6):517-527.

[13] Sowell ER, Thompson PM, Leonard CM, et al. Longitudinal mapping of cortical thickness and brain growth in normal children. J Neurosci, 2004, 24(38):8223-8231.

[14] Kim JS, Singh V, Lee JK, et al. Automated 3-D extraction and evaluation of the inner and outer cortical surfaces using a Laplacian map and partial volume effect classification. Neuroimage, 2005, 27(1):210-221.

[15] Lee JK, Lee JM, Kim JS, et al. A novel quantitative cross-validation of different cortical surface reconstruction algorithms using MRI phantom. Neuroimage, 2006, 31(2):572-584.

[16] Han X, Jovicich J, Salat D, et al. Reliability of MRI-derived measurements of human cerebral cortical thickness: the effects of field strength, scanner upgrade and manufacturer. Neuroimage, 2006, 32(1):180-194.

[17] Fischl B, Dale AM. Measuring the thickness of the human cerebral cortex from magnetic resonance images. Proc Natl Acad Sci USA, 2000, 97(20):11050-11055.

[18] Fischl B, Liu A, Dale AM. Automated manifold surgery: constructing geometrically accurate and topologically correct models of the human cerebral cortex. IEEE Trans Med Imaging, 2001, 20(1):70-80.

[19] Ségonne F, Pacheco J, Fischl B. Geometrically accurate topology-correction of cortical surfaces using nonseparating loops. IEEE Trans Med Imaging, 2007, 26(4): 518-529.

[20] Wright IC, Sharma T, Ellison ZR, et al. Supra-regional brain systems and the neuropathology of schizophrenia. Cereb Cortex, 1999, 9(4): 366-378.

[21] Zhang K, Sejnowski TJ. A universal scaling law between gray matter and white matter of cerebral cortex. Proc Natl Acad Sci USA, 2000, 97(10): 5621-5626.

[22] Bassett DS, Bullmore E, Verchinski BA, et al. Hierarchical organization of human cortical networks in health and schizophrenia. J Neurosci, 2008, 28(37): 9239-9248.

[23] Bernhardt BC, Chen Z, He Y, et al. Graph-theoretical analysis reveals disrupted small-world organization of cortical thickness correlation networks in temporal lobe epilepsy. Cereb Cortex, 2011, 21(9): 2147-2157.

[24] He Y, Chen Z, Evans A. Structural insights into aberrant topological patterns of large-scale cortical networks in Alzheimer's disease. J Neurosci, 2008, 28(18): 4756-4766.

[25] Van Essen DC, Drury HA. Structural and functional analyses of human cerebral cortex using a surface-based atlas. J Neurosci, 1997, 17(18): 7079-7102.

[26] Magnotta VA, Andreasen NC, Schultz SK, et al. Quantitative in vivo measurement of gyrification in the human brain: changes associated with aging. Cereb Cortex, 1999, 9(2): 151-160.

[27] Jovicich J, Czanner S, Greve D, et al. Reliability in multi-site structural MRI studies: effects of gradient non-linearity correction on phantom and human data. Neuroimage, 2006, 30(2): 436-443.

[28] Ségonne F, Dale AM, Busa E, et al. A hybrid approach to the skull stripping problem in MRI. Neuroimage, 2004, 22(3): 1060-1075.

[29] Fischl B, van der Kouwe A, Destrieux C, et al. Automatically parcellating the human cerebral cortex. Cereb Cortex, 2004, 14(1): 11-22.

[30] Fischl B, Salat DH, Busa E, et al. Whole brain segmentation: automated labeling of neuroanatomical structures in the human brain. Neuron, 2002, 33(3): 341-355.

[31] Sled JG, Zijdenbos AP, Evans AC. A nonparametric method for automatic correction of intensity nonuniformity in MRI data. IEEE Trans Med Imaging, 1998, 17(1): 87-97.

[32] Fischl B, Sereno MI, Tootell RB, et al. High-resolution intersubject averaging and a coordinate system for the cortical surface. Hum Brain Mapp, 1999, 8(4): 272-284.

[33] Fischl B, Sereno MI, Dale AM. Cortical surface-based analysis. II: Inflation, flattening, and a surface-based coordinate system. Neuroimage, 1999, 9(2): 195-207.

[34] Scheuerecker J, Meisenzahl EM, Koutsouleris N, et al. Orbitofrontal volume reductions during emotion recognition in patients with major depression. J Psychiatry Neurosci, 2010, 35(5): 311-320.

[35] Ecker C, Marquand A, Mourão-Miranda J, et al. Describing the brain in autism in five dimensions--magnetic resonance imaging-assisted diagnosis of autism spectrum disorder using a multiparameter classification approach. J Neurosci, 2010, 30(32): 10612-10623.

[36] Qiu L, Huang X, Zhang J, et al. Characterization of major depressive disorder using a multiparametric classification approach based on high resolution structural images. J Psychiatry Neurosci, 2013, 39(2): 78-86.

第二节　弥散张量成像的分析方法

一、弥散张量成像原理简介

弥散张量成像（diffusion tensor imaging，DTI）基于弥散加权成像（diffusion weighted imaging，DWI）发展而来。DTI基于组织内水分子的弥散运动（热驱动随机运动）受限于组织边界、膜等呈各向异性，提供组织的微观方向性和“完整性”信息，尤其是对于大脑白质，可提供白质轴突的方向信息，通过张量（tensor）能显示局部白质结构的走行、平均弥散系数（mean diffusivity，MD）和各向异性分数（fractional anisotropy，FA）。弥散成像采集得到的每一幅图像只对一个弥散方向敏感，DTI采集的是三维信息，因而至少需要施加六个非共线方向弥散敏感梯度来进行成像，即最简单的方案是施加 *x*、*y*、*z*、*xy*、*xz* 和 *yz* 六个敏感梯度。方向的增加就意味着图像数量的增加，因而现在一般应用快速成像（echo-planar imaging，EPI）以得到足够的图像。弥散对比受梯度强度、梯度方向、弥散时间等因素影响，b值越高，弥散对比越好，而信号强度下降越明显，信噪比越低，一般b值设在1000~1500s/mm^2，行纤维追踪采集60+方向，获取FA值等信息采集12+方向，可得到较好结果。将弥散张量模型应用于系列弥散磁共振图像，每个体素的张量模型：

$$S_j = S_0 e^{-b_j x_j^T D x_j} \qquad \text{式 2-1}$$

其中，S：b=bj时，在xj方向施加梯度j测得的信号强度；S_0：未施加弥散梯度时的信号强度；bj：针对梯度j的b值（已知）；x_j：表示梯度j方向的单位向量（已知）；D：3×3弥散张量（未知），不同方向的张量D可不同（图2-2-1）。

$$D = \begin{bmatrix} D_{xx} & D_{xy} & D_{xz} \\ D_{xy} & D_{yy} & D_{yz} \\ D_{xz} & D_{yz} & D_{zz} \end{bmatrix}$$

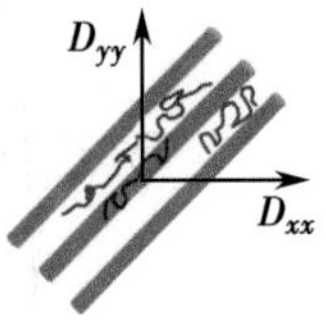

图2-2-1　弥散张量D示意图

张量是对称的，包括六个未知数值。对角线上的元素分别和沿实验坐标系三个方向的弥散位移方差，即表观弥散系数（apparent diffusion coefficient，ADC）成正比，非对角元素与沿这些方向位移的相关系数（即协方差）成正比。评价D值能得到沿扫描坐标系的ADC值，但我们希望得到由解剖结构决定的、基于体素的局部坐标系的ADC值，为此需要斜向移动每个体素的评估张量（图2-2-2）：

$$D = [V_1|V_2|V_3]^T \begin{bmatrix} \lambda_1 & 0 & 0 \\ 0 & \lambda_2 & 0 \\ 0 & 0 & \lambda_3 \end{bmatrix} [V_1|V_2|V_3]$$

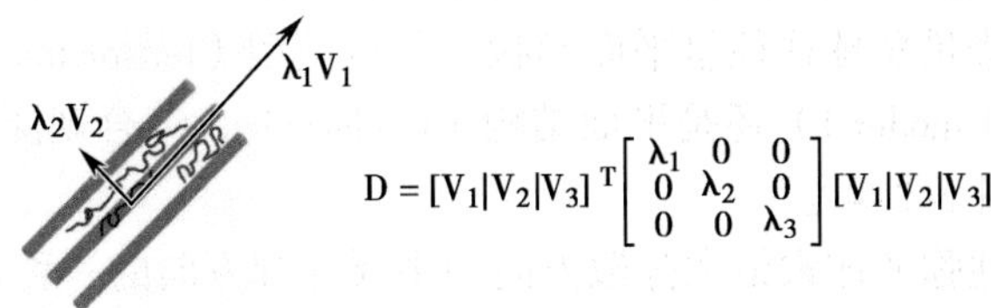

图2-2-2　斜向移动的评估张量

λ：沿 V_1、V_2、V_3 方向的 ADC 值，即本征值，λ_1 为最大弥散率；［$V_1|V_2|V_3$］：本征向量 $-V_1$，也称为主要本征向量，即最大弥散方向。

弥散张量椭球体（图 2-2-3）：

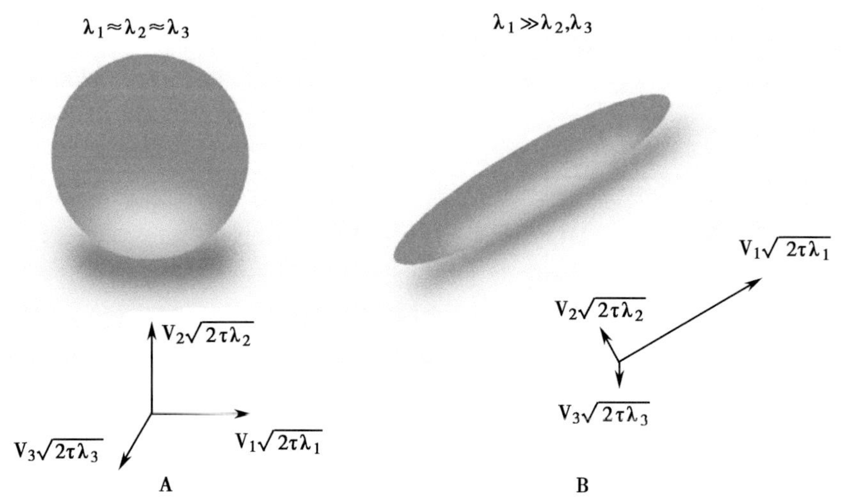

图 2-2-3 弥散张量椭球体示意图

A. 各向同性体素；B. 各向异性体素

不同组织内水分子的弥散特性不同，脑脊液和脑灰质体素的弥散张量椭球体趋于各向同性，脑白质体素趋于各向异性。各向异性分数（FA）与标准化本征值方差成比例，平均弥散系数 MD 等于本征值均值：

$$FA = \sqrt{\frac{3\sum_{i=1}^{3}(\lambda_i - \bar{\lambda})^2}{2\sum_{i=1}^{3}\lambda_i^2}} \quad FA = [0,1] \qquad \text{式 2-2}$$

$$MD = \frac{D_{xx} + D_{yy} + D_{zz}}{3} = \frac{\lambda_1 + \lambda_2 + \lambda_3}{3} \qquad \text{式 2-3}$$

已有研究发现 FA 减小 /MD 增加与组织缺损或结构缺失有关，白质 FA 减小可能与轴突、髓磷脂的损伤有关，但 DTI 模型只是对现实的一种简化技术，切记不要过度解释 DTI 分析的结果，不同情形可以有相同的 FA 及 MD 结果：①髓磷脂增厚，FA 增大，MD 减小；②轴突密度增加，FA 增大，MD 减小；③髓磷脂缺失，FA 减小，MD 增加；④细胞死亡，FA 减小，MD 增大。在含有两个交叉束的体素中，FA 较低，张量椭球为煎饼形（扁圆形，平面张量），扁长弥散张量不能有效显示纤维素方向，FA 值的改变难以解释；在具有两类交叉纤维的体素中，张量椭球往往呈平面形状。张量模型（tensor mode）可通过本征值估计，量化张量是管型（mode=1）还是平面结构（mode=−1），结合观测 FA 值有助于更好地理解某些潜在结构（图 2-2-4）。

一般假设各向异性弥散体素最大弥散方向为主要纤维方向的一种估计，显示主要弥散方向的 V_1 参数图常采用彩色编码，以颜色表示纤维束的方向信息（图 2-2-5）。

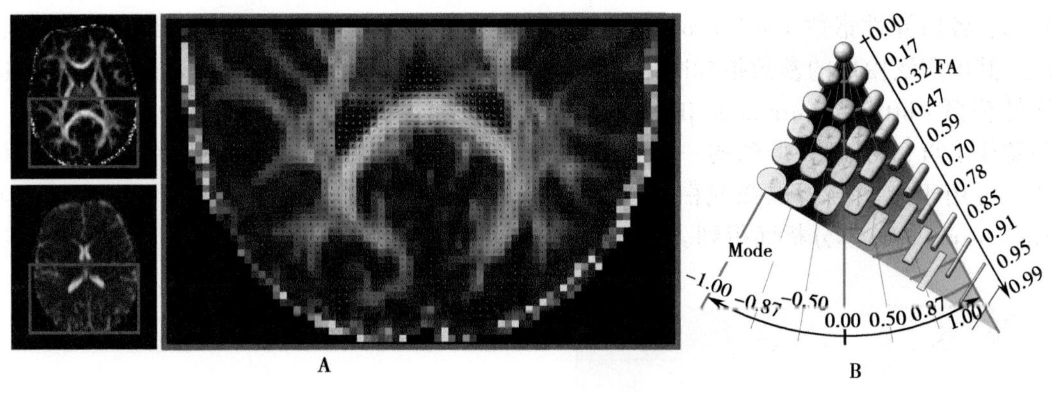

图 2-2-4　弥散张量模型示意图

A. 弥散张量椭圆体；B. 定量弥散张量图

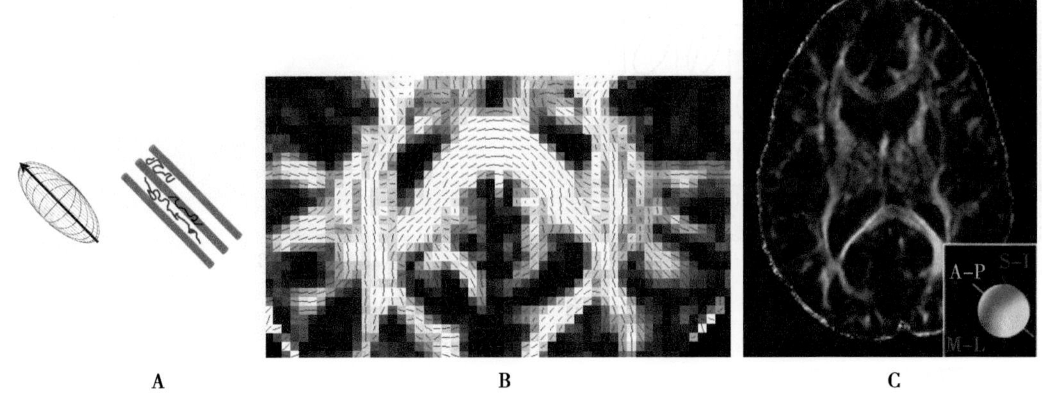

图 2-2-5　主要弥散方向估计

A. 主要弥散方向（单个体素）；B. V_1 图；C. 彩色编码图，红色显示左右走行，绿色显示前后走行，蓝色显示上下走行

通过弥散张量进行白质纤维追踪，一般包括概率性纤维追踪和通过局部方向对解剖连接进行纤维追踪，概率性纤维追踪可用于连接驱动分区（图 2-2-6）。

二、DTI 数据的常用分析方法

目前，全脑 DTI 分析常采用基于体素分析（voxel-based analysis，VBA）和基于束空间统计（tract-based spatial statistics，TBSS）两类方法。

（一）基于体素分析

VBA 这种分析方法的特点在于，它将受试者的所有数据（包括灰质和脑脊液）均配准到标准空间，基于大脑每个体素的参数值进行统计分析。其优点在于能全自动快速分析全脑数据。数据分析主要流程包括：①首先通过数据处理软件以及基于 MATLAB 的算法得到 DTI 的参数指标图；②对参数图进行预处理；③采用非参数统计探究组水平变化 / 关系，分析白质纤维束 FA 值变化，也可进一步基于纤维追踪进行分区。

1. 参数指标图获取　DTI 参数指标主要有两类：一类用于刻画其弥散特性，如

ADC、各向异性指数（anisotropy index，AI）、FA、MD 等，另一类用于刻画白质完整性。其中广泛使用的参数指标图主要包括 ADC 图、FA 图、MD 图，可通过 DTI-Studio 软件获得（http：//cmrm.med.jhmi.edu/）。纤维束密度指数（fiber density index，FDI）是基于 DTI 纤维追踪得到的一个参数指标，通过计算感兴趣区的白质纤维束数量得到，可用于定量分析以探究白质纤维束的完整性，通过软件 TrackVis（http：//www.trackvis.org）计算分析而得到。

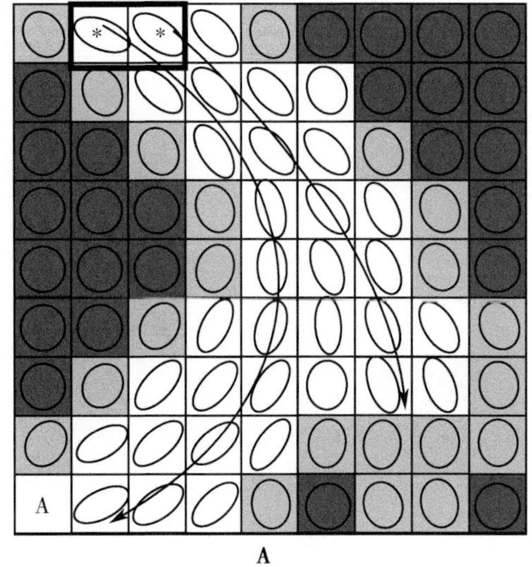

A

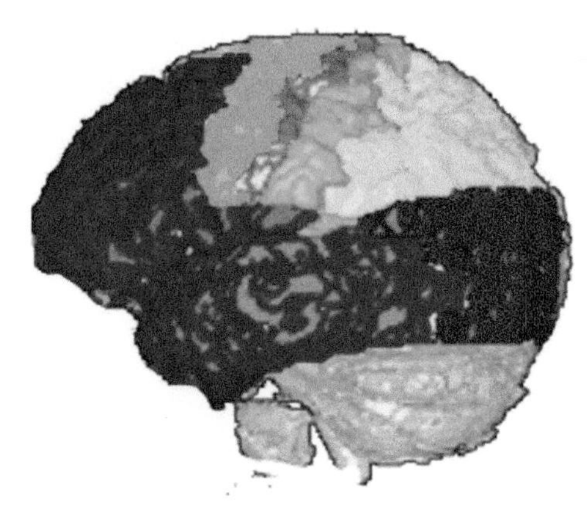

B

图 2-2-6 纤维追踪示意图

A. 纤维追踪；B. 目标分区

2. 参数指标预处理 参数图的预处理部分及统计分析都可通过统计参数图（statistical parameter mapping 2，SPM2）及以上版本软件包进行（http：//www.fil.ion.ucl.ac.uk/spm/software）。在对参数指标图进行统计分析前，首先对这些图像进行预处理，主要流程包括：涡流和头动校正；空间标准化，以消除不同人大脑间的差异，使不同被试者间的大脑体素一一对准，便于进一步将数据融合分析；空间平滑，以增强图像的信噪比，同时能使误差的分布更标准，保证统计分析的结果更合理。在脑图像的平滑处理中，常采用一种有较好的低通特性的高斯滤波器，以同时对时间域和空间域进行平滑、定域，选择的高斯平滑核半高宽常为待平滑图像体素点大小的 2~3 倍。

3. 参数指标的统计分析 VBA 的数据处理常采用 SPM2 及以上版本的相应统计分析方法完成。为减少系统噪声对统计分析的影响，在做统计分析之前，可通过做一个平均的 mask 和待处理的图像相乘，得到只包含脑内体素信号的图像，这样做可使统计结果更准确。统计分析方法的选择取决于实验设计方案的制定，例如比较患者组和健康对照之间脑内 FA 值等的差异，应选用双样本 t 检验进行统计分析。对于统计分析结果，可通过坐标转化，使其与标准模板的各个大脑皮层分区对应起来，从而找出有显著差异的皮层的名称。

VBA 方法的局限性：①配准困难；②组间小的系统性变化可能被错误地解释为 FA 变化；③需要平滑来帮助解决配准问题；④没有客观方法选择平滑程度。

（二）基于束空间统计

TBSS 是一种基于体素的全脑分析方法。首先构建所有受试者的平均 FA 纤维骨架图，代表受试者较大的白质纤维束中心，然后将每位受试者的 FA 值投射到该平均 FA 纤维骨架上，从而确保骨架图上每一个体素的 FA 值均来自于最邻近的白质纤维束中心[1]。这种方法避免了图像配准不精确和平滑带来的定位不准确的问题，能定量、客观地评估脑白质结构变化，在脑科学研究和临床实践中有较好的应用前景。

1. DTI 数据预处理

（1）将 DICOM 格式数据转化为 NIFTI 格式数据；

（2）校正：对 DTI 图像进行头动和涡流校正；

（3）生成脑 mask：利用每个被试者的 B_0 图像，将头皮颅骨等脑外组织去除，产生各自的脑 mask[2]。

（4）使用 dtifit 函式拟合弥散张量模型：包括 FA、MD、三个本征值（L_1、L_2、L_3）及对应的三个特征向量（V_1、V_2、V_3）等。

2. TBSS 流程（以 FA 值为例）

（1）tbss_1_preproc：去掉弥散张量拟合中的离群值。

（2）tbss_2_reg：将所有受试个体的 FA 值图通过非线性配准到一个 1mm × 1mm × 1mm 的标准空间。

（3）tbss_3_postreg：生成所有被试者的平均 FA 值图像，得到平均 FA 白质纤维骨架；

（4）tbss_4_prestats：将所有受试者配准后的 FA 图投射到白质纤维骨架上。

（5）统计学分析：对所有受试者的 FA 骨架利用 Randomise 函式进行统计学分析[3]。

三、脑白质纤维追踪技术

脑白质纤维追踪技术（tractography）是基于 DTI 提供人脑白质纤维束结构位置和走行特点的技术。该技术假设在各向异性体素中，主特征向量（最大弥散系数）方向就是脑白质主要纤维的走行方向，利用局部张量信息进行纤维跟踪，即从一个被称为“种子点”的体素为起始点开始跟踪，采用不同计算方法来确定脑白质纤维的走行方向。优点是活体和无创。缺点是分辨率低，只能追踪较大的纤维束，且是通过扩散路径进行间接跟踪，另外，由于噪声的影响，结果容易产生误差，很难用于定量分析。根据追踪方法的不同，分为确定性纤维追踪和概率性纤维追踪（图 2-2-7）。

（一）确定性纤维追踪

利用体素所含的张量信息，根据设定的追踪策略来连接相邻体素。一般包括选取种子点、确定纤维追踪终止条件和纤维重建 3 个步骤。常用软件有 DTIStudio、MedInria 和 MRITrix 等。下面以 FACT（fiber assignment by continuous tracking）算法为例来介绍。

FACT 算法认为神经纤维束的轨迹是空间三维曲线，曲线上每点的方向为该点处正切向量，该向量对应该点的主特征向量。以设置的感兴趣区（region of interest，ROI）内的体素为种子点，以种子点的主特征向量方向为纤维束走行方向，向相反两个方向线性延长扩展纤维束，然后反复这样迭代。其中 FA 值、偏转角度、延长长度是该算法设置追踪终止条件的 3 个重要参数。快速、简单以及能在各向异性较强的区域较好地跟踪纤维束走行方向是FACT算法的优点。但是，如果体素有多条纤维通过，由于无法辨别各条纤维的走行方向造成该算法在追踪此类神经纤维束时会产生一定的误差（图2-2-8）。

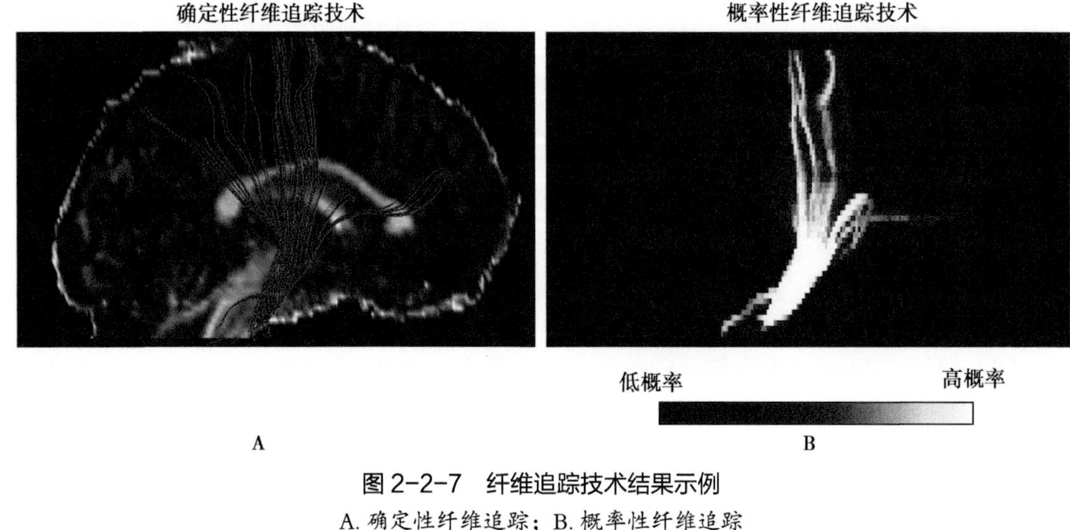

图2-2-7 纤维追踪技术结果示例

A. 确定性纤维追踪；B. 概率性纤维追踪

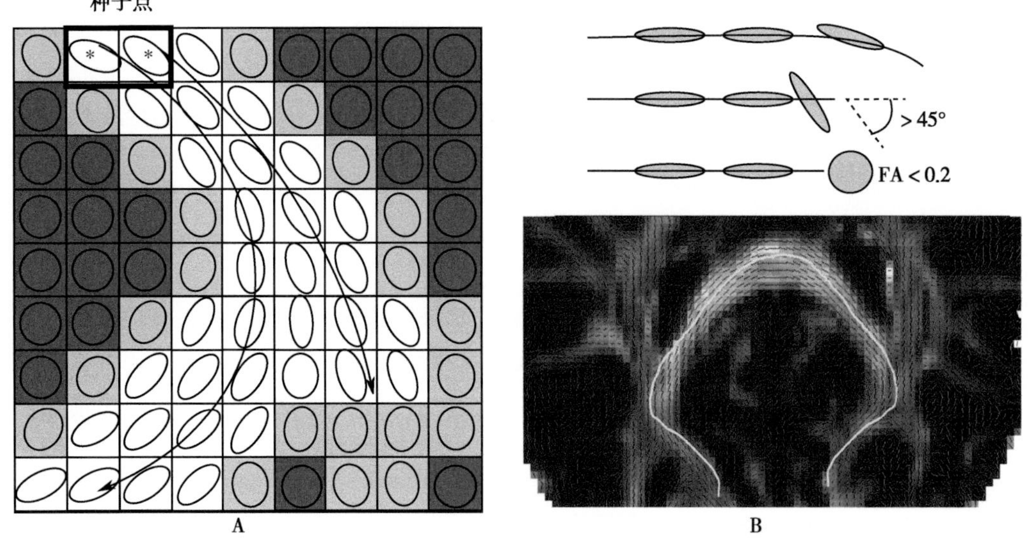

图2-2-8 确定性纤维追踪示意图

A. 选取种子点；B. 追踪终止条件

（二）概率性纤维追踪

以两个或更多特定区域之间相互连接的可能性概率分布为着眼点，用概率分布函数确定纤维追踪的主方向，并对体素之间的相关性进行量化，使用张量模型来估计每个体素最大可能的纤维束走行方向。其过程分为2步：首先使用弥散张量模型推算每个体素中纤维走行方向的概率，然后根据推算的概率建立种子点的纤维走行路径概率图，用来评估结果的可重复性。路径概率图又称为连接概率，连接强度，但并不能量化反映连接的强度，另外还可能受到其他因素干扰：连接长度，长连接的连接概率低于短连接；结构复杂性，走行与结构复杂区域的连接概率低于结构一致区域；空间网格的分辨率，其大小改变后连接概率也会随之改变。其优点是可以减少部分容积效应与噪声的影响，提高追踪的精度，既能显示大纤维束，又能显示小纤维束。但是，概率性纤维追踪算法的计算量比确定性纤维追踪算法大，耗时长（图 2-2-9）。

（三）基于纤维追踪的图论分析

图论作为目前复杂网络分析领域里的一个重要分析工具，已经广泛应用于脑网络研究，揭示大脑的拓扑组织特性。在临床上，图论分析可用于神经精神疾病，从网络水平上揭示其病理生理机制。脑功能连接网络基于静息态功能磁共振成像，脑结构连接网络基于结构磁共振成像和弥散张量成像。本节介绍基于弥散张量成像的白质纤维追踪技术的脑结构连接网络。根据白质纤维追踪方法的不同分为确定性纤维追踪构建的网络与概率性纤维追踪构建的网络。就网络性质以及与功能性网络的耦合性而言，概率性纤维追踪构建的网络要优于确定性纤维追踪构建的网络[4]，但概率性纤维追踪耗时较长。

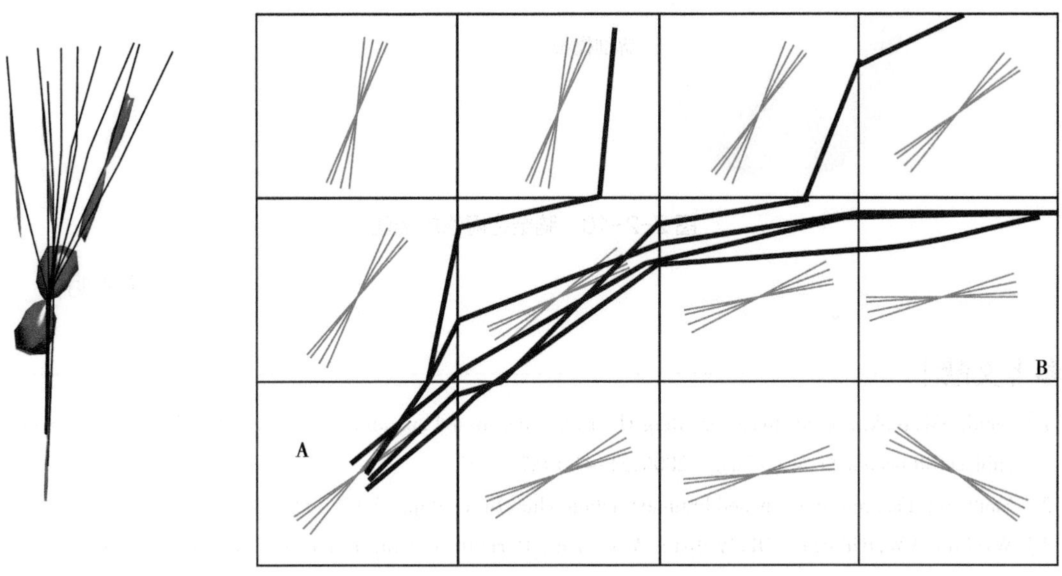

图 2-2-9　概率性纤维追踪示意图

左：计算每个体素中纤维走行方向的概率；右：建立种子点的纤维走行路径概率图

结构网络的构建也需要确定两个关键因素：网络的节点和边。目前网络的节点根据先验的脑解剖模板，如自动化脑解剖标记（automated anatomical labeling，AAL）模板将大脑分割成 90 个皮层和皮层下脑区（不包含小脑部分）。网络边的定义可通过弥散纤维追踪成像定量的白质纤维束来构建，例如白质纤维的连接条数、长度、密度、概率等[5, 6]（图 2-2-10）。

基于纤维追踪的图论分析也存在着一些不足与弊端。网络的构建的两个要素是节点与边的定义方式。目前的节点定义主要依靠先验的脑分割图谱，不同脑分割图谱构建的脑网络存在着差异[7]。边的定义也存在着许多争议，扫描参数的差异，DTI 追踪算法的差异，都会造成追踪纤维数目长度等参数的不一致，一个最显著的差异就是确定性纤维追踪和概率性纤维追踪造成的差异。

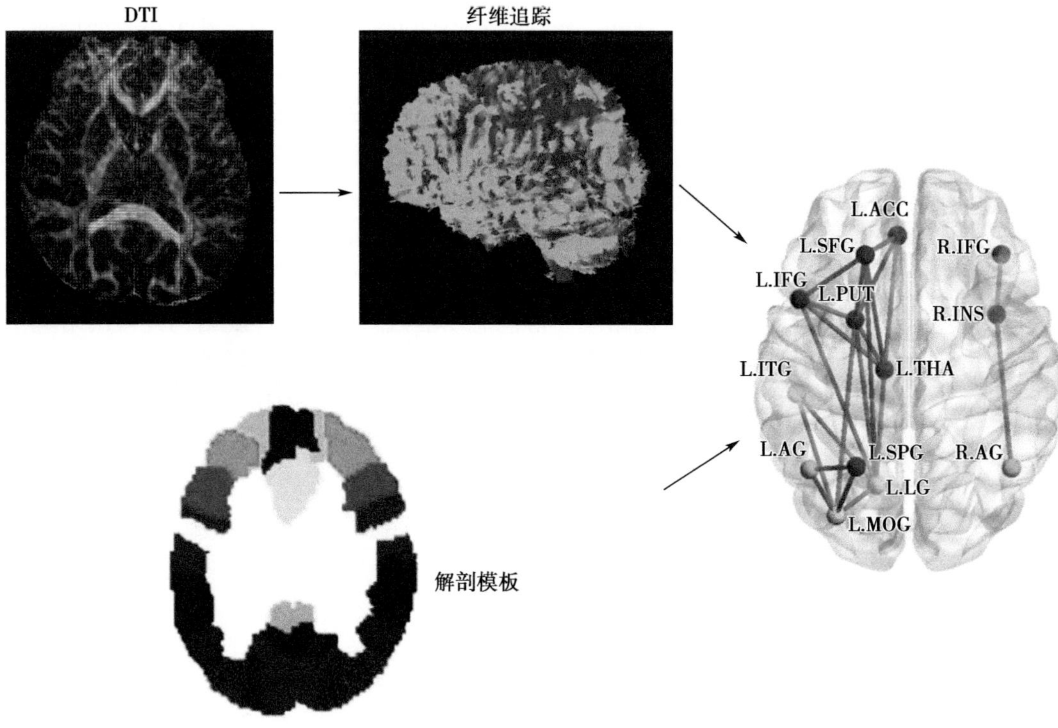

图 2-2-10 脑结构网络的构建

（李凯明）

参考文献

[1] Smith SM, Jenkinson M, Johansen-Berg H, et al. Tract-based spatial statistics: voxelwise analysis of multi-subject diffusion data. Neuroimage, 2006, 31(4): 1487-1505.

[2] Smith SM. Fast robust automated brain extraction. Hum Brain Mapp, 2002, 17(3): 143-155.

[3] Winkler AM, Ridgway GR, Webster MA, et al. Permutation inference for the general linear model. Neuroimage, 2014, 92 : 381-397.

[4] Owen JP, Ziv E, Bukshpun P, et al. Test-retest reliability of computational network measurements derived from the structural connectome of the human brain. Brain Connect, 2013, 3(2): 160-176.

[5] Gong G, Rosa-Neto P, Carbonell F, et al. Age-and gender-related differences in the cortical anatomical network. J Neurosci, 2009, 29(50): 15684-15693.

[6] van den Heuvel MP, Sporns O. Rich-club organization of the human connectome. J Neurosci, 2011, 31(44): 15775-15786.

[7] Wang J, Wang L, Zang Y, et al. Parcellation-dependent small-world brain functional networks: a resting-state fMRI study. Hum Brain Mapp, 2009, 30(5): 1511-1523.

第三节　功能分析方法

一、任务状态功能数据的分析方法

（一）功能磁共振成像简介

fMRI 是 20 世纪 90 年代初磁共振成像技术的一项重要发展。该技术基于 BOLD 效应，能够实时地对大脑皮层神经功能活动进行成像，并且具有较高的空间分辨率和时间分辨率，非常适合神经活动的时空分析和脑的高级功能研究，因此已成为神经、精神和认知领域的重要研究工具。

众所周知，血液中的血红蛋白根据是否与氧结合可分为氧合血红蛋白和脱氧血红蛋白两种状态。两种状态下的血红蛋白对外部磁场有不同的影响。脱氧血红蛋白具有顺磁性，可造成组织中质子的横向弛豫时间（T_2）缩短。血液中脱氧血红蛋白含量增加会导致相应组织在 T_2 加权像上信号强度降低；氧合血红蛋白为逆磁性物质，可延长组织中质子的 T_2 值，血液中氧合血红蛋白的含量增加会使相应组织在 T_2 加权像上信号增强[1, 2]。因此，血液中氧合血红蛋白和脱氧血红蛋白的比例决定了相应组织在 T_2 加权像上的信号强度，该比例越高，信号越强。这就是 BOLD 效应的基本原理。

基于 BOLD 效应的 fMRI 是利用了脑组织中神经元活动引起的局部血氧饱和度变化。当大脑某区域被激活时，该区域内脑组织耗氧量增加，相应的血流灌注量也会增加，其综合效应是局部血液中氧合血红蛋白的比例升高，造成相应区域在 T_2 加权像上信号增强。因此 T_2 加权像上信号增强间接地反映了局部神经元的活动[3]。

神经元活动引起的局部血流改变是短暂的。常规的 MRI 成像序列速度慢，难以捕捉到神经活动引起的微小信号变化，因此需要快速成像技术。目前最常用于 fMRI 的快速成像技术是 EPI 技术[4]。该技术采用单次射频脉冲激发，然后利用读出梯度磁场的连续正反向切换产生并采集多个梯度回波。该技术采集单层图像仅需数十毫秒，通常可在 2s 内完成一个全脑的图像采集。

功能磁共振成像可根据受试者在被扫描时是否执行任务或接受刺激又可分为任务态功能磁共振成像和静息态功能磁共振成像。任务态功能磁共振成像主要考察大脑在执行特定任务时的激活区域。静息态功能磁共振成像主要研究大脑在无任务状态下 BOLD 信号的自发改变。本部分分别就任务态、静息态功能磁共振成像的实验设计、数据处理与分析进行介绍。

（二）功能磁共振成像实验设计

在 fMRI 研究中，一个很重要的问题是如何设计有效的功能刺激方案。常见的 fMRI 试验设计可分为组块设计（blocked design）和事件相关设计（event related design）。组块设计通常包含两种不同的组块，分别是任务模块（task block）和基线组块（base block）[5, 6]。在任务组块中可要求受试者完成某种任务，如进行某种思维活动或对某种刺激做出反应，而在基线模块中受试者不进行任何思维活动。每个组块持续一定时间（一般为 14~20s），不同组块在扫描过程中交替出现（图 2-3-1A）。组块设计的优点是设计简单，数据分析比较容易，而且所产生的 BOLD 信号较强，检测效率高；缺点是无法获得单次刺激事件引起的 BOLD 信号改变的时间曲线，同时缺乏刺激的随机性。刺激的随机性对于认知神经科学研究十分重要。组块设计是同类刺激反复出现，受试者不可避免地会出现对刺激的期待效应，造成注意力和激活水平降低。事件相关设计则可克服上述问题。在事件相关设计中，受试者不是接受一系列连续的相同刺激，而是一个个离散的刺激。每相邻两次刺激事件之间的间隔时间比较长，而且可以随机变化（图 2-3-1B）。事件相关设计的缺点在于单个刺激任务产生的 BOLD 信号较弱，检测效率低，意味着时间相关设计需要比组块设计更长的扫描时间[7, 8]。

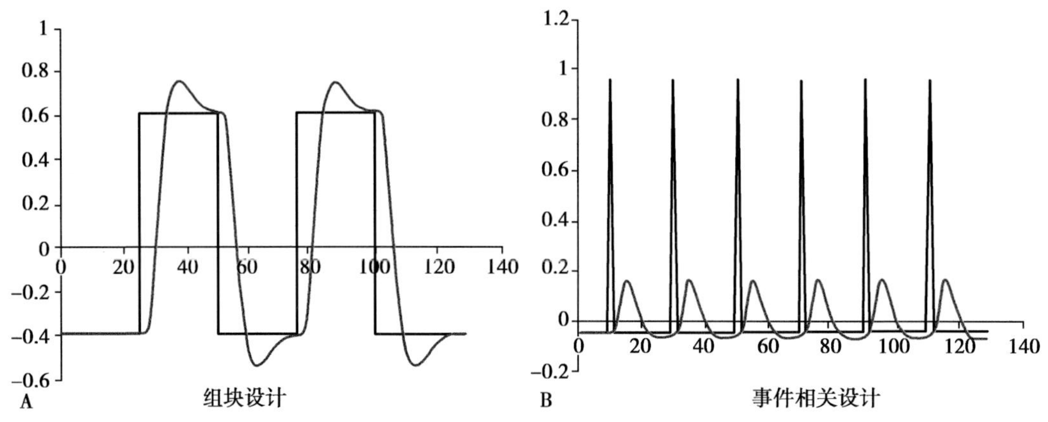

图 2-3-1 组块设计和事件相关设计示意图

（三）功能磁共振成像数据预处理

在 fMRI 数据采集过程中受试者头部的微小运动，成像设备的特性以及不同人之间大脑形状大小的差异都会影响后续功能激活区域的检测、定位与统计分析。因此在进行正式分析之前，有必要先对采集到的原始数据进行预处理。常用的预处理步骤包括时间层校正、头动校正、空间标准化以及空间平滑等。

1. 时间层校正 fMRI 数据采集一般采用多层 2D 扫描，即先采集完一层，然后再采集下一层，这样整个大脑的每一层并不是在同一时间点获得的。而且为了避免相邻两层之间产生的信号相互干扰，在实际扫描过程中一般采用隔层扫描的方式，即先扫奇（偶）数层，再扫偶（奇）数层（图 2-3-2A）。这种扫描方式造成相邻的两层在采集时间上存在数百毫秒的差异。fMRI 的统计模型是根据任务或刺激的时序创建的，然后将该模型与每一个体素的时间序列数据进行比较来判断该体素的信号变化与任务的相关性，这种分析方法假设整个脑的数据是在同一个时间点采集的。因此这种每一层在采集时间上的差异会给后续分析带来问题。时间层校正就是为了解决每一层在采集时间上的差异。时间层校正首先选择一个参考层，然后在其他层进行插值来匹配参考层的时间，插值方式一般采用正弦插值（图 2-3-2B）。是否需要采用时间层校正取决于实验设计，在组块设计的实验中，任务或刺激的持续时间较长，每一层采集时间的差异可以忽略不计。而在事件相关设计中，刺激时间短，每一层采集时间的差异会给后续分析带来影响，因此有必要进行时间层校正。

2. 头动校正 由于 fMRI 图像采集时间较长（一般持续数十分钟），测量次数多（对全脑进行数百次采集）。在此期间，受试者的呼吸、脉搏以及吞咽动作都会不可避免地造成微小头动，这样图像中某点对应的解剖位置在不同时间就会有差异。因此需要采取适当的办法消除头动带来的影响，即进行头动校正[8]。头部运动可用刚体运动模型来描述，即运动只包含空间的位移和旋转，不涉及大小缩放和切变。头动校正一般是选择采集到的第一个全脑图像作为参照，后续采集到的全脑图像通过刚性变换配准到第一个采集到的全脑图像。

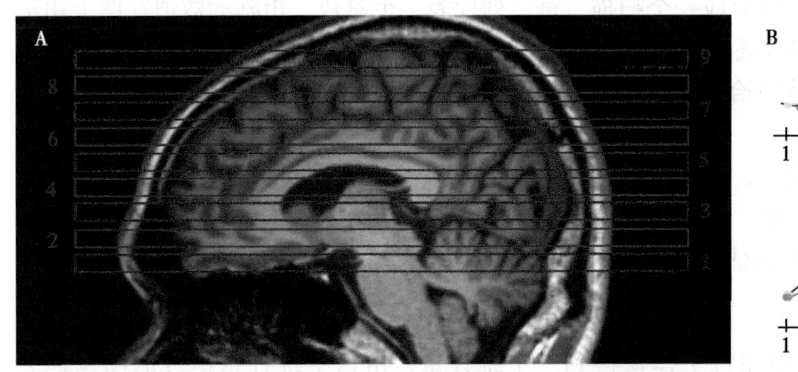

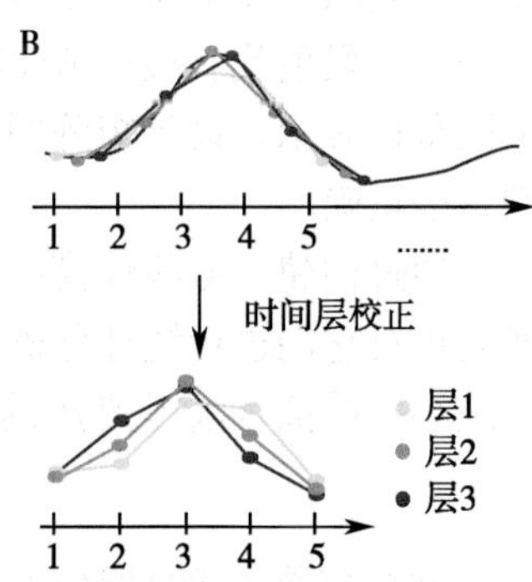

图 2-3-2　时间层校正

A. 实际采用的隔层扫描顺序；B. 时间层校正原理示意图

3. 空间标准化　受试者大脑在形状大小方面存在差异，如果要对一组受试者的大脑激活情况进行比较，那就需要将每个受试者的大脑图像与一个标准大脑模板（如常用的MNI 模板）进行匹配。匹配一般分为两步，第一步采用仿射变换消除个体与模板之间的大体差异，然后通过非线性变换来消除仍存在的局部细微差异。经过与标准模板匹配后，每个个体的大脑图像就位于同一个标准空间中。

4. 空间平滑　空间平滑是将图像数据在三维空间与一个光滑函数进行卷积，这个光滑函数称为卷积核函数。卷积核函数一般选择高斯函数。空间平滑的作用是：消除空间标准化后个体间仍存在结构上的细微差异。空间平滑后不同个体间的细微结构差异将被模糊化；提高信噪比，空间平滑后，图像中的高频部分被抑制，而高频部分一般对应噪声；空间平滑使数据的误差分布更接近正态分布，使得基于参数检验的推断更加合理。空间平滑的步骤是先确定半高全宽（FWHM）参数，一般选择采集图像的体素尺寸的 2~3 倍，再根据 FWHM 计算出高斯函数的标准差，构建出高斯卷积核函数，最后将图像与该函数进行卷积即可实现空间平滑处理。

（四）任务态功能磁共振成像数据分析

经过预处理后的数据就可以进入分析步骤，对 fMRI 数据分析的最终目的都是准确定位出被实验刺激激活的脑功能区。获得功能区最简单的方法是用任务状态采集到的平均fMRI 图像减去基线状态下的平均图像。但这种方法对头部运动非常敏感，最终结果中存在大量伪影，特别是在大脑的边缘。而且这种简单的差值法不能产生一个统计检验值，因此难以对结果的可信度进行判断。

目前最常用的功能磁共振成像数据分析方法是基于一般线性模型（GLM）的分析方法[9]。这种方法以三维全脑图像中的单个体素为基本单位，通过对每个体素的时间信号序列与实验设计模型做统计分析，得到某个显著水平下的脑区激活图。

一般线性模型假设某体素的时间信号序列是实验设计矩阵与未知参数乘积的线性组合[10-12]：

$$Y_i = X\beta_i + \varepsilon_i \qquad \text{式 2-4}$$

Y_i 是体素 i 的时间序列构成的列向量，是实验设计矩阵；β_i 是未知参数构成的列向量；ε_i 是由噪声构成的列向量，并服从均值为 0，标准差为 σ_i 的正态分布。设计矩阵可以用灰度图来表示，图上每一个行对应一个扫描，每一列代表一个参数，矩阵的数值在图上用灰度表示，黑色代表最小值（通常是 -1），白色代表最大值（通常是 +1），介于两者之间的用不同灰色表示。设计矩阵图给出了设计矩阵的直观印象，通过它可以形象地观察所用的模型是否正确。

通过构建一般线性模型，原本是对 Y_i 进行统计分析，现在改为求解 β_i，得到 β_i 的图像，然后再对它们进行统计分析。脑功能激活图实际就是对未知参数 β_i 的统计推断得到的。可用最小二乘拟合法得到 β_i 的估计值。

$$\hat{\beta} = \left(X^T X\right)^{-1} X^T Y \qquad \text{式 2-5}$$

这样根据 β_i 的估计值在每个体素得到一个统计量，由这个统计量组成的图像称为 SPM，可用于参数检验得到最终的激活图[13-15]。

二、静息态功能磁共振成像数据处理

（一）静息态功能磁共振成像简介

传统的 fMRI 研究主要是基于特定任务下的研究，即设计某种实验任务，研究该任务下的脑区激活或功能连接情况。采用认知任务进行激活区检测或功能连接的临床应用存在诸多限制：复杂的实验设计对临床医生来说执行困难；许多患者对认知任务配合困难，如婴幼儿患者以及严重的阿尔茨海默病患者等；认知任务各式各样，不便于研究的标准化，因此很难用于疾病的诊断。静息状态（resting state）下 fMRI 的研究为这些问题的解决开辟了新途径。静息状态的 fMRI 即指被试者在静息状态（闭眼、清醒状态）下的扫描，此时，受试者躺在磁共振扫描仪中，全身放松，不进行思维活动。研究表明大脑在静息状态存在自发的 BOLD 信号低频振荡，而且某些脑区的信号的低频振荡保持着很高的同步性。这种低频信号振荡的同步性可见于运动系统、语言系统、听觉系统以及视觉系统。这些发现都证明了人脑在静息状态下存在有序的脑活动。

（二）静息态功能磁共振成像数据预处理

与任务态功能磁共振成像数据的预处理相似，静息态功能磁共振成像数据预处理也包括时间层校正、头动校正、空间标准化、空间平滑等步骤。此外，还需要对时间序列进行带通滤波（0.01~0.08Hz）以去除低频信号漂移和呼吸心跳造成的高频噪声的影响，提取出能真实反映大脑自发活动的低频信号振荡。

（三）静息态功能磁共振成像数据分析

静息态功能磁共振成像数据分析主要从以下两个方面展开：其一是不同脑区之间低频振荡的同步性分析，即功能连接分析；其二是局部脑区内部低频振荡的特性分析。

与基于任务的功能连接分析相同，静息态下的脑区之间的功能连接也是采用相关分析方法来度量，其通常步骤是先选取某一 ROI 作为种子点，得到该区域的时间序列，然后计算该种子区与全脑其他体素时间序列之间的相关性。两脑区时间序列之间的相关性一般用两时间序列之间的 Pearson 相关系数表示。在这种分析方法中，种子点的选择是非常重要的问题，一般根据解剖知识或者文献中报道中某任务的激活区来选取。独立成分分析（indepent component analysis，ICA）是分析功能连接的另一种方法。这种方法直接将全脑时间序列分解成多个相互正交、独立的成分，并认为信号在同一成分上投影较大的脑区之间存在功能连接。

功能连接分析对于神经和精神疾病的研究有很大价值。目前，静息态功能连接分析已经应用到诸如精神分裂症、AD、抑郁症、创伤后应激障碍等疾病的研究中，以期从大脑功能连接的角度找到病因和发病机制。

低频振幅（amplitude of low frequency fluctuation，ALFF）、低频振幅比值（fractional ALFF，fALFF）、局部一致性（regional homogeneity，ReHo）是考察局部脑区内低频振荡特性的常用指标。ALFF 的计算原理是逐一对全脑的每一个体素的时间信号序列进行傅里叶变换，将时域的信号转换到频域。频谱中曲线下面积可视为信号的能量，然后对其开方得到信号振荡的幅度，亦即 BOLD 信号变化的强度，最后将每个体素的 ALFF 值除以全脑平均 ALFF 值，得到每个体素标准化后的 ALFF 值。ALFF 从能量角度反映了各体素在静息状态下自发活动的幅度。但 ALFF 对生理噪声非常敏感，因此有时也用 fALFF 代替 ALFF。fALFF 代表低频振幅（0.01~0.08Hz）与整个频率范围内振幅的比值。ReHo 是以肯德尔和谐系数为基础衡量全脑各个体素与其周围邻近像素所组成的一个团块在时间序列活动上的一致性，可间接反映局部 BOLD 信号及局部脑区活动的时间同步情况，可以反映局部脑区神经元活动的时间一致性程度，ReHo 升高提示局部神经元活动时间上趋向于同步；ReHo 降低则提示局部神经元活动时间上趋向于无序。ReHo 异常可能提示局部神经元同步性活动的产生与调控机制异常。

（四）基于静息态功能磁共振成像的脑网络图论分析

大脑功能性网络是对空间上存在一定距离的神经元或脑区之间交互活动的直观描述。静息态功能磁共振成像结合图论是目前分析大脑功能性网络的主要方法。图论起源于 1736 年数学家莱昂哈德·欧拉（Leonhard Euler）研究的哥尼斯堡七桥问题，主要用于描述和分析由点、边构成的网络的局部和全部特征，是目前复杂网络分析领域最主要的数学工具。

在图论中，构成网络的基本单元称之为节点（node，N），而节点之间的关系定于为边（edge，E）。任何一个复杂网络可以用“图 G（N,E）”来表示（图 2-3-3）。网络中各个节点之间的关系，我们称之为网络的拓扑性质。一个复杂网络包括但不限于以下几个重要的拓扑性质：①集群系数：衡量网络的集团化程度，表示某一节点的邻居间互为邻居的可能；②最短路径长度：表示网络中某一节点的信息传达到另一节点的最优路径；③中心度：表示与节点直径相连的边数，度越大则表示该节点的连接就越多；而中心度用来表示网络中所有节点的作用和地位，中心度最大的节点被认为是网络的核心节点；④模块：表示网络中内部连接密集但对外连接稀疏的节点集团。模块内非常重要的节点被称做区域性核心节点；而在自身模块内作用有限，但在维系整个网络的连通性上起重要作用的节点被称作连接子[16]。基于不同的拓扑性质，网络被分为规则网络、随机网络及小世界网络等类型（图 2-3-4）。规则网络具有较高的集群系数和较长的最短路径长度，而随机网络恰好相反，拥有较低的集群系数和较短的最短路径长度。小世界网络则介于规则网络和随机网络之间，综合了二者各自的拓扑优势，既具有与规则网络类似的较高的聚类特性，又具有与随机网络类似的较短的最短路径长度，从而保证了在局部和全局水平上信息传递的高效性。

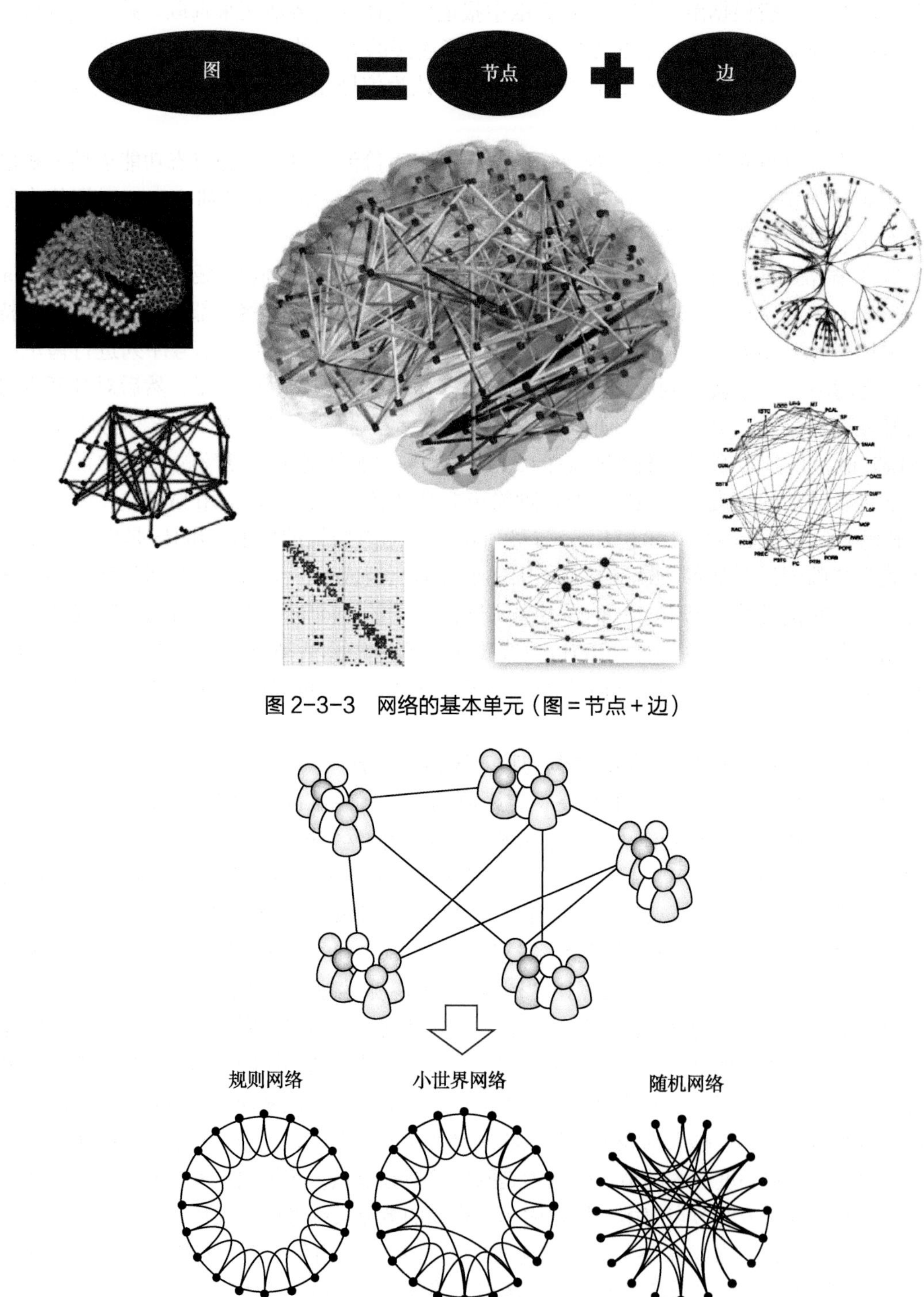

图 2-3-3 网络的基本单元（图 = 节点 + 边）

图 2-3-4 规则网络、小世界网络及随机网络

利用静息态功能磁共振成像数据构建功能性脑网络包括两个关键步骤：一是如何确定网络节点；二是如何定义网络连接边。对于静息态功能磁共振成像一般采用先验脑图谱划分的脑区确定网络节点。在构建脑功能网络中最常用的是自动化脑解剖标记（automated anatomical labeling，AAL）图谱[17]，该图谱根据解剖结构将全脑划分为 90 个脑区，即定义了 90 个节点。也有部分研究采用了其他节点定义策略。节点之间的连接一般可通过两个脑区内平均时间序列的偏相关、Pearson 相关、小波相关以及同步似然性等参数来定义。最后通过一系列连续的阈值将上述加权网络转化为二值网络（图 2-3-5）并计算相应的拓扑属性。

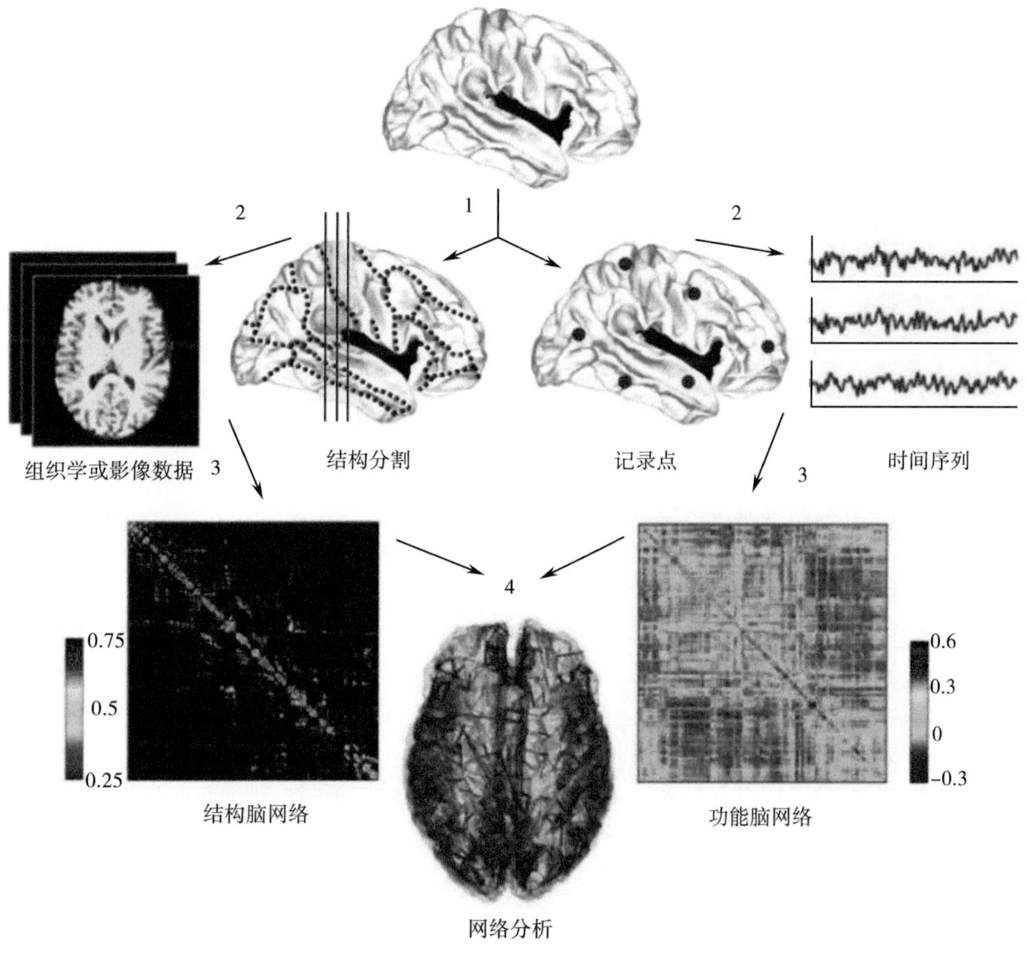

图 2-3-5　脑网络的构建

目前基于静息态功能磁共振成像的脑功能与脑网络的研究无论是在数据分析方法还是临床应用都已经广泛展开，这些研究能够帮助我们更加清晰地认识人脑网络结构及其工作机制，奠定了人脑连接组学的工作基础。

（孙怀强）

参考文献

[1] Pauling L, Coryell CD. Magnetic properties and structure of hemoglobin, oxyhemoglobin and carbonmonoxyhemoglobin. Proc Natl Acad Sci U S A, 1936, 22(4): 210-216.

[2] Ogawa S, Tank DW, Menon R, et al. Intrinsic signal changes accompanying sensory stimulation: Functional brain mapping with magnetic resonance imaging. Proc Natl Acad Sci U S A, 1992, 89(13): 5951-5955.

[3] Bandettini PA, Wong EC, Hinks RS, et al. Time course EPI of human brain function during task activation. Magn Reson Med, 1992, 25(2): 390-397.

[4] Ogawa S, Menon RS, Tank DW, et al. Functional brain mapping by blood oxygenation level-dependent contrast magnetic resonance imaging. A comparison of signal characteristics with a biophysical model. Biophys J, 1993, 64(3): 803-812.

[5] Friston KJ, Jezzard P, Turner R. Analysis of functional MRI time series. Hum Brain Mapp, 1994, 1(2): 153-171.

[6] Worsley KJ, Friston KJ. Analysis of fMRI time series revisited-Again. Neuroimage, 1995, 2(3): 173-181.

[7] Friston KJ, Zarahn E, Josephs O, et al. Stochastic designs in event-related fMRI. Neuroimage, 1999, 10(5): 607-619.

[8] Garavan H, Murphy K. Experimental Design In fMRI Techniques and Protocols. New York: Humana Press, 2009, 133-149.

[9] Boynton GM, Engel SA, Glover GH, et al. Linear systems analysis of functional magnetic resonance imaging in human V1. J Neurosci, 1996, 16(13): 4207-4221.

[10] Buxton RB, Uludağ K, Dubowitz DJ, et al. Modeling the hemodynamic response to brain activation. Neuroimage, 2004, 23 Suppl 1: S220-S233.

[11] Barry RL, Williams JM, Klassen LM, et al. Evaluation of preprocessing steps to compensate for magnetic field distortions due to body movements in BOLD fMRI. Magn Reson Imaging, 2010, 28(2): 235-244.

[12] Glover GH. Deconvolution of impulse response in event-related BOLD fMRI. Neuroimage, 1999, 9(4): 416-429.

[13] Friston KJ, Holmes AP, Worsley KJ, et al. Statistical parametric maps in functional imaging: A general linear approach. Hum Brain Mapp, 1995, 2(4): 189-210.

[14] McKeown MJ, Sejnowski TJ. Independent component analysis of fMRI data: Examining the assumptions. Hum Brain Mapp, 1998, 6(5-6): 368-372.

[15] Viviani R, Grön G, Spitzer M. Functional principal component analysis of fMRI data. Hum Brain Mapp, 2005, 24(2): 109-129.

[16] Bullmore E, Sporns O. Complex brain networks: graph theoretical analysis of structural and functional systems. Nat Rev Neurosci, 2009, 10(4): 186-198.

[17] Tzourio-Mazoyer N, Landeau B, Papathanassiou D, et al. Automated anatomical labeling of activations in SPM using a macroscopic anatomical parcellation of the MNI MRI single-subject brain. Neuroimage, 2002, 15(1): 273-289.

第四节　多模数据的融合

一、引言

在过去的20年中，以磁共振为首的众多神经影像学技术飞速发展。这些先进的成像技术使得大脑的结构和功能可视化以及定量分析成为可能，在精神疾病的研究中发展尤为迅速。这些成像技术可以大致分为：①结构成像，包括：结构磁共振成像（structural magnetic resonance imaging，sMRI）、弥散磁共振成像（diffusion magnetic resonance imaging，dMRI）等；②功能成像，功能磁共振成像（functional magnetic resonance imaging，fMRI）、灌注成像（perfusion magnetic resonance imaging，pMRI）、EEG等；③分子/代谢成像，磁共振波谱（magnetic resonance spectroscopy，MRS）、PET等。单一模态成像往往存在某些方面的不足。例如：sMRI虽然临床可推广性强，但很难反映功能的信息；fMRI虽然能够很好地反映大脑功能的活动状态，但是容易受到噪声和混杂因素影响。实现对大脑多角度深入探究不能仅仅局限于某个特定的模态，而要充分发挥各模态或者成像技术的优势。

近年来，随着影像数据分析技术、计算能力的发展，特别是多模态计算方法的发展，多模态影像吸收了各种单一模态的优势，同时克服了单一成像技术的局限，迅速成为神经影像学领域内研究的热点。多模态融合分析总的来说分为以下几个类别：①结构–结构结合；②结构–功能结合；③功能–功能结合。每一类多模态分析都有着不同方面的应用，以及特有的处理流程。比如说：sMRI和dMRI的融合能够得到更加全面的反映大脑形态学/结构特征的信息，适用于那些同时影响大脑灰、白质的疾病，例如典型的脑卒中、创伤性脑损伤等；功能–功能的结合更加侧重于反映疾病状态下大脑激活/代谢的情况，主要适用于累及认知或者意识的疾病。以下主要介绍多模态影像融合技术最常用的流程以及三种分析思路。

二、多模态影像分析基本流程

1. 图像配准（registration）　图像配准的目的是找到两个或者多个模态图像之间的空间关系。图像配准的方法主要包括刚性（rigid registration）、仿射（affine registration）、可变形（deformable registration）配准。通常使用刚性和仿射方法就可以完成个体的不同模态数据的配准，但是需要将较大程度，甚至局部变形的时候就要使用可变形配准方法了，例如将个体图像和标准模板配准的时候就需要可变形配准的方法。

2. 分割（segmentation）　分割主要是为了区分不同的脑区或是得到不同脑区的标签（label）。分割可以分为不同的水平：组织水平、皮质水平、皮质下水平甚至是某些结构的亚区水平（海马亚区、杏仁核亚区等）。分割的方法主要包含人工/半人工分割（manual and semi-automatic methods）、反向图谱分割（atlas inverse mapping）、多图谱标记（multi-atlas labeling）。当前认为基于广泛接受的协议的人工分割仍然是分割技术中的“金标准”，但是其耗时严重，并且受到人为因素影响，因此无法用于较大的样本中。反向图谱分割的方法是将具有标签的标准模板配准到原始图像的空间，从而使原图像得到不同的标签。这种分割方法简单易用，但是容易受到所选择的模板和配准方法的影响。多图谱标记相较反向图谱分割技术而言，采用的更多的模板，最后通过“投票”（voting）得到“融合”的标签。这种方法相对来说是最可靠的、最接近人工分割的自动分割方法，但是同时计算量巨大，对计算机性能要求较高。

3. 特征融合（feature fusion） 特征融合是将不同模态中提取的众多特征合并分析。为避免“维度灾难（curse of dimensionality）”，首先需要对众多特征进行选择。常用的方法包括：t 检验、方差分析、弹性网络算法（elastic net）、拉索（Lasso）算法等，或者是多种算法的结合。然而，个体间差异的问题并不能被特征选择这一方法解决，因此需要特征嵌入方法（feature embedding methods）进一步处理。此外，使用机器学习（machine learning）的方法也能够实现在多模态影像数据中的特征提取。

4. 模式分析（pattern analysis） 模式分析是为了推断疾病造成大脑病理学或者认知、感觉运动功能变化的模式，或者是为了找出疾病相关的效应。主要包括三种思路：分类（classification）、回归（regression）、模拟（simulation）。分类包括使用各种分类器（classifier）将正常人与患者区分开来，或者区别患者组中的不同亚型；回归包括使用柔性最大传递函数（softmax）、拉索（Lasso）、弹性网络（elastic net）等模型，找到潜在的生物学标志物以及找到不同组之间的边界；模拟则是基于两个有相似横断面和纵向形变的大脑将会在接下来有相似的变化这一假设。

5. 可视化（visualization） 多模态数据的可视化可在 2D 图像上包括至少三部分：背景、前景以及标签；当然通过可视化工具多模态数据可以实现 3D 甚至更高维度的可视化效果。

三、多模态磁共振分析常见思路

1. 综合分析 任务态 fMRI 使用 BOLD 信号变化反映脑部特定区域工作状况，静息态 fMRI 则用于描述静息状态脑部工作状况。DTI 通过测量大脑水分子弥散状态间接测量脑部白质的三维神经结构，其标量参数表征白质神经束的生理特征。结构态 T_1 则可拥有测量灰质区域的容量以及形态结构，用于描述大脑皮层的厚度和形态变化。综合使用不同模态磁共振图像进行分析，可获得大脑结构变化的完整信息。

最直观的多模态磁共振综合分析是将患者和对照组的上述多种模态信息进行直接比较，然后综合多种模态的变化情况进行分析。如赫夫特（Hoeft）分别使用 fMRI 和 DTI 对阅读障碍患者的临床量表和长期变化进行相关分析，并对两种模态的结果进行综合分析[1]。

除此之外，也可将两种或多种模态磁共振数据及其参数构成多变量数据，然后使用传统 t 检验、Pearson 相关分析以及线性收敛等进行直接分析。如戈布尔（Goble）将 fMRI 测量功能连接的强度和 DTI 测量白质 FA 随年龄改变使用 t 检验和 Pearson 相关分析进行统计[2]。普罗佩尔（Propper）将大脑偏侧指标与 fMRI 测量的功能活动强度和 dMRI 测量的弓状束大小及长度进行相关性分析[3]。

2. 多模磁共振特征提取分析 多模磁共振特征提取一般针对不同磁共振，或者不同任务数据，针对其内在相关性进行特征提取分析。如金（Kim）使用相同被试者的不同任务态数据集获得比传统线性模型更精确的分析结果[4]。

将 dMRI 和 fMRI 数据综合构成多变量数据，并计算和提取高维抽象参数如 ICA、主成分分析（principal components analysis，PCA）等进行后续分析的应用也逐渐增加[5]。苏

（Sui）使用多模典型相关分析（canonical correlation analysis，CCA）和联合 ICA 对任务态 fMRI 和 dMRI 数据进行参数提取和分析[5]。卫（Wee）使用多核支持向量机融合 dMRI 和 fMRI 有效提高对轻度认知障碍患者的早期诊断[6]。综合建模参数提取的分析方法在基于网络的分析中应用广泛，如使用 ICA、PCA 等方法将 dMRI 的 FA、MD 等和 fMRI 的功能连接等参数进行特征提取，并据此对神经网络特性进行分析。

使用三种或更多模态数据进行融合分析可以对研究的假设进行更全面、深入的分析，其基本方法是将不同模态的数据信息与研究假设进行相关性统计和分析。如雅各布森（Jacobson）使用 sMRI、dMRI 和任务态 fMRI 对 11~13 岁有精神病症状的学龄儿童和对照组进行比较[7]；苏辟卡（Supekar）则使用 sMRI、dMRI 和静息态 fMRI 对大脑发育静息态网络的变化进行研究[8]；詹恩（Jann）则在使用 sMRI、dMRI 和静息态 fMRI 的基础上，引入 EEG 对 dMRI 测量的 FA 和 fMRI 时序进行分析[9]。

除使用多种模态数据进行直接分析以外，使用 ICA、CCA 等方法将多种模态数据进行特征提取也开始逐步运用到相关研究中。科雷亚（Correa）使用多集合 ICA 对精神分裂症患者的任务态 fMRI、sMRI 和 EEG 的诱发电位进行分析[10]；苏（Sui）则使用多集合 CCA 和联合 ICA 的方法对精神分裂症患者的 sMRI、dMRI 和任务态 fMRI 数据进行分析[5]。其他机器学习的算法也可被用于使用多种模态数据对特殊患者进行分类，如张（Zhang）使用 MRI、FDG-PET 和脑脊液（cerebro-spinal fluid，CSF）数据，应用支持向量机方法将老年痴呆和轻度认知障碍患者的分类准确性由单一数据的 86.5% 提高到 93.2%[11]。

3. 多模磁共振网络分析　上述多模态磁共振综合分析和特征提取分析都基于一个基本假设：脑功能的异常由某特定区域的某种或多种模态磁共振信号描述，而多模磁共振网络分析则将脑功能的异常提升到脑部系统层面，通过对不同脑部区域的“连接”情况对其进行分析。描述脑部连接有多种方法，包括 EEG 和 MEG、fMRI、dMRI 和 T_1 描述的灰质皮层厚度及其形态学结构[12-15]。

多模态磁共振网络分析首先考虑的是网络的构建，而网络构建则由网络节点的构建和节点间连接权重的构建组成。网络节点一般由 sMRI 的先验分割区域或 fMRI 的功能区域构成，在确定节点后，网络连接则由功能连接，如 EEG、MEG 和 fMRI 信号相关性，或结构连接 dMRI 白质纤维结构或 sMRI 皮层厚度或形态学结构决定。节点的选择将对后续网络的拓扑结构，以及后续分析参数如小世界参数等有直接影响。多尺度方法可有效地对皮层表面进行分块，使用 5 个不同尺度，可将大脑皮层分成 70~1000 个不同区域，周（Zhou）则在此基础上，将轻度认知障碍患者的预测准确率从 80.3% 提高到 84.35%。网络连接的权重确定存在一定的争议，如使用 dMRI 纤维结构及其标量信息（如 FA），但是这些纤维结构信息的生理基础较为复杂，不能完全被 dMRI 所表征[16]。

多模磁共振网络分析的第二步是对网络结构的描述，其常用的模型包括节点度、集中度和分离度等。节点度描述节点与其他节点的连接程度，分离度由聚类系数、通过率以及局部有效性等描述，而集中度则由路径距离、全局有效性等衡量。当网络保持一定程度的分离度，同时保持较大程度的集中度时，该网络被称为小世界网络，其小世界系数表征集中度和分离度的平衡参数，多项研究表明，脑部网络在宏观上成小世界网络分布[17]。

（李凯明　吴　锡　龚启勇）

参考文献

[1] Hoeft F, McCandliss BD, Black JM, et al. Neural systems predicting long-term outcome in dyslexia. Proc Natl Acad Sci U S A, 2011, 108(1): 361-366.

[2] Goble DJ, Coxon JP, Van Impe A, et al. The neural basis of central proprioceptive processing in older versus younger adults: an important sensory role for right putamen. Hum Brain Mapp, 2012, 33(4): 895-908.

[3] Propper RE, O'Donnell LJ, Whalen S, et al. A combined fMRI and DTI examination of functional language lateralization and arcuate fasciculus structure: effects of degree versus direction of hand preference. Brain Cogn, 2010, 73(2): 85-92.

[4] Kim DI, Sui J, Rachakonda S, et al. Identification of imaging biomarkers in schizophrenia: a coefficient-constrained independent component analysis of the mind multi-site schizophrenia study. Neuroinformatics, 2010, 8(4): 213-229.

[5] Sui J, Pearlson G, Caprihan A, et al. Discriminating schizophrenia and bipolar disorder by fusing fMRI and DTI in a multimodal CCA+joint ICA model. Neuroimage, 2011, 57(3): 839-855.

[6] Wee CY, Yap PT, Zhang D, et al. Identification of MCI individuals using structural and functional connectivity networks. Neuroimage, 2012, 59(3): 2045-2056.

[7] Jacobson S, Kelleher I, Harley M, et al. Structural and functional brain correlates of subclinical psychotic symptoms in 11-13 year old schoolchildren. Neuroimage, 2009, 49(2): 1875-1885.

[8] Supekar K, Uddin LQ, Prater K, et al. Development of functional and structural connectivity within the default mode network in young children. Neuroimage, 2010, 52(1): 290-301.

[9] Jann K, Federspiel A, Giezendanner S, et al. Linking brain connectivity across different time scales with electroencephalogram, functional magnetic resonance imaging, and diffusion tensor imaging. Brain Connect, 2012, 2(1): 11-20.

[10] Correa NM, Adali T, Li YO, et al. Canonical correlation analysis for data fusion and group inferences: examining applications of medical imaging data. IEEE Signal Process Mag, 2010, 27(4): 39-50.

[11] Zhang H, Liu L, Wu H, et al. Feature Selection and SVM Classification of Multiple Modality Images for Predicting MCI. OHBM Annual Meeting, 2012, June 10-14, Beijing, China.

[12] Alexander-Bloch AF, Vértes PE, Stidd R, et al. The anatomical distance of functional connections predicts brain network topology in health and schizophrenia. Cereb Cortex, 2013, 23(1): 127-138.

[13] Bullmore E, Sporns O. Complex brain networks: graph theoretical analysis of structural and functional systems. Nat Rev Neurosci, 2009, 10(3): 186-198.

[14] Gong G, He Y, Concha L, et al. Mapping anatomical connectivity patterns of human cerebral cortex using in vivo diffusion tensor imaging tractography. Cereb Cortex, 2009, 19(3): 524-536.

[15] Hagmann P, Cammoun L, Gigandet X, et al. Mapping the structural core of human cerebral cortex. PLoS Biol, 2008, 6(7): e159.

[16] Zhou L, Wang Y, Li Y, et al. Hierarchical anatomical brain networks for MCI prediction: revisiting volumetric measures. PLoS One, 2011, 6(7): e21935.

[17] Bullmore E, Sporns O. The economy of brain network organization. Nat Rev Neurosci, 2012, 13(5): 337-349.

第三章

精神影像技术在心理学中的应用

第一节 注意

注意（attention）是心理活动或者意识对一定对象的指向和集中，也是大脑选择刺激并分配心理资源的过程，对各种认知活动起着调节作用。注意是认知心理学中的核心问题，早期的研究者致力于注意内部机制的研究，并提出了一系列的解释模型。然而，这些模型之间存在的巨大分歧说明注意的本质机制还没有被发现。影像技术的发展及应用为注意的研究开辟了一条崭新的道路，为解决注意研究中的重大理论问题提供了新的视角，加深了我们对注意本质的认识。

一、注意选择的时间和位置

注意研究中的重要理论问题之一是注意在什么时候、什么位置影响感觉信息的输入，即注意选择问题。几十年来，由于行为实验方法的局限，研究者很难确定注意到底作用于信息加工的哪个阶段。影像技术在确定认知加工的阶段上具有特殊优势，其逻辑为：如果注意选择发生在知觉加工之前，那么注意刺激引发的脑激活应该比忽视刺激引发的脑激活更大；如果注意选择发生在知觉加工之后，那么注意刺激和忽视刺激引发的脑激活应该相同。

将PET技术与事件相关电位技术（event-related potentials，ERP）相结合，海因策（Heinze）和其同事[1]对与注意相关的ERP成分及脑区定位进行了深入研究，结果发现当被试者注意到刺激时，颞叶腹侧表面的外纹状皮层血流量增加，直接接受注意刺激输入的半球血流量增加尤为显著，并同时在该部位观察到了注意的时间加工效应。这一研究为注意的早期选择加工模型提供了实证支持，视觉选择性注意在刺激呈现后60ms的外纹状皮层就开始进行了。但是，该研究的证据并不排除晚期选择加工的存在。采用fMRI技术，一些研究发现注意不仅影响外纹状皮层的加工，在一定程度上还影响初级视觉皮层的加工，支持了注意的晚期选择理论[2, 3]。

二、基于客体和基于空间的注意

选择性注意是基于客体进行的还是基于空间进行的，是注意研究中的另一大争论不休的理论问题。脑影像研究为这两种注意理论提供了神经机制方面的证据。

根据基于客体的理论，即使两个客体是在同一个位置，注意客体的一种属性会使该客体的其他属性的加工得到加强，而未被注意的客体的加工不会增强。欧克雷文（O'Craven）与其同事[4]的fMRI研究为基于客体的注意理论提供了强力证据，实验发现与未注意客体的无关属性相比，被注意客体的无关属性能引发更强烈的脑区激活。进一步研究[5]发现，当注意同一空间位置的不同客体时，腹侧视皮层的激活水平不同，同时背侧顶叶和额叶皮层的激活有瞬时加强，说明背侧额叶和后顶叶皮层参与了控制基于客体的注意。

根据基于空间的理论，将注意选择视野中的某个空间位置作为加工单位，在这个空间位置上的所有信息都会得到加工。阿灵顿（Arrington）等人[6]采用线索辨别技术对注意的脑机制进行了研究，结果发现被试者注意客体占据的有范围限制的空间时，会有更多脑区被激活：被试者在加工过程中采用了基于客体的空间注意加工模式，将视野中的空间区域按照一定的规则划分成不同的客体，再对客体所占据的空间进行加工。唐宁（Downing）与其同事[7]采用类似欧克雷文（O'Craven）等人的实验范式，排除了客体和特征的影响来考察空间位置的作用，结果发现被试者在对特定位置的客体反应时，相应的脑区激活增强，支持了基于空间位置的理论。

三、运动客体的注意

与静态客体的神经机制研究相比，运动客体的研究相对较少。在行为研究中，研究者通常采用多目标追踪范式（multiple object tracking paradigm，MOT）对运动物体进行追踪，主要研究内容为分心刺激的数量、追踪目标的变化形式、目标的知觉融合对追踪过程的影响。脑影像研究仍采用这一范式，通过比较注意追踪条件和被动注视条件下的脑区激活模式来揭示注意追踪的脑机制。

卡勒姆（Culham）等人[8]使用了这一研究范式，在注意追踪条件下，给被试者呈现9个运动的绿球，其中一部分在运动过程中会变成红色，持续2s后再变为绿色，要求被试者追踪这些颜色变化的球；在被动注视的条件下，只呈现运动的球，这些球在运动过程中不会发生颜色变化，要求被试者注意这些球。结果发现，两种条件都激活了顶叶的顶内沟、中央后沟、顶上小叶，额叶的前视觉区和中央前回，动作选择区和颞上回内侧区。但在顶叶与额叶区，注意追踪比被动注视的激活增强了2倍。由此可见，两种条件下的脑区激活只是强度的不同。另外，与静态视觉刺激相比，多目标注意追踪激活了更多与复杂运动知觉相关的脑区。

四、注意的神经网络

影像技术在注意研究中的应用为传统注意理论提供了神经层面上的实验证据，随着对注意神经机制研究的不断深入，研究发现大脑中注意的控制系统不是单一的或彼此独立的，而是由众多脑区相互协调构成的。

注意的神经网络研究的主流理论是波斯纳（Posner）等人提出的注意网络（attention network）理论[9, 10]，该理论将注意划分为警觉、定向和执行控制三个子系统，每个子系统由特定功能和结构的神经基础组成。过去几十年的研究结果发现，警觉网络主要涉及右侧额叶区、大脑后部脑区和丘脑，具有维持注意、保持警觉状态的功能；定向网络主要包括额叶眼动区、顶上小叶、颞顶联合区、枕核和上丘，具有对信息进行定向和选择的功能；执行控制网络主要涉及前额叶皮层和前扣带回，具有调节网络间的冲突和控制注意的中断、转移等功能；上述脑区具体解剖位置可见图 3-1-1。

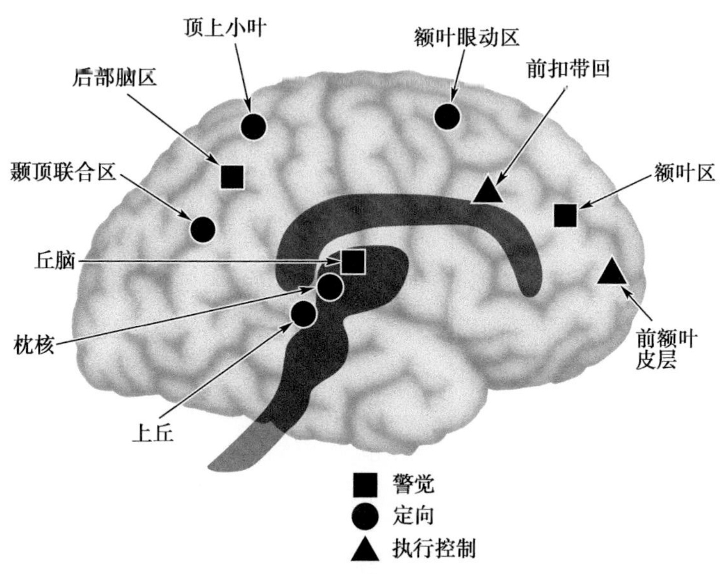

图 3-1-1　注意网络的解剖位置

第二节　记忆

记忆（memory）是个体对过去经验的积累和保存的过程，从信息加工观点上讲，就是人脑对外界输入信息的编码、存储和提取的过程，它是其他高级脑功能的基础。心理学对记忆的系统研究始于 20 世纪中期，60~70 年代心理学家将记忆划分为感觉记忆、短时记忆（工作记忆）和长时记忆三种形式，并涉及编码、存储和提取三个过程。80~90 年代，在认知神经心理学研究的基础上，研究者又提出了多重记忆系统理论，认为长时记忆不是单一的认知单元或形式，至少可以被划分为陈述性记忆和程序性记忆两种形式：前者是对事实知识或者情节事件的记忆，需要意识的参与，又称为外显记忆；后者是对感知觉表征及运动程序的记忆，大多不需要意识的参与，又称为内隐记忆。30 多年来，随着各种研究技术手段的进步，研究者开始从行为和神经机制等多个层面来探讨记忆。

一、工作记忆

工作记忆（working memory）是一种对加工任务信息进行暂时保持和操作的系统，是人类高级认知活动的核心。这一概念最早由巴德利（Baddeley）和希契（Hitch）于 1974 年在分析短时记忆的基础上提出，并在随后的研究中完善。通过大量的行为实验，研究者构建了工作记忆的认知结构模型，将工作记忆划分为语音回路、视觉空间画板和中央执行系统三个成分。其中，语音回路主要负责以声音为基础的信息存储；视觉空间画板主要负责视觉空间材料信息的存储；中央执行系统主要负责工作记忆中的控制性加工，其功能包括协调工作记忆中各子系统运行、控制编码和提取策略、操纵注意管理系统以及从长时记忆中提取信息。

已有的大量脑功能成像研究表明，工作记忆涉及的脑区主要包括前额叶皮层、顶叶皮层、扣带回、小脑和枕叶皮层等[11]。前额叶皮层是工作记忆加工的核心脑区，在工作记忆的各个成分加工中都有体现，广泛参与各种形式的工作记忆，如言语、数字、客体及空间位置等。除了前额叶外，下顶叶在言语存储中具有重要作用；前扣带回本身不参与工作记忆，而是反映记忆任务难度的变化；小脑激活常见于言语材料的工作记忆，特别是执行需要语音加工的言语任务。

近来，随着 sMRI 和 DTI 等技术的兴起，已有不少研究对造成工作记忆个体差异的大脑结构基础进行了探索。如竹内（Takeuchi）等人[12]采用字母广度任务，发现被试者的工作记忆成绩与额顶叶皮层的白质体积显著相关，具体脑区包括左右侧和背侧前额叶皮层、前扣带皮层、颞上回、顶叶前部及左侧楔前叶（图 3-2-1）。类似地，额顶叶皮层的白质完整性也与被试者的视觉空间工作记忆显著相关[13]。另外一项研究采用数字广度任务，发现缘上回和额中回下部的皮层厚度，以及上纵束的径向弥散系数（radial diffusivity，RD）与被试者的工作记忆个体差异显著相关[14]。此外，大脑广泛区域的灰质体积也被发现与工作记忆的个体差异存在关联，这些区域包括小脑[15]，右侧颞上回前部和后部、左侧额下回和岛盖区[16]。

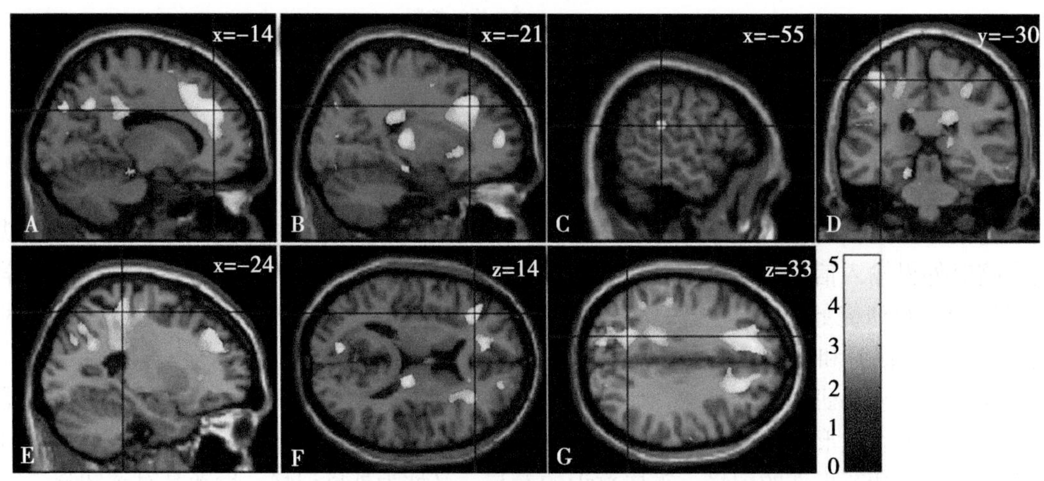

图 3-2-1 与字母广度任务得分显著相关的大脑局部白质体积

A. 靠近左脑背外侧前额叶和前扣带回的脑区；B. 靠近右脑背外侧前额叶和前扣带回的脑区；C. 靠近颞上回的脑区；D、E. 靠近顶叶前部的脑区；F. 靠近背外侧前额叶的脑区；G. 靠近左侧楔前叶的脑区

二、陈述性记忆

陈述性记忆（declarative memory）是对事件、情境或知识的记忆，可以分为情节记忆（关于我们自身生活的记忆）和语义记忆（关于生活中发生的与自身无关但却客观存在的事实知识的记忆）两种类型。以往大量研究表明，陈述性记忆的大脑神经基础主要涉及内侧颞叶和前额叶皮层两大脑区。

内侧颞叶是陈述性记忆形成的重要脑区，其中包括许多亚结构，如海马、旁海马、内嗅皮层、嗅周皮层、杏仁核及齿状回等，这些结构在记忆形成中的作用各不相同。早期一些研究发现海马在记忆的编码和提取中都起到了关键作用，进一步的研究则证实海马的作用仅限于基于情境信息的再认，而基于熟悉度的再认主要由内嗅皮层完成。后续有研究者提出关于熟悉性和回忆的内侧颞叶三成分模型[17]，认为嗅周皮层在编码和提取特定项目信息中具有重要作用，支持了熟悉性；旁海马回后部在编码和提取背景信息中具有重要作用；海马在联结项目和背景信息中具有重要作用。此外，关于杏仁核在记忆中的作用，一般认为杏仁核本身不是记忆的脑区，但它可以通过调节其他脑区的活动间接影响记忆的形成，如杏仁核被证明可以影响海马的记忆捆绑过程[18]。最后，关于记忆的大脑结构研究也表明内侧颞叶在记忆中的作用，如海马的灰质体积被证实与被试者的地形记忆的个体差异相关[19]（图 3-2-2）；内嗅皮层的灰质体积与言语记忆的个体差异相关联[20]。

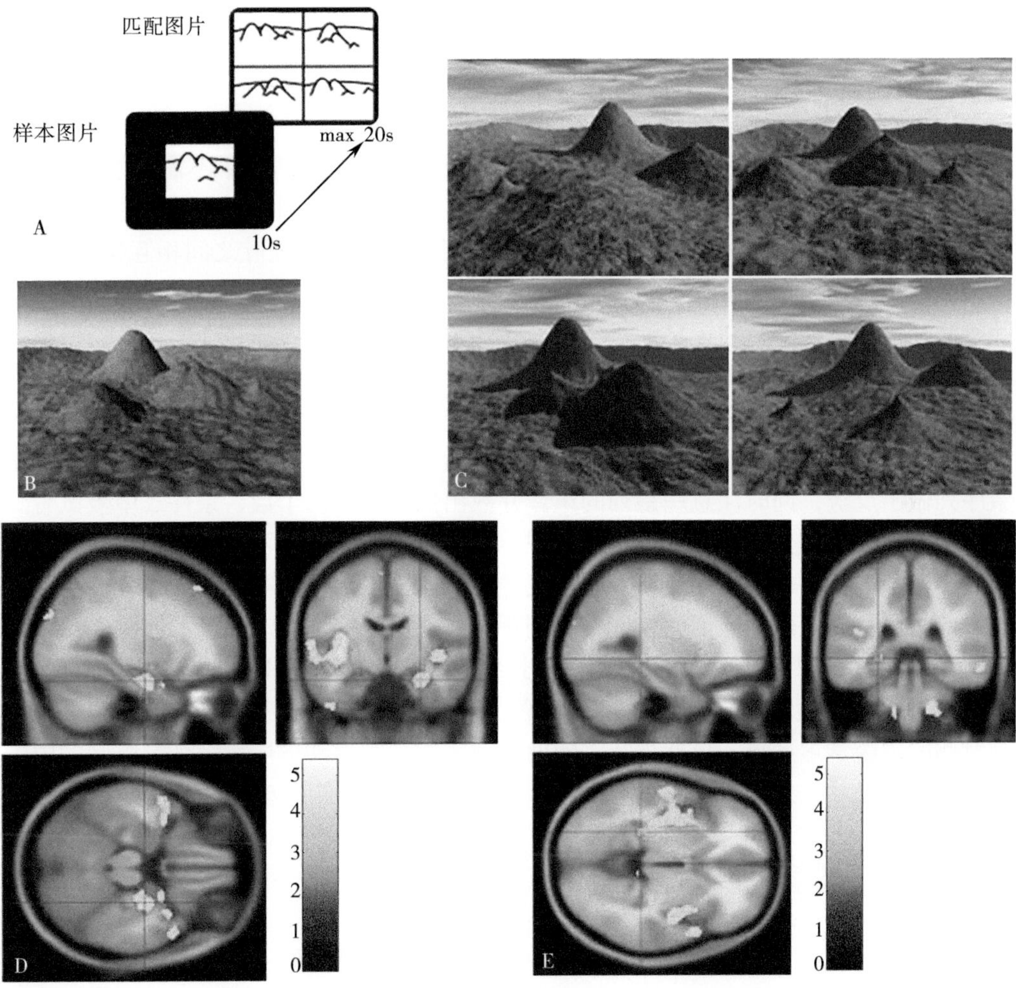

图 3-2-2　海马灰质体积与地形记忆分数相关

A. 实验中包含 30 个项目，每个项目首先呈现 1 张样本图片 10s，让被试者进行学习，紧接着呈现 4 张匹配图片 20s，被试者的任务为选择其中包含样本图片的匹配图片；B. 样本图片的一个样例；C. 四张匹配图片的一个样例，其中右上角图片为正确选项；D. 右侧海马（28，−10，−22）；E. 左侧海马（−26，−36，−4）。D、E 两个脑区的灰质体积分别与被试者的地形记忆分数显著相关

前额叶皮层除了参与工作记忆外，也在长时记忆中具有一定的作用。早期研究者关注前额叶皮层在编码和提取中作用的不对等特性，认为左侧前额叶皮层在把信息特征编码进情节记忆中以及从语义记忆中提取信息时都比右侧前额叶皮层有更多的激活；而右侧前额叶皮层从情节记忆中提取信息时比左侧前额叶皮层有更多的激活。另外，有研究者认为，情景提取时右侧前额叶皮层在记住事件时激活；当需要更复杂的反应性加工时，左侧前额叶皮层会激活。近年来，研究者的兴趣逐渐转移到对前额叶皮层各个区域在记忆提取中的作用的研究。邦奇（Bunge）等人[21]考察了记忆材料的高联结性和低联结性的提取的脑机制，结果发现高联结条件在右侧前额叶皮层的腹外侧和海马比低联结条件有更高的激活，而低联结条件在右侧扣带回前部比高联结条件有更高的激活；实验结果证实了右侧前额叶皮层的腹外侧和海马在联结信息的提取中有重要作用。迄今为止，对于前额叶皮层在记忆中的作用还不明了，比较一致的观点是前额叶皮层的各个分区可能在记忆中有不同的作用，并对内侧颞叶的加工起到了“自上而下”的调控作用。

三、程序性记忆

程序性记忆（procedural memory）与陈述性记忆的最大区别在于不需要意识的参与，其神经机制不依赖于内侧颞叶。以往研究表明程序性记忆的不同成分所涉及的脑区各不相同，如运动技能学习主要发生在额叶的运动区，并且受到额 - 顶叶之间相互作用的影响，而其记忆则主要存储在小脑；情绪记忆的核心脑区是杏仁核，并且杏仁核与前额叶、内侧颞叶的交互作用保证了情绪记忆的优先性；感知觉启动效应、习惯化和操作性条件反射与初级感觉皮层、新皮层等有关。下面以运动序列学习为例进行介绍。

格拉夫顿（Grafton）与其同事[22]利用PET技术探讨了正常被试者程序性运动学习的脑机制。实验中研究者比较了两种条件下的脑区活动，条件一中要求被试者通过按键来对刺激序列做出反应，同时注意一系列的声音并数出低音音调的个数，条件二中被试者只进行序列学习的任务。分析实验结果可以发现，条件一中的序列学习是内隐的，激活的脑区包括左侧运动皮质和辅助运动区、双侧基底神经节的壳核、前额叶缘部和顶叶皮层；而条件二中的学习是外显的，激活的脑区有右侧背外侧皮层、右侧运动前区、右侧壳核和双侧顶枕皮层。这些结果表明内隐的运动程序学习是由运动控制的相关皮层完成。在此基础上，研究者提出了运动序列学习的模型理论[23]，认为存在两个序列学习的神经系统，一个是背侧的内隐学习系统，包括顶叶、辅助运动区和初级运动皮层；一个是腹侧的内隐和外显共同的学习系统，包括枕叶、内侧颞叶和下颞叶以及后侧运动前区等。

第三节　语言

语言（language）是人类特有的一项高级认知功能，同时是一种社会现象，在个人发展和人类文明进程中起着重要的作用。作为一种复杂的结构，语言认知可分为语言理解和语言产生两个基本方面，每个方面包括多种层次水平的加工，如语音加工、词形加工、语义加工和句法加工等。由于研究技术手段的局限，早期对语言神经机制的探讨主要以脑损伤患者为基础，并由此提出了经典的模型——韦尼克区（Wernicke area）负责语言理解，布罗卡区（Broca area）负责语言产生。近30年来，随着各种影像技术的发展，研究者可以直接观察到正常人进行语言活动时的大脑反应，这大大加深了对语言认知的理解。

一、语言理解

语言理解（language comprehension）是人们借助视觉或听觉的语言材料，在头脑中主动、积极地构建意义的过程。一般而言，语言理解可分为三级水平：词汇理解、句子理解和文本理解。

词是语言材料中最小的意义单位，因此词汇理解是高级语言理解的基础。词形、语音和语义是词汇理解的三个基本因素，以往大量研究对这三要素的神经基础进行了探讨。研究发现大脑枕叶和枕颞叶的脑区在词形加工过程中被广泛激活，这些脑区中的一个区域——左脑梭状回中部被认为是视觉词形加工的特异性脑区，被称为视觉词形区域[24]（visual word form area，VWFA）（图 3-3-1）。与静息状态、注视点、棋盘格等低级刺激，以及面孔、房屋、工具、风景等高级刺激相比，文字材料刺激更能激活这个区域；并且这种激活对词形的尺寸、字体、大小写和视野位置等具有恒常性[25]。比起词形加工的脑区，语音加工和语义加工涉及更为广泛的脑区，关于大脑结构和功能成像的 meta 分析研究[26, 27]发现：语音加工主要涉及大脑左侧的额下回、中央沟前回、辅助运动区、颞上回和缘上回等。这些脑区可分为两部分：一是靠近额叶的区域，主要负责出声阅读中的语音动态分析；一是靠近颞叶的区域，主要负责语音解码和转换。语义加工的脑区，主要包括大脑左侧的额下回、角回、梭状回前部以及颞中回等，其中角回被认为是概念语义知识获得的关键脑区。

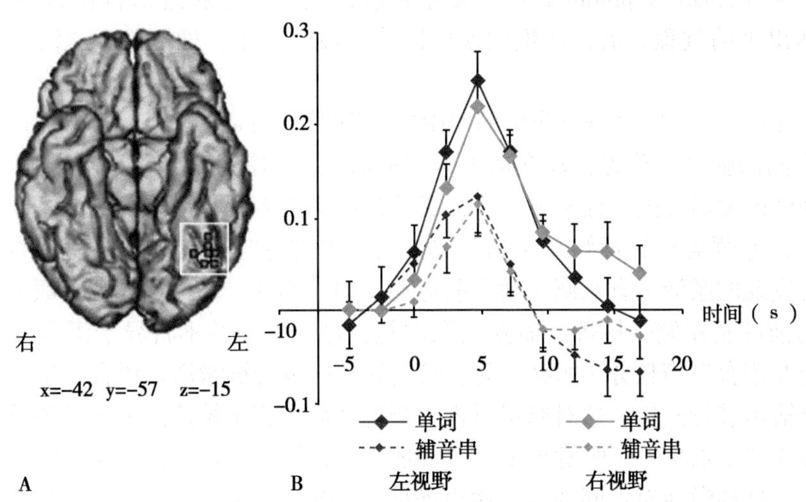

图 3-3-1 VWFA 的脑区定位

A. 绿色的方点表示在单个被试者上定位出来的 VWFA 的脑区位置，黄色的圆点表示通过组分析定位出的 VWFA 的脑区位置（X=−42，Y=−57，Z=−15）；B. 在左右视野下，相对于棋盘格刺激，单词和辅音串在通过组分析定位出来的 VWFA 的激活信号变化率

语义分析和句法分析是句子理解的两个基本加工成分。其中，语义分析常常采用“语义违反句阅读”范式，实验任务一般包括语义正常句和语义违反句，以及补句。语义分析激活的脑区主要有左侧额下回、颞叶的中下皮层、右侧的颞上回及颞中回等[28, 29]。在句

法分析中，一般让被试者进行句法操作任务，同时进行脑成像扫描，从而推测负责句法加工的脑区。被试者在正常的阅读过程中进行的是内隐的语法加工，而在完成某种语法任务时则是一种外显的语法加工。句法分析所涉及的脑区主要在大脑左侧，包括额下回、布罗卡区、颞上回上部、颞叶后外侧、前扣带回皮层以及双侧顶叶中央与下部脑区等[30, 31]。语义分析和句法分析相关的脑区既有一些差异又有一定的联系，反映了二者在行为层面上对句子理解的交互作用关系。

文本理解的脑影像研究最早开始于 20 世纪 90 年代初期，采用 PET 技术，研究者发现当被试者听文本材料时激活了左半球颞叶外侧和前额叶[32]，而当阅读文本材料时则激活了双侧颞叶、左半球颞上回以及扣带回后部[33]。徐（Xu）与其同事[34]率先采用 fMRI 技术探讨了文本加工的脑区，结果发现大脑双侧脑区在文本加工中都有激活，包括楔前叶、前额叶内侧，以及颞顶枕交界区的背侧等。费尔斯特（Ferstl）等人[35]对文本阅读的 fMRI 研究进行 meta 分析，系统地对文本材料与其他三种不同基线条件进行了比较，结果发现：将文本条件与静息条件比较时，激活了双侧额颞叶的加工网络；将文本任务与无意义语言任务比较时，布罗卡区、韦尼克区、双侧颞叶前部以及左半球的颞中回和颞上沟都得到激活；将文本任务与语言基线任务比较时，主要激活的脑区有左侧颞叶、额下回和右半球颞上回等。

二、语言产生

语言产生（language production），又称为语言表达，是通过语言器官或手将头脑中的思想表达出来的过程。语言产生大致可以分为概念加工、词汇检索、发声和监控四个阶段。

普赖斯（Price）[36]对语言产生的 fMRI 研究进行了 meta 分析，认为语言产生的不同阶段涉及不同的脑区。首先，概念加工激活的脑区与词汇识别涉及的脑区具有高度重合性，具体脑区的激活程度与任务方式、语义信息的类型有关。词汇检索中主要涉及左侧额叶皮层中部，左侧盖部的背侧和腹侧皮层。当发声进行时，所有需要发声的任务减去无声的任务后发现的激活区有双侧运动和前运动皮层、小脑、辅助运动区、颞上回、颞顶皮层、脑岛的前部及左侧壳核等。需要注意的是，这些区域并不特异于语言发声任务时激活，在其他非语言发声任务（如笑、哭、叹气等）中也会被激活。语言产生的最后一个阶段是对口语输出进行监控，这对修正语言的产生从而进行更精确的表达至关重要。监控的过程可以分为三个水平——听觉加工、语音加工和机体感觉信息的加工。听觉加工会激活双侧颞上回，这种激活对不同的语言输出条件（如图片命名、出声阅读）具有不变性，这些脑区与语言的知觉理解也相关。与语音加工水平的反馈监控密切相关的脑区是颞平面后部和缘上回腹侧区域，两者的作用在于压制和修正发音错误，当语言产生任务变难并需要更多的听觉加工时，其激活将变得更强。最后，不同的研究一致表明机体感觉反馈加工主要涉及中央后回和左侧小脑，两者在听觉反馈缺失或掩蔽后都被稳定地激活。

关于语言产生的大脑结构研究还相对较少，近些年有一些研究者对此进行了探讨。格雷斯坦尼（Golestani）与其同事[37]训练了 21 名以法语为母语的被试者进行波斯语发音，结果发现被试者的发音准确性与左侧脑岛、前额叶皮层以及双侧顶叶皮层的白质密度显著相关。与此对应的是，以熟练的双语者为对象，格罗根（Grogan）等人[38]测试了语音流畅任务和语义流畅任务的个体差异，发现前者与前运动区、双侧头部尾状皮层的灰质体积相关，而后者与双侧的腹侧颞叶前部的灰质体积相关，结果出现双分离趋势；并且，整体的语言流畅度还与小脑的灰质体积相关，这些结果与脑功能的结果保持高度一致。

第四节　情绪

情绪（emotion）是人对客观事物的态度体验及相应的行为反应。作为人脑的一种高级心理和生理功能，情绪对个体生存和适应以及人类进化过程都具有重要作用。传统心理学对情绪的认识有两种基本观念："范畴观"认为存在一些基本的情绪，这些情绪在生理唤醒模式、内部体验和外部表现上都相对独立；"维度观"认为，每种情绪都是一个包含多个事件的复杂统一体，可以用唤醒程度和效价两个维度来描述。其中，唤醒程度是指个体情绪从激活状态连续变化为未激活状态，效价指个体的情绪从愉悦状态连续变化为不愉悦状态。随着影像技术的发展，关于情绪脑机制的研究逐渐成为研究的热点问题，并取得了长足的进步。

一、基本情绪

关于情绪脑机制研究的一个重要方面是探讨不同的情绪是否存在特殊的脑基础。在恐惧、厌恶、惊奇、悲伤、愉快及愤怒六种基本情绪（basic emotion）的研究中，前两种情绪的研究最多并形成了较为统一的理论体系，后四种情绪的研究较少并还很难确定是否存在独立的神经基础，六种情绪中以恐惧的研究最为深入。

研究表明，与恐惧相关的脑区主要有杏仁核、海马、前扣带回、内侧额叶皮层和眶额皮层等，这些脑区及其交互作用形成了恐惧的基本神经环路[39]（图 3-4-1）。首先，杏仁核、前扣带回和眶额皮层是恐惧形成和表达的关键脑区，在恐惧形成过程中这些脑区显著激活。在恐惧表达过程中，杏仁核表现出偏侧化趋势，左侧杏仁核的活动更强，右侧杏仁核活动相对较弱。前扣带回在背景恐惧表达中发挥重要作用，当唤起遥远的恐惧记忆时，其激活明显增强，但对新近恐惧记忆表达并不敏感。其次，海马是恐惧记忆编码和存储的核心脑区。在诱发被试者产生恐惧记忆的过程中海马被激活，参与了恐惧情绪记忆的编码过程；另外，海马与情绪图片的记忆增强效应显著相关，表明其在记忆存储和巩固中的作用。再次，内侧前额叶皮层是恐惧情绪调节的中枢；在恐惧刺激诱发的恐惧情绪下，随着前额叶皮层的激活强度增加，杏仁核的激活减弱。另外，内侧前额叶在恐惧消退过程中显著激活，与杏仁核的激活也呈负相关，表明其直接调节了情绪记忆和表达的中枢机制。

厌恶是一种由不愉快或反感的事物诱发的情绪，大量研究表明脑岛是厌恶加工的核心脑区。早期关于脑岛参与厌恶加工的证据来自于面部表情识别的研究，结果发现厌恶表情激活了前部脑岛，该区域本身主要加工令人不愉快的味觉刺激[40]。进一步的研究发现，脑岛在厌恶表情中的激活与被试者吸入令人讨厌的气体时的激活相同[41]。关于惊奇、悲伤、愉快和愤怒的机制研究还相对较少，一些研究对这些基本情绪的脑机制进行了探讨和总结[42, 43]。一般认为，与惊奇相关的脑区主要有杏仁核右腹侧（刺激为负性物时）和前额叶腹内侧皮层（刺激为正性物时）；悲伤所涉及的脑区包括前额叶中部、额下回、杏仁核、丘脑和楔前叶等；参与愉快情绪的脑区有前额叶、下丘脑、杏仁核、腹侧纹状体、后扣带回、海马和尾状核等；而愤怒的情绪与眶额皮层、颞上沟和杏仁核等脑区有关。

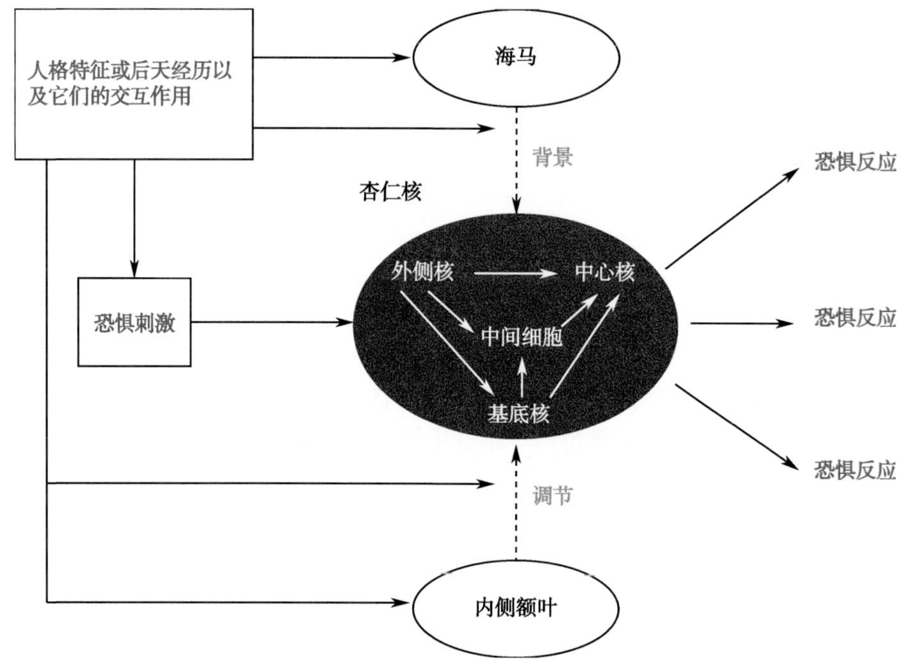

图 3-4-1 恐惧情绪加工的神经环路

二、情绪的唤醒和效价

通过上面的介绍，我们知道杏仁核在负性情绪的产生中具有重要作用，是恐惧加工的脑中枢。不仅如此，杏仁核还与情绪唤醒（emotion arousal）密切相关。高唤醒度刺激具有警觉性的危险信号，由于生存的需要个体在进化过程中逐渐形成了对刺激的有意识和无意识的反应性提高。有证据显示，以往发现的负性情绪与杏仁核的关联，可能是由于负性情绪往往具有较高的唤醒性造成的[44]。无论刺激是正性情绪还是负性情绪，杏仁核对情绪刺激的加工程度主要与刺激的唤醒程度有关[45]。除了杏仁核外，前额叶皮层也参与到了情绪唤醒的加工中。一般认为，背侧前额叶皮层主要负责注意和工作记忆，而腹侧前额叶皮层主要参与情绪唤醒的加工，二者分别接受来自顶叶后部和杏仁核的信息输入[46]。

根据情绪效价（emotion valence）的载荷不同，情绪有积极和消极之分，不同效价的情绪的神经机制是独立的还是共享的，这一问题一直都是研究者感兴趣的问题之一。早期一些研究着重于情绪效价的大脑偏侧化研究，如有证据显示积极情绪受大脑左半球控制，消极情绪受大脑右半球控制；另一些观点认为左半球主要负责积极情绪体验，而右半球负责积极情绪和消极情绪的知觉以及消极情绪的体验。随着研究的深入，关注的焦点逐渐转移到脑区的功能定位上。一些研究表明，正负性情绪的效价加工对应着特异的脑区。道克斯（Dolcos）和其同事[47]采用情绪评定任务发现，负性图片刺激激活了右侧腹外侧前额叶，正性图片激活了左侧背外侧前额叶（图 3-4-2）。该结果与行为趋避系统的假设相吻合，该理论认为前额叶皮层的不对称性及行为的回避与趋近系统的特定形式有关，右侧前额叶与消极情绪及退缩行为有关，左侧前额叶与积极情绪及趋近行为有关[48]。与此同时，另一些研究则发现正负性情绪加工的脑区并不完全分离，而是存在一定的重叠。马多克（Maddock）通过 meta 分析发现[49]，与中性刺激相比，正负性情绪刺激都激活了后扣带回尾部。进一步地，在严格控制了与情绪无关的特征后，通过情绪词的效价判断任务的实验表明，与中性刺激相比，正负性单词都激活了双侧扣带回后部，同时两种条件下的最强激活点都位于扣带回膝下部[50]。综上所述，关于情绪效价的脑机制研究显示，正负性情绪在一定程度上具有独立的神经机制，同时也存在一些重叠的加工脑区。

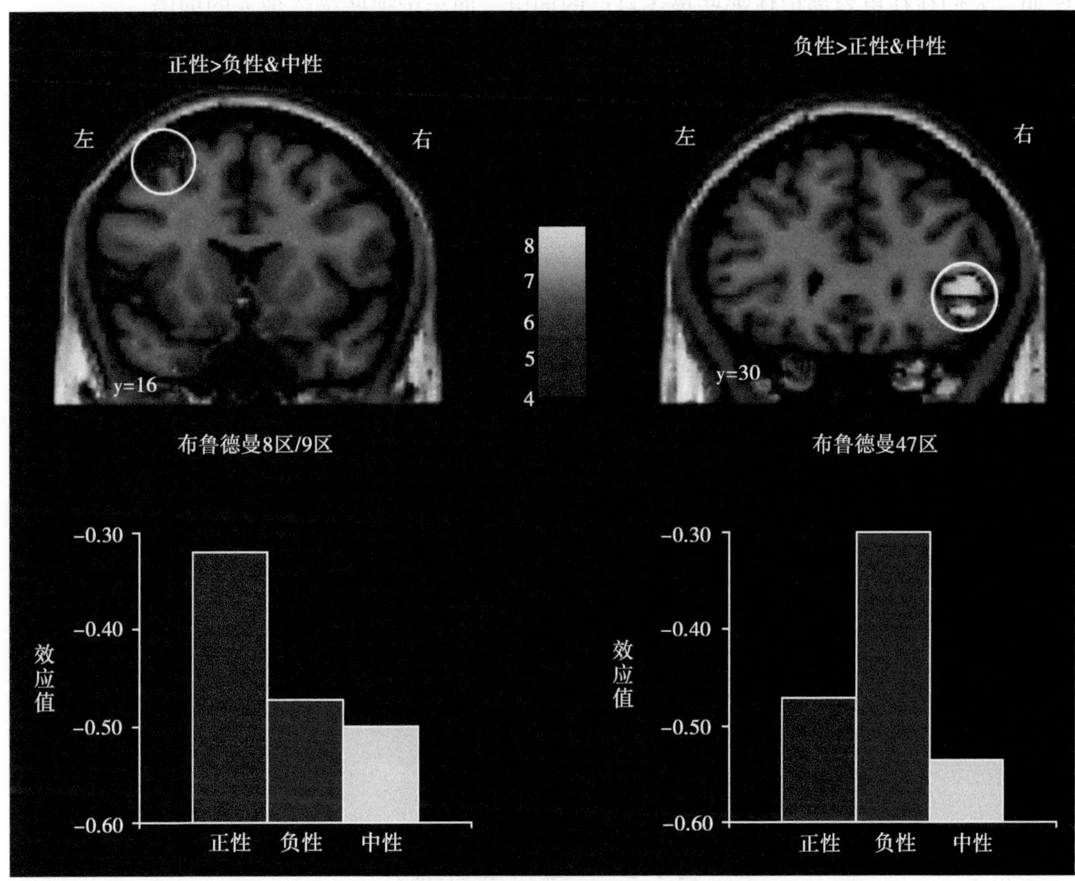

图 3-4-2　前额叶皮层不同部位的活动对情绪效价的加工机制

左脑背外侧前额叶（BA8/9）对正性图片的激活大于负性图片或中性图片（左上图），右脑腹外侧前额叶（BA47）对负性图片的激活大于正性图片或中性图片（右上图）；左下图和右下图分别为左上图和右上图中激活峰值点的效应值与情绪效价的关系（BA8/9，布鲁德曼 8 区 /9 区；BA47，布鲁德曼 47 区）

第五节　社会认知

人类本质上是一种社会性的动物。每个人从出生起便开始学习与其他人进行交流，成人在生活中最重要的内容就是与他人进行社会交往，以完成各种社会活动。成功的社会交往和活动需要对自我和他人以及二者相互关系的正确理解，这正是社会认知（social cognition）的研究内容。在本节中我们将关注社会认知中的一些代表性问题：我们如何认识自己？我们又如何认识他人？在生活中我们怎样做出合适的决策和道德判断？我们在进行社会认知时，大脑中到底发生了什么？关于自我、他人、理性决策与道德判断的神经机制是本节将要讨论的话题。

一、自我认知

长期以来，关于自我的研究存在一个基本现象，即当人们把信息通过与自我相关联进行加工时，其记忆效果会明显好于其他加工方式，即自我参照效应（self-reference effect）。比如，人们往往更容易记住那些描述自己的词语，而忘记那些描述他人的词语。

凯利（Kelley）和其同事[51]率先采用fMRI技术对这种自我参照效应的神经机制进行了探讨，实验中要求被试者在三种条件下对人格形容词做出判断——与自我关联、与另外一个人关联以及与印刷物格式关联，结果发现与其他两个条件相比，自我关联条件下激活了内侧前额叶皮层。事实上，自我参照效应不仅仅存在于与记忆有关的任务，还广泛存在于其他领域，比如情绪和面孔加工等。洛斯霍夫（Northoff）和其同事[52]通过meta分析发现，各种自我参照加工都与皮质的中线结构活动有关，这些结构包括眶内侧前额叶皮层、腹内侧前额叶皮层、背内侧前额叶皮层、内侧顶叶皮层、前部和膝下前扣带回皮层、膝上的前扣带回皮层、后扣带回皮层以及压后皮层（图3-5-1）。

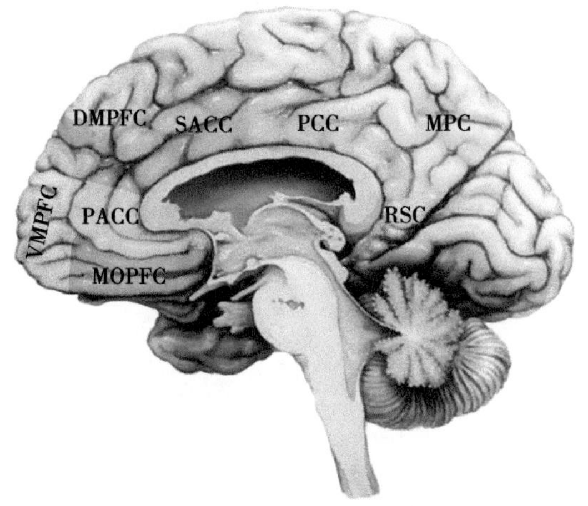

图3-5-1 皮质中线结构图示

MOPFC（medial orbital prefrontal cortex）：眶内侧前额叶皮层；VMPFC（ventromedial prefrontal cortex）：腹内侧前额叶皮层；DMPFC（dorsomedial prefrontal cortex）：背内侧前额叶皮层；MPC（medial parietal cortex）：内侧顶叶皮层；PACC（pre-and subgenual anterior cingulate cortex）：前部和膝下前扣带回皮层；SACC（supragenual anterior cingulate cortex）：膝上的前扣带回皮层；PCC（posterior cingulate cortex）：后扣带回皮层；RSC（retrosplenial cortex）：压后皮层

二、心理理论与共情

理解他人的心理状态是社会认知的重要内容，也是人们进行社会交往的基础。大量的行为和神经机制研究提示，这种理解他人心理的社会认知能力可以分为认知能力和情感能力，前者即心理理论（theory of mind），主要用于理解他人的信念、愿望和意图；后者即共情（empathy），主要用于感知、理解和体验他人的情感。

心理理论涉及的核心神经网络主要包括内侧前额叶和颞顶联合区。米歇尔（Mitchell）和其同事[53]发现在对他人人格印象形成过程中，被试者的内侧前额叶皮层有显著的激活，在他人的其他非心理状态类型的信息作用下，被试者的内侧前额叶皮层激活不明显。进一步研究发现，内侧前额叶皮层只在对生命体（如狗）形成印象时激活，而对非生命体则没有反应[54]。颞顶联合区是心理理论的另一重要脑区。萨克斯（Saxe）和其同事[55]采用故事理解的错误信念范式对理解他人信念的脑区定位进行了探讨，结果发现被试者在阅读描述人物和物体物理特性的故事时，脑区激活并无差异；相比前两种条件，当被试者阅读有关人物心理状态的故事时，颞顶联合区的激活显著增强。同时这一脑区被证明仅在被试者接受有关心理状态的信息时才激活，而在接受其他社会背景信息或者生活事件信息时则无反应[56]。

与共情密切相关的脑区主要有前脑岛和前扣带回。这方面的研究最常采用疼痛共情范式，在实验中一般包含两种条件：让被试者直接接受疼痛刺激和观察他人接受疼痛刺激，与此同时进行脑功能成像。早期的研究发现，上述两种条件下被试者的前脑岛、前扣带回及小脑等脑区都得到了激活，但仅在直接接受疼痛刺激条件下，被试者的躯体感觉皮层才得到激活[57]。但后续的一些研究则发现，疼痛共情也可激活躯体感觉。程（Cheng）与其同事[58]采用 MEG 技术研究疼痛共情，发现疼痛共情抑制躯体感觉皮层的磁振动，从而证明疼痛共情激活了躯体感觉区。拉姆（Lamm）和其同事[59]对疼痛共情的脑成像研究进行 meta 分析发现，疼痛共情的核心神经网络为前脑岛和前扣带回，疼痛共情是否激活躯体感觉皮层与实验采用的具体研究范式有关。前脑岛和前扣带回不但是疼痛共情的核心脑区，在其他感觉中的共情也得到了证实，如嗅觉共情[41]。另外，范（Fan）和其同事[60]通过 meta 分析建构了共情的神经网络，将其划分为情感－知觉共情和认知－评价共情两个相对独立又联系的子系统（图 3-5-2）。

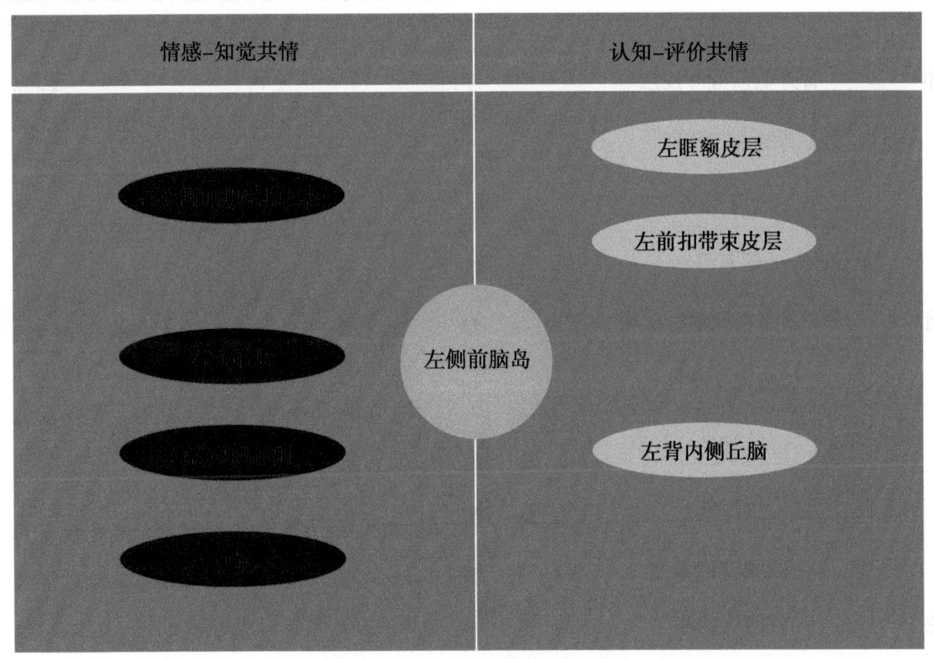

图 3-5-2　共情的神经网络

三、决策行为

决策行为（decision-making behaviors）是人类社会行为的重要组成部分。有关决策的经济学模型认为人们应该做出理性决策，即决策应该使人们的收益最大化和损失最小化。心理学的理论则认为人们在决策过程中并不是完全理性的，而是受到各种认知和情绪因素的影响。随着影像技术的进步，研究者可以在神经层面上来探讨与情绪和认知相关的脑区如何参与决策加工。

德马蒂洛（De Martino）等人[61]对虚拟赌博任务中的情绪驱动和理性决策的神经机制进行了探讨，结果发现情绪调节了被试者的理性决策，那些被损失框架误导的被试者，其杏仁核会被激活，而眶额皮质的激活与被试者的理性决策相关。厄恩斯特（Ernst）与其同事[62]系统回顾和总结了决策的一般过程及神经机制，并强调认知和情绪相关的脑区在决策过程中的作用。他们首先将决策划分为三个阶段：一是评估阶段，即对选项的效用进行评估并做出选择；二是执行阶段，即执行上一阶段的选择，包括完成一系列与执行有关的加工过程，如选择不同行动的先后顺序、禁止其他的竞争行为及选取适宜的行动时间；三是体验结果阶段，体验主要源自预期和实际结果之间的差异，这种差异对调整下轮决策选项的赋值具有重要意义。在此基础上，他们对每个阶段涉及的相关脑区进行了梳理，具体可见表 3-5-1。从表 3-5-1 中我们可以看到，决策的每个阶段都与认知、情绪相关的脑区密切关联，并且不同阶段这些脑区的参与程度也不同。因此，大脑中似乎不存在决策的专门加工脑区，而是由各种功能不同的脑区协调共同产生决策行为。

表 3-5-1 决策的阶段过程及对应脑区

	脑区	评估阶段	执行阶段	体验结果阶段
认知	背外侧前额叶皮层	+++	++	+++
	背侧前扣带回	+++	++	+
	上 / 下顶叶	+++	+	+++
	颞上回	+++	+	++
情绪	腹外侧 / 内侧额叶皮层	++	+	+++
	腹侧前扣带回	++	+	+++
	前脑岛	+++	++	+
	杏仁核	++	+	+++
	腹侧纹状体	+	+++	+
其他	背侧纹状体	+	+++	+
	辅助运动前区	+	+++	+

注：+ 表示参与水平

四、道德判断

道德判断（moral judgement）是研究道德问题的常用方法，在研究过程中通常给被试者呈现一段文字描述或图片，或者对某个道德场景或道德内容进行描述，然后要求被试者对所描述的内容做出相应的判断。与决策研究的结果类似，关于道德判断的影像研究显示，大脑中不存在专门的加工脑区，道德判断与情绪、认知相关的脑区密切关联。

与道德判断相关的情绪加工脑区包括腹内侧前额叶、扣带回、眶额叶皮层和脑岛等。研究发现与阅读不涉及道德问题的文字陈述相比，被试者阅读与道德有关的问题时，腹内侧前额叶、眶额叶皮层等区域激活更加明显[63]。格林（Greene）和其同事[64]最早采用fMRI技术探讨了道德两难故事的神经机制，结果发现相对于不涉及个人的道德场景，被试者在面对涉及个人的道德场景时，与情绪相关的脑区会有更大的激活，这些脑区包括腹内侧前额叶、后部扣带回以及角回等。与道德判断相关的认知加工脑区主要集中在背外侧前额叶。格林（Greene）和其同事[65]发现当人们在做出道德两难场景功利主义选择时，尤其是在高的冲突选择情景下，背外侧前额叶的作用明显增强。在最后通牒游戏中，背外侧前额叶接受了低频重复经颅磁刺激（repetitive transcranial magnetic stimulation，rTMS）的被试者拒绝他人故意提出的不公平方案的意愿显著低于对照组被试者，这直接为背外侧前额叶在道德判断中的因果作用提供了证据[66]。

五、人格

人格（personality）是个体心理特征的统一体，反映了个体与社会环境相互作用中表现出的独特的思维方式、行为方式和情绪反应的特征。作为人类独有的一种高级心理特征，人格具有抽象性、稳定性、结构性、独特性、功能性和差异性等特点。人格是传统心理学研究的一个主要方向，大量的行为研究建构了关于人格的各种理论基础。但是，关于人格的神经机制的研究还处于起步阶段。其中一个重要的原因在于，人格是一种个体的内在主观体验，很难用传统的基于任务设计fMRI等技术来操纵或改变。随着静息态fMRI和结构态MRI技术的兴起，这一问题逐渐得到解决。与传统的基于任务的fMRI相比，静息态fMRI和结构态MRI是纯数据驱动的方法，具有相对低廉、不需要任务设计等特点，并且能够客观无偏地测量大脑的功能和结构特征。因此，静息态fMRI和结构态MRI技术特别适合用来探讨人格及行为个体差异的神经基础。

近年来，神经科学家开始利用这些影像技术来探讨人格的神经基础，并取得了一些初步的成果。德杨（DeYoung）等人采用结构态MRI技术首次系统地探讨了大五人格与大脑灰质体积之间的关系，发现与责任心显著相关的脑区包括额中回和梭状回，与神经质显著相关的脑区包括内侧颞叶、内侧额叶皮层和扣带回中部，与外倾性显著相关的脑区为内侧眶额叶皮层，与宜人性显著相关的脑区包括扣带回后部、梭状回和颞上沟，没有脑区与开放性显著相关[67]。另外，研究人员通过静息态fMRI技术考察了大五人格与大脑自发活动之间的关系，发现与责任心显著相关的脑区包括额中回、小脑和颞下回，与神经质显著相关的脑区包括额中回和楔前叶，与外倾性显著相关的脑区包括额上回、楔前叶、壳核和尾状核，与开放性显著相关的脑区包括额上回、丘脑和杏仁核，没有脑区与宜人性显著相关[68]。

除了大五人格外，其他一些人格特质的神经基础也陆续被揭示出来。比如，过去十年来，毅力（grit）逐渐成为人格心理学研究中的一个热点问题，神经科学家也初步探讨了毅力的神经生物学机制。采用静息态 fMRI 技术中的 fALFF 方法，研究人员发现毅力的个体差异与右侧背内侧前额叶皮层的静息活动存在显著的负向关联，并且这种关联不受年龄、性别、头动、一般智力以及大五人格特质等因素的影响（图 3-5-3）；进一步地，右侧背内侧前额叶皮层的静息活动部分地中介了毅力对学业成绩的影响，即毅力部分地通过右侧背内侧前额叶皮层的静息活动来影响学业成绩的个体差异[69]。此外，毅力还被发现与纹状体和前额叶皮层的静息态功能连接存在显著的正向关联[70]，并与伏隔核的灰质体积存在显著的正向关联[71]。基于这些证据，研究人员提出了毅力的神经机制假说，即毅力主要由前额叶皮层和纹状体组成的神经环路来进行加工，其中前额叶皮层主要负责自我调控方面的加工，而纹状体更多地参与动机方面的加工[71]。

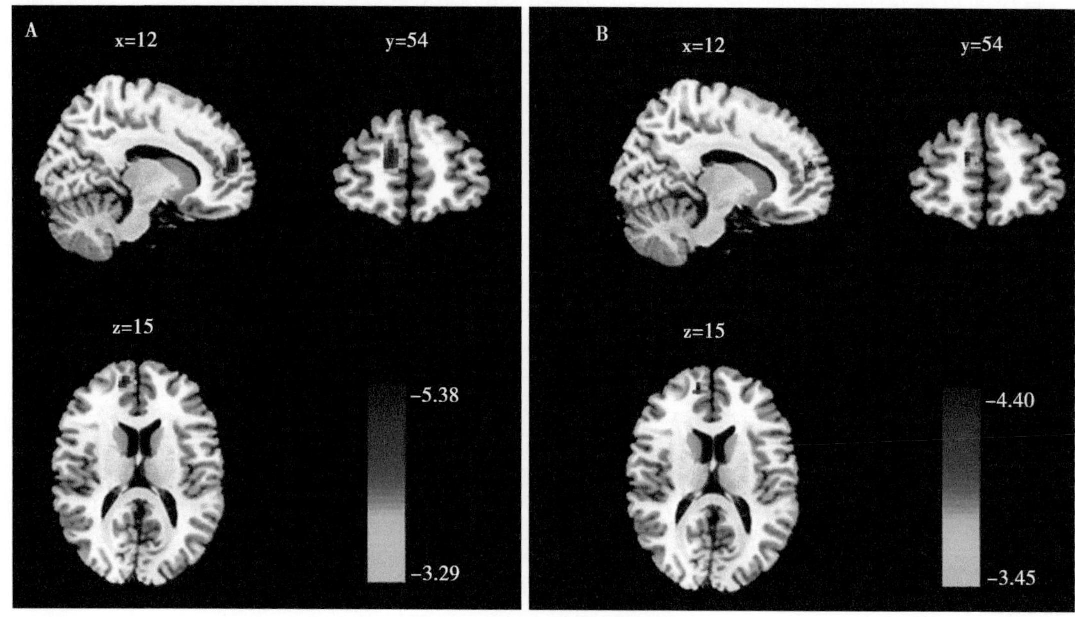

图 3-5-3 与毅力显著关联的脑区

A. 在控制了年龄、性别和头动之后，毅力与右侧背内侧前额叶皮层的静息活动存在显著的负向关联（MNI 坐标：12，54，15；团块大小：133 个体素；Z=-5.38）；B. 在控制了一般智力、大五人格以及年龄、性别和头动之后，毅力仍然与右侧背内侧前额叶皮层的静息活动存在显著的负向关联（MNI 坐标：12，54，15；团块大小：38 个体素；Z=-4.40）

六、幸福感

追求快乐的体验、幸福的生活是每个人最基本的需要。古往今来，无论是哲学家、教育学家、心理学家，还是经济学家、管理学家、社会学家，都无时无刻不在思考幸福的真谛和探索如何获得幸福。随着神经影像技术的快速发展，特别是 MRI 技术的兴盛，科学家开始关注幸福感的神经生物学机制，并初步发现了一些有价值的结果。

厄里（Urry）与其同事率先采用 EEG 技术考察了主观幸福感（subject well-being）的神经机制，结果发现虽然左侧额上皮层与右侧额上皮层的静息局部活动与主观幸福感均没有显著的关联，但是双侧额上皮层的静息活动的差值能够显著地预测个体的主观幸福感[72]。类似地，一项基于精神分裂症患者的 NIRS 研究发现，被试者的幸福感与他们在完成言语流畅任务时的前额叶皮层的脑激活水平相关联[73]。这些初步的结果表明，前额叶皮层可能是加工幸福感的一个关键脑区。但是，由于 EEG 和 NIRS 技术的空间分辨率都比较低，它们可能无法探测到大脑深层结构的神经活动，比如杏仁核。

为此，坎宁安（Cunningham）与其同事采用 fMRI 技术记录了 42 名被试者在评定正性图片和负性图片时的脑活动，结果发现高快乐个体对所有图片都表现出杏仁核的激活，而低快乐个体只对负性图片表现出杏仁核的激活[74]。这表明个体对幸福的追求不但需要积极情感参与，也需要对消极情感敏感。采用静息态 fMRI 技术中的 fALFF 方法，孔风等人直接探讨了主观幸福感与大脑静息活动之间的关系，结果发现与主观幸福感显著关联的脑区包括中央后回、颞上回后部、颞平面、前扣带回、舌回、丘脑、额上回、颞下回和眶额叶皮层[75]。此外，主观幸福感还被发现与旁海马回、腹内侧前额叶皮层及楔前叶的灰质体积显著关联[76]。最后，研究人员还发现个体的幸福感与默认网络的静息态功能连接关联，即默认网络的静息态功能连接越强，个体的幸福感越弱[77]。

（王　淞　龚启勇）

参考文献

[1] Heinze HJ, Mangun GR, Burchert W, et al. Combined spatial and temporal imaging of brain activity during visual selective attention in humans. Nature, 1994, 372(6506): 543-546.

[2] Somers DC, Dale AM, Seiffert AE, et al. Functional MRI reveals spatially specific attentional modulation in human primary visual cortex. Proc Natl Acad Sci USA, 1999, 96(4): 1663-1668.

[3] Gandhi SP, Heeger DJ, Boynton GM. Spatial attention affects brain activity in human primary visual cortex. Proc Natl Acad Sci USA, 1999, 96(6): 3314-3319.

[4] O'Craven KM, Downing PE, Kanwisher N. MRI evidence for objects as the units of attentional selection. Nature, 1999, 401(6753): 584-587.

[5] Serences JT, Schwarzbach J, Courtney SM, et al. Control of object-based attention in human cortex. Cereb Cortex, 2004, 14(12): 1346-1357.

[6] Arrington CM, Carr TH, Mayer AR, et al. Neural mechanisms of visual attention: object-based selection of a region in space. J Cogn Neurosci, 2000, 12 suppl 2: 106-117.

[7] Downing P, Liu J, Kanwisher N. Testing cognitive models of visual attention with fMRI and MEG. Neuropsychologia, 2001, 39(12): 1329-1342.

[8] Culham JC, Brandt SA, Cavanagh P, et al. Cortical fMRI activation produced by attentive tracking of moving targets. J Neurophysiol, 1998, 80(5): 2657-2670.

[9] Posner MI, Petersen SE. The attention system of the human brain. Annu Rev Neurosci, 1990, 13: 25-42.

[10] Posner MI, Rothbart MK. Research on attention networks as a model for the integration of psychological science. Annu Rev Psychol, 2007, 58: 1-23.

[11] Owen AM, McMillan KM, Laird AR, et al. N-back working memory paradigm: A meta-analysis of normative functional neuroimaging studies. Hum Brain Mapp, 2005, 25(1): 46-59.

[12] Takeuchi H, Taki Y, Sassa Y, et al. Verbal working memory performance correlates with regional white matter structures in the frontoparietal regions. Neuropsychologia, 2011, 49(12): 3466–3473.

[13] Klingberg T. Development of a superior frontal–intraparietal network for visuo–spatial working memory. Neuropsychologia, 2006, 44(11): 2171–2177.

[14] Østby Y, Tamnes CK, Fjell AM, et al. Morphometry and connectivity of the fronto–parietal verbal working memory network in development. Neuropsychologia, 2011, 49(14): 3854–3862.

[15] Ding H, Qin W, Jiang T, et al. Volumetric variation in subregions of the cerebellum correlates with working memory performance. Neurosci Lett, 2012, 508(1): 47–51.

[16] Li R, Qin W, Zhang Y, et al. The neuronal correlates of digits backward are revealed by voxel–based morphometry and resting–state functional connectivity analyses. PLoS One, 2012, 7(2): e31877.

[17] Diana RA, Yonelinas AP, Ranganath C. Imaging recollection and familiarity in the medial temporal lobe: a three–component model. Trends Cogn Sci, 2007, 11(9): 379–386.

[18] Kensinger EA, Schacter DL. Neural processes supporting young and older adults' emotional memories. J Cogn Neurosci, 2008, 20(7): 1161–1173.

[19] Hartley T, Harlow R. An association between human hippocampal volume and topographical memory in healthy young adults. Front Hum Neurosci, 2012, 6 : 338–348.

[20] Goto M, Abe O, Miyati T, et al. Entorhinal cortex volume measured with 3.0T MRI is positively correlated with the Wechsler Memory Scale–Revised logical/verbal memory score for healthy subjects. Neuroradiology, 2011, 53(8): 617–622.

[21] Bunge SA, Burrows B, Wagner AD. Prefrontal and hippocampal contributions to visual associative recognition: interactions between cognitive control and episodic retrieval. Brain Cogn, 2004, 56(2): 141–152.

[22] Grafton ST, Hazeltine E, Ivry R. Functional mapping of sequence learning in normal humans. J Cogn Neurosci, 1995, 7(4): 497–510.

[23] Keele SW, Ivry R, Mayr U, et al. The cognitive and neural architecture of sequence representation. Psychol Rev, 2003, 110(2): 316–339.

[24] Cohen L, Dehaene S, Naccache L, et al. The visual word form area Spatial and temporal characterization of an initial stage of reading in normal subjects and posterior split–brain patients. Brain, 2000, 123(Pt2): 291–307.

[25] McCandliss BD, Cohen L, Dehaene S. The visual word form area: expertise for reading in the fusiform gyrus. Trends Cogn Sci, 2003, 7(7): 293–299.

[26] Richardson FM, Price CJ. Structural MRI studies of language function in the undamaged brain. Brain Struct Funct, 2009, 213(6): 511–523.

[27] Vigneau M, Beaucousin V, Hervé PY, et al. Meta–analyzing left hemisphere language areas: phonology, semantics, and sentence processing. Neuroimage, 2006, 30(4): 1414–1432.

[28] Baumgaertner A, Weiller C, Büchel C. Event–related fMRI reveals cortical sites involved in contextual sentence integration. Neuroimage, 2002, 16(3 Pt 1): 736–745.

[29] Nathaniel–James DA, Frith CD. The role of the dorsolateral prefrontal cortex: evidence from the effects of contextual constraint in a sentence completion task. Neuroimage, 2002, 16(4): 1094–1102.

[30] Cooke A, Grossman M, DeVita C, et al. Large–scale neural network for sentence processing. Brain Lang, 2006, 96(1): 14–36.

[31] Indefrey P. A meta–analysis of PET and fMRI experiments on syntactic parsing. Neuroimage, 2001, 13(6):

S545-S545.

[32] Mazoyer BM, Tzourio N, Frak V, et al. The cortical representation of speech. J Cogn Neurosci, 1993, 5(4): 467-479.

[33] Fletcher PC, Happé F, Frith U, et al. Other minds in the brain: a functional imaging study of "theory of mind" in story comprehension. Cognition, 1995, 57(2): 109-128.

[34] Xu J, Kemeny S, Park G, et al. Language in context: emergent features of word, sentence, and narrative comprehension. Neuroimage, 2005, 25(3): 1002-1015.

[35] Ferstl EC, Neumann J, Bogler C, et al. The extended language network: a meta-analysis of neuroimaging studies on text comprehension. Hum Brain Mapp, 2008, 29(5): 581-593.

[36] Price CJ. The anatomy of language: a review of 100 fMRI studies published in 2009. Ann N Y Acad Sci, 2010, 1191(1): 62-68.

[37] Golestani N, Pallier C. Anatomical correlates of foreign speech sound production. Cereb Cortex, 2007, 17(4): 929-934.

[38] Grogan A, Green DW, Ali N, et al. Structural correlates of semantic and phonemic fluency ability in first and second languages. Cerebral Cortex, 2009, 19(11): 2690-2698.

[39] Yehuda R, LeDoux J. Response variation following trauma: a translational neuroscience approach to understanding PTSD. Neuron, 2007, 56(1): 19-32.

[40] Phillips ML, Young AW, Senior C, et al. A specific neural substrate for perceiving facial expressions of disgust. Nature, 1997, 389(6650): 495-498.

[41] Wicker B, Keysers C, Plailly J, et al. Both of us disgusted in my insula: The common neural basis of seeing and feeling disgust. Neuron, 2003, 40(3): 655-664.

[42] Blair RJ, Morris JS, Frith CD, et al. Dissociable neural responses to facial expressions of sadness and anger. Brain, 1999, 122(Pt 5): 883-893.

[43] Hennenlotter A, Schroeder U. Partly dissociable neural substrates for recognizing basic emotions: a critical review. Prog Brain Res, 2006, 156: 443-456.

[44] Sergerie K, Chochol C, Armony JL. The role of the amygdala in emotional processing: a quantitative meta-analysis of functional neuroimaging studies. Neurosci Biobehav Rev, 2008, 32(4): 811-830.

[45] McGaugh JL. The amygdala modulates the consolidation of memories of emotionally arousing experiences. Annu Rev Neurosci, 2004, 27: 1-28.

[46] Yamasaki H, LaBar KS, McCarthy G. Dissociable prefrontal brain systems for attention and emotion. Proc Natl Acad Sci USA, 2002, 99(17): 11447-11451.

[47] Dolcos F, LaBar KS, Cabeza R. Dissociable effects of arousal and valence on prefrontal activity indexing emotional evaluation and subsequent memory: an event-related fMRI study. Neuroimage, 2004, 23(1): 64-74.

[48] Sutton SK, Davidson RJ. Prefrontal brain asymmetry: A biological substrate of the behavioral approach and inhibition systems. Psychological Science, 1997, 8(3): 204-210.

[49] Maddock RJ. The retrosplenial cortex and emotion: new insights from functional neuroimaging of the human brain. Trends Neurosci, 1999, 22(7): 310-316.

[50] Maddock RJ, Garrett AS, Buonocore MH. Posterior cingulate cortex activation by emotional words: fMRI evidence from a valence decision task. Hum Brain Mapp, 2003, 18(1): 30-41.

[51] Kelley WM, Macrae CN, Wyland CL, et al. Finding the self? An event-related fMRI study. J Cogn Neurosci, 2002, 14(5): 785-794.

[52] Northoff G, Heinzel A, de Greck M, et al. Self-referential processing in our brain-a meta-analysis of imaging studies on the self. Neuroimage, 2006, 31(1): 440-457.

[53] Mitchell JP, Macrae CN, Banaji MR. Encoding-specific effects of social cognition on the neural correlates of subsequent memory. J Neurosci, 2004, 24(21): 4912-4917.

[54] Mitchell JP, Banaji MR, Macrae CN. General and specific contributions of the medial prefrontal cortex to knowledge about mental states. Neuroimage, 2005, 28(4): 757-762.

[55] Saxe R, Kanwisher N. People thinking about thinking people: the role of the temporo-parietal junction in "theory of mind" Neuroimage, 2003, 19(4): 1835-1842.

[56] Saxe R, Wexler A. Making sense of another mind: the role of the right temporo-parietal junction. Neuropsychologia, 2005, 43(10): 1391-1399.

[57] Singer T, Seymour B, O'Doherty J, et al. Empathy for pain involves the affective but not sensory components of pain. Science, 2004, 303(5661): 1157-1162.

[58] Cheng Y, Yang CY, Lin CP, et al. The perception of pain in others suppresses somatosensory oscillations: a magnetoencephalography study. Neuroimage, 2008, 40(4): 1833-1840.

[59] Lamm C, Decety J, Singer T. Meta-analytic evidence for common and distinct neural networks associated with directly experienced pain and empathy for pain. Neuroimage, 2011, 54(3): 2492-2502.

[60] Fan Y, Duncan NW, de Greck M, et al. Is there a core neural network in empathy? An fMRI based quantitative meta-analysis. Neurosci Biobehav Rev, 2011, 35(3): 903-911.

[61] De Martino B, Kumaran D, Seymour B, et al. Frames, biases, and rational decision-making in the human brain. Science, 2006, 313(5787): 684-687.

[62] Ernst M, Paulus MP. Neurobiology of decision making: a selective review from a neurocognitive and clinical perspective. Biol Psychiatry, 2005, 58(8): 597-604.

[63] Moll J, Eslinger PJ, Oliveira-Souza R. Frontopolar and anterior temporal cortex activation in a moral judgment task: preliminary functional MRI results in normal subjects. Arq Neuropsiquiatr, 2001, 59(3B): 657-664.

[64] Greene JD, Sommerville RB, Nystrom LE, et al. An fMRI investigation of emotional engagement in moral judgment. Science, 2001, 293(5537): 2105-2108.

[65] Greene JD, Nystrom LE, Engell AD, et al. The neural bases of cognitive conflict and control in moral judgment. Neuron, 2004, 44(2): 389-400.

[66] Knoch D, Pascual-Leone A, Meyer K, et al. Diminishing reciprocal fairness by disrupting the right prefrontal cortex. Science, 2006, 314(5800): 829-832.

[67] DeYoung CG, Hirsh JB, Shane MS, et al. Testing predictions from personality neuroscience: brain structure and the big five. Psychological Science, 2010, 21(6): 820-828.

[68] Kunisato Y, Okamoto Y, Okada G, et al. Personality traits and the amplitude of spontaneous low-frequency oscillations during resting state. Neuroscience Letters, 2011, 492(2): 109-113.

[69] Wang S, Zhou M, Chen T, et al. Grit and the brain: spontaneous activity of the dorsomedial prefrontal cortex mediates the relationship between the trait grit and academic performance. Social Cognitive & Affective Neuroscience, 2016, doi: 10.1093/scan/nsw145.

[70] Myers CA, Wang C, Black JM, et al. The matter of motivation: striatal resting-state connectivity is dissociable between grit and growth mindset. Social Cognitive & Affective Neuroscience, 2016, 11 (10): 1521-1527.

[71] Nemmi F, Nymberg C, Helander E, et al. Grit is associated with structure of nucleus accumbens and gains in cognitive training. Journal of Cognitive Neuroscience, 2016, 28 (11): 1688-1699.

[72] Urry HL, Nitschke JB, Dolski I, et al. Making a life worth living: neural correlates of well-being. Psychological Science, 2004, 15 (6): 367-372.

[73] Pu S, Nakagome K, Yamada T, et al. Association between subjective well-being and prefrontal function during a cognitive task in schizophrenia: a multi-channel near-infrared spectroscopy study. Schizophrenia Research, 2013, 149 (1): 180-185.

[74] Cunningham WA, Kirkland T. The joyful, yet balanced, amygdala: moderated responses to positive but not negative stimuli in trait happiness. Social Cognitive & Affective Neuroscience, 2014, 9 (6): 760-766.

[75] Kong F, Hu S, Wang X, et al. Neural correlates of the happy life: the amplitude of spontaneous low frequency fluctuations predicts subjective well-being. Neuroimage, 2015, 107 : 136-145.

[76] Kong F, Ding K, Yang Z, et al. Examining gray matter structures associated with individual differences in global life satisfaction in a large sample of young adults. Social Cognitive & Affective Neuroscience, 2015, 10 (7): 952-960.

[77] Luo Y, Kong F, Qi S, et al. Resting-state functional connectivity of the default mode network associated with happiness. Social Cognitive & Affective Neuroscience, 2016, 11 (3): 516-524.

第二篇 各论

精神疾病长期以来一直被认为是传统影像医学中放射诊断的盲区，没有“肉眼可见”的脑损伤成为诊断精神疾病的重要依据。新的 MRI 技术可以带领我们深入探索更多肉眼不可见的细节，甚至可以无创直观地显示脑功能的活动。这为精神疾病的诊断提供了客观标准的潜在新手段。近几十年来对于各种常见精神疾病已经进行了脑结构、功能、代谢及血流等各方面的研究。这为我们深入了解精神疾病发生发展的脑病理生理机制，寻求疾病的生物学表征并最终制定客观的诊断标准打下了坚实的基础。而 MRI 更因其多模态、无创、无辐射等特点成为目前研究精神疾病最主要的手段。本书在随后的章节中将主要对各种常见精神疾病的磁共振影像学研究进展进行综述性介绍，也包括少量的其他影像学研究手段，并指出现有研究存在的问题以及未来的研究方向。

第四章

精神分裂症

精神分裂症（schizophrenia）是一种严重精神疾病，症状主要为思维过程的崩溃及情绪反应的损害，常表现为幻觉、妄想、思维混乱等阳性症状，以及阴性症状，如情感缺乏、动作缺乏，严重者会有自毁及伤人的倾向，并出现社会或职业功能问题。患者通常于青少年晚期和成年早期显现疾病初期症状，其中约 1% 的患者终身为此病所苦。精神分裂症的诊断方式为患者自述经历以及精神科医师观察患者行为等。研究认为，遗传、幼年环境、神经及心理与社会历程是导致精神分裂症的重要因素；某些处方药物的使用也会引起或加重精神分裂症的症状。现今，精神病学研究主要致力于研究神经生物学所扮演的角色，但迄今还未找出合理的独立的器质性病因。治疗的主要方法为抗精神病药物治疗，主要是抑制多巴胺（或 5- 羟色胺）受体活性。心理治疗及职业与社会康复也是很重要的治疗方法。在更严重的情况下，如精神分裂症患者对自己和他人有危害时，非自愿的住院治疗可能是必要的，但与过去相比，现在精神分裂症患者的住院时间、频率均有所减少。精神分裂症被认为主要影响认知功能，但也会引起慢性的行为和情感问题。精神分裂症患者可能发生的共病，包括重症抑郁和焦虑症；精神分裂症患者中物质依赖的终身患病率为 50%。患者中发生社会问题，如长期失业、贫穷、无家可归比较常见。由于加重的身体健康问题，以及较高的自杀率，如精神分裂症患者自杀的几率是正常人的 12.86 倍，精神分裂症患者的平均预期寿命较正常人少 12~15 年。

第一节 流行病学

精神分裂症是全球性疾病，患病率约 1%，发病率约 1.5‰[1]，患者中男性比例略高于女性（男女比约 1.4∶1），通常男性的发病年龄略早于女性。证据提示，男性患者的预后较女性更差。一些风险因素被认为与精神分裂症的发生有关，如生活在城市区域、移民、产科并发症、冬末及春初出生（可能反映了神经发育过程中对于流感病毒的暴露接触）。流行病学表明，父亲的生育年龄较高会增加子女患精神分裂症的风险，可能与基因新突变的风险增加有关。

共病情况：精神分裂症患者较未患精神分裂症者以下精神疾病患病率增高，包括：抑郁、焦虑、酒精和其他物质依赖；精神分裂症患者患代谢及神经系统疾病的风险也有所增加；精神分裂症患者的自杀率比一般人群高，自杀者中大约 10% 是精神分裂症患者。

疾病成本：精神分裂症的疾病成本惊人。2002 年，美国精神分裂症的总体成本估计约为 630 亿，这个数字包括直接医疗费用和疾病导致的损失的生产力相关的间接成本。最近的一项研究发现，美国慢性精神分裂症人均保险索赔年度健康相关费用超过 15 000 美元。

第二节 病因及发病机制

尽管精神分裂症的发病机制未知，但几乎可以肯定的是，精神分裂症是一种综合征，包括出现类似症状和体征的多种疾病。这种异质性使阐明疾病的病因和病理生理学基础变得更加复杂。精神分裂症似乎是人类独有的状况，因此限制了动物模型的实用性。毫无疑问，精神分裂症是基因与环境之间复杂相互作用的结果，而试图区分遗传与环境危险因素的结果是人为的，因为就如同一个人的基因构成会影响其对环境的反应，环境因素同时也可以影响基因的表达。研究发现精神分裂症的遗传和环境危险因素，可能通过破坏神经递质系统功能来引起相应症状。

一、遗传

国内外有关精神分裂症的家系研究发现，精神分裂症患者近亲中的患病率比一般人群高数倍。孪生子研究发现，同卵孪生的同病率是异卵孪生的 4~6 倍。同卵双胞胎的同病率小于 100%，表明除了遗传因素，环境因素也参与了疾病的发生发展。收养家庭中的精神分裂症风险因素的研究，进一步提供了遗传风险的证据。虽然有大量的证据表明，遗传风险因素参与了精神分裂症的病因，但尚未确定特定基因。近年来，由于分子遗传学技术的进步，使得易感基因的定位变得可能。最初的研究都采用遗传连锁或候选基因确定几个特定的基因作为精神分裂症的候选基因。但目前并未有一致公认的结果。人类基因组图谱（human genome mapping）使得研究基因变异和风险与疾病发生之间的关联成为可能，也就是全基因组关联研究（genome-wide association studies，GWAS）。GWAS 的结果支持精神分裂症为一种多基因遗传模型，在此模型中多基因以微效的作用导致疾病发生。多达 500 000 个单核苷酸多态性（single nucleotide polymorphisms，SNPs）已与精神分裂症的关联进行了全基因组关联研究。例如，在一项研究中，发现了 108 个 SNPs 与精神分裂症[2]显著的关联。确定的遗传位点支持多巴胺和谷氨酸神经递质系统在精神分裂症病理生理过程的参与作用。它支持并印证了以前的研究，表明主要组织相容性复合体（major histocompatibility complex，MHC）基因与本病之间的关联，MHC 与支持免疫功能有关。另一项试图发现精神分裂症相关基因改变的研究是评估拷贝数目变异（copy number variants，CNVs），CNVs 是基因被复制或删除造成。精神分裂症患者被发现有较高的拷贝数变异。精神分裂症最常见的 CNV 是 22 号染色体长臂缺失（22q11）[3]。

二、环境

（一）产科并发症

各种围生期问题，统称为“产科并发症”，会显著增加日后的精神分裂症风险。这些围生期问题包括：出血、早产、血型不相容、胎儿缺氧和母体感染。荷兰（1944—1945年）和中国（1959—1961年）的相关研究及后续的医疗记录已证实，在怀孕期经历饥荒，会使后代患精神分裂症的风险增加2倍。这可能表明，孕产妇的营养是精神分裂症发展的一个因素。另外，以下相关因素与患精神分裂症的风险增加相关，包括非意愿怀孕的孩子和父亲产前死亡。母亲的压力增加也是精神分裂症发病的危险因素，如饥荒、丧亲之痛和产前感染。

（二）感染

流行病学调查结果表明几种感染疾病的致病因子可能是精神分裂症潜在的危险因素。例如，流行病学研究发现，流感流行地区精神分裂症的患病率有上升。孕妇刚地弓形虫IgG抗体高水平会使子代患精神分裂症的风险增加60%~70%。而感染2型单纯疱疹病毒的孕妇是否会增加子代患病风险，研究结果并不一致。孕妇刚地弓形虫IgG抗体或麻疹抗体高水平会增加本身患病风险。感染性疾病增加精神分裂症患病风险的机制尚不清楚，有少数证据认为是感染性致病因子直接损伤中枢神经系统造成的。更有可能的解释是，由某些病原感染引发的母亲的免疫反应，并通过胎盘影响发育中的胎儿，损伤血脑屏障，抗体与中枢神经系统的蛋白质发生交叉反应，影响胎儿发育中的神经系统。儿童早期感染也可能引发免疫反应，导致炎症增加的状态。

（三）炎症

免疫系统激活增加循环中促炎性细胞因子的水平。精神分裂症患者循环中促炎性细胞因子增加非常常见。细胞因子可以改变血脑屏障，它可能是中枢神经系统局部激活的小胶质细胞产生的，与精神病症状加重及认知损伤有关。而抗精神病药物可能部分通过介导抗炎反应而发挥作用。除了感染性疾病引起的免疫激活外，自身免疫性疾病也与本病的患病风险增高相关。目前在研究的应用于精神分裂症的抗炎药包括：ω-3脂肪酸、米诺环素、他汀类药物、非甾体抗炎药等。

（四）大麻

流行病学研究表明，大麻的使用会增加精神分裂症患病风险。增加风险的程度与其他危险因素相关，例如家族史，总体来说，似然比为2.2~2.8。急性注射δ-9-四氢大麻会引起精神病样症状，为大麻是精神分裂症的风险因素之一提供了进一步的证据。

（五）移民

多个国家的相关研究都指出与本地出生人口相比，移民人口精神分裂症的患病率增加，有的研究报道高到4倍，并且这种风险会延续到第二代移民。目前的研究认为应激是导致移民群体患病风险增加的主要原因。在部分移民中精神分裂症的风险增加可能与维生素D缺乏相关，特别是在移民到更高的纬度的北方。

三、神经递质

（一）多巴胺

20世纪60年代提出了精神分裂症的多巴胺假说，即认为精神分裂症患者中脑边缘系统DA亢进引起了阳性症状。该假说得到不少证据支持。如长期使用可卡因或苯丙胺，会使一个无任何精神病遗传背景的人产生幻觉和妄想。可卡因或苯丙胺的主要神经药理学作用是升高大脑神经突触间多巴胺水平。而阻断多巴胺2（D2）受体的药物可用于治疗精神分裂症的阳性症状。多个研究提示患者血清高香草素（DA 的主要代谢产物）增高，尸体脑组织中 DA 或高香草素高于对照组。PET 研究发现未经抗精神病药物治疗的患者纹状体 D2 受体数目增加。但是，尽管有适量的抗精神病药物治疗，部分患者阳性症状仍持续。因此，存在本病涉及其他神经递质系统功能失常的可能，并能够解释使用抗精神病药物后只是部分患者阳性症状减轻。前额叶皮层的多巴胺（在很大程度上影响 D1 受体）的下降可能是负责精神分裂症的部分认知和阴性症状。

（二）氨基酸类神经递质

该假说认为谷氨酸功能不足可能是精神分裂症的病因之一。谷氨酸是中枢神经系统重要的兴奋性递质。放射配体结合法及磁共振波谱技术发现与正常人相比，精神分裂症患者大脑部分区域谷氨酸受体亚型的结合力发生显著变化。如海马 N- 甲基 -D- 天冬氨酸（N-methyl-D-aspartate，NMDA）受体表达下降，皮质 NMDA 某些受体亚单位表达则增加。NMDA 受体拮抗剂可在受试者身上引起幻觉及妄想，但同时也会导致情感淡漠和退缩等隐性症状。非典型抗精神病药物的作用机制之一就是增加中枢谷氨酸功能。

（三）5- 羟色胺

非典型抗精神病药物氯氮平、利培酮、奥氮平等除了对中枢 DA 受体有拮抗作用外，还对 5- 羟色胺（5-HT）2A 受体有很强的拮抗作用。5-HT2A 受体可能与情感、行为控制及调节 DA 的释放有关。

（四）γ- 氨基丁酸

γ- 氨基丁酸（GABA）是中枢神经系统重要的抑制性神经递质。GABA 能中间神经元对于调节前额叶功能十分重要，通过调节谷氨酸能使锥体细胞发挥作用。

（五）胆碱

精神分裂症患者中吸烟者比例增高促进了该假说的形成，认为烟碱可以刺激胆碱能受体的某些亚型，而改善本病的神经生物学基础。烟碱或烟碱胆碱能药物治疗可以恢复精神分裂症患者的眼部跟踪和脑电图并改善部分认知功能。但烟碱胆碱能药物可以影响其他的神经递质系统，目前还不清楚胆碱能系统的破坏是精神分裂症的直接破坏还是继发于其他神经递质系统破坏之后的结果。

第三节 临床表现

精神分裂症的症状分为 5 个维度：除了经典的阳性和阴性症状外，患者还具有认知症状、情感症状和攻击症状。

一、阳性症状

阳性症状指在正常的精神活动中不该出现而出现的症状。最常见的阳性症状有：

（1）幻觉：幻听最为常见。精神分裂症的幻听多半是争论性的，如两个声音议论患者的好坏；或批评性的，声音不断地对患者的所作所为指手画脚。其他类型的幻觉，如幻视、幻触也可以在精神分裂症患者身上看到。

（2）妄想：精神分裂症患者的妄想往往带有显而易见的荒谬性。在疾病的初期，患者对自己的某些明显不合常理的想法持将信将疑的态度，但随着疾病的进展，患者逐渐与病态的信念融为一体，病态信念成为患者日常生活必不可少的组成部分。最常见的妄想是被害妄想和关系妄想。

（3）被动体验：精神分裂症患者常常出现精神和躯体活动自主性方面的障碍。患者丧失了支配感，感到自己的躯体运动、思维活动和情感活动都是受他人控制的，有一种被强加的被动体验。

（4）交流障碍：精神分裂症患者由于原发的精神活动损害，使患者在交谈中忽视常规的逻辑法则、修辞，思维流动性破坏，又使得患者在语言的流畅性和叙事的连贯性、完整性方面出现问题。

二、阴性症状

阴性症状是指正常的心理功能有所减退所带来的表现。如丧失精神动力，目标导向能力受损，兴趣和行为的独特性减少，对他人的关怀、情感表达消失。常见的阴性症状有：

（1）情感迟钝或平淡：情感迟钝或平淡并不仅仅以呆板、缺乏变化为表现，患者同时还有自发动作减少，在谈话中很少和几乎根本不使用任何辅助表达思想的手势和肢体姿势，讲话语言很单调，缺乏抑扬顿挫，同人交谈很少与别人有眼神接触，多茫然凝视前方。患者丧失幽默感和对幽默的反应。

（2）思维贫乏：根据患者言语的量和言语内容加以判断。语量贫乏，缺乏生动言语，在回答问题时异常简短，多为“是”“否”，很少加以发挥。同时患者回答问题时总是延长很长时间。

（3）意志减退：患者在坚持工作、完成学业、料理家务方面有很大困难，患者对前途毫不关心，没有任何打算，或者虽有计划，却从不实行。活动减少，可能连坐几小时而没有自发活动。

（4）兴趣减退和社交缺乏：除了自己的病态体验，患者很少再有感兴趣的事。对于娱乐活动甚至性生活的兴趣都有下降，即使有这些活动，乐趣也明显减少。患者愿意独处，倾向于与社会隔绝，没有朋友，也没有交朋友的愿望。

三、认知症状

克雷佩林（Kraepelin）用“早发性痴呆”描述精神分裂症，认为在疾病的早期，患者表现出“精神活动的效能有一定程度的降低，患者显得心不在焉和分心”。近年来，随着研究的不断深入，认为精神分裂症认知损害是疾病本身的特质性改变。认知功能包括注意、记忆、学习、信息加工和整合、抽象思维与判断、目标行为的制定与执行等方面的能力水平，主要反映了大脑额叶和颞叶的功能。精神分裂症的主要认知症状有：

（1）注意障碍：包括听觉和视觉注意两个方面，是引起患者信息加工困难的主要原因，可进一步细分为注意力分散、注意转移困难和选择性注意障碍。

（2）记忆障碍：精神分裂症的记忆障碍主要是工作记忆障碍。所谓的工作记忆主要是指暂时存储信息可供立即使用的能力，如从电话簿上记住号码并立即拨打该号码。患者的言语及视觉记忆都存在缺陷，让患者回忆有配对联系的事物、数字、故事以及图形，会出现很高的错误率，反应速度也有推迟。

（3）执行功能障碍：精神分裂症患者在制订和执行计划以及纠正错误方面也有困难。

患者往往不能将若干信息组合成为一个有意义的整体，也不能及时对反馈做出恰当的回应。因此患者不能很好地解决问题。

四、情感症状

精神分裂症患者的情感症状主要是情感平淡、迟钝，严重者出现情感淡漠。少数患者有情感倒错。抑郁和焦虑情绪在精神分裂症患者中并不少见。

五、攻击症状

攻击症状可见于精神分裂症和其他疾病，尤其是那些伴有冲动控制障碍的疾病。

第四节 影像学研究意义

精神分裂症的诊断标准目前为美国《精神障碍诊断与统计手册》（Diagnostic and Statistical Manual of mental disorders，DSM）或国际疾病分类（第 10 版）（International Classification of Diseases-10，ICD-10），主要是依靠精神科医师根据患者的临床症状来诊断。由于疾病复杂多变的临床表现，跌宕起伏的病程改变，混杂的社会心理因素，加上缺乏知情者提供可靠的病史，不同医师之间对精神分裂症做出一致的诊断绝非易事。影像学技术的发展首先为精神分裂症与脑器质性疾病导致的精神病症状的鉴别诊断提供了帮助。早期由于 CT 和常规 MRI 检查的分辨率较低，可提供的信息有限。随着近年来 fMRI、MRS、DTI 及 PET 等多种影像学技术的成熟和运用，可以从结构、功能、代谢，甚至分子水平对精神分裂症患者大脑的改变进行研究和探索。MRI 检查具有无创性、高空间分辨率以及能够从结构和功能各方面进行多层次检查等优势，能够更加细微详细地揭示精神分裂症患者大脑解剖结构和功能的改变。

目前 MRI 检查已初步发现了精神分裂症患者潜在的大脑结构和功能异常，相关指标被认为是本病的重要生物学标志，为今后揭示其病理学基础提供了理论依据。运用 MRI 数据准确定量预测临床前期患者发展为精神分裂症的可能，将使临床医生有效地甄别哪些风险人群最有可能发展为精神分裂症，并在最早时间采取有效的预防性干预措施，从而最有效地利用卫生资源；同时在精神分裂症疾病早期识别和监测脑结构和功能改变模式，预测其对于抗精神病药物治疗的反应性，对于临床早期筛选合适的治疗措施、指导治疗、评估疗效及预后等都具有重要意义。

第五节 影像学研究现状

一、结构影像学研究

考虑到精神分裂症患者早期有脑室体积的改变以及已知的遗传因素，近 30 年来，研究者们致力于寻找精神分裂症特征性的大脑解剖结构异常。在磁共振研究报道中，众多脑结构的异常被认为与精神分裂症有关，包括脑室体积的扩大，全脑体积的减小，额叶、颞叶、顶叶体积的减小等。然而截至目前，精神分裂症的相关研究并没有发现一个特定的脑区缺陷。在一篇全面总结了局部脑体积或密度变化的meta分析中，莱特（Wright）等纳入了58篇研究，共1588名精神分裂症患者，研究发现患者大脑体积较正常对照者平均减小2%，而局部脑体积减小在双侧内侧颞叶报道较多。而针对全脑体积的研究中，荷尼（Honea）等的meta分析总结了精神分裂症患者VBM的研究结果，文章报道了50个脑区灰质或白质体积的改变，而不同研究之间比较一致的结果是精神分裂症左侧颞上回和颞中回体积改变。并且上述形态学的改变，与患者临床症状类型及严重程度相关。例如，研究发现左侧颞上回的体积与患者听觉幻觉的严重程度显著相关。患者的类型不同和特征不同可能是研究结果不一致的主要原因。例如，在不同研究中，纳入患者的首次发病年龄、是否接受过药物治疗、用药治疗的种类及时间、患者是否合并共病以及疾病的严重程度可能各有差异。而且，考虑到疾病本身可能的神经病理学进展，年龄和疾病的严重程度可能会引起大脑形态随时间的改变。因此，应当将首发精神分裂症患者和慢性病程的精神分裂症患者分别进行研究。此外，不同的研究方法也是导致结果不一致的原因之一。例如，图像处理过程中平滑核（smoothing kernel）的大小决定了能够检测到的最敏感的脑结构改变的宽度。作者回顾分析了不同研究中使用的平滑核大小，发现当平滑核较大时，检测到较小区体积变化的识别能力减弱。但当平滑核过小时，可能增加结果假阳性的概率。

最近一篇基于坐标的meta分析[4]纳入了79篇采用VBM分析精神分裂症的原始文献，发现精神分裂症相关的灰质缺陷主要在双侧岛叶、额下回皮质、颞下回、前扣带回、内侧前额叶、丘脑和左侧杏仁核；而白质的缺陷主要在双侧大脑半球间纤维、丘脑前辐射、下纵束、下额枕束、扣带束和穹窿。进一步分析发现，男性、慢性病程、阴性症状及灰质体积与灰质缺陷的严重程度相关，而慢性病程与白质缺陷的严重程度相关。揭示了精神分裂症相关灰、白质结构缺陷具有重叠，即灰质缺陷主要在大脑前部皮质、边缘叶和皮层下灰质，而白质缺陷发生在相应纤维束、上述灰质结构内部连接纤维或大脑半球间连接纤维。但作者也指出，上述结果可能受预后较差的患者的形态学结构影响而偏倚。在将来的研究中，同时测量精神分裂症发病前后灰白质结构的纵向研究将有助于认识精神分裂症脑结构异常改变的本质。

不同研究结果的异质性表明病程的长短、抗精神病药物的治疗会对大脑结构产生复杂的影响，而这些效果在慢性精神分裂症患者中尤为明显。大部分以往的研究都是以慢性精神分裂症患者为研究对象，因此研究结果可能受多种混杂因素的影响。因此，从亚临床阶段、疾病发病初期和治疗后不同阶段阐释精神分裂症脑结构和功能改变，显得尤其重要。

（一）亚临床阶段精神分裂症脑结构的研究

在患者充分发病，临床症状及表现达到精神分裂症的诊断之前，通常有一个前驱阶段（prodromal phase），其特点为脑功能的渐进性下降及较弱的精神病性症状（attenuated psychotic symptoms，APS）的出现。出现上述临床表现的个体通常被认为属于精神分裂症极高风险（ultra-high risk，UHR）人群。最近一项meta分析的结果表明，从最初出现临床症状到此后的3年内，约18%~36%的UHR人群发展为精神疾病[5]。APS曾被考虑纳入到近期最新版的《精神障碍诊断与统计手册》（DSM-5），后者是目前应用最广泛的精神疾病诊断与分类手册。尽管由于大多数APS实际上并未发展成全面的精神疾病，所以经过多次讨论该综合征并没有包括在DSM-5之内，但其重要性不言而喻。在疾病的前驱阶段，在诸多混杂因素（如药物治疗和疾病长期慢性病程）影响最小的情况下，有关UHR

人群的脑结构或功能的研究有望提供一个崭新的窗口，并由此开发全新的早期干预的措施，以预防或延缓精神分裂症的发病。关于前驱阶段相关的研究比较著名的有北美前驱症状纵向研究（North American Prodrome Longitudinal Study，NAPLS）和爱丁堡高风险研究（Edinburgh High-Risk Study）。

在爱丁堡高风险研究中，研究人员纳入的精神分裂症高风险者（high risk，HR）研究对象为至少 2 名近亲［父母和（或）兄弟姐妹］患有精神分裂症。共有 229 名被试者符合要求，162 名被试者提供了临床、神经心理和（或）神经影像数据；150 名被试者接受过一次或多次结构 MRI 扫描。相匹配的同年龄段的健康志愿者（control，CON）和首发精神分裂症（first-episode schizophrenic，FES）患者组同样接受了相关神经影像学检查和神经心理测评。爱丁堡高风险研究中，通过感兴趣区（region of interest，ROI）方法勾画 ROI，在第一个 100 名高风险被试者中，其海马杏仁核复合体（amygdalo-hippocampal complexe，AHC）较 CON 显著减小（约 4%），但显著高于 FES（约 4%）。HR 与 CON 组对比，丘脑体积有减小并且具有统计学差异。但是，在控制了家庭聚集（减少方差）之后，FES 组第三脑室容量的增加不具有统计学意义。研究的主要发现是，与前期的 VBM 分析研究结果相似，HR 也出现了显著的前扣带回和内侧前额叶灰质密度的减小，并呈现出 FES < HR < CON 模式。前额叶皮层（prefrontal cortex，PFC）、丘脑和全脑体积均与遗传易感性的关联强度相关。

劳瑞（Lawire）等回顾了由于基因遗传因素导致的精神分裂症高危人群在疾病发展过程中脑结构改变的相关研究报道，相关 VBM 研究的结果提示精神分裂症高危人群大脑灰质密度在多个脑区发生改变，既存在灰质密度的减低，又存在灰质密度的增高。结合功能磁共振成像，作者发现精神分裂症高危人群左侧额下回和杏仁核灰质密度减低并伴有上述区域功能活动增强，而丘脑的灰质密度和功能活动均减低。功能磁共振成像结果证实，右侧颞上回后部的改变可能作为精神分裂症发病风险的潜在生物学标志。

基于前期对于精神分裂症患者的脑结构研究以及国内外同行的研究，已发现精神分裂症患者存在灰质体积的缺陷，而精神分裂症具有较高的遗传度，那么精神分裂症患者未患病的生物学亲属是否也存在相似脑区的灰质体积的改变，如果存在，脑结构异常的程度是否低于患者呢？为探究上述问题，研究人员检索并纳入了基于体素的形态学测量方法同时测量精神分裂症患者及其未患病亲属灰质体积的原始文献，结果发现精神分裂症患者与其未患病生物学亲属均存在灰质体积改变，但是两者的灰质体积改变大部分是不同的，只在一些区域有细微的重叠[6]。提示遗传易感性可能对大脑结构改变的作用比较微弱。而大脑结构的改变可能是遗传、环境、共病及抗精神疾病药物等多因素间复杂作用的总和，因此很难指出某一单一因素会充分而必要地引起精神分裂症。该中心的另一项研究表明[7]，具有高遗传负担的未患病亲属其大脑结构的改变更显著，提示研究高遗传负担的未患病家属可能能够更好地阐释基因因素对大脑结构的影响。

神经科学家认为，神经影像有望能够辅助个体精神病患者的临床评估。然而，迄今为止发表的大部分研究结果都是基于精神疾病患者和正常对照者两组间的平均组间差异，并未提供准确的个体水平的评估。英国伦敦国王学院的研究人员梅基里（Mechelli）等，探索了利用结构磁共振数据准确预测了精神分裂症极高危风险人群发展为精神分裂症的临床症状进展的潜能。研究者利用相关向量回归（relevance vector regression，RVR），一种多元机器学习方法，检测了精神分裂症极高风险人群首次出现 APS 时的脑结构特征，即大脑灰质体积和皮层厚度，以及上述结构特征与随访 2 年后患者的临床症状进展的相关性。当运用 RVR 在大脑皮层厚度上时发现，与精神分裂症相关的传统区域，如右侧内侧颞叶皮质、右侧外侧颞叶皮质和左侧岛叶皮质的皮层厚度能够准确地预测患者临床症状进展（r=0.34，P=0.026）。而当运用 RVR 在大脑灰质体积上时，发现灰质体积并不能够准确预测患者临床症状进展。该研究结果提示，运用结构 MRI 数据准确地定量预测 UHR 患者发展为精神分裂症的临床症状的进展是可能的，这将使临床医生有效地甄别哪些风险人群最有可能发展为精神分裂症，并在最早时间采取有效的预防性干预措施，从而最有效地利用卫生资源[8]。

（二）首发未用药精神分裂症脑结构的研究

因为首发未用药精神分裂症患者排除了长期慢性病程和抗精神病药物的干扰，提供了重要的疾病相关信息，所以尤为重要。首发未用药精神分裂症不仅可以作为研究评估大脑改变进展演变规律的起点，并且可以在大脑受到上述诸多潜在混杂影响因素干扰之前评估大脑结构和功能，即在疾病的发病初期提供大脑结构和功能信息，有助于更好地阐释精神分裂症大脑改变的根本机制。然而，由于样本纳入的困难，首发未用药精神分裂症的相关研究较少。吕粟等的研究纳入了 68 名首发未用药精神分裂症患者和 68 名匹配的正常对照，采用优化的 VBM 测量两者灰质体积差异。结果发现与正常对照相比，首发未用药精神分裂症患者组有 3 个脑区的灰质体积显著降低，分别是右侧颞上回、右侧颞中回和右侧扣带回前部（图 4-5-1）。与正常对照相比，首发未用药精神分裂症患者脑灰质体积没有增高的区域。结合临床分析发现，右侧颞上回、右侧颞中回及右侧扣带回前部的灰质体积均与患者大体功能量表评分（global assessment of functioning scale，GAF）呈正相关，即三个脑区的灰质体积越高，则患者的一般功能越好。这一结果说明这些区域灰质的降低与患者社会角色的损害直接相关，即这些区域直接影响患者的正常功能。这三个脑区的灰质体积分别与不同的临床症状相关。右侧颞上回灰质体积与 PANSS 总分、阳性评分、一般评分、思维混乱及妄想评分呈显著负相关。右侧颞中回灰质体积则与 PANSS 阳性评分、思维混乱、激活性、妄想及冲动评分呈显著负相关。而右侧扣带回前部则与 PANSS 阳性评分、思维混乱、激活性、妄想及冲动评分呈显著负相关[9]。事实上，以往研究也有发现这些区域的功能或结构与精神分裂症症状相关。例如以往采用 SPECT 的研究也发现在未经治疗的精神分裂症患者中，扣带回前部功能的降低将导致患者阳性症状如幻觉的加重。而以往的脑结构研究同样也发现颞上回脑灰质体积的降低与阴性症状和思维障碍相关。研究结果进一步证实首发精神分裂症患者右颞叶及扣带回存在灰质异常，而且这些解剖改变与临床症状改变相关。基于这些发现，上述区域的灰质异常可能作为精神分裂症患者的生物学标志（biomarker）或内在表型（endophenotypes）。

在前期工作[9]的基础上，作者扩大样本量，纳入了 100 例首发未治疗精神分裂症患者和 100 例正常对照者，采集 3D T_1 结构数据，计算灰质体积的改变。结果发现大脑解剖结构缺陷在疾病的病程早期已经出现，灰质体积改变主要在丘脑 - 皮层网络（图 4-5-2），并且这些灰质体积的缺陷与未治疗的病程以及患者的阳性症状无关，但某些灰质结构的差异，如左侧背外侧前额叶灰质体积与阴性症状存在一定的相关性。与正常对照相比，精神分裂症患者组灰质体积在广泛的脑区有所增加，包括左右侧丘脑、岛叶、前扣带回以及眶额回[10]。这些结果与以往的一些慢性或首发精神分裂症研究的结果并不一致。而前期较小样本也报道了右侧颞叶和前扣带回灰质体积的减小。本研究中灰质体积的增加可能是由于以下因素造成的：①不同研究间患者特征的不同，一项纳入 169 例精神分裂症患者的研究也报道了眶额回灰质体积的增加。研究表明其中一个重要的特征是阴性症状的严重程度。与前期研究比较，本研究有更高比例（36%）的患者具有显著阴性症状，而前期研究的比例为 12%。研究结果表明，与具有显著阴性症状的患者相比，在精神分裂症发病初期，不具有显著阴性症状的患者有更多的区域灰质体积减小，尤其是右侧颞叶区域。上述特征可以部分解释本研究与前期研究结果的不一致。②本研究中，患者组病程较短（平均病程 6.25 个月），可能疾病早期的神经病理学改变，例如凋亡前渗透性改变或肥大也可以引起局部体积的增加。进展性的灰质体积的丢失可能是在抗精神病药及继发性因素或者长期病程之后的结果。上述因素均可导致以往研究中，长期病程患者组无灰质体积增加的报道。值得一提的是，灰质体积的改变与未治疗的病程以及阳性症状不相关，表明精神分裂症大脑结构的改变相对静止或进展缓慢。

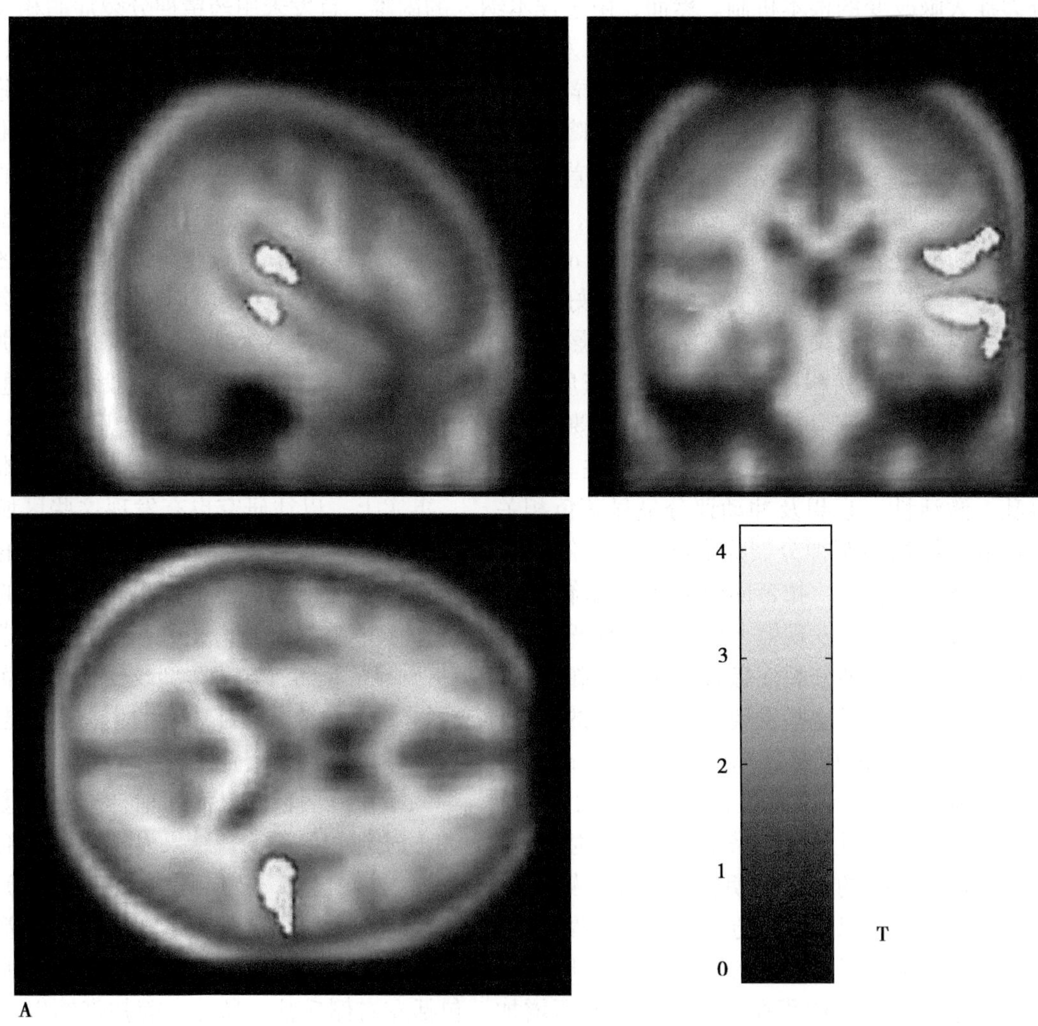

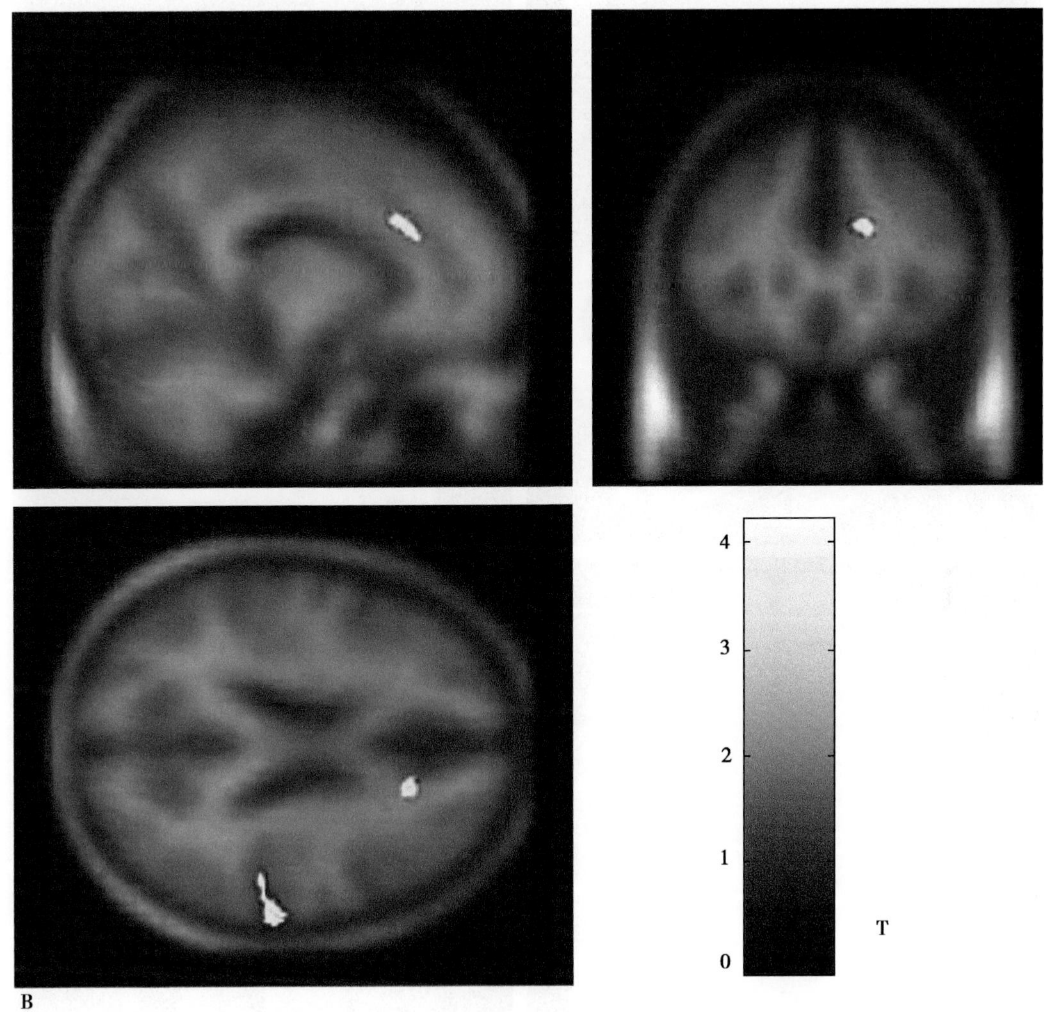

图 4-5-1　首发未用药精神分裂症患者灰质体积缺陷

与正常对照比较，首发未用药精神分裂症患者右侧颞上回、右侧颞中回（A）和右侧扣带回前部（B）灰质体积显著减少

由于大脑灰质体积是表面积和皮层厚度的乘积，而这些特征被认为是受不同的基因影响而展示出相关的特定脑沟、脑回模式和皮层厚度，皮层厚度能提供比灰质体积更详细的关于神经元、神经胶质细胞大小、密度和排列的信息。因此，基于前期的研究基础，上述研究团队继续扩大样本量，纳入了 128 名首发未用药精神分裂症患者和 128 名年龄性别匹配的正常对照者，采集了 $3DT_1$ 结构数据。运用 CIVET 软件（version 1.1.9，Montreal Neurological Institute at McGill University，Montreal，Quebec，Canada）提取大脑皮层厚度和表面积。与正常对照相比，首发未用药精神分裂症患者皮层厚度既有减少，又有增加，而表面积无明显差异。患者皮层厚度减少主要见于右侧背外侧前额叶、右侧中央前回、右侧中央后回、左侧眶额叶、左侧中央前回和左侧额下回三角部，而皮层厚度增加则见于双侧颞叶前部、左内侧眶额叶和左侧楔叶（图 4-5-3）。并且厚度减少的右侧背外侧前额叶、右侧中央后回、左侧眶额叶、左侧中央前回和左侧额下回三角部的皮层厚度与患者 PANSS

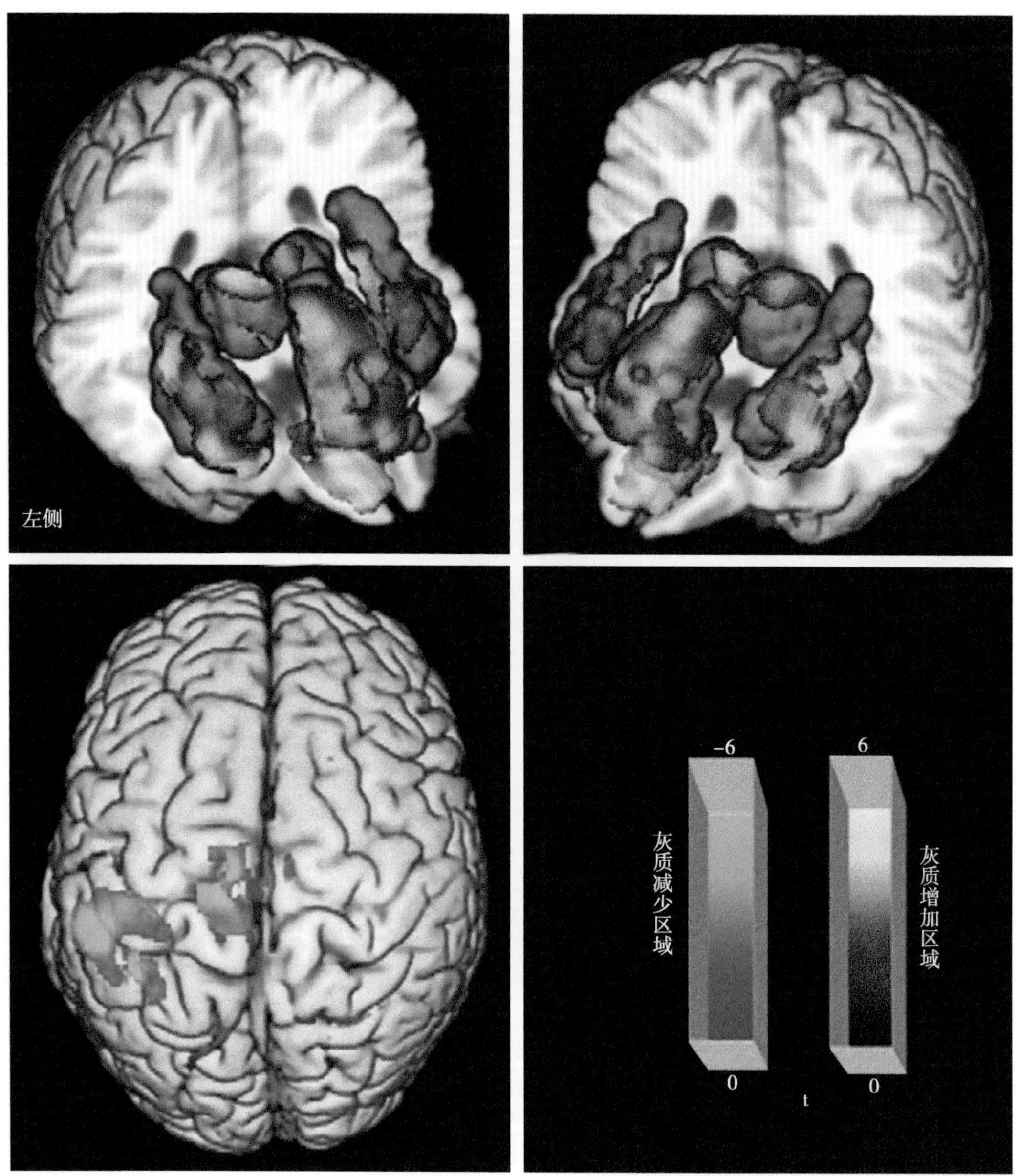

图 4-5-2　首发未用药精神分裂症患者灰质体积改变

与正常对照相比，首发未用药精神分裂症患者左侧中央后回、中央旁小叶及左侧顶下小叶灰质体积减小（蓝色），双侧丘脑、扣带回前部、岛叶和眶额叶灰质体积增加（红色）

的阳性症状、思维障碍和激活性评分呈负相关，而厚度增加区域的皮层厚度与 PANSS 评分、GAF 评分无关。作者比较了阴性症状显著和不显著的患者皮层厚度的差异，结果表明阴性症状显著与不显著的患者皮层厚度无明显差异，提示皮层厚度可能与阳性症状的发生相关，而与阴性症状无关。基于最大样本首发未用药精神分裂症患者数据，作者进一步探索了患者皮层厚度与未治疗病程之间的关系，结果发现两者无相关关系，提示首发精神分裂症在疾病早期皮层厚度的改变相对稳定而非进行性减少，因此可作为疾病早期诊断的潜在生物学指标[11]。

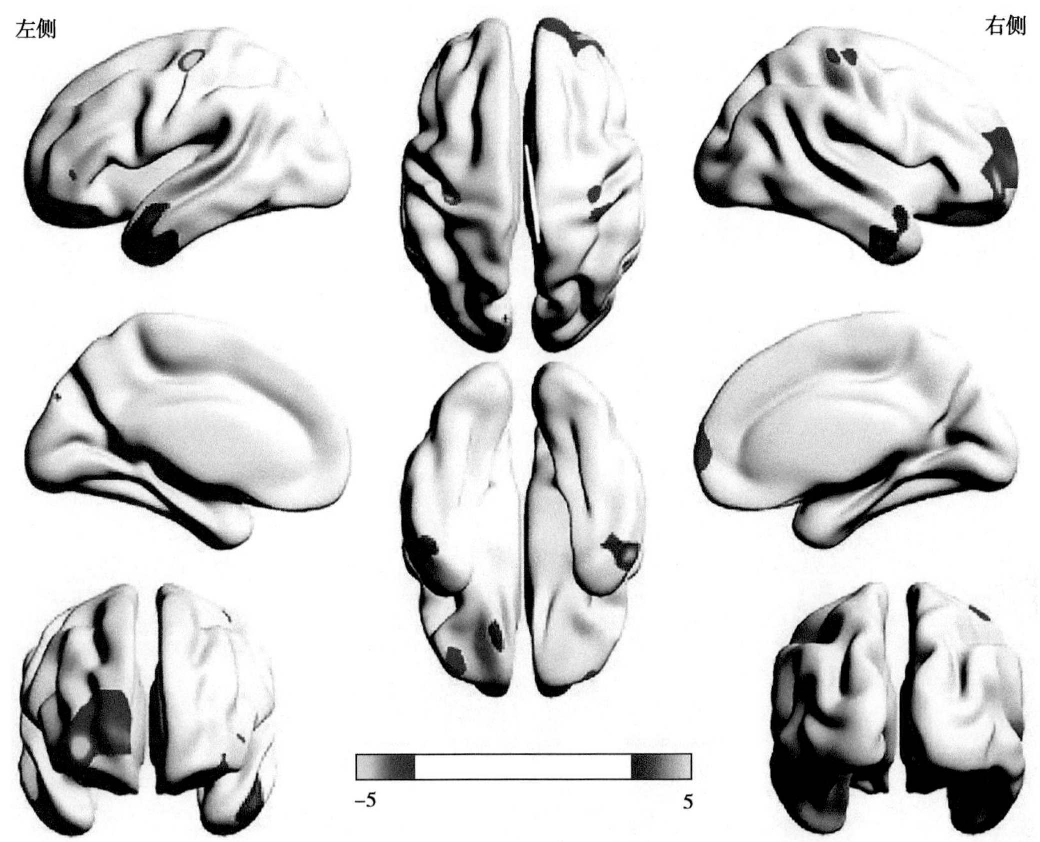

图 4-5-3　首发未用药精神分裂症患者皮层厚度改变

图片为同一结果的不同角度呈现，从左往右，从上往下依次为左外侧观、俯视观、右外侧观、左内侧观、仰视观、右内侧观、前面观、后面观。正常对照比较，首发未用药精神分裂症患者右侧背外侧前额叶、右侧中央前回、右侧中央后回、左侧眶额叶、左侧中央前回和左侧额下回三角部皮层厚度减少（蓝色），双侧颞叶前部、左内侧眶额叶、左侧楔叶皮层厚度增加（红色）

精神分裂症其中一个重要的病因学假设即是大脑失连接，DTI 技术则可以很好地反映白质纤维束。对首发精神分裂症白质 DTI 研究的原始文献进行 meta 分析的结果显示首发精神分裂症右侧额叶和左侧颞叶深部白质 FA 减少，纤维追踪显示上述区域所涉及的纤维束主要有扣带束、左下纵束、左下额 - 枕束及通过胼胝体连接两侧大脑半球的纤维束（图 4-5-4）。提示在精神分裂症早期就存在白质结构的异常，并且相关神经环路被破坏[12]。此外，研究人员采用 VBM 研究了首发精神分裂症患者治疗前白质体积的改变情况。这种自动分析全脑结构的方法不需要预先假设，克服了视觉判断的主观性，且比传统的 ROI 省时省力，因而此方法特别适用于探索病理机制不清的精神分裂症等神经精神系统疾病的脑结构变化情况。VBM 结果显示，首发未用药精神分裂症患者双侧内囊后肢、右侧额叶皮层下白质体积有减小，同时将上述白质体积的改变情况与临床症状评分进行了相关分析，双侧内囊后肢体积与 PANSS 评分中的阳性症状评分呈负相关，而双侧内囊后肢、右侧额叶皮层下白质体积与 GAF 评分呈正相关，提示精神分裂症疾病早期即存在白质体积的改变，并且上述改变与精神病理学严重程度、患者大体功能相关[13]。

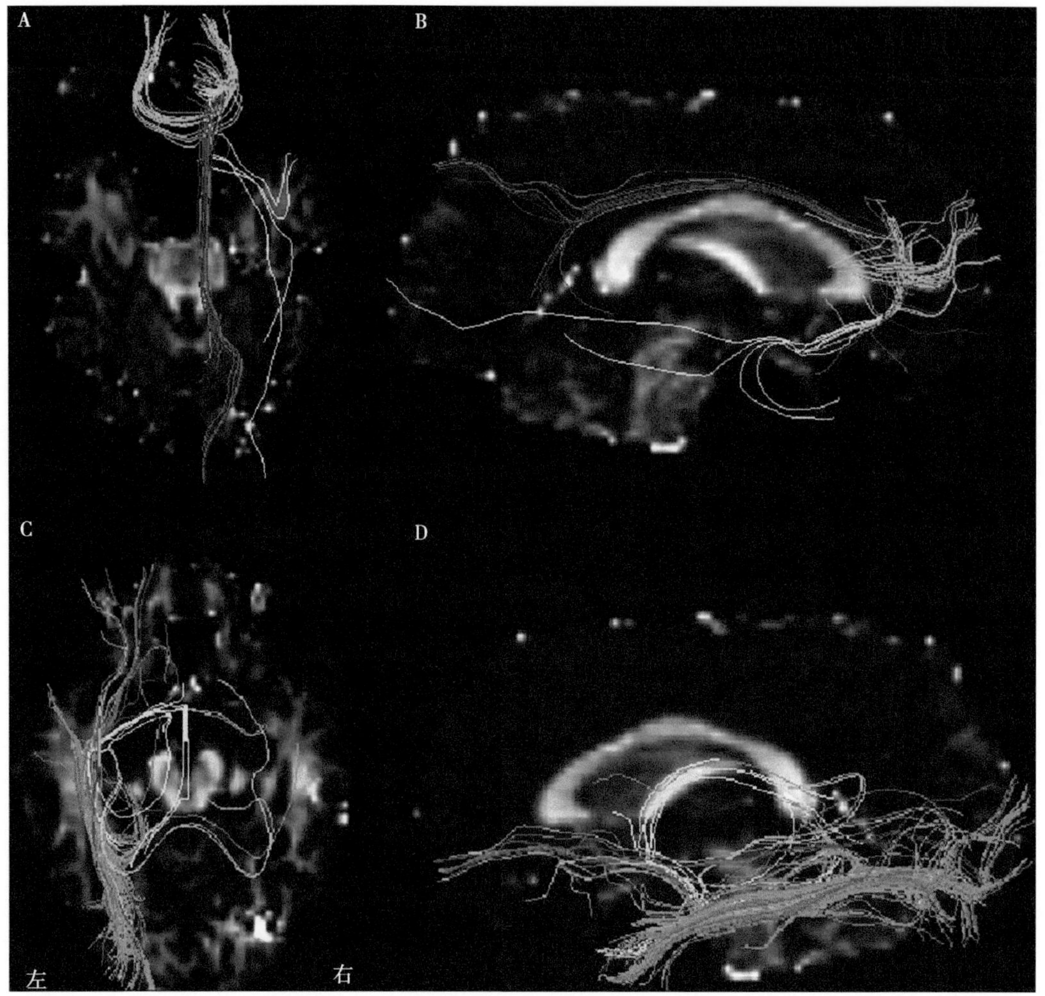

图 4-5-4　首发精神分裂症患者白质纤维束改变

A：轴位观显示胼胝体；C：轴位观显示下纵束；B：右侧面观；D：左侧面观。纤维追踪三维成像显示，精神分裂症患者 FA 减低的区域所涉及通过的纤维束主要有扣带束、左下纵束、左下额－枕束及通过胼胝体连接两侧大脑半球的纤维

此外，精神分裂症被认为是一组病因病理存在异质性的脑功能异常综合征，但具体发病机制目前仍不清楚。该病的异质性造成患者在症状、预后等方面可有很大差别，因此对患者进行合理分型将有助于制定更具有针对性的治疗方案。但现有的基于症状学精神分裂症分型方法在准确性和稳定性方面存在较大缺陷而难以用于指导临床治疗。另一方面，脑区之间“失连接”是精神分裂症成因的一个重要假说，大量弥散张量影像研究表明精神分裂症患者确实存在大脑白质异常，但研究结果之间缺乏稳定的重复性。基于首发未治疗精神分裂症大样本数据库，孙怀强等研究者创新采用精神分裂症临床症状的研究模式，与理工背景合作者合作开发了基于数据驱动聚类分析方法的脑网络分析技术，利用从 18 条主要白质纤维束中提取的弥散特征并结合聚类分析，首次在首发未治疗的精神分裂症患者群体中发现了两个不同的白质异常模式：全脑广泛分布的白质异常和局部白质异常（异常部

位集中在左侧上纵束)，从人口学特征和临床症状上看，存在广泛白质异常的患者亚组具有更严重的阴性症状（图 4-5-5）[14]。而在年龄、性别分布、病程以及阳性症状得分方面两个亚组并没有显著性差异。因此本研究发现的两种白质损失模式可能代表两种不同精神分裂症病理机制，同时也提示患者的白质损伤模式是一种潜在可用于精神分裂症分型的生物学标记。该研究揭示了首发精神分裂症患者中存在两种不同的白质纤维损害模式，其中一种损伤与临床难治的阴性症状相关，不仅揭示了精神分裂症脑白质损伤的机制，更重要的是证实了精神分裂症人群中存在“同病异因”的现象。

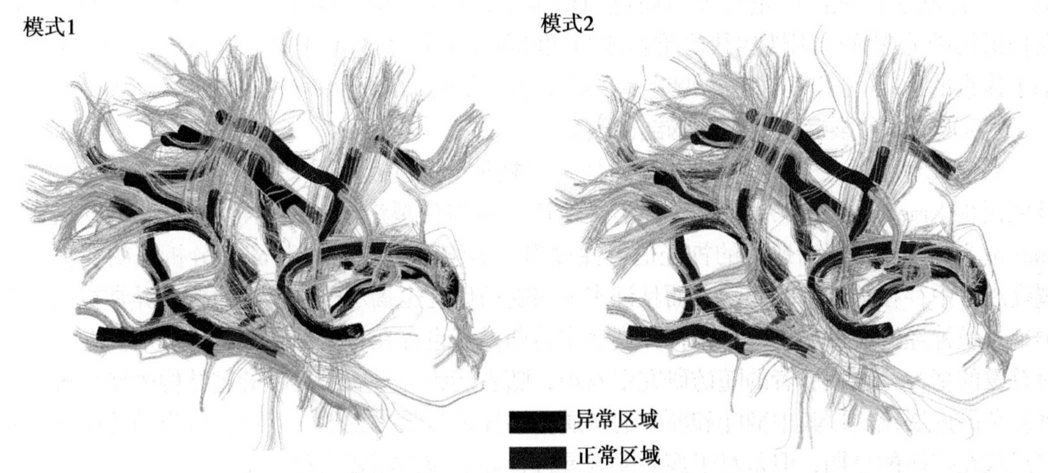

图 4-5-5　首发未用药精神分裂症患者群体脑白质损害不同模式

分层聚类结果显示，与正常对照比较，首发未用药精神分裂症患者其中一个亚组的患者白质缺陷广泛分布于全脑，另一个亚组的患者白质缺陷局限，主要位于左侧上纵束

（三）药物治疗对脑结构的影响

抗精神病药物治疗是精神分裂症的一线治疗方式，个体研究表明抗精神病药物会影响大脑结构，并与精神分裂症疾病病程发展过程中脑结构的进行性改变有关。第一代抗精神病药物（也称传统抗精神病药物）主要是多巴胺 D2 受体拮抗剂，能够有效地对抗绝大多数阳性症状，但是同时伴有较高的锥体外系副作用。第二代抗精神病药物（也称非典型抗精神病药物）与传统抗精神病药物不同，它与 DA 以及其他神经受体（5-HT、肾上腺素、乙酰胆碱和组胺受体）的亲和力较低。因此，第二代抗精神病药物锥体外系副作用发生率降低，但是相应的镇静以及体重增加等不良反应发生率增高。尽管不同抗精神病药物的药动学不同，但所有的抗精神病药物均能有效地通过血脑屏障到达靶向受体，从治疗的第一天开始发挥临床治疗效果，并随着时间的延长疗效逐渐累积。尽管神经影像学的研究显示，精神分裂症患者在疾病的早期已出现大脑结构的改变，但是抗精神分裂症药物对大脑结构的作用存在很大争议。前期动物实验和临床研究发现，抗精神病药物治疗会引起大脑额叶、颞叶和顶叶体积的减小；而另外一些研究表明，接受抗精神病药物治疗的用药剂量与大脑体积改变之间不相关，甚至更高剂量药物治疗与更不显著的脑室体积变化相关；还有一些研究表明，传统抗精神病药物与不典型抗精神病药物对于大脑结构可能具有不同的保护效果；而最近的首发精神分裂症的研究则表明抗精神病药物剂量的增加与大脑体积的

减小有关，并且两者的相关程度强于疾病相关的关联强度。

在慢性精神分裂症研究中，除了抗精神病药物对大脑结构的潜在影响外，患者还受到其他一些因素的影响。其中，与疾病临床相关的两个重要因素是：病程（duration of illness，DOI）和疾病症状的严重程度。陈楚侨（Chan）等近来发表的一篇 meta 分析，直接分析了未患病亲属、精神疾病高风险人群、首发精神分裂症患者和慢性精神分裂症患者的大脑结构。不同组间的相减分析结果证实，精神分裂症前驱期患者存在大脑灰质体积的缺陷，从首发到慢性期，相应脑区的灰质体积缺陷更加显著，表明病程会影响神经影像结果[15]。症状和体征的严重程度不同也与精神分裂症不同的脑结构改变有关。例如，有研究报道精神分裂症的阳性症状严重程度与颞叶的灰质体积呈负相关。特别是，MRI 研究和基于体素的 meta 分析均报道了颞叶体积的减小与幻听的严重程度相关。

（四）精神分裂症中晚期的脑结构改变

目前针对精神分裂症最重要的争论之一是精神分裂症是否是一种恶性、进展性的疾病。该假说由 Kraepelin 于 1971 年首次提出，他认为精神分裂症是一种“早发性痴呆（dementia praecox）”，并伴随逐渐恶化的神经退行性过程。尽管前期已有多项 meta 分析表明在精神分裂症患者中存在脑结构的异常，而且许多纵向随访研究也揭示了这些脑结构的异常在疾病的早期是呈神经进展性的，但是精神分裂症中后期是否也存在相似的改变仍不确定。在之前针对首发的精神分裂症患者的随访研究中发现，随着病程的进展，患者的脑结构改变呈现出一种复杂的进展模式，其中额叶和颞叶的灰质皮层异常是最常见的。然而，这类随访研究常常仅局限在疾病的早期，但是对于疾病的进展过程和效应却需要追踪数十年来确定。

此外，在随访的过程中，患者均会接受抗精神病药物的治疗，而抗精神病药物却会给患者的脑形态学改变带来负面影响，从而干扰疾病本身随着病程进展给大脑带来的改变。因此，尽管前期已有很多研究针对精神分裂症患者脑结构的变化轨迹进行探索，但是由于随访时限的限制和药物治疗带来的干扰，精神分裂症患者大脑中的哪些脑区会随着病程进展而改变，以及其改变的程度是由于抗精神病药物带来的还是疾病自身带来的？这些问题依然没有解决。在这种情况下，利用横断面研究来探索慢性未治疗精神分裂症患者脑结构异常和年龄或者病程的关系将有助于深入了解长期疾病状态下脑结构的改变模式。

张文静等研究者纳入慢性未治疗精神分裂症患者，采用 FreeSurfer 提取被试者脑皮层厚度值。与健康对照相比，精神分裂症患者双侧腹内侧前额叶并延伸至眶额回外侧，左侧的颞上回和右侧的颞下回三角部的皮层厚度显著降低；而左侧的顶上小叶并延伸至枕叶区域皮层厚度显著增高（图 4-5-6）[16]。采用二次函数来对提取出的精神分裂症患者和健康对照的脑结构指标与年龄分别进行回归分析。发现在精神分裂症患者组内，大脑双侧腹内侧前额叶，左侧颞上回及右侧颞下回三角部的皮层厚度随着年龄增加而降低，回归曲线有统计学意义；而左侧顶上小叶的皮层厚度随年龄增加无显著改变。在健康对照中，双侧腹内侧前额叶，左侧颞上回及右侧颞下回三角部的皮层厚度与年龄无显著的变化关系，但是左侧顶上小叶的皮层厚度会随着年龄的增加而降低，曲线有统计学意义。对回归曲线进行组间比较发现，精神分裂症患者右侧腹内侧前额叶、左侧颞上回及右侧颞下回三角部的皮层厚度随着年龄增长而降低，且降低的速度比健康对照更快；而在左侧顶上小叶，健康对照皮层厚度随年龄的降低的速度比患者更快，组间差异均具有显著性。

通过对上述罕见的且具有较长病程范围的慢性未治疗精神分裂症的脑结构研究，研究者们发现了在前额叶和颞叶脑区的皮层厚度会随着年龄增加而降低，且降低的速度比健康对照更快，而纹状体区域则出现了灰质增加的表现，上述这些改变或许是精神分裂症中后期的核心病理生理过程，且不受到抗精神病药物的影响。这些研究发现可能为我们进一步认识精神分裂症发病中后期的病理状态以及局部脑区各自特异的病理生理改变提供了重要的证据。

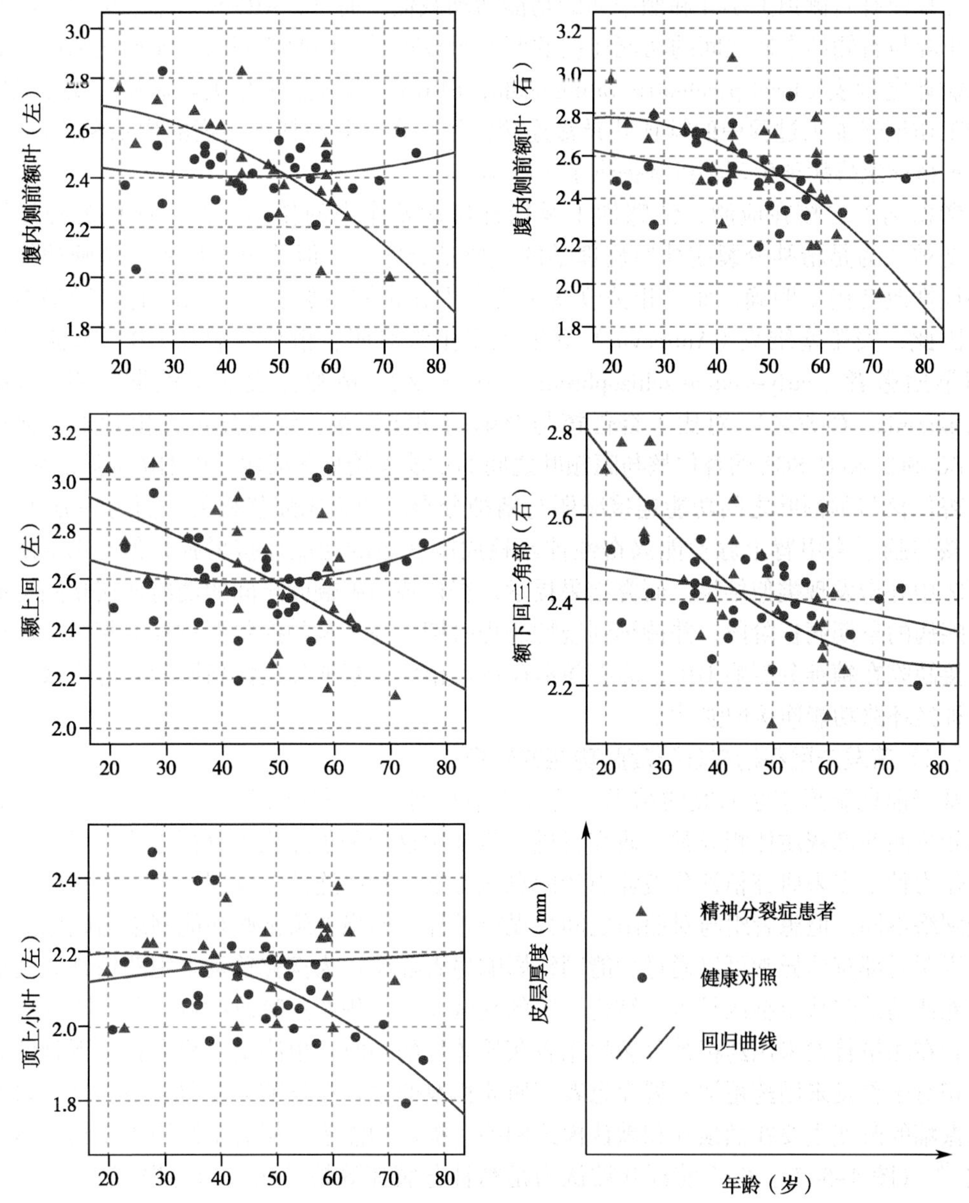

图 4-5-6　慢性未治疗精神分裂症患者和健康对照皮层厚度存在显著差异的脑区的皮层厚度值与年龄的回归分析

精神分裂症患者右侧腹内侧前额叶、左侧颞上回及右侧颞下回三角部的皮层厚度随着年龄增长而降低，且降低的速度比健康对照更快；而在左侧顶上小叶，健康对照皮层厚度随年龄的降低的速度比患者更快，组间差异均具有显著性。精神分裂症患者左侧腹内侧前额叶的皮层厚度随年龄增长，其降低的速度虽与健康对照相比差异没有显著性，但是却存在更快的趋势

二、功能影像学研究

（一）亚临床阶段精神分裂症脑功能的研究

施密特（Schmidt）等发现当执行 n-back 工作记忆任务时，与正常对照相比，精神疾病风险状态（individuals with an at-risk mental state，ARMS）被试者完成任务的表现显著降低，并且伴有右侧顶上小叶和额中回的功能活动减低。而且，ARMS 工作记忆引起的右侧顶上小叶与右侧额中回之间的功能连接的调节明显减弱，而两者间的功能连接强度与简明精神病评定量表（brief psychiatric rating scale，BPRS）总分呈负相关。该研究提示 ARMS 人群工作记忆加工过程中的额顶叶异常连接已经存在，并与精神疾病的症状相关，因此，为揭示精神疾病病理生理学机制提供了一些信息。

考虑到杏仁核在应激、情感加工及精神疾病发作中的作用，杏仁核相关神经网络的改变被认为是精神分裂症神经病理学的重要基础之一。但关于杏仁核与全脑功能连接的特征性改变尚不明确，而且相关改变是否发生在精神分裂症疾病的所有阶段仍然不明确。因此，安蒂塞维克（Anticevic）等纳入了正常对照、精神分裂症 HR、精神分裂症疾病早期患者（early-course schizophrenia，EC-SCZ）、精神分裂症慢性期患者（chronic schizophrenia，C-SCZ），对比了杏仁核与全脑的功能连接。结果显示，相对于正常对照组，EC-SCZ 和 C-SCZ 的杏仁核与眶额叶之间的功能连接显著减弱，而 HR 未见明显改变。并且杏仁核与眶额叶之间功能连接减弱与精神分裂症的临床症状相关。而另一方面，HR 杏仁核与脑干去甲肾上腺素能兴奋性神经核周围区域的功能连接增强，但在 EC-SCZ 和 C-SCZ 中并未发现类似结果。研究结果提示，杏仁核与眶额叶之间的功能连接缺陷可能发生在疾病的早期病程阶段，并持续到慢性病程时期，与疾病的症状严重程度相关，但该功能连接缺陷在精神分裂症 HR 人群中并不存在。相反，精神分裂症高风险人群应激反应相关的神经环路功能连接增强[17]。

（二）首发未用药精神分裂症脑功能的研究

基于前期脑形态学研究的结果，首发未治疗精神分裂症患者存在右侧颞上回、颞中回和扣带回前部灰质体积异常，研究者进一步采用这种种子点相关分析方法，以上述 3 个脑区作为种子点来研究精神分裂症患者静息状态下的功能连接。发现这三个结构所涉及的功能网络不同，但患者组与对照组之间并没有差异，而患者组某些功能网络与临床症状相关，说明局部灰质异常可以通过功能网络影响患者症状。为探究首发未用药精神分裂症患者功能活动缺陷特定脑区是否与结构缺陷的脑区相同，华西医院放射科磁共振研究中心的研究者在测量首发未用药精神分裂症患者灰质体积的同时，也测定了静息状态下脑低频振幅，相对于首发未用药精神分裂症患者灰质体积改变主要在丘脑 - 皮层网络，静息状态脑低频振幅的改变主要在额顶叶和默认模式网络，提示功能改变相对于结构改变具有不同的模式[10]（图 4-5-7）。由于前额叶被认为是精神分裂症等精神疾病功能损害的关键区域，安蒂塞维克（Anticevic）等利用局限性全脑连接分析，揭示在疾病的早期前额叶的功能连接增强（hyper connectivity）[18]（图 4-5-8），功能连接增强能够预测疾病症状的严重程度和区分患者和正常对照。

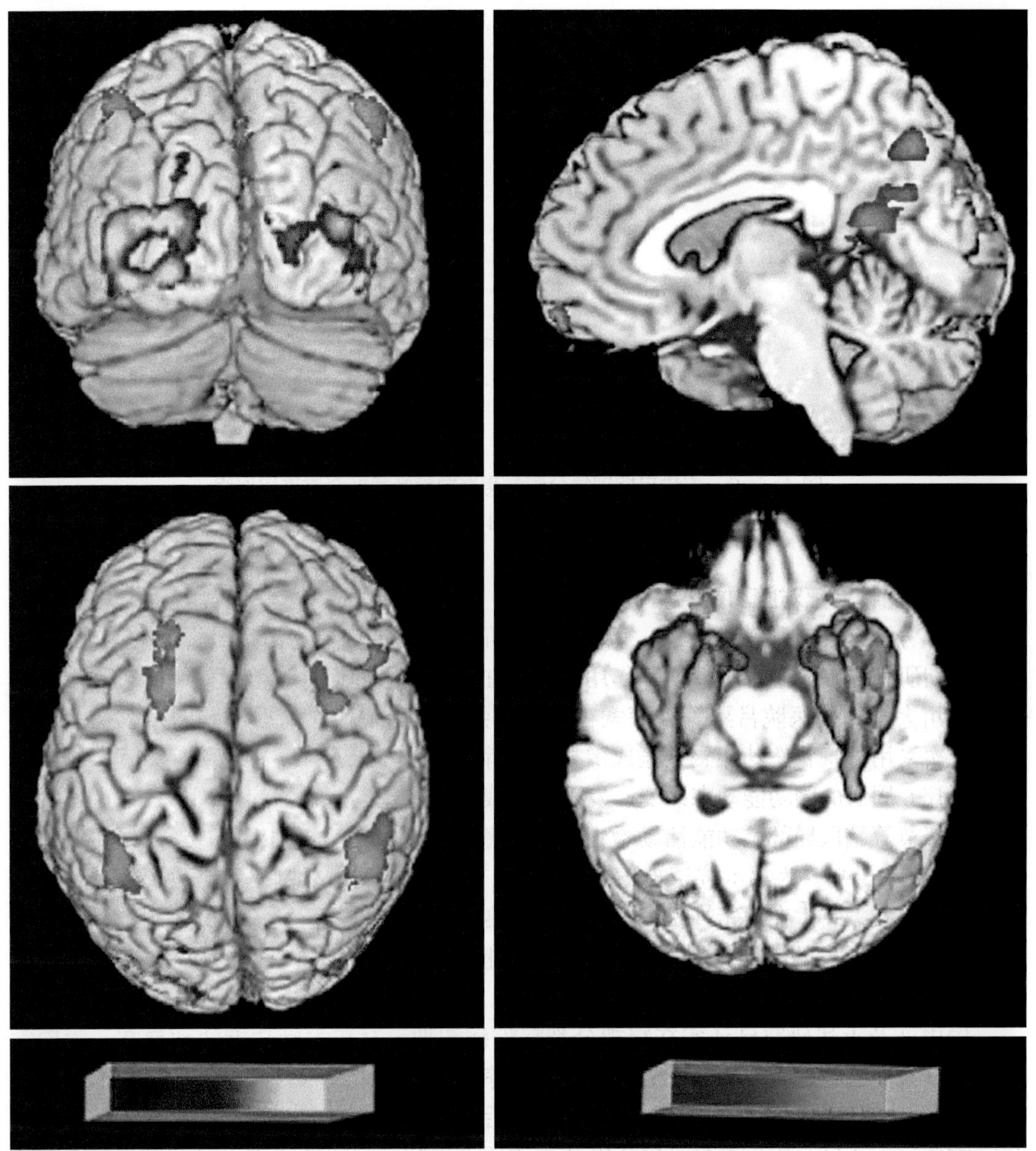

图 4-5-7　首发精神分裂症患者局部脑功能改变

与正常对照比较，低频振幅（ALFF）减低的区域为右侧额下回（左下图）、左侧额上回（左下图）、内侧额叶（右上图）、双侧顶下小叶（左下图）及楔前叶（左下图），而 ALFF 增加的区域（红色）为双侧壳核（右下图）和枕叶（左上图）

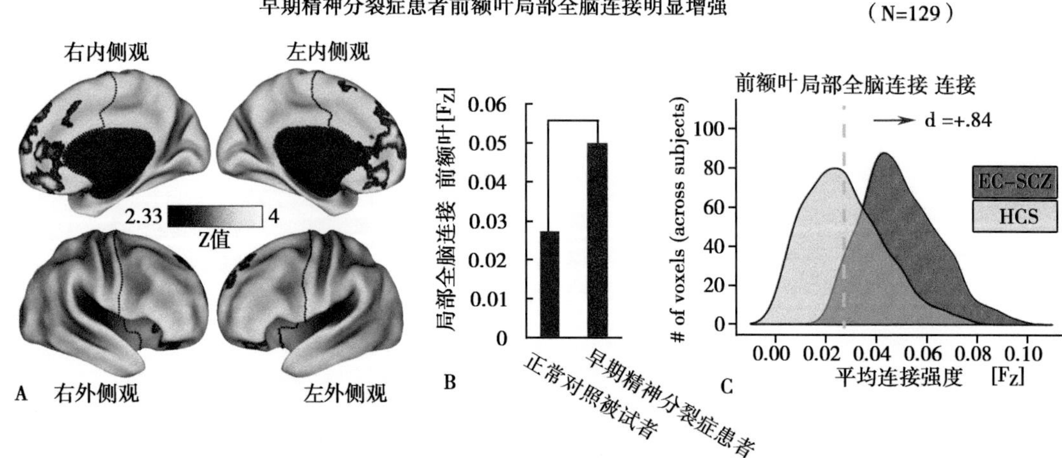

图 4-5-8 疾病早期精神分裂症患者前额叶局部全脑连接增强

精神分裂症患者与正常对照两组间比较，患者功能连接明显增强

（三）药物治疗对脑功能的影响

精神分裂症伴有显著的社会、认知功能减低，抗精神病药物治疗是标准的治疗方式，但是前期研究多在分子水平探索其作用机制，在系统水平如何产生治疗效果的机制尚不清楚。四川大学华西医院吕粟等以探索精神分裂症患者药物治疗前后的脑网络改变为出发点，首次采用静息状态功能磁共振成像技术跟踪研究首发未治疗精神分裂症患者药物治疗前及治疗 6 周后的脑功能动态改变。发现与基线状态相比，药物治疗 6 周后，患者出现额叶和基底节等脑区局部脑功能活动增强，并与患者的临床症状相关，而神经网络协调性降低[19]（图 4-5-9）。为揭示抗精神病治疗及副作用的神经网络机制提供了重要信息，同时说明多模磁共振技术在对精神疾病进行动态演变研究中的价值。同一研究小组，延续了上述研究，发现首发的精神分裂症患者在使用抗精神病药物治疗 12 个月后，原基线前额叶功能连接增强减弱，趋向正常[18]（图 4-5-10）。

国内外及上述研究已证实在精神分裂症疾病初期，存在大脑功能活动异常。为探索抗精神分裂症药物是否改善局部异常脑活动，李飞等研究者纳入并随访首发未治疗精神分裂症患者，随访 1 年后，采用 ALFF 探索用药后大脑活动的纵向改变。结果发现随访 1 年后，右侧顶下小叶、眶额叶的 ALFF 以及两侧顶下小叶之间的功能连接显著增加；而右侧枕叶 ALFF 减低，达到正常水平（多重比较校正）。此外，基线状态右侧眶额叶、右侧枕叶 ALFF 改变值与随访 1 年后的改善程度显著相关。而基线状态双侧丘脑、腹内侧前额叶、楔前叶和右侧杏仁核的 ALFF，右侧眶额叶与背内侧前额叶皮质之间的功能连接随访后未见明显改善[20]。

研究表明，精神分裂症疾病早期或急性期神经生理学的异常改变部分可以随着临床症状的缓解而有所改善。从而，该研究提示 MRI 纵向随访精神疾病治疗效果具有临床意义，或可作为疾病的持续变化的特征性标志物。

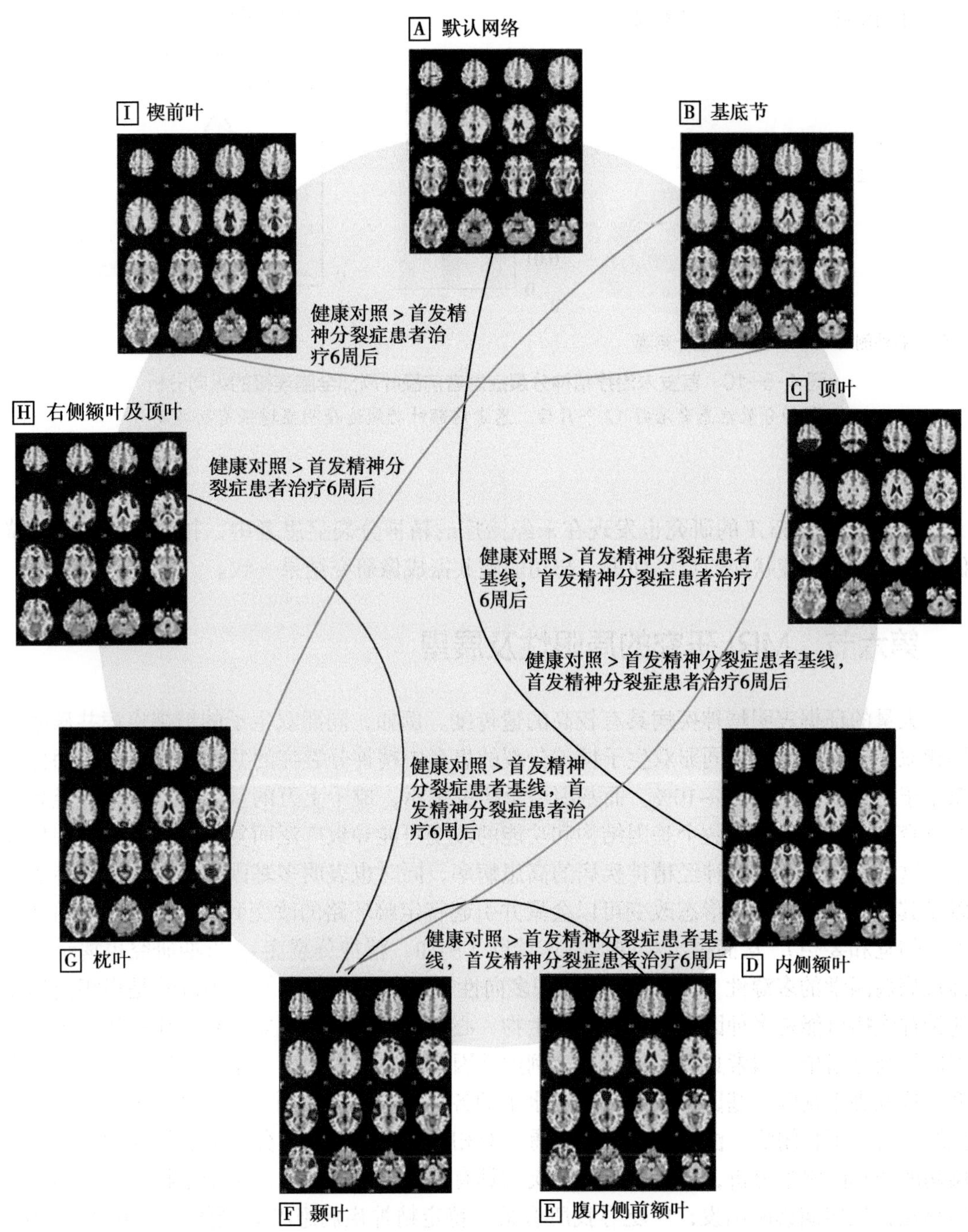

图 4-5-9　首发未治疗精神分裂症患者药物治疗 6 周后神经网络改变

A. 默认网络；B. 基底节；C. 顶叶；D. 内侧颞叶；E. 腹内侧前额叶；F. 颞叶；G. 枕叶；H. 右侧额叶及顶叶；I. 楔前叶。精神分裂症患者与正常对照两组间比较，红线代表基线时患者功能连接异常，而治疗 6 周后，功能连接恢复正常。绿线表示基线时患者功能连接正常，治疗之后功能连接减弱。黑线代表治疗前后功能连接未见明显变化

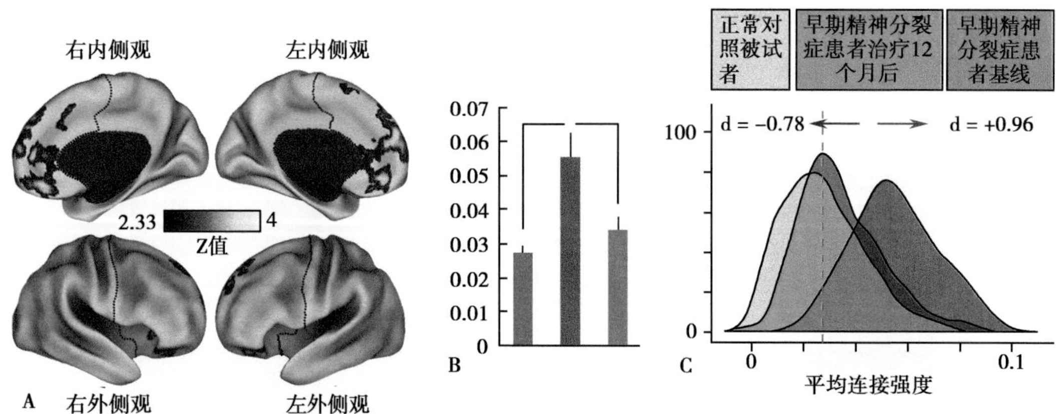

图 4-5-10　首发未治疗精神分裂症患者前额叶局部全脑连接的纵向分析

精神分裂症患者治疗 12 个月后，患者前额叶功能连接明显增强有所减弱

三、其他

以往采用 SPECT 的研究也发现在未经治疗的精神分裂症患者中，扣带回前部功能降低导致患者阳性症状如幻觉等加重，与功能磁共振成像研究结果一致。

第六节　MRI 研究的局限性及展望

大量的证据表明精神疾病具有较高的遗传度。例如，同卵双生子的精神疾病共病率较异卵双生子显著增高：同卵双生子精神分裂的患者中精神分裂症的共病率约 50%，而异卵双生子的共病率仅为 5%~10%。而基因组学研究提示，成千上万的基因参与调节神经系统的发育和功能。一个或数个基因结构和功能的改变可能导致广泛而复杂的神经精神疾病表型。这种复杂性解释了神经精神疾病的高患病率，同时也表明多基因突变、表观遗传改变以及其他的细胞和大脑形态改变可以会聚并引起特定脑环路的改变和共同的临床表现（例如，幻觉和妄想），从而得出相同的临床诊断（例如，精神分裂症）。近期研究也揭示了精神疾病病因学的多源性（redundancy）和多向性（pleiotropism）[21]。多源性是指相同诊断的精神疾病可能是多种因素引起的，是生物、心理及社会因素独立或相互作用的结果。而多向性则是指单一因素具有多种效应。例如基因的多向性表明单一基因可以导致不同的表型，这取决于基因 - 基因和基因 - 环境水平的各种不同相互作用。*Lancet* 杂志发表的一篇文章，研究了自闭症、注意缺陷多动障碍、双相情感障碍、精神分裂症和抑郁症 5 种精神疾病的全基因组学分析，结果提示精神疾病具有共易感性。因此，由于生物和环境异质性的存在，从疾病诊断出发，广泛寻找所有某一特定精神疾病患者共同的遗传病因学基础，不太可能成功。那么，如何才能有效地揭示精神疾病的生物学发病机制呢？神经影像学为无创的活体研究大脑结构和功能提供了方法。功能和结构影像学虽然能证实疾病的神经及神经递质变化及其与认知和行为学变化的联系，但不能完全捕获疾病临床前的神经发育异常。影像遗传学可能是解决该问题的方法[22]。而 *Science* 杂志发表的纪念人类基因组测序 10 周年的文章中也指出在目前的基因组学领域中，最重要的问题是如何结合可靠精细的疾病表型信息来解读海量的遗传信息。表型组学的研究已经成为我们面临的挑战。近期 *Science* 杂志发表文章提出整合基因和神经环路分析（脑网络连接）或许是未来精神病学的研究方向。神经精神疾病，例如精神分裂症、情感障碍、自闭症等疾病的发生可能是神经环路破坏所造成的。神经环路是调节思维、情感和行为的脑细胞的功能总和。发育、解剖结构和功能整合以及神经环路动态发展的缺陷均可以引起一系列症状继而导致神经精神疾病的发生。近期研究已经发现一些精神疾病神经环路缺陷的相关大脑解剖位点。例如，抑郁症与大脑前额叶的下膝部前扣带回皮质（Brodmann 25 区）的活动增高有关，焦虑状态与杏仁核的活动增高有关，而强迫症与纹状体的活动性异常有关。结合全基因组关联分析和精神疾病的神经环路分析有望为我们提供可能的生物学标志物，以便充分地阐明相关疾病的神经解剖基础，并提供更加客观的疾病诊断和治疗疗效评价的方法。

尽管在认知、神经科学和精神疾病领域有越来越多的研究发现，但科学家们面临的困惑和挫折也越来越多，如何将这些研究发现转化成对疾病病因的认识以及新的治疗方法需要更进一步的探索。目前的精神疾病诊断体系是建立在神经科学有效的检测工具出现之前，尽管它改善了精神疾病分类的可靠性，但沿用至现在存在一些局限性。例如，认知和神经环路，被越来越多的研究证实会影响精神疾病相关的行为，所以迫切要求研究者们重新思考精神疾病的分类问题。临床医生和科学家认为，用一个更新的标准来重新定义精神疾病将推动疾病病因学探索、疾病治疗和预防方法创新的进步。因此，美国国立精神卫生中心（National Institute of Mental Health，NIMH）提出了研究领域标准（research domain criteria，RDoC）计划，它的核心战略目标是以研究为目的，重新开发一种新的标准来定义和分类精神疾病。RDoC 计划为研究者们提供了一个框架，鼓励研究者们重新调整研究视角，通过基因、神经机制和行为学等不同维度的方法来研究精神疾病。RDoC 的整合方法将认知与社会过程，觉醒与调节系统，以及负性和正性评价系统作为主要的研究领域（research domain）。基于首发精神分裂症患者的神经影像学研究发现，患者脑灰质体积的缺陷主要集中在丘脑－皮层网络，而功能活动的改变主要集中在额顶叶和默认模式网络，揭示在脑结构和功能的异常分离是精神分裂症疾病早期的特征改变。基于首发未治疗精神分裂症大样本数据库，神经影像学数据驱动聚类分析方法已发现患者群体中存在两个不同的白质异常模式，揭示了精神分裂症存在不同的神经病理学基础，并从神经影像的角度证明了精神分裂症疾病普遍存在的异质性现象。实现了美国国立精神卫生中心（NIMH）提出的 RDoC 的第一步。

（肖　媛）

参考文献

[1] McGrath J, Saha S, Chant D, et al. Schizophrenia: a concise overview of incidence, prevalence, and mortality. Epidemiol Rev, 2008, 30(1): 67-76.

[2] Schizophrenia Working Group of the Psychiatric Genomics Consortium. Biological insights from 108 schizophrenia-associated genetic loci. Nature, 2014, 511(7510): 421-427.

[3] Stefansson H, Rujescu D, Cichon S, et al. Large recurrent microdeletions associated with schizophrenia. Nature, 2008, 455(7210): 232-236.

[4] Bora E, Fornito A, Radua J, et al. Neuroanatomical abnormalities in schizophrenia: a multimodal voxelwise meta-analysis and meta-regression analysis. Schizophr Res, 2011, 127 (1-3): 46-57.

[5] Fusar-Poli P, Bonoldi I, Yung AR, et al. Predicting psychosis: meta-analysis of transition outcomes in individuals at high clinical risk. Arch Gen Psychiatry, 2012, 69 (3): 220-229.

[6] Xiao Y, Zhang W, Lui S, et al. Similar and different gray matter deficits in schizophrenia patients and their unaffected biological relatives. Front Psychiatry, 2013, 4 : 150.

[7] Lui S, Deng W, Huang X, et al. Neuroanatomical differences between familial and sporadic schizophrenia and their parents: an optimized voxel-based morphometry study. Psychiatry Res, 2009, 171 (2): 71-81.

[8] Tognin S, Pettersson-Yeo W, Valli I, et al. Using structural neuroimaging to make quantitative predictions of symptom progression in individuals at ultra-high risk for psychosis. Front Psychiatry, 2013, 4 : 187.

[9] Lui S, Deng W, Huang X, et al. Association of cerebral deficits with clinical symptoms in antipsychotic-naive first-episode schizophrenia: an optimized voxel-based morphometry and resting state functional connectivity study. Am J Psychiatry, 2009, 166 (2): 196-205.

[10] Ren W, Lui S, Deng W, et al. Anatomical and functional brain abnormalities in drug-naive first-episode schizophrenia. Am J Psychiatry, 2013, 170 (11): 1308-1316.

[11] Xiao Y, Lui S, Deng W, et al. Altered Cortical Thickness Related to Clinical Severity But Not the Untreated Disease Duration in Schizophrenia. Schizophr Bull, 2015, 41 (1): 201-210.

[12] Yao L, Lui S, Liao Y, et al. White matter deficits in first episode schizophrenia: an activation likelihood estimation meta-analysis. Prog Neuropsychopharmacol Biol Psychiatry, 2013, 45 : 100-106.

[13] Yao L, Lui S, Deng W, et al. Association of white matter deficits with clinical symptoms in antipsychotic-naive first-episode schizophrenia: an optimized VBM study using 3T. MAGMA, 2014, 27 (4): 283-290.

[14] Sun H, Lui S, Yao L, et al. Two Patterns of White Matter Abnormalities in Medication-Naive Patients With First-Episode Schizophrenia Revealed by Diffusion Tensor Imaging and Cluster Analysis. JAMA Psychiatry, 2015, 72 (7): 678-686.

[15] Chan RC, Di X, McAlonan GM, et al. Brain anatomical abnormalities in high-risk individuals, first-episode, and chronic schizophrenia: an activation likelihood estimation meta-analysis of illness progression. Schizophr Bull, 2011, 37 (1): 177-188.

[16] Zhang W, Deng W, Yao L, et al. Brain Structural Abnormalities in a Group of Never-Medicated Patients With Long-Term Schizophrenia. Am J Psychiatry, 2015, 172 (10): 995-1003.

[17] Anticevic A, Tang Y, Cho YT, et al. Amygdala Connectivity Differs Among Chronic, Early Course, and Individuals at Risk for Developing Schizophrenia. Schizophr Bull, 2014, 40 (5): 1105-1116.

[18] Anticevic A, Hu X, Xiao Y, et al. Early-Course Unmedicated Schizophrenia Patients Exhibit Elevated Prefrontal Connectivity Associated with Longitudinal Change. J Neurosci, 2015, 35 (1): 267-286.

[19] Lui S, Li T, Deng W, et al. Short-term effects of antipsychotic treatment on cerebral function in drug-naive first-episode schizophrenia revealed by "resting state" functional magnetic resonance imaging. Arch Gen Psychiatry, 2010, 67 (8): 783-792.

[20] Li Fei, Lui S, Yao L, et al. Longitudinal Changes in Resting-State Cerebral Activity in Patients with First-Episode Schizophrenia: A 1-Year Follow-up Functional MR Imaging Study. Radiology, 2016, 279 (3): 867-75.

[21] Licinio J, Wong ML. A novel conceptual framework for psychiatry: vertically and horizontally integrated

approaches to redundancy and pleiotropism that co–exist with a classification of symptom clusters based on DSM–5. Mol Psychiatry, 2013, 18 (8): 846–848.

[22] Meyer–Lindenberg A. From maps to mechanisms through neuroimaging of schizophrenia. Nature, 2010, 468 (7321): 194–202.

第五章

重型抑郁症

重型抑郁症（major depressive disorder，MDD）是一种常见的以情绪、认知、行为和身体功能紊乱为特征的精神疾病，对患者的家庭、工作、学习、日常饮食与睡眠等造成负面影响。

DSM-5 将 DSM-4 中的“心境障碍”拆分为“双相障碍与其他相关障碍”和“抑郁障碍”两个独立章节，并对“抑郁障碍”进行了扩充，加入了新的抑郁障碍类型，如破坏性情绪失调障碍、月经前期烦闷障碍、持续性抑郁障碍（包括慢性抑郁症和恶劣心境）等。在诊断标准方面，DSM-5 不再把沮丧反应作为抑郁症的排除标准。在诊断特征说明（specifier）方面，DSM-5 增加了一个新的特征说明——具有混合发作的特征，用以表征躁狂或轻躁狂发作时存在抑郁特征，以及抑郁发作（抑郁症和双相障碍）时存在躁狂或轻躁狂特征两种情况。该特征显示双相障碍和抑郁症中可以存在混合症状，有躁狂特征的个体也有可能被诊断为单相抑郁。值得注意的是，在抑郁发作的特征说明中还提到自杀是精神科关注的重大问题之一，每位临床工作者都需有一个关于自杀想法、计划和其他危险因素的自杀风险评估手册，因为针对某一特定个体，其治疗计划的重点在于预防自杀。本章主要就 MDD 进行详细的介绍。

第一节 流行病学

MDD 是最常见的情感障碍疾病，世界医学界最权威的学术刊物之一《柳叶刀》（*The Lancet*）于 2012 年公布的一份调查数据显示，MDD 世界范围内年患病率为 6.6%，终身患病率为 16.2%，女性的患病率是男性的 2 倍。MDD 可以首发于任何年龄，但不同年龄组的患病率显著不同，青春期的患病率显著增加，如 18~29 岁年龄组的患病率是 60 岁及以上年龄组的 3 倍。在美国，MDD 发病高峰为 20 岁，但是 MDD 首发于老年也不少见。世界卫生组织公布2012年全球范围内，约有超过3.5亿人患有抑郁症，遍布各年龄组。据估计，2030 年 MDD 造成的疾病负担将位于首位。MDD 不仅能造成患者健康状况下降，其下降程度等同于其他的一些慢性躯体疾病，如心绞痛、关节炎、哮喘和糖尿病，而且当患者同时罹患 MDD 与慢性躯体疾病时，患者健康指数下降的平均程度比单独患这些疾病时更为严重，所以当患者患有慢性躯体疾病时，临床医生更应警惕其并发抑郁症的可能。

第二节 病因及发病机制

迄今对 MDD 的病因及发病机制并不十分清楚，但可以肯定的是生物心理与社会环境等诸多因素均参与了抑郁症的发病过程。主要包括：

一、性格因素

神经过敏症（消极情感作用）是一个得到广泛认可的 MDD 发病的危险因素，并且消极情感作用越严重的个体面对应激性生活事件时越容易出现抑郁发作。

二、环境因素

不幸的童年经历，特别是多种不同种类的不幸经历，是诱发 MDD 的高危因素。应激性生活事件同样被认为是 MDD 的潜在危险因素，但是抑郁首次发作前短期内患者的生活中是否出现不幸的事件并不能指导抑郁症的治疗或预后判断。

三、遗传及生理学因素

MDD 患者的一级亲属患 MDD 的风险是普通人群的 2~4 倍，同时早期发作及反复发作的风险亦相对较高。MDD 的可遗传性高达 40%，且神经过敏症的性格特点可以部分解释这种遗传能力。

四、病程调制

基本上所有重大的非情感障碍疾病都会增加个体患抑郁症的风险，并且继发于其他疾病的 MDD 通常更为难治。物质滥用、焦虑、边缘型人格障碍是其中比较常见的疾病，此类患者的抑郁症状相对隐匿从而延误了抑郁症的诊断。但是对基础疾病的适当治疗有助于持续抑郁症状的临床好转。慢性或失能状态同样也增加了抑郁症的发作风险，常见的疾病包括糖尿病、病态肥胖和心血管疾病，这类疾病通常会因抑郁发作而变得复杂，并且其抑郁发作比生理健康人群更易迁延。

第三节 临床表现

MDD 发作时最典型的症状包括：患者长期处于极其抑郁的情感状态中，对以前感到有趣的活动失去兴趣，认为自己的人生无价值、极度的罪恶感、懊悔感、无助感、绝望感和自暴自弃；有时患者会感到难以集中注意力和记忆力减退（尤其是忧郁型和精神病性抑郁症）；患者还表现出回避社交场合和社交活动、性冲动减退、有自杀念头或反复想到死亡等症状；失眠，食欲减退、体重降低也是常见症状。

（1）情绪低落和快感缺失：主要表现为显著而持久的情感低落，抑郁悲观。轻者闷闷不乐、无愉快感，重者痛不欲生、悲观绝望、度日如年。典型患者的抑郁心境有晨重夜轻的节律变化。在心境低落的基础上，患者会出现自我评价降低，产生无望感、无用感、无助感和无价值感，常伴有自责自罪。严重的抑郁患者会感到绝望，看不到光明，很容易产生自杀观念，并且这种自杀观念比较顽固，反复出现，如不及时治疗，部分患者会出现坠楼、割腕等自杀行为。

（2）兴趣缺乏：患者表现为对什么都不感兴趣，即便是对以前非常爱好的活动也失去兴趣，不想外出，愿意独处一室，严重者可出现抑郁性木僵，表现为不吃不喝、不语不动、肌张力增高和大小便潴留等。

（3）思维迟缓：患者反应迟钝，思维联想速度缓慢，思路闭塞，感觉自己变笨、“脑子发木”，主动言语减少，语速明显减慢，声音低沉，对答困难，严重者交流无法顺利进行。

（4）认知功能损害：研究认为抑郁症患者存在认知功能损害，主要表现为记忆力下降、注意力障碍、抽象思维能力差、学习困难等能力减退。认知功能损害导致患者社会功能障碍，而且影响患者的预后。

（5）躯体症状：主要表现为食欲减退、体重下降、睡眠障碍、乏力、便秘、身体任意部位的疼痛、阳痿、性欲减退、闭经等。躯体不适的症状可涉及各脏器，如恶心、呕吐、心慌、胸闷、出汗等。睡眠障碍主要表现为早醒，醒后不能再入睡，这对抑郁发作具有特征性意义，部分患者表现为入睡困难。

（6）精神病性症状：一些重度抑郁症患者会出现妄想和幻觉等精神病性症状，常见的有幻听、自罪妄想、被害妄想等。这些症状常与抑郁情绪共同消长。

第四节 影像学研究意义

目前在世界范围内对 MDD 病因和发病机制的认识尚不充分，患者头部常规影像学检查通常表现正常，传统上 MDD 被认为仅存在引起行为改变的功能异常，即所谓的“非器质性”病变。临床诊断很大程度上仍依赖于患者自述和精神科医师的主观经验及推测，缺乏客观的诊断依据。现代医学影像学的发展日新月异，影像学检查已经能够在结构、功能和分子水平上评价大脑的改变。因为能在活体无创地显示脑功能的异常及解剖与病理学改变，影像技术有望为 MDD 的诊断、治疗和预后提供客观的影像学指标。

MDD 生物标志可分为易感生物标志、疾病生物标志和治疗生物标志。通过对易感生物标志的筛查，能及时发现易患 MDD 的高危人群，在 MDD 症状出现前进行预防性治疗，能有效减少抑郁症的患病率。通过疾病生物标志，可以加速抑郁症的诊断并对疾病进行早期治疗。治疗标记物能预测疗效，因此可作为选择治疗方案的依据并且可监测治疗后疾病情况。

对于易感生物标志，已经有一些初步发现。运用 fALFF 发现 MDD 患者以及他们健康的兄弟姐妹中额中回分数低频振荡振幅值均高于健康人，故推测额中回功能活动增强可能是 MDD 的易感因素。结构磁共振成像发现 MDD 高风险人群（有 MDD 家族史）的海马和背外侧前额叶灰质体积较低风险人群（无精神病家族史）小，提示海马和背外侧前额叶体积的减小与更高的 MDD 疾病发病风险有关。对于治疗标志物的研究，运用支持向量机对大脑结构进行研究，发现灰质和白质均具有诊断 MDD 和预测治疗后反应的潜能，向利用生物标志指导临床治疗迈出了重要的一步。fMRI 发现经过抗抑郁药物治疗后，MDD 患者在负性面部表情刺激下杏仁核激活降低，这可能是由于选择性 5-HT 再摄取抑制剂增强了前扣带回前膝部、前扣带回、前额叶和杏仁核的功能连接，从而改善了额叶 – 边缘系统的控制作用。

在 MDD 的影像学研究中，绝大多数都是针对疾病生物标志，下一节，将对 MDD 的疾病生物标志研究进行详细介绍。

第五节　影像学研究现状

目前，用于 MDD 的影像学检查手段有很多种，包括 CT、MRI、PET、SPECT 以及 MRS 等。其中无创性和非侵袭性的 MRI 在 MDD 疾病生物标志的研究中占主导地位。下文将从 MRI 的上述几种常用模态入手，介绍 MDD 磁共振研究的现状。

一、结构影像学研究

（一）基于感兴趣区的影像学研究

MDD 研究中，最著名的病理机制假说是"边缘系统 – 皮质 – 纹状体 – 苍白球 – 丘脑环路（limbic-cortical-striato-pallidal-thalamic circuit，LCSPT 环路）假说"，活体的神经影像和尸检的组织病理研究发现，LCSPT 环路参与抑郁症的病理生理过程。该假说认为此环路与情感表达有关，因为它与调节情感表达的内脏控制结构，如下丘脑、导水管周围灰质，存在解剖连接。人们最开始观察到退变性基底核、纹状体和眶回疾病可增加抑郁症的发病风险，便将这些结构与抑郁的病理生理基础联系了起来。可能因为这些病理改变以不同的方式影响了 LCSPT 环路各脑区间的突触传递，从而引起抑郁症的情感症状[1]。学者们普遍认为脑内环路异常与心境异常有密切关系，是研究无躯体疾病的原发性抑郁症患者脑功能的基础。因此，抑郁症患者脑结构的 MRI 研究重点为前额叶、颞叶海马、前扣带回及杏仁核。

前额叶在情绪性决策、情绪的自我调节以及反应抑制中具有特异作用。目前绝大多数研究报道抑郁症患者存在内侧前额叶、背外侧前额叶和（或）眶额皮质的体积减小或密度减低。尸检结果也印证了这一点，抑郁症患者前额叶皮质存在神经元体积的丢失和神经元胶质细胞数量的减少，所以有理由推测额叶体积减小、神经元连接减少可能会引起抑郁症状出现。柯尼希斯（Koenigs）等学者指出背外侧前额叶和腹内侧前额叶损伤都与抑郁相关，但是它们有不同的作用，背外侧前额叶主要与认知或执行功能相关，而腹内侧前额叶被认为具有控制情绪或表达感情的功能[2]。一项针对 ROI 研究的 meta 分析显示，抑郁症患者双侧眶额皮质的体积显著下降，并且此脑区在评估刺激的情感特点和与其他脑区相互作用中起着重要作用。文献中常将前扣带回也包含在内侧前额叶内。

边缘系统在 LCSPT 环路中更是不可或缺，主要涉及两个神经组织，即海马与杏仁核。海马区的主要神经元细胞负责管理情绪和记忆功能，被认为在抑郁症的认知加工过程中起着"中枢"作用。海马是在情绪处理环路中常常被提及的区域。以往的研究表明海马与情景记忆的提取密切相关，抑郁症患者情景记忆提取的损伤与海马的功能异常有关。此外，海马与广泛的皮质和皮质下结构有连接，这些区域均与情绪管理有关。同时海马体积较大，图像处理中结构分割相对较易；因此海马已成为 MDD 结构 MRI 研究中的最大热门。

运用 ROI 方法的结构磁共振研究，众多学者的研究都发现抑郁症患者的海马体积明显减小。大部分原始研究和 meta 分析都为 MDD 患者的海马体积缩小提供了实质性证据。据弗罗德尔（Frodl）等学者报道，抗抑郁药物治疗 3 年后，抑郁症患者海马体积增大，并且海马体积较小的抑郁患者的临床预后比海马体积较大的抑郁患者差，提示较小的海马体积可能提示抑郁症的预后不良[3]。此外，有学者研究了有抑郁症家族史的正常人与没有精神疾病家族史的正常人的脑结构，发现有抑郁症家族史的正常人的海马体积更小，提示较小的海马体积可能是抑郁症的高危因素。

前扣带回是边缘系统的重要组成部分，与情绪的加工处理、认知和执行功能密切相关。扣带回是眶额皮质、杏仁核、岛叶、中隔核和下丘脑相互连接的重要区域，故而可能是与情感整合功能相关的关键脑区。有多个结构性磁共振研究揭示抑郁症可能和前扣带回的结构改变有关，例如 2006 年卡埃塔诺（Caetano）等学者在对比 31 名 MDD 患者和 31 名健康志愿者的前扣带回体积的研究中发现，MDD 的患者前扣带回的体积比健康对照组显著减小[4]。但是弗罗德尔（Frodl）等学者在纳入 78 名 MDD 患者和 78 名健康志愿者的脑结构研究中发现，MDD 患者的前扣带回体积与健康对照组没有差异，但是海马体积较大的患者临床症状较海马体积较小者轻[5]。

杏仁核在各种情绪处理过程中发挥重要的作用，并通过与其他脑区的相互作用参与情绪对各种认知过程的作用，在抑郁症患者对负性情绪处理及负性评价偏倚的神经基础当中也是一个关键性的脑区。一项 meta 分析显示，与健康对照组对比，MDD 患者的杏仁核体积无统计学差异；但其亚组分析发现，与健康对照组对比，接受药物治疗的 MDD 患者杏仁核体积增大，而未接受药物治疗的 MDD 患者则减小；该研究提示抗抑郁药可能会增加杏仁核内脑源性神经营养因子的浓度，该神经营养因子可以促进神经形成和抵抗糖皮质激素的毒性作用。已有研究发现女性 MDD 患者双侧杏仁核灰质密度较正常女性降低，甚至发现只有女性抑郁症患者的杏仁核体积较正常对照减小，男性抑郁症患者的杏仁核体积与正常对照无差异[5]，说明性别对于杏仁核体积也有重要的影响。

纹状体在奖赏处理过程中扮演着重要角色，一项 meta 分析结果显示，抑郁症患者的尾状核和壳核的体积显著减小。苍白球和丘脑也是组成 LCSPT 环路的重要结构，但是目前的研究较少。

（二）基于体素的形态学测量研究

VBM 通过空间归一化，将被试者的脑图像融合到一个模板图像上，再将脑结构分割成灰质、白质和脑脊液，利用参数统计检验对分割后的组织成分逐个进行体素水平的组间比较，定量检测全脑的灰质和白质的体积和密度。因其具有自动、全面、客观和可重复等优势，VBM 已经替代 ROI，成为 MDD 的结构 MRI 研究中的主流方法。用“depressive disorder，major”作为 MeSH 主题词和“voxel-based morphometry”为自由词，到 2013 年 11 月为止，在 PubMed 数据库中可检出的文章已经达 48 篇。

利用 VBM 不仅很好地重复检测到了在 ROI 研究中发现的 MDD 患者与对照组之间存在差异的脑区，同时能新发现一些在 ROI 研究中未报道过的结果。多个 VBM 研究在 MDD 患者中发现包括前扣带回、海马及丘脑体积缩小。症状的严重程度、病程、发作次数、治疗情况以及性别等因素都对 MDD 患者的大脑解剖结构有重要的影响。例如，更长的病程与右侧内侧额叶和左侧岛叶体积降低相关；成年 MDD 患者抗抑郁治疗 12 周之后，其背外侧前额叶皮质体积增大。已有meta分析综述了MDD VBM研究的主要阳性发现，发现与正常对照组相比，MDD患者双侧前扣带回、右侧前额叶皮质、右侧海马体积缩小。这一结论与ROI的大多数研究结果基本相符。还发现MDD患者病程越长，其前扣带回体积越小；回归分析发现，研究中未接受治疗的患者数占总患者数的比例与结果中前扣带回灰质体积呈负相关，提示药物对MDD患者大脑结构的影响。此外，对首发、未用药、非老年成年抑郁症患者的VBM研究发现，抑郁症患者双侧边缘系统的灰质体积较正常对照减少，且主要是位于海马区域，并指出海马体积减小可能是抑郁症的特征变化（图5-5-1）。另外，有学者发现抑郁症患者右侧颞下回内侧皮质体积与汉密尔顿抑郁量表评分呈负相关。

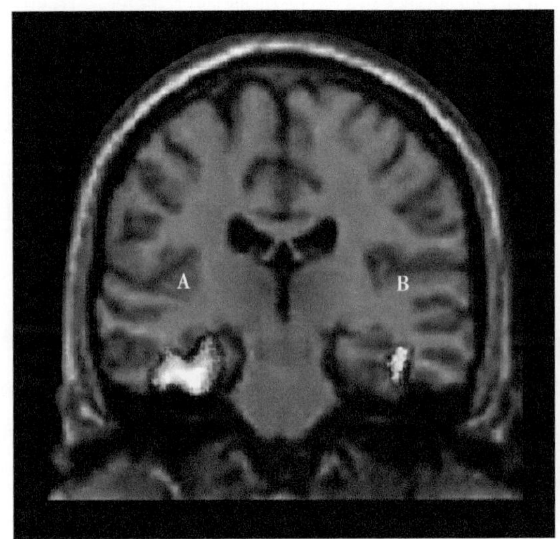

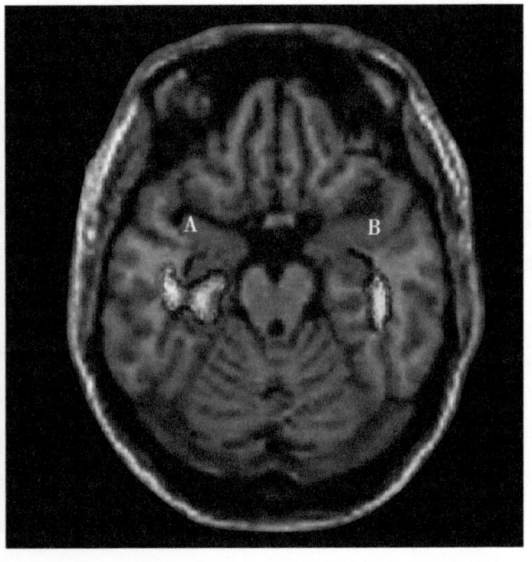

图5-5-1　抑郁症患者海马体积减小

VBM显示，与正常对照比较，抑郁症患者左侧边缘系统（A）和右侧边缘系统（B）的灰质体积减小，且主要位于海马区域（左图为冠状位，右图为轴位）

目前，关于MDD灰质密度的研究时有报道。例如，瓦格纳（Wagner）等发现，与正常对照组相比，抑郁症患者的杏仁体、海马、眶回、额中回和前扣带回的灰质密度下降[6]。进一步研究发现，MDD患者前额叶的灰质密度下降随着病情的缓解会出现恢复，因而提出前额叶灰质密度与MDD临床预后直接相关[7]。

（三）基于脑表面分析研究

基于脑表面分析（surface-based analysis，SBA）的方法是近年来随着计算神经科学的发展新开发的脑结构分析方法。由于大脑灰质体积是表面积和皮层厚度的乘积，而这些特征被认为是受不同的基因影响而展示出相关的特定脑沟、脑回模式和皮层幔厚度[8]，表面积则反映了特定皮层区域内皮层柱（column）的数目，而皮层厚度能提供皮层柱内关于神经元、神经胶质细胞大小、密度和排列的信息[9]，因此能够提供比灰质体积更详细的信息。从方法学的角度来看，皮层厚度是基于表面的方法而非容积计量方法，尽管后者可以直接测量体积，但不可避免受部分容积效应影响。因此，皮层厚度的测量可能比体积测量更加敏感，能够提供关于精神分裂症疾病本身特异性的独特信息。

一项整合了全球20个国际研究机构原始数据的大样本研究，共纳入2148名MDD患者及7957名正常对照，结果发现成人MDD患者眶额叶、前扣带回、后扣带回、岛叶和颞叶皮层厚度降低，这些改变在首发、首发年龄大于21岁的患者中更为显著；而在青少年MDD患者中未发现皮层厚度改变，但是其全脑及局部表面积降低，累及额叶（内侧眶额叶、额上回）、原始及高级视觉中枢、躯体感觉和运动区域[10]。该研究提示MDD患者脑结构改变是一个动态过程，不同年龄段的脑改变模式不同。近期一项关于首发、未治疗、成人MDD患者皮层厚度的研究发现，MDD患者左侧前、中扣带回（延伸至内侧额上回），双侧中央前回，左侧中央旁小叶，双侧顶上回，左侧颞极和右侧枕外叶皮层厚度较正常对照组增加[11]。MDD患者大脑皮层厚度增加的原因尚不清楚，可能与抑郁症早期大脑皮质代偿表现的炎症反应有关[12]。炎症早期，星形胶质细胞可被炎性细胞因子激活，比如白细胞介素-6，从而出现肥大、增生，这些反应都可能导致皮层厚度增加[13]。此外，被激活的星形胶质细胞可产生神经营养因子，从而促进神经元的存活。疾病相关的生理功能亢进（如代谢和血流增加）也可能通过不同的机制导致皮层增厚。因此，上述过程尤其可能与疾病的早期阶段有关。而在慢性MDD患者中发现的灰质体积减小和皮层厚度变薄则可能与疾病反复发作和慢性进展的神经毒性作用有关[14-15]，故更可能在疾病的进展过程中出现。

（四）弥散张量成像研究

DTI技术通过检测水分子弥散运动的各向异性，可以分析正常组织和病变组织水分子各向异性扩散程度，是目前唯一可以在活体状态下无创地跟踪脑内白质纤维束并反映其解剖连接的方法，可以用于检测各种神经和精神疾病的脑白质纤维束的完整性，对有序排列的白质纤维束进行定位。应用弥散张量纤维追踪技术（diffusion tensor tomography，DTT）还可以对脑内白质纤维束进行三维立体成像，对各纤维束的体积、行程及纤维数量等进行定量分析。

针对首发未用药的MDD患者的DTI研究发现患者右侧额中回、左侧枕颞叶外侧面以及右侧顶叶角回白质的FA值低于正常人，认为白质的异常可能在疾病的早期阶段就已经存在。通过将16例有自杀倾向以及36例没有自杀倾向的MDD患者和52例正常人的脑白质纤维投射的FA值进行比较，贾志云等人发现MDD患者的左侧内囊前肢、上纵束的顶下部分白质结构完整性存在异常，且有自杀倾向的MDD患者的左侧内囊前肢和右侧豆状核的FA值比没有自杀倾向的MDD患者低（图5-5-2）。研究耐药MDD患者的DTI发现，耐药的MDD患者与首发的MDD患者或健康对照组相比，胼胝体及上下纵束的FA值均明显减低；与缓解后又复发的MDD患者相比耐药的MDD患者的腹内侧前额叶的FA值也明显降低。

最近一项meta分析，整合了11项成人MDD全脑DTI研究，发现有4个脑区白质的FA值降低，即双侧额叶、右侧梭状回和右侧枕叶。白质纤维素成像显示FA降低的纤维束主要为：穿过右侧和左侧额叶的连接双侧大脑半球的胼胝体膝部和体部；穿过右侧梭状回的右侧上纵束、右侧额枕下束和右侧丘脑后辐射；穿过右侧枕叶的右侧额枕下束。目前，MDD的DTI研究较少，多数研究样本较小，要用DTI方法得到MDD的疾病生物标志，还需进一步研究。

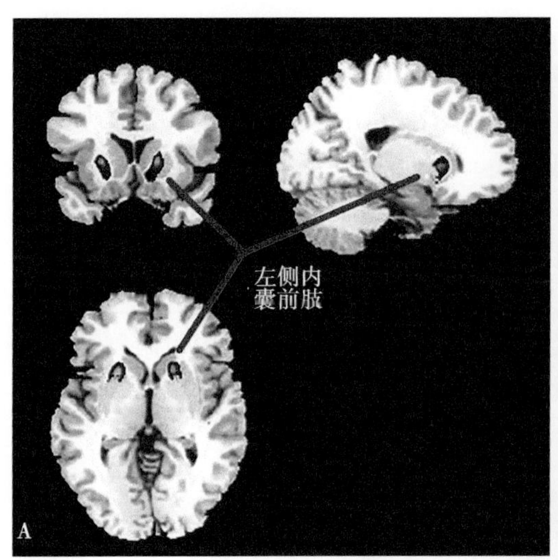

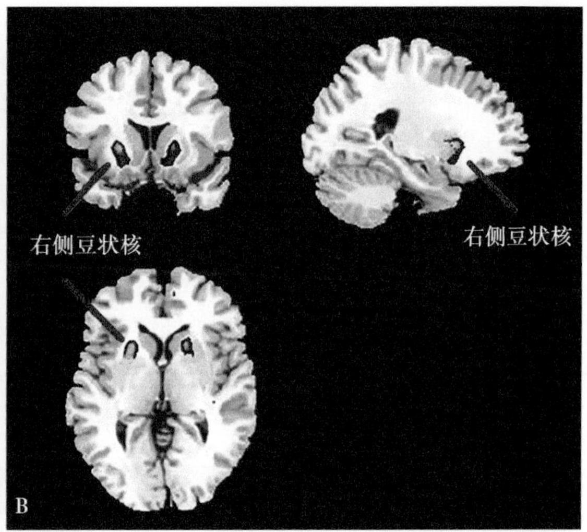

图 5-5-2　有自杀倾向的抑郁症患者白质异常

DTI 分析显示，有自杀倾向的抑郁症患者的左侧内囊前肢（A）和右侧豆状核（B）的 FA 值比没有自杀倾向的抑郁症患者低

二、功能影像学研究

（一）局部脑活动分析

任务态和静息态的研究发现 MDD 患者某些脑区存在脑功能的改变。在发生功能改变的脑区中，前额叶、边缘系统（如海马、杏仁体、丘脑、前扣带回）和基底节，是涉及记忆、情绪、认知及注意力的关键脑区。研究认为这些脑区的异常与 MDD 及其他心境障碍有关。研究这些关键脑区功能的改变对于认识抑郁症的发病机制有重要意义，并可以对临床诊断和治疗策略起到推动作用。

前额叶与其他皮质、皮质下及脑干区域有丰富的联系。许多研究表明背外侧前额叶和腹外侧前额叶的功能活动在 MDD 患者中出现异常。背外侧前额叶被认为主要与认知和执行功能相关，而腹外侧前额叶主要与情感相关。背外侧前额叶是大脑执行网络中的一个关键脑区，在多种认知控制过程中起重要作用，包括分配注意力和解决冲突。静息态研究中，ReHo 反映局部脑区神经活动的时间同步性，其发生异常提示局部神经元同步性活动发生改变。应用该方法发现抑郁症患者在内侧前额叶皮质区域的 ReHo 值较正常对照组降低，提示抑郁情绪造成局部脑组织血氧水平信号同步性改变。运用分数低频振荡振幅法发现抑郁症患者左侧背外侧前额叶的分数低频振荡振幅值减小。任务态研究发现抑郁症患者在执行 Stroop 测验和 n-back 工作记忆任务时，背外侧前额叶激活程度明显高于正常对照组。在对 MDD 患者进行抗抑郁治疗的纵向研究中，迈贝格（Mayberg）发现经过 6 周的氟西汀抗抑郁治疗后，腹侧前额叶和背侧前额叶的激活比用药前高[16]。静息态与任务态研究中背外侧前额叶和腹外侧前额叶的异常激活及用药后脑区激活的改变，提示它们与抑郁症认知和情绪相关障碍有着紧密的联系。

海马位于颞叶内侧，属于边缘系统，在许多大脑血流和代谢的研究中都发现抑郁症患者海马功能活动更高。一项动脉自旋标记磁共振研究对 61 名 MDD 患者和 42 名健康人分别进行脑部血流灌注测量，随后对患者进行抗抑郁药物治疗，根据疗效将患者分为难治组和非难治组。结果发现，经过抗抑郁药物治疗后难治性抑郁和非难治性抑郁局部脑血流灌注的变化不同，非难治组患者左侧前额叶皮质的脑血流灌注降低、同时双侧边缘系统的血流增加，而难治组患者双侧额叶和丘脑区域存在血流的下降（图 5-5-3）。也有学者发现抑郁症患者治疗后临床症状的好转与海马激活降低有关。治疗前海马的功能活动或许可以预示抗抑郁治疗效果。不过，也有报道指出经过药物洗脱期的 MDD 患者海马代谢比正常人低，而且海马区域的代谢与抑郁严重程度呈负相关。这不一致的结果可能与药物治疗史和（或）分析方法的不同有关。但是有研究表明反复发作的抑郁症患者海马体积比正常人小，患者海马激活的降低也可能与海马体积变化有关。研究样本量和药物治疗史也限制了研究结果的可靠性。因此大样本、排除用药影响、功能与结构相结合的研究对解释海马功能与抑郁症患者记忆缺陷间的关系有更大帮助。

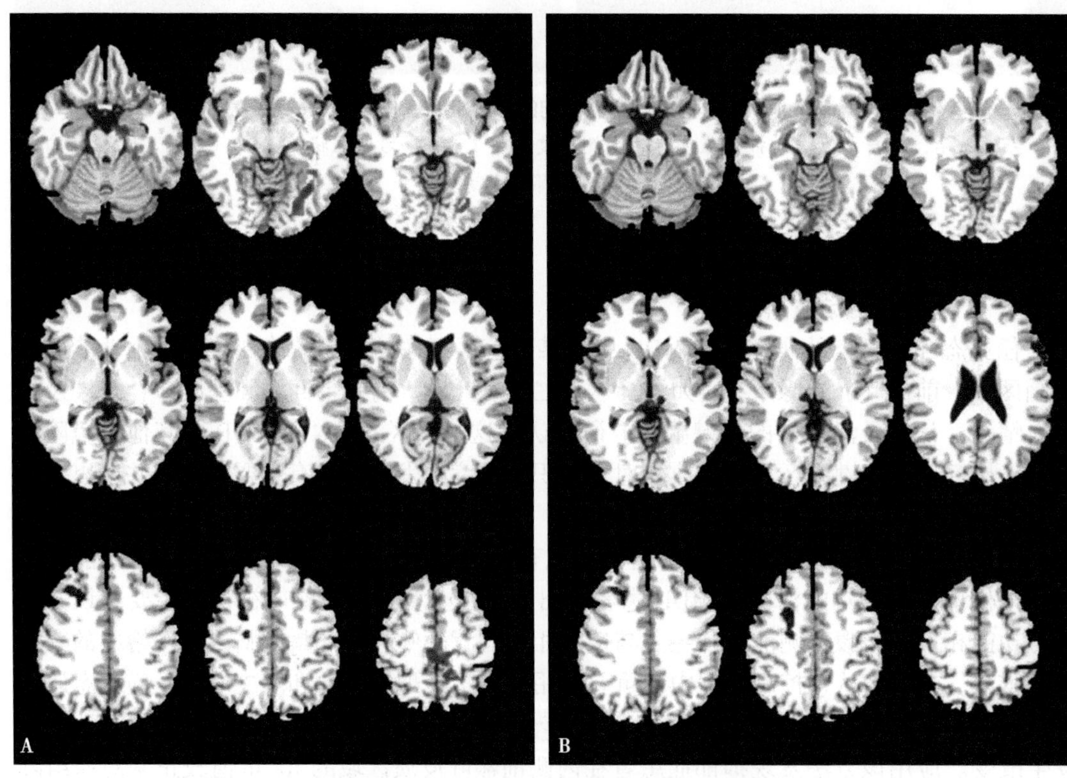

图 5-5-3　MDD 动脉自旋标记磁共振成像

基于体素的分析显示，与正常对照比较，非难治性（A）和难治性（B）抑郁患者呈现不同的脑血流改变模式，蓝色和红色分别代表血流增高和降低的区域

杏仁核位于前颞叶背内侧部，海马体和侧脑室下角顶端稍前处，是一个小且复杂的结构。杏仁核接受来自大脑许多区域的传入纤维，包括丘脑、下丘脑、扣带回、颞叶、岛叶和一些中脑结构。杏仁核也发出纤维返回丘脑、下丘脑和边缘皮质区域，以及脑干和纹状体。基于这种复杂交通网络，杏仁核被认为是信息整合中枢，特别是在识别和调控对环境中危险事件的反应时起着重要作用。负性刺激所激发的杏仁核活动与抑郁心境是一致的。这种持续的杏仁核活动不仅存在于情绪任务中，也存在于认知任务中。许多研究发现在恐

怖或悲伤面部表情刺激以及非特异的负性视觉刺激下，杏仁核活动显著升高，在预测产生负性刺激及预测和体验热痛刺激时杏仁核的活性也增加。汉密尔顿（Hamilton）等发现抑郁患者对负性图片的记忆比健康人要好，而中性或正性图片则无类似发现，这种杏仁核的高反应性与抑郁症严重程度呈正相关[17]。西格莱（Siegle）等发现杏仁核对负性词语的反应在正常人中仅持续 10s，但在抑郁症患者中可持续达 25s[18]。有趣的是，有研究报道在抑郁症状缓解后杏仁核的高反应性仍持续存在。鉴于杏仁核的高活动水平与抑郁状态相关，杏仁核的高反应性可能是在抑郁症高发病风险和已缓解患者的高复发风险中起重要作用的稳定的特性。

前扣带回属于边缘系统，动物和人体的大脑毁损研究指出前扣带回与情绪关系密切。随着神经影像技术的广泛应用，前扣带回在认知调控中的作用也逐渐被认可，包括注意、解决问题、错误检测、决策和社会行为。2011 年吴杞柱等学者在纳入 22 名难治性 MDD 患者、22 名非难治性 MDD 患者和 26 名健康人的 ReHo 研究中发现，MDD 患者前扣带回的 ReHo 值比健康人更高，而在亚组研究中，难治性 MDD 患者前扣带回的 ReHo 比健康人高，而非难治性 MDD 患者前扣带回与健康人相比无明显差异（图 5-5-4）。虽然这些研究存在受试样本（病程、治疗史）、扫描方法（扫描仪器时间和空间分辨率）等差异，但都提示前扣带回可能是区分难治性和非难治性抑郁症的关键脑区。

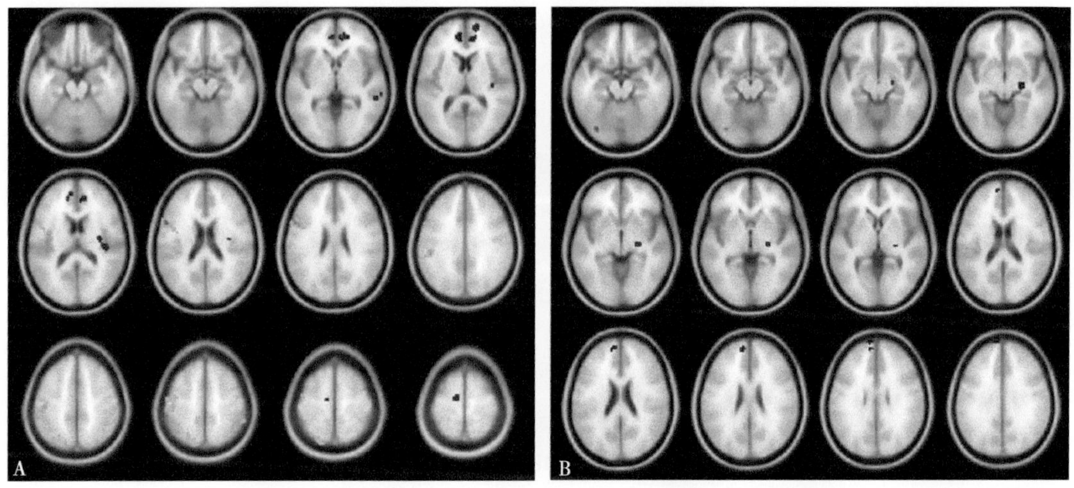

图 5-5-4 难治性与非难治性 MDD 患者 ReHo 研究

基于体素的分析显示，与正常对照比较，难治性 MDD 患者前扣带回 ReHo 值增高（A）；非难治性 MDD 患者的前扣带回 ReHo 值无明显差异（B）。红色和蓝色分别代表 ReHo 值增高和降低的区域

（二）功能连接及脑网络研究

研究发现，除了独立的脑区改变外，抑郁症患者相关脑区间还存在着功能连接的改变。功能连接的测量有许多方法，常用的有种子点相关分析法和独立成分分析法。吕粟等将与情绪相关的 13 个脑区作为种子点，发现难治性 MDD 主要与丘脑 – 皮层环路的功能连接减低有关，而非难治性 MDD 主要与边缘系统 – 纹状体 – 苍白球 – 丘脑环路连接强度降低有关（图 5-5-5），说明脑网络功能连接的异常可能是难治性和非难治性 MDD 对治疗反应不同的基础。有学者运用独立成分分析法对 MDD 患者静息态功能网络进行分析，发现

了3个网络内的功能连接异常：情感网络里双侧杏仁核和左侧岛叶前部的功能连接降低；与注意和工作记忆相关的网络里与左侧额极的功能连接降低；腹内侧视觉区域内与双侧舌回的功能连接降低。基于图论的复杂网络分析法可以同时从全局和局部的角度来研究脑功能连接，而且不需要进行先验假设，因此为大脑功能网络的研究提供了强有力的分析手段。张俊然等运用图论分析方法对首发未用药的MDD患者大脑拓扑特性（小世界性、效率、节点属性）进行分析，发现患者和健康人大脑都具有小世界特性，但MDD患者路径长度更短而全局效率更高，提示患者大脑网络的全脑整合功能出现了异常。与健康人相比，MDD患者在尾状核和默认网络（default-mode network，DMN）区域有更高的节点属性，包括海马、顶叶和内侧额叶，而在枕叶、额叶（眶部）和颞叶节点属性减低。左侧海马和尾状核节点属性的改变与疾病病程和严重程度相关。一项共纳入1188名MDD患者的多中心研究，使用fMRI数据，采用聚类分析方法发现，根据边缘和额纹状体网络功能失调的模式差别，可将抑郁症患者分为四种神经生理学亚型（biotypes），而且此种分类方法具有较高的高敏感性和特异性（82%~93%）；仅仅基于临床特征无法区分这些抑郁症亚型，但这些亚型与不同的临床症状存在关联，并且还可以预测经颅磁刺激治疗反应[19]。此研究给出了超越当前诊断界限的新型抑郁症亚型分类法，这种方法也许在辨别经颅磁刺激效果较好的抑郁症患者方面有帮助。

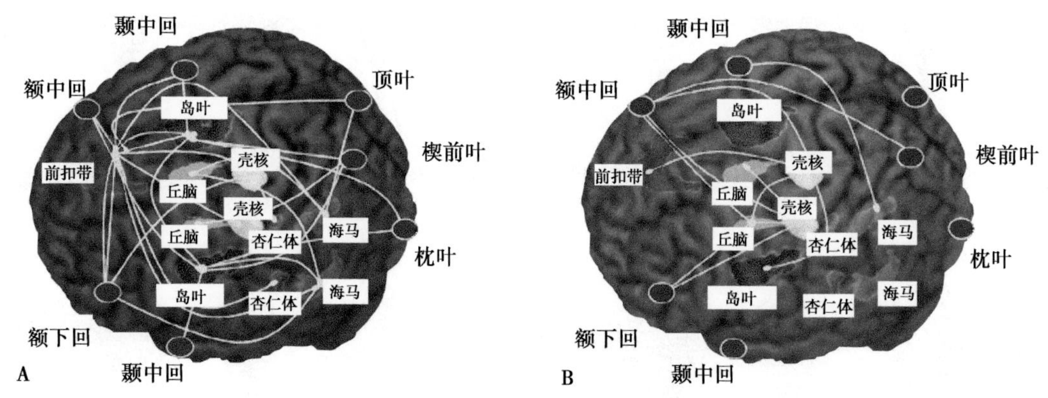

图5-5-5 难治性与非难治性MDD神经环路异常

功能连接分析显示，与正常对照相比，非难治性MDD患者的边缘系统－纹状体－苍白球－丘脑环路连接强度减低（A）；难治性MDD患者的丘脑－皮层环路的功能连接减低（B）（图中玫红色代表前扣带回、红色代表岛叶、黄色代表壳核、荧光绿代表丘脑、淡红色代表杏仁体、紫色代表海马）

（三）磁共振波谱研究

MRS利用化学位移原理，可活体或离体测量化学物质的相对浓度或绝对浓度，是一种用来在活体检测细胞代谢水平变化的无创性检查方法。目前，大部分研究主要利用MRS测量NAA、Cr、Cho、Ins、Glx、GABA等[20]。多个研究显示前扣带回和海马的NAA浓度和NAA/Cr比值下降，提示可能有神经细胞受损。国外学者对不同程度的MDD患者的前额叶进行研究，发现中等程度抑郁的MDD患者前额叶的NAA/Cr的水平都较正常对照组显著降低，而轻度程度抑郁的MDD患者与正常对照组的神经化学代谢物并无显著差异。两组患者的代谢物水平均与汉密尔顿抑郁量表评分无关[21]。将16个正常对照与52个处于抑郁不同阶段的患者的脑内代谢物进行比较，发现难治性 MDD 以及复发后缓解的 MDD 患者的海马的 Glx 和 NAA 的水平都较正常人要低，尤其是右侧海马。而且 Glx 随着病程的增加而逐渐降低。相反，难治性 MDD 患者的 Cho 水平却较首次发作的 MDD 患者及正常人要高，并且与病程呈正相关[22]。

三、其他

放射性核素示踪技术，比如 PET、SPECT，具有其他非侵入性成像方法所无可比拟的优势，以其反映组织细胞血流、代谢、受体密度等分子功能显像特点在精神疾病研究领域中发挥着独特的作用。目前，大部分原始研究和 meta 分析认为相对于正常人，MDD 患者存在局部脑血流异常，局部脑血流下降的脑区主要位于膝下前扣带回、后扣带回、丘脑枕核和颞上回，而局部脑血流增加的区域主要位于丘脑和额叶内侧回。关于脑神经递质和受体的研究发现，MDD 患者脑内 5-HT 受体数量较正常人低，受体敏感性显著下降，这正符合近年提出的抑郁症单胺类神经递质受体学说，认为抑郁症的发生与 5-HT 受体、去甲肾上腺素受体的数量及敏感性关系密切。早期的一项 PET 研究发现在抗抑郁治疗前能预示治疗效果的唯一脑区位于前扣带回[23]。将 17 位接受选择性 5-HT 再摄取抑制剂治疗而处于抑郁缓解状态的抑郁患者的色氨酸耗竭期和对照期进行比较，结果发现其中 8 位（47%）抑郁症患者在色氨酸耗竭期抑郁复发，而没人在对照期抑郁复发，其亚组分析发现只有非抑郁复发组的 5-HT 受体含量减少具有统计学差异，所以该研究提示抑郁症患者脑内 5-HT 受体含量减少可能是防止色氨酸耗竭而诱发抑郁的代偿表现[24]。同其他新技术一样，PET 也存在着不少有待解决的问题，其中最主要的一点就是 PET 研究中所选取的样本量过少（通常每个实验组和对照组均不超过 20 个患者），这样很容易导致结果的不一致性。造成样本量少的原因一方面是资金投入不足，因为 PET 检查昂贵；另一方面是病源和正常志愿者的选择存在一定的难度。

第六节 MRI 研究的局限性及展望

近 20 年来，以 MRI 为代表的脑认知功能成像技术得到了巨大的发展，已成为研究 MDD 的重要工具之一。但 MDD 磁共振研究仍有局限性，主要集中在：首先，大部分研究纳入的 MDD 样本量都偏小，这将增加结果的假阳性或（和）假阴性率，而多中心合作，可助于扩大研究样本、深化研究层面、开展新药研究等。其次，大多数患者在进行 MRI 检查前服用过抗抑郁药，药物治疗对脑结构和功能具有潜在影响，可能导致 MRI 研究结果无法反映 MDD 真正的病理生理学机制。如今大部分磁共振研究都是横向研究，研究发现的结构或（和）功能异常是导致 MDD 的原因，还是抑郁引起的结果，目前尚不清楚。此外，在扫描参数方面，如何实现不同厂家、不同机型、不同场强磁共振仪 MRI 检查结果的可比性和重复性还是一个难题。为了实现样本积累、大范围流行病学调查以及多中心合作时，不同的磁共振仪被同时使用在所难免，降低了研究结果之间的可比性，所以 MRI 扫描参数标准化的意义重大。最后，在数据处理方面，虽然研究者们已经积累了大量的经验，也发明出来了多种分析方法，然而如何选择数据处理软件、处理方法及统计方法却成为临床研究中的新问题。在开发新的图像处理技术的同时，应当对已有的数据处理技术进行标准化，以利于 MRI 研究的广泛开展、对研究内容重复试验和不同研究组结果相互验证。展望后续研究，通过多中心合作、控制用药情况、采用纵向研究、参数扫描标准化及数据处理标准化等方式，MRI 研究将在 MDD 的预测、诊断、治疗方案选择、疗效评估及预后判断等方面起到重要的作用。

（赵又瑾 孙学礼 李仕广）

参考文献

[1] Drevets WC, Price JL, Furey ML. Brain structural and functional abnormalities in mood disorders: implications for neurocircuitry models of depression. Brain Struct Funct, 2008, 213 (1-2): 93-118.

[2] Koenigs M, Grafman J. The functional neuroanatomy of depression: distinct roles for ventromedial and dorsolateral prefrontal cortex. Behav Brain Res, 2009, 201 (2): 239-243.

[3] Frodl T, Jäger M, Smajstrlova I, et al. Effect of hippocampal and amygdala volumes on clinical outcomes in major depression: a 3-year prospective magnetic resonance imaging study. J Psychiatry Neurosci, 2008, 33(5): 423-430.

[4] Caetano SC, Kaur S, Brambilla P, et al. Smaller cingulate volumes in unipolar depressed patients. Biol Psychiatry, 2006, 59 (8): 702-706.

[5] Hastings RS, Parsey RV, Oquendo MA, et al. Volumetric analysis of the prefrontal cortex, amygdala, and hippocampus in major depression. Neuropsychopharmacology, 2004, 29 (5): 952-959.

[6] Wagner G, Koch K, Schachtzabel C, et al. Enhanced rostral anterior cingulate cortex activation during cognitive control is related to orbitofrontal volume reduction in unipolar depression. J Psychiatry Neurosci, 2008, 33 (3): 199-208.

[7] Salvadore G, Nugent AC, Lemaitre H, et al. Prefrontal cortical abnormalities in currently depressed versus currently remitted patients with major depressive disorder. Neuroimage, 2011, 54 (4): 2643-2651.

[8] Panizzon MS, Fennema-Notestine C, Eyler LT, et al. Distinct genetic influences on cortical surface area and cortical thickness. Cereb Cortex, 2009, 19 (11): 2728-2735.

[9] Narr KL, Bilder RM, Toga AW, et al. Mapping cortical thickness and gray matter concentration in first episode schizophrenia. Cereb Cortex, 2005, 15 (6): 708-719.

[10] Schmaal L, Hibar DP, Sämann PG, et al. Cortical abnormalities in adults and adolescents with major depression based on brain scans from 20 cohorts worldwide in the ENIGMA Major Depressive Disorder Working Group. Mol Psychiatry, 2017, 22 (6): 900-909.

[11] 赵又瑾，陈丽舟，张文静，等．首发未治疗成人重型抑郁症患者皮层厚度的 MRI 研究．中华放射学杂志，2016, 50 (9): 647-651.

[12] Dowlati Y, Herrmann N, Swardfager W, et al. A meta-analysis of cytokines in major depression. Biol Psychiatry, 2010, 67 (5): 446-457.

[13] Rajkowska G, Miguel-Hidalgo JJ. Gliogenesis and glial pathology in depression. CNS Neurol Disord Drug Targets, 2007, 6 (3): 219-233.

[14] Salvadore G, Nugent AC, Lemaitre H, et al. Prefrontal cortical abnormalities in currently depressed versus currently remitted patients with major depressive disorder. Neuroimage, 2011, 54 (4): 2643-2651.

[15] van Tol MJ, Li M, Metzger CD, et al. Local cortical thinning links to resting-state disconnectivity in major

depressive disorder. Psychol Med, 2014, 44 (10): 2053–2065.

[16] Mayberg HS, Brannan SK, Tekell JL, et al. Regional metabolic effects of fluoxetine in major depression: serial changes and relationship to clinical response. Biol Psychiatry, 2000, 48 (8): 830–843.

[17] Hamilton JP, Gotlib IH. Neural substrates of increased memory sensitivity for negative stimuli in major depression. Biol Psychiatry, 2008, 63 (12): 1155–1162.

[18] Siegle GJ, Steinhauer SR, Thase ME, et al. Can't shake that feeling: event–related fMRI assessment of sustained amygdala activity in response to emotional information in depressed individuals. Biol Psychiatry, 2002, 51 (9): 693–707.

[19] Drysdale AT, Grosenick L, Downar J, et al. Resting–state connectivity biomarkers define neurophysiological subtypes of depression. Nat Med, 2017, 23 (1): 28–38.

[20] Perrine SA, Ghoddoussi F, Michaels MS, et al. Ketamine reverses stress–induced depression–like behavior and increased GABA levels in the anterior cingulate: An 11.7T H–MRS study in rats. Prog Neuropsychopharmacol Biol Psychiatry, 2014, 51 : 9–15.

[21] Sözeri–Varma G, Kalkan–Oğuzhanoglu N, Efe M, et al. Neurochemical metabolites in prefrontal cortex in patients with mild/moderate levels in first–episode depression. Neuropsychiatr Dis Treat, 2013, 9 : 1053–1059.

[22] de Diego–Adeliño J, Portella MJ, Gómez–Ansón B, et al. Hippocampal abnormalities of glutamate/glutamine, N–acetylaspartate and choline in patients with depression are related to past illness burden. J Psychiatry Neurosci, 2013, 38 (2): 107–116.

[23] Mayberg HS. Limbic–cortical dysregulation: a proposed model of depression. J Neuropsychiatry Clin Neurosci, 1997, 9 (3): 471–481.

[24] Yatham LN, Liddle PF, Sossi V, et al. Positron emission tomography study of the effects of tryptophan depletion on brain serotonin (2) receptors in subjects recently remitted from major depression. Arch Gen Psychiatry, 2012, 69 (6): 601–609.

第六章

双相障碍

双相障碍（bipolar disorder，BD），也被称为躁狂－抑郁症，是一种症状较为严重的精神疾病，表现为情绪、认知、精力、活动水平的异常转变及日常工作的能力受损。与正常人经历的心理起伏造成的结果不同，BD 患者的心理起伏可能导致人际关系的损害，工作及学习能力的下降，甚至导致自杀。可能导致该疾病发生的原因是多样的，大多数学者认为其发病机制不是单一的，多种因素的共同作用造成了疾病的发生或提高了发病风险。广义的 BD 主要包括 4 种分型，每一种都会表现出情绪、精力及活动水平的转变，范围从极度“向上”，兴高采烈，充满活力（躁狂发作）到“低落”，极度的哀伤，绝望（抑郁发作），典型包含周期性躁狂和抑郁的 BD Ⅰ型（bipolar Ⅰ disorder），以抑郁和轻度躁狂为表现的 BD Ⅱ型（bipolar Ⅱ disorder），轻度抑郁及轻度躁狂交替出现的循环型（cyclothymic disorder，or cyclothymia），以及非特异性 BD（bipolar disorder not otherwise specified，BP-NOS）。其中，尤以 BD Ⅱ型最难准确诊断，因其不易与复发性单向抑郁区分。循环型最为严重，表现为一年内 4 次或以上重度抑郁，躁狂，轻躁狂或混合状态的发作。

第一节 流行病学

双相障碍没有抑郁障碍常见，据 2005 年美国国立精神卫生中心统计，双相障碍在美国成人中的患病率约为 2.6%。在世界卫生组织（WHO）2006 年的统计中，双相障碍是全球排名第六的致残疾病。双相障碍在全球各地区发病率相近，在不同人种和性别间没有明显差异，但在全球不同地区疾病的严重程度存在差异，其中发展中国家存在更高的致残率。

双相障碍各个年龄段均可发病，青春期后期及成年早期是双相障碍的发病高峰，平均年龄为 25 岁，但 10% 的双相障碍患者会在 50 岁后出现躁狂症状。

第二节 病因及发病机制

目前双相障碍确切发病机制尚不完全清楚，可能主要与下列因素有关。

一、遗传

与抑郁障碍相比，双相障碍的遗传倾向更加明显。基因学研究发现很多基因可能和双相障碍的发病相关，但结果尚不确切。双相障碍患者的一级亲属中双相障碍患病率比正常人群高 10 倍，而重症抑郁的患病率高 3 倍。

二、大脑结构 / 功能异常

双相障碍患者的大脑结构及功能异常已被大量精神影像学研究所证实，已有证据支持早期的应激事件和下丘脑 - 垂体 - 肾上腺轴的过度活跃相关，而该异常可能在双相障碍的病理过程中起到重要作用。双相障碍患者大脑结构和功能的异常将在后文中详述。在某些患者中，脑震荡及头部创伤也可以增加双相障碍的发病风险。

三、神经内分泌异常

多巴胺是调节情绪的重要神经递质，双相障碍发病的多巴胺假说认为，多巴胺的过度传递导致了躁狂状态，而随后的反馈及平衡机制使得多巴胺传递减少，形成了抑郁状态。这两种状态的交替造成双相障碍的发病。

另外两种重要的神经递质，γ- 氨基丁酸和谷氨酸盐，也是引起心境高涨的原因。

四、环境因素

环境因素在双相障碍的发病和进展中起着重要的作用，并且和患病基因间存在交互作用。根据“扳机”理论，当有致病基因的人群经历压力事件时，“发病阈值”进行性降低，最终导致疾病发生。压力事件例如家庭成员的去世、疾病以及经济原因都可以成为造成双相障碍首发的因素。研究显示，30%~50% 的成年双相障碍患者在童年都曾经历过创伤或虐待，而这些经历和更早的发病时间，更高的自杀率以及更高的其他精神疾病（如创伤后应激障碍）共病率相关。同时，药物滥用亦可以触发双相障碍。

第三节 临床表现

双相障碍的临床特点是病程中既有抑郁发作，又有躁狂或轻躁狂发作。BD Ⅰ型指有一次或多次躁狂发作或混合发作；BD Ⅱ型指一次或多次轻躁狂发作；快速循环型指双相情感障碍患者频繁发作，可以是躁狂、轻躁狂、抑郁或混合发作。

抑郁发作通常以典型的心境低落、思维迟缓、意志活动减退的“三低症状”，以及认知功能损害和躯体症状为主要临床特征，严重的躁狂或抑郁发作时，部分患者可存在精神病性症状，例如幻听和幻觉，此类患者可能被误诊为精神分裂症。

（1）心境低落：主要表现为显著而持久的情感低落。轻者感到闷闷不乐，无愉快感，凡事缺乏兴趣，重者可有极度的绝望。典型病例其抑郁心境具有晨重夜轻的节律特点。部分患者可伴有焦虑、激越症状，特别是更年期和老年抑郁症患者。

（2）思维迟缓：患者思维联想速度缓慢，反应迟钝。临床上可见主动言语减少、对答困难，严重者无法顺利进行交流。

（3）意志活动减退：患者意志活动呈显著持久的抑制。行为缓慢，生活被动，不愿和他人交往。甚至发展为不语、不动、不食，称为“抑郁性木僵”，但患者仍流露痛苦抑郁情绪。严重的患者常伴有消极自杀的观念或行为。自杀是抑郁状态最具危险性和破坏性的行为，这种情形往往源于情绪低落、自我价值丧失感或罪恶感，具有明显的自我解脱或自我惩罚色彩。

（4）认知功能损害：主要表现为近事记忆力下降，注意力障碍，抽象思维能力差，学习困难，空间知觉、手眼协调及思维灵活性等能力减退。认知功能损害严重影响患者社会功能，而且影响远期预后。

（5）躯体症状：抑郁症患者的躯体症状大多与自主神经功能紊乱有关，包括心悸、胸闷、肠胃不适、便秘以及各种疼痛等。此外，抑郁状态的患者还可有睡眠障碍，特别是早醒，醒后不能再入睡，以及心境的昼夜紊乱、食欲及性欲减退、女性闭经、显著的体重减轻或增加等生物学症状。部分患者其抑郁症状为躯体症状所掩盖，而使用抗抑郁药有效，称之为“隐匿性抑郁症”。

（6）其他症状：焦虑是抑郁状态最常见的伴随症状之一。老年患者除有抑郁心境外，多有突出的焦虑烦躁情绪，有时也可表现为易激惹和敌意。

躁狂发作的典型表现为三高，即：情感高涨、思维奔逸及活动性增高。

（1）情感高涨：患者感觉轻松愉快，自我感觉良好，甚至感到天空格外晴朗，周围事物格外绚丽。患者这种高涨的心境具有一定的感染力。有的患者尽管情感高涨但情绪不稳。部分患者则以愤怒、易激惹、敌意为特征，甚至可出现破坏及攻击行为。

（2）思维奔逸：患者思维联想过程明显加快，自觉思维内容丰富多变，以致口头表达跟不上思维的速度，但讲话内容凌乱不切实际，常给人以信口开河之感。由于患者注意力随境转移，思维活动常受周围环境变化影响，讲话内容常从一个主题很快转到另一个主题，即意念飘忽。

（3）活动性增高：躁狂发作时，患者表现为精力旺盛，兴趣广泛，动作快速敏捷，活动明显增多，整天忙忙碌碌但做事常虎头蛇尾，一事无成。对自己的行为缺乏正常判断，不考虑后果。过分注重打扮装饰，但并不得体。社交活动增多，挥霍摆阔，好接近异性。病情严重者自我控制能力下降，举止粗鲁，甚至有冲动毁物行为。

（4）躯体症状及其他：躁狂发作时，由于患者自我感觉良好，故少有躯体不适的主诉，常表现为面色红润，两眼有神。体格检查可发现交感神经亢进的症状，如便秘。部分患者在发作极为严重时，可出现极度的躁动兴奋，可伴有短暂的幻听，行为紊乱而毫无目的的指向，伴有冲动行为。也可出现意识障碍，错觉、幻觉及思维不连贯等症状，称为谵妄性躁狂。

第四节 影像学研究意义

多种脑影像技术为我们了解双相障碍提供了重要的手段和方法。脑影像技术使得我们可以在活体上对整个大脑及其中任一层面进行观察。由于其无创性的优势，且可以提供大量脑结构及功能相关信息，脑影像技术的发展为针对双相障碍的脑研究带来了革命性的进步。

利用 CT 及 MRI 等技术对双相障碍患者脑结构进行研究发现其脑室明显增大，这样的改变反映了患者大脑组织的减少，其原因可能是疾病带来的结果也可能因为双相障碍患者有着和正常人不同的大脑发育过程。另一类大脑结构异常出现在大脑白质内，表现为白质内较小的异常高信号改变，双相障碍该种异常的发生率是普通人群的 3 倍。此外，双相障碍患者的胶质细胞也有减少，胶质细胞密度的降低及白质的异常都可能使得大脑内部的交流及连接效率降低，而双相障碍患者情绪的波动可能就是这种大脑连接效率降低的直接结果。

脑功能成像能够反映大脑的代谢及神经活动，主要研究方法有 PET、SPECT 及 fMRI。PET 及 SPECT 均通过注射入血流中的安全示踪剂的变化情况反映大脑的代谢情况；而 fMRI 技术的信息则主要来自对大脑血流情况的测量。这些成像技术使得我们可以实时地观察到大脑功能动态变化的过程。

影像学研究对于双相障碍的重要意义在于可能为其提供客观准确的生物表征及分型标准，通过基因表型预测患病风险，与其他症状相似的精神疾病进行鉴别诊断，明确治疗靶点，评估治疗效果及发展新的治疗方法。运用 fMRI、PET、MRS 及 DTI 等多种成像技术，可以从结构、功能、代谢甚至分子水平对目标人群的大脑改变进行研究。

第五节　影像学研究现状

目前，能用于双相障碍的影像学检查手段包括 CT、MRI、PET、SPECT 以及 NIRS 等。其中，MRI 以其高空间分辨率、无创性以及能够从结构和功能两大方面进行检查等优势，在双相障碍疾病生物标志的研究中占主导地位。根据其成像模态，MRI 可以分为 sMRI、fMRI、DTI 和 MRS 等。下文将从 MRI 的上述几种常用模态入手，介绍双相障碍磁共振研究的现状。

一、结构影像学研究

在过去的近 30 年中，有大量针对双相障碍脑结构改变的磁共振研究，但因为人口学、用药情况、临床异质性和图像采集方法等多种因素的影响，研究结果存在一定的差异。针对结构的 MRI 研究常用技术可以归纳为 ROI、VBM 和基于脑表面的形态学分析法（surface-based morphometry，SBM）三种。

（一）基于感兴趣区的影像学研究

早期对双相障碍的研究多为 ROI 研究，双相障碍的 ROI 研究涵盖了大脑多个区域，其中研究的热点区域主要集中在前额叶皮层（prefrontal cortex，PFC）、皮层下的各结构以及内侧颞叶的关键结构（海马及杏仁核）等。该方法统计效能较高，但需要很强的先验假设，缺乏规范统一的方法，且对结构边界的勾画缺乏准确性，重复性较差，因此采用 ROI 方法的研究结果一致性不高。早期对双相障碍患者脑结构的研究多采用 CT 作为测量工具，随着 MRI 成像技术及后处理方法的飞速发展，MRI 现已取代 CT 成为对疾病的神经解剖提供微观研究的主流方法。2000 年后，已没有应用 CT 的研究。

很多针对前额叶的研究缺乏细节分区，只是较粗略地研究大脑前份的整体，其主要发现为阴性。把 PFC 分为五个亚区后（额上回、额中回、额下回、眶额叶及扣带回）发现，与健康对照相比，双相障碍患者 PFC 整体没有变化，但左侧额上回、额中回及右侧 PFC 体积减小。而膝下前额叶皮层（subgenual prefrontal cortex，SGPFC）是指在胼胝体下方的前扣带回皮质，SGPFC 在前扣带回及其他前边缘系统区域间起到联系作用，帮助整合认知及情绪信息，与人类情绪状态的调整有关，针对 SGPFC 的研究发现双相障碍患者左侧 SGPFC 的体积减小。总的来说，结构影像研究发现双相障碍患者额叶皮质可能存在异常，而该结果与组织学研究发现该类患者 PFC 区域神经胶质密度降低的结果一致。

不同的 PFC 皮质投射到纹状体的相应区域组成前额叶 - 纹状体 - 丘脑环路，调节人类情感、认知及社会行为，而这些区域正是双相障碍的异常所在。这促使了研究者对双相障碍纹状体的结构异常进行探索，其中大部分研究发现纹状体增大。研究者最先报道了男性双相障碍患者尾状核的增大。随后分别针对男性、女性以及青少年双相障碍患者的研究均证实了纹状体增大，而这种改变出现在发病早期，在首次发病及多次发病的患者中也没有差别。以上结果说明这种纹状体的改变可能与病程并无关系。作为前额叶 - 纹状体 - 丘脑环路的另一个关键结构，丘脑的体积增加也被部分研究者证实，但同时也存在部分研究没有发现此类改变。

杏仁核和海马投射到前额叶 - 纹状体 - 丘脑环路，该环路也涉及情绪的调节及认知行为。成年双相障碍患者杏仁核增大已被多个独立的研究团队证实。但是，在青少年患者中却发现杏仁核体积减小，这说明杏仁核体积增大可能是青少年时期发育异常的结果，并有待前瞻性研究的证实。尽管如此，作为情绪管理的重要结构，杏仁核在双相障碍中的异常也值得关注。

另外，越来越多的研究开始关注双相障碍患者小脑的变化，早期的 CT 研究及随后的 MRI 研究均发现了小脑尤其是小脑蚓部体积的减小。除此之外，双相障碍患者侧脑室体积增大及大脑深部白质 T_2 高信号改变均是较为公认的异常指标。

（二）基于体素的形态学测量研究

VBM 是另一种分析更加全面的结构研究方法，可允许在全脑的每个体素进行自动分析且具有很强的独立性。该方法很好地重复了 ROI 研究中发现的双相障碍患者与对照组之间存在的差异脑区，同时新发现了一些在 ROI 研究中未报道过的差异脑区。但目前的多数研究都是小样本研究且难以发现脑中微小的改变，报道的许多研究结果仅仅是自身有显著意义，推广性差，存在很大的异质性。

2012 年发表的一篇 meta 分析很好地显示了双相障碍应用 VBM 研究的主要阳性发现，并解释了差异脑区对患者临床症状和认知损伤的影响。该文章检索出截至 2009 年 12 月的 16 篇 VBM 研究，并纳入 8 篇结构研究，发现双相障碍患者大脑中存在一个连续的灰质体积缩小区域，位于大脑右侧，主要为颞叶皮质和前额叶皮质，包含岛叶、颞中回、颞上回、颞极区、岛盖部、额下回后部、额下回三角部、额下回和屏状核，且该结果不存在显著的异质性及偏倚[1]。双相障碍 PFC 的结构异常已在许多尸检研究中得到证实，研究发现的 PFC 体积减小也与之前一篇针对 ROI 研究的 meta 分析的结果一致，进一步证明了双相障碍患者额叶体积减小。额下回在大脑的管理功能中发挥了重要作用，双相障碍患者右侧额下回，即腹外侧前额叶皮质（ventrolateral prefrontal cortex，vlPFC）的体积减小，vlPFC 和纹状体、丘脑共同投射在皮质纹状体 - 丘脑环路，该环路在决策中发挥了重要作用；vlPFC 同时又和边缘系统共同在情感调节中发挥了关键作用。该环路的异常与尸检、病变研究和功能神经影像学研究的结果一致，进一步证明 vlPFC 异常在双相障碍的发病机制中发挥了重要作用。该研究还发现双相障碍患者右侧屏状核体积减小，是结构影像研究首次报道该区域的异常。右侧屏状核是位于壳核外侧、脑岛内侧的灰质薄层，尽管其功能与正常人类意识和各种模态信息整合有关，但是在双相障碍病理生理中的作用尚不明确，需进一步研究阐明。

当前，由于缺乏纵向研究，尚不能推断双相障碍患者大脑结构的改变是以疾病为本源的神经发育异常，还是症状和相应治疗所导致的改变。莫尔海德（Moorhead）等[2]发现双相障碍患者与正常对照相比，海马、梭状回和小脑灰质的退化速率明显较快，该缺失被认为与认知功能的恶化和疾病的病程相关（图 6-5-1）。另外，也有研究发现治疗后患者脑区灰质体积增加，但其机制仍不清楚。大样本纵向随访研究将有助于阐明大脑异常的演进过程。

除了灰质的 VBM 研究外，也不乏针对脑白质的结构研究。首发双相障碍患者的额叶和顶叶的白质体积缩小已被证实，而在慢性患者中却发现存在全脑广泛的白质体积减小。对于白质亚区的研究最多的是胼胝体，作为连接两侧大脑半球最大的白质纤维束，多数研究发现双相障碍患者的胼胝体体积较正常人小。最近的研究开始将神经解剖异常和遗传危险相关联，而白质异常逐渐作为疾病的内表型被研究。

总的来说，现有的证据显示白质异常的确存在于双相障碍患者中，且以相对微小的改变呈现。而这些微小的改变需要更加敏感的影像技术来更好地阐释其在双相障碍神经生物学中的作用。

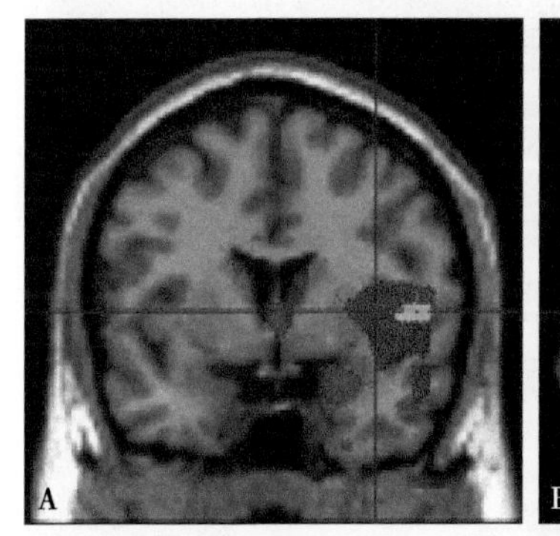

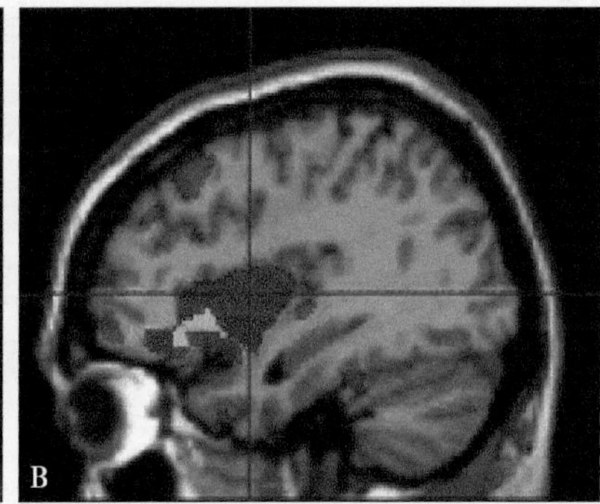

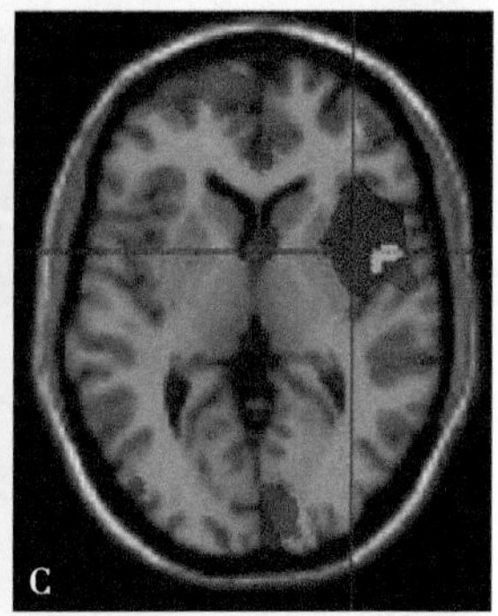

图 6-5-1 meta 分析所展示双相障碍患者灰质体积 / 密度变化的区域

A. 冠状位；B. 矢状位；C. 轴位。与正常对照相比，双相障碍患者右侧脑岛、右侧颞叶、右颞上回、右颞中回、右额下回岛盖部和三角部、右屏状核等区域灰质减少（红色区域）。绿色区域代表该灰质区在不同 VBM 研究间具有很大异质性；紫色区域代表在 meta 分析结果外，VBM 研究间具有显著异质性的脑区

（三）基于脑表面的影像学研究

VBM 虽然有诸多优点，但是在分析皮质形态时其准确率却非常有限，尤其在脑区精细的解剖细节受到部分容积效应影响时，准确率更差。SBM 是近年来新兴的一种可以多层面对皮质解剖改变进行定性的方法，它可以更加准确地分析皮质的几何形态，并有效克服部分容积效应带来的影响。SBM 首先对皮质进行分割，表面重建；然后再将皮质膨胀、平铺，建立基于大脑表面的坐标系，来评估大脑皮层形态学特征。测量参数包含皮层厚度、皮层面积等，还可分析皮质的几何形状和折叠模式，这是其他体积测量方法不能做到的。

同时，皮层厚度的组间差异较体积测量更有特异性，也更加敏感。这些优点使皮层厚度在双相障碍大脑结构研究中的应用越来越普遍。

到目前为止，针对双相障碍患者较为确定的结构异常区域主要存在于涉及情感处理过程的脑区，尤其是左侧前扣带回（anterior cingulate cortex，ACC）、左侧颞上回、双侧额上回及广泛的双侧额叶区域。与正常对照相比，双相障碍患者左侧扣带回、左侧颞叶及双侧额叶皮层厚度降低（图 6-5-2）。4 项全脑的研究以及 2 项 ROI 研究报道了左侧前扣带回区

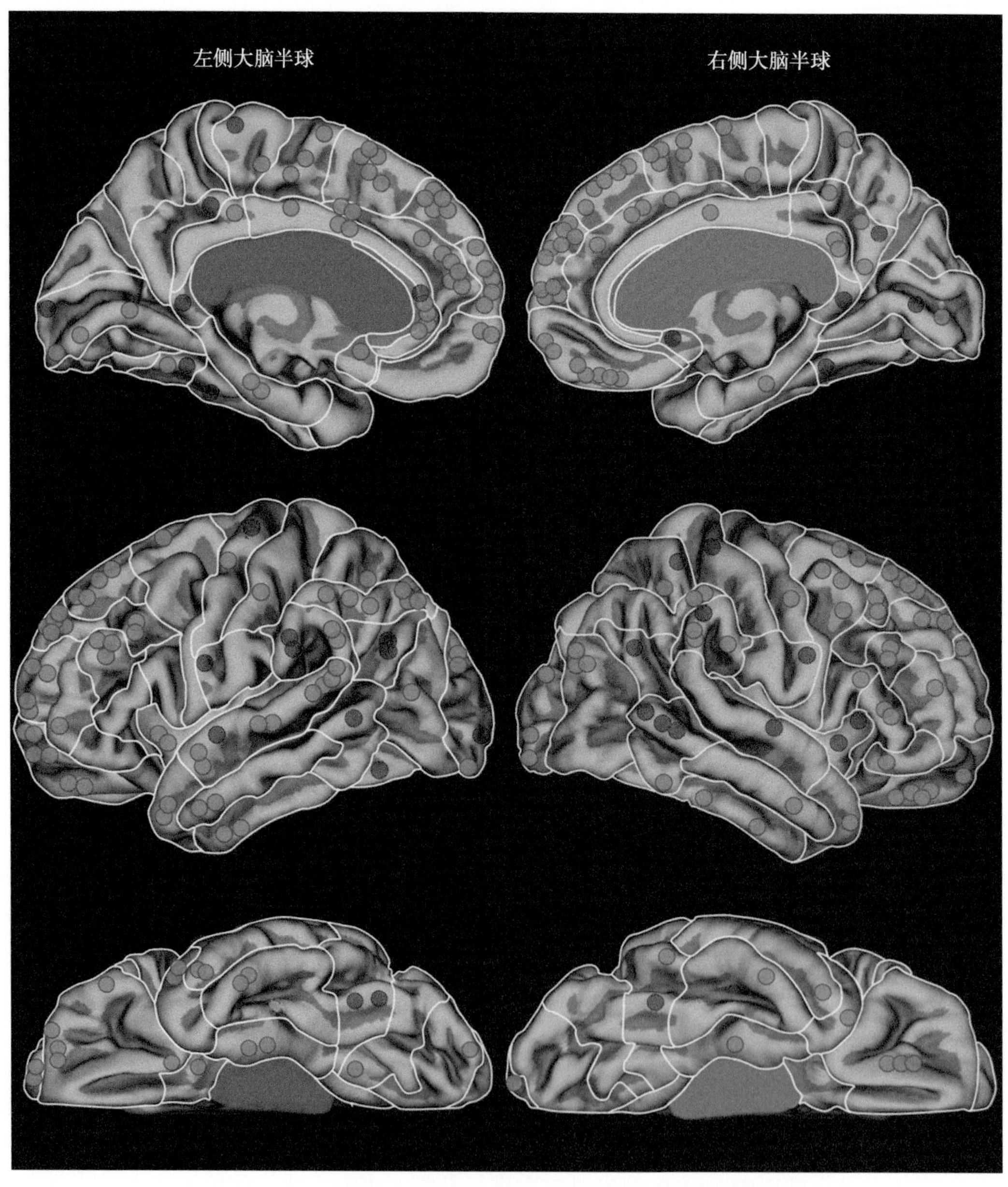

图 6-5-2 双相障碍患者与正常对照相比皮层厚度异常的脑区

红色代表了与正常对照相比，双相障碍患者皮层厚度增加的区域，蓝色代表双相障碍患者皮层厚度较低的区域。大部分异常结果集中在左侧扣带回、左侧额上回及双侧前额叶

域皮层厚度的异常改变。弗里德（Fornito）等[3]是唯一报道右侧前扣带回皮层厚度增加的研究团队，但该样本中大量患者正在接受典型/非典型抗精神病药物治疗，且仅发生在男性患者中。前扣带回体积的增加在前期研究中被认为是使用抗精神疾病药物或锂剂所造成的，这可能是该研究结果不一致的原因。另一种作者提出的可能性是该结果可能和双相障碍患者发病时精神病性症状相关的神经解剖学表型有关。总共6项研究报道了左侧颞上回皮层厚度降低，一些全脑研究也报道了颞叶广泛的皮层厚度降低，包括颞极、颞中回，以及颞下回等区域。有3项研究针对海马旁回皮层厚度进行了研究。班赛尔（Bansal）等[4]发现左侧海马旁回皮层厚度的降低，瑞莫尔（Rimol）等[5]发现了右侧海马旁回皮层厚度的减少，而胡索夫（Hulshoff）等[6]则发现了双侧的异常。尽管研究者们对海马旁回具有较大的兴趣，然而目前的文献并没有提供足够的证据支持该区域异常成为双相障碍的生物标志。额上回是另一个常被提及的脑区。詹森（Janssen）等[7]证实了双相障碍患者额叶皮层的平均厚度小于健康对照。其他的全脑研究也支持背外侧前额叶、腹外侧前额叶及眶额叶皮层厚度的减低。

在针对双相障碍的研究中，大部分研究样本为双相Ⅰ型患者，或者Ⅰ型和Ⅱ型混合，只有极少的研究单独针对双相Ⅱ型患者。在样本同时包含不同亚型的研究中，部分报道了不同双相障碍亚类的差异。瑞莫尔（Rimol）等[5]发现双相障碍Ⅰ型患者较健康对照存在皮层厚度减少的区域，然而当合并Ⅰ型和Ⅱ型患者后，并未发现其与健康对照存在差异。最近，莫勒尔（Maller）等[8]发现Ⅰ型和Ⅱ型患者右侧内侧眶额叶与左侧颞上回皮层厚度存在差异，而双相Ⅰ型患者这两个脑区的皮层厚度更薄。

（四）DTI 影像学研究

脑白质包含了连接皮质和脑深部灰质的纤维束，使其比灰质更难显现和量化，因而早期对双相障碍的结构影像研究中主要集中于灰质。而DTI则提供了一种能够更好定性且定量分析脑白质的方法，使得以基于白质连接的脑异常模型来阐明情感调节异常的皮质－边缘系统成为可能。具体而言，DTI研究可检测患者脑白质纤维束的完整性，对有序排列的白质纤维束进行定位，并定量分析FA、MD等参数。目前最常用的两种全脑白质分析方法是基于体素分析（voxel-based analysis，VBA）和TBSS。在前期研究中，部分学者认为由DTI所反映出的白质微结构异常导致了皮质、边缘系统及其他脑区的功能连接分离。而结构研究中，前额区域与边缘系统之间的异常相互作用或许是导致双相障碍特征性情感调节异常及执行功能缺陷的主要原因。

当前，大多数DTI研究发现双相障碍患者与正常对照相比大多数脑区FA降低，仅有极少量的研究发现个别脑区FA值增高。尽管双相障碍患者的白质改变广泛存在，但一致性最高的结果主要集中在内囊前肢，颞－顶叶白质及左侧后扣带回。DTI研究为双相障碍患者前额叶－边缘系统环路（扣带束和钩束）、大脑间连接（胼胝体）及额－顶－颞连接（上纵束）受损提供了直接的证据。

在一篇对双相障碍患者全脑DTI研究的meta分析中[9]，通过ALE方法对10篇全脑DTI研究进行了分析，发现了两个FA值显著降低的白质区域，第一个脑区接近右侧海马旁回后方，而海马旁回被认为在双相障碍的病理生理学中发挥了重要作用；第二个区域靠近右侧前扣带回和膝下前扣带回，尽管报道该区的研究不多，但是值得注意的是：在正常人群当中，前扣带回的喙部和膝下前扣带回与有意识的情感体验和自动情感处理中的情感显著刺激有关，而这些情感过程在双相障碍患者中是异常的。在此基础上，利用ES-SDM软件对15篇DTI研究进行meta分析[10]发现双相障碍患者的白质异常涉及几乎所有重大的白质纤维束，另外还报道了三个FA值显著降低的脑区：①右侧颞顶区白质，示踪成像显示该区主要是下纵束和下额-枕纤维束相交汇的区域，是差异显著性最大的区域，也是所有纳入研究均提及的区域，被认为与双相障碍患者的认知症状相关；②左扣带回中后区域，包括扣带回的中部、后部和部分丘脑放射；③左前扣带回，是三者中显著性最小的区域。其中左侧扣带区的白质异常，不仅支持情绪障碍患者前扣带回区灰质异常的发现，也与当前双相障碍情感调节紊乱相关脑区的理论相符。另外，该研究对Ⅰ型双相障碍的单独分析发现，除上述三个脑区外，右侧楔前叶作为一个较小的脑区，FA值也显著减低（图6-5-3）。

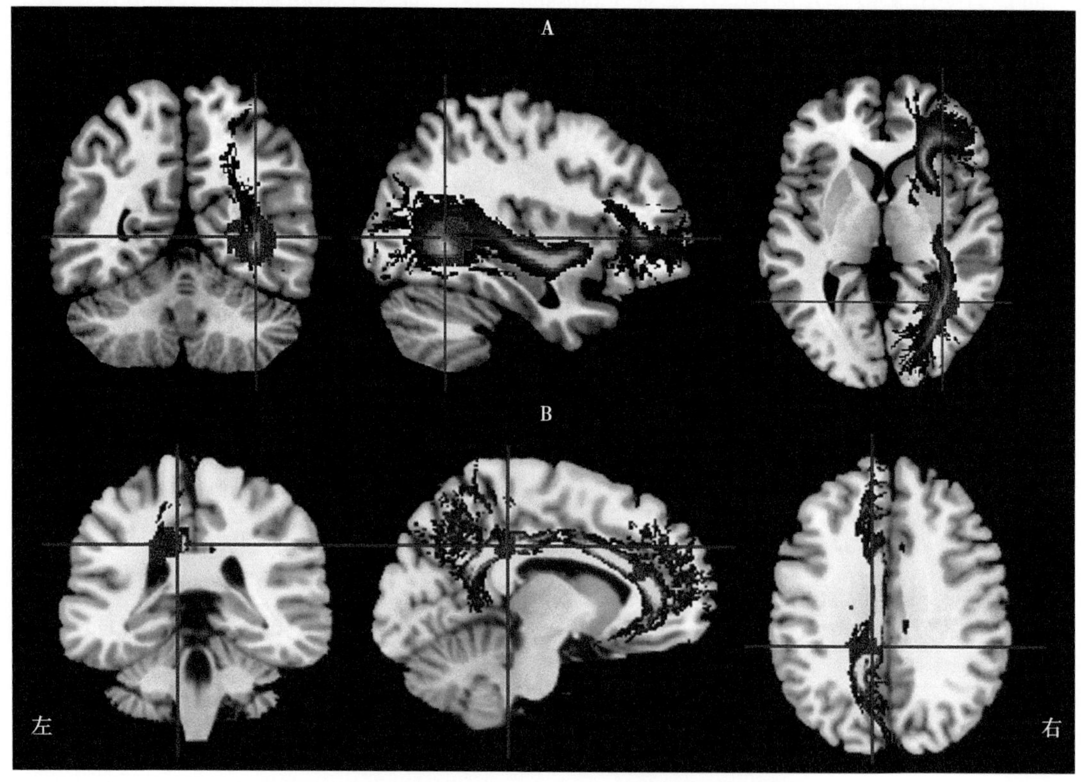

图6-5-3　双相障碍患者中，FA值显著降低的区域

与正常对照相比，双相障碍FA值显著降低的脑区主要集中在右脑顶枕区白质（A），有额枕下束穿行（蓝绿色）；同时，在左侧的中后扣带回区和前扣带回区分别也有不同程度的FA值降低（B），均有左扣带回穿行（黄色）

除了对局部脑区的评价，也有研究者在大尺度网络层面对双相障碍脑结构异常进行了研究。最初的一项针对25名双相障碍患者及25名对照的图论研究报道了全脑及节点间的失连接，尤其是额叶-边缘系统以及大脑半球间的连接降低[11]。其中全脑的异常包括网络集群系数和效率的降低，以及最短路径的增加。局部集群系数和节点效率的异常主要集中在左侧眶额回、左侧海马及双侧扣带回。另外，双侧大脑半球间路径长度的改变表明半

球内部的连接比半球间连接更加紧密。半球间失连接在双侧额叶最为突出，也涉及颞叶、顶叶和枕叶的广泛降低。迄今为止，该领域的研究认为异常的全脑整合，额叶－边缘系统及大脑半球间连接是双相障碍的特点。全脑的整合异常支持以往研究所报道的双相障碍是一种广泛的白质结构异常的疾病这一理论。而额叶－边缘系统异常作为双相障碍特点这一结论也被一些样本量相对较小但同质性较高的研究所证实[12]。另外，大脑半球间效率的改变与信息处理速度、工作记忆和智商（IQ）相关，所以这种异常可能是双相障碍患者的认知异常的标志。总的来说，DTI 网络研究表明节点水平及半球间的连接模式改变在双相障碍中具有独特性。

当前，哪些纤维束改变存在于双相障碍患者中还有待进一步明确；另外，这些白质异常会对临床症状产生哪些影响等问题需要大样本随访研究予以解决。

（五）双相障碍亲属的影像学研究

作为一种具有较高遗传性的精神疾病，双相障碍一级亲属的双相障碍患病率高达15%~30%，若同时存在两个患病一级亲属，发病率为75%。基因对双相障碍发病的影响甚至超过了精神分裂症和抑郁症。针对具有双相障碍遗传风险的人群来说，神经影像学为识别潜在的内表型提供了可能，在其发病前识别脑功能的改变可以在早期对疾病进行干预，减轻甚至避免疾病带来的个人及社会负担，并改善预后。目前对于高风险患病人群的研究涵盖了同卵及异卵双胞胎、子女、兄弟姐妹等一级亲属，二级亲属及其他亲属。研究未患病亲属的优势是结果不受药物及其他疾病相关因素的影响。但是此类研究也存在缺陷，即无法区分这些结果是由相似的基因还是共同的环境因素造成的。与此相反，研究其中一人患病的同卵或异卵双胞胎则是确定基因或环境因素影响的有力方法。

早期针对同卵双胞胎的磁共振研究发现纹状体、杏仁核及海马的结构变化可能与双相障碍基因倾向有关，与健康对照相比，双胞胎中患者及未发病者的尾状核都明显增大。同时，只在患者中发现了右侧海马体积变小，这些脑结构改变可能是双相障碍的表征之一。然而，随后的一些研究没有发现患者及高风险人群大脑灰质体积的改变，但发现了白质体积的减小，并证实这种白质体积的改变与疾病相关的可能性至少为38%。而同一批研究人员在随后的纵向研究中发现，灰质密度的降低可能主要与双相障碍发病独特的环境因素相关，而基因风险在大脑上所表现出的异常则比较局限。以上结果说明在双胞胎中，大脑额叶白质的异常可能是双相障碍基因风险的重要表征，而广泛的灰质异常则可能与环境影响及疾病本身相关。

其他磁共振研究则主要针对其他亲属（双相障碍患者的一级、二级亲属及子女），但这些研究结果并不一致。有研究者认为双相障碍基因风险主要与右侧前扣带回和腹侧纹状体灰质异常有关。拉得赛尔（Ladouceur）等[13]人报道了双相障碍高风险人群海马灰质体积大于正常对照，但其他研究没有发现海马体积及形态的异常。该结果与众多双相障碍患者海马体积减小的报道相反，推测此结果是由于防止或延迟疾病发生所产生的代偿机制。双相障碍高风险者（high risk，HR）与患者具有相似的尾状核体积增加，但这种改变并没有达到可以反映内表型的标准，这些异常可能只是反映了一种代偿或保护机制。同时，有很多针对 HR 脑结构的研究呈现阴性结果，包括膝下皮层体积、脑垂体、PFC、纹状体、丘脑及杏仁核。

有两项针对白质体积的磁共振研究探索了高风险人群胼胝体大小、形态及全脑白质的改变，但没有发现显著异常。但是，多组研究人员均发现了 HR 个体脑白质信号的异常改变，60% 的 HR 及 100% 的双相障碍患者脑白质信号增高，且这种高信号异常在双相障碍患者中更严重。然而，最近一项大样本量的研究却发现白质高信号异常改变在患病的家族成员、未患病的 HR 及对照中比例相近，考虑到伴随疾病及患者年龄较大等因素的影响，这种异常尚不能确定和双相障碍直接相关[14]。

另一项采用复杂网络计算方法的研究纳入了 19 名双相Ⅰ型患者及 21 名未患病的一级亲属[15]。与前期研究不同，这项研究没有针对全脑整体网络的异常。但是，节点水平的计算发现了左侧额上回及右侧额叶上部内侧脑区聚类系数和局部效率的降低。未患病的亲属的测量值介于患者与健康对照之间，但与其中任一组都没有显著统计学差异。

由上可见，对于双相障碍患者灰质变化的研究结果不一致，异质性较大，这可能是由于双相障碍的遗传复杂性所致，该病很有可能是由多基因造成的结果，而非某一基因起主要作用。一项 meta 分析研究显示双相障碍患者灰质体积较 HR 有所减少，而 HR 与健康对照相比无明显差别，包括双相障碍研究的热点区域——纹状体、尾状核、壳、伏隔核等基底节结构及脑垂体[16]。然而，某些研究发现与正常对照相比，HR 具有大脑体积变大的趋势，这可能说明了在 HR 转变成双相障碍的动态过程中，在相同的时间点影响了广泛皮质。然而，并不是所有的 HR 人群最后都会发展为双相障碍，所以这种结构的增加可能作为最初病理过程的代偿，或是一个弹性标志。整个大脑的体积增加可能单纯是因为组织行为的不同（组织肿胀或收缩）或是涉及细胞密度，神经纤维网的构成等。综上所述，灰质体积的改变可能是疾病状态的表征，可以反映疾病的临床状态、病程及治疗效果等情况。而对于白质来说，虽然已有众多研究证实白质的异常涉及双相障碍的发病，但针对 HR 的研究相对较少，所以脑白质体积改变在 HR 人群中的重要性仍需要更深入的研究。

二、功能影像学研究

fMRI 是目前最常用的一种非损伤性的活体脑功能检测技术，它利用血氧合水平依赖对比原理进行成像。功能磁共振成像技术可以更好地阐明双相障碍的潜在神经机制，同时还可能帮助准确定义该疾病的内表型。过去几年针对双相障碍脑功能的研究显著增加，利用对 BOLD 信号的测量，fMRI 提供了许多全新的数据和信息。

（一）任务态功能磁共振成像研究

任务态的 fMRI 研究过去曾被广泛采用，结果却缺乏一致性，但是均报道了双相障碍患者 PFC 的功能异常，尤其在背外侧区域。还有研究报道了额极区域，前扣带回，PFC 的顶部和腹侧等区域的功能异常。另外，双相障碍患者的疾病过程会呈现出不同的情绪状态，针对不同的情绪状态（躁狂、正常、抑郁）功能影像研究呈现的结果也多种多样。

在躁狂的患者中，研究者发现眶额回的血流量和代谢均发生了显著变化，而出现的功能活动增强可能与躁狂状态下发散活跃的思维有关。躁狂患者执行 Go-On-Go 任务时（要求抑制冲动应答）右侧外侧眶额回活动性变得迟缓，该区域被认为在抑制性控制功能中发挥重要作用。在同样的任务加入情感变量时，vlPFC 的功能活动出现下降；同时，在使用情感因素阻断该任务时，患者内侧眶额回活动性增强。现有的证据表明 PFC 的腹侧和眼眶区域的功能异常是躁狂状态下情感处理的潜在病理生理机制。

对于情感正常或者已缓解的双相障碍，大量研究使用了和用于躁狂患者相似的研究模式和成像序列。即使在缓解后的双相障碍患者也出现了前扣带回活动性减低，暗示在控制患者异常执行功能的过程中，PFC 的损伤是无法复原的。不少研究发现在斯特鲁测验（Stroop test）中，复原的双相障碍患者也表现出了眼眶部和内侧前额叶的活动性丧失，该结果在躁狂和抑郁双相障碍患者中也有发现，表明眶额回的功能异常或许是双相障碍病理生理的一个特征性标志。也有一些研究使用情感任务，如情绪面部表情识别，发现症状缓解的患者皮质下边缘系统活动性异常增强。而在一些非情感任务中，边缘系统的高活动性也有报道。这些研究结果暗示处理非情感过程有助于恢复情感中枢的功能。

双相抑郁（bipolar depression）是双相障碍的另一种情绪状态，这方面的研究不及以上两种，但是依旧发现 PFC 和皮质下的活动性异常。使用认知功能激活的任务设计，如注意力任务和执行任务，都发现 PFC 活动性的下降。克鲁格（Kruger）等发现在抑郁患者和症状缓解的患者中，悲伤的情绪感应任务会使内侧前额叶皮层（medial prefrontal cortex，mPFC）血流量下降，尤其在双相障碍 I 型患者中。研究发现，当受试者观察标注的情感图片时对他们进行功能扫描，双相抑郁患者的杏仁核、丘脑和基底神经节等皮质下区域激活程度较正常对照增强。与之相似的是，利用表情识别任务研究躁狂和抑郁双相障碍患者时，发现抑郁患者面对快乐的表情时皮质下边缘区域活动性增强。这些研究发现的皮质下边缘区域高活动性与缓解的患者类似，这种神经活动性模式有助于区分双相障碍和重症抑郁症。总的来说，到目前为止对双相抑郁患者的功能影像学研究发现表明，在认知任务下，双相抑郁患者前额叶区域活动性降低，同时伴随皮质下边缘结构活动性增高。对于将来的研究方向，比较双相障碍患者在不同疾病状态下的神经活动性，以及比较这种效应和其他精神疾病的不同显得非常必要。

（二）静息态 fMRI 研究

人脑在清醒、静息状态下某些区域呈现较强的活动状态，这些区域形成一个连通的功能网络。功能连接已经发展为功能磁共振成像研究脑功能状态和认知活动的一个重要方法，并广泛应用于临床研究中，已报道的疾病包括 AD、癫痫、注意缺陷多动障碍、精神分裂症及抑郁症等。在双相障碍患者静息态网络功能连接的研究中，最常报道的脑区包括：mPFC、前扣带回膝前部、丘脑背侧、纹状体、杏仁核、顶叶以及其他与默认网络相关的中央－旁边缘区域。使用 ROI 分析发现在有精神病史的双相障碍患者中，mPFC 和杏仁核间的功能连接增强，而背外侧 PFC 和杏仁核间的连接减弱。安纳德（Anand）等人发现未治疗过的躁狂或抑郁患者皮质－边缘系统的功能连接下降，尤其在前扣带回膝前部和背侧丘脑、前扣带回膝前部和杏仁核及丘脑和纹状体之间[17]。然而这些发现并非双相障碍患者独有，在重症抑郁患者中也曾有类似发现。使用 ICA 方法的大样本研究证实双相障碍患者中央－旁边缘区域与额－颞叶皮质区域 / 旁边缘区域间的功能连接增强，该发现也支持双相障碍患者中皮质－边缘系统的功能紊乱。而针对 DMN 的研究则发现抑郁的双相障碍患者 DMN 的 ReHo 值与正常人存在差异，患者的额内侧回和顶下小叶的局部一致性升高，与此相似，双相障碍患者小脑和纹状体的局部脑功能也存在异常，这些区域在情绪控制的网络中发挥了重要作用（图 6-5-4）。

上述研究表明，双相障碍患者存在功能连接的异常，主要为皮质－边缘系统，功能连接有可能成为双相障碍的疾病生物标志。

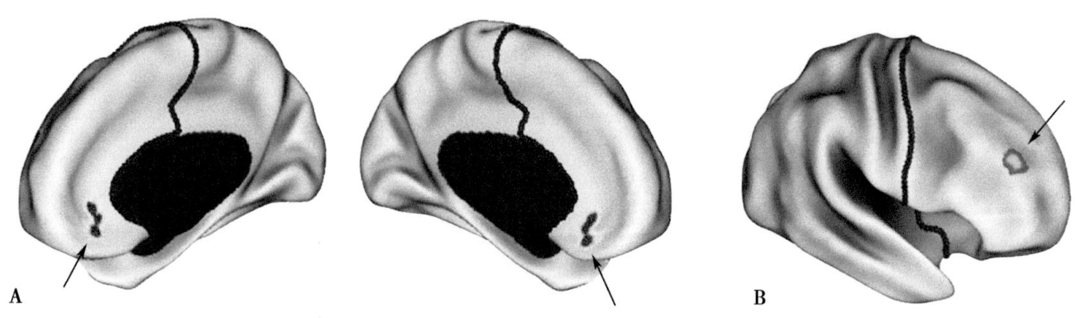

图 6-5-4 具有精神病史的双相障碍患者呈现的杏仁核－前额叶功能连接异常

A. 表示具有精神病史的双相障碍患者与健康对照相比，在内侧前额叶出现显著功能连接的升高（红 / 黄色焦点标记区域）；B. 表示具有精神病史的双相障碍患者与健康对照相比，右侧背外侧前额叶出现显著功能连接降低（蓝色焦点标记区域）。红色边界线范围内为前额叶区域

（三）与其他精神疾病的比较研究

值得一提的是，双相障碍与精神分裂症及情感分裂性精神疾病在临床症状、大脑结构和功能改变以及易感基因等方面均存在相似之处。因此，研究者开始质疑长久以来传统的疾病两分法，开始探究这两种疾病是否为一种连续的谱系疾病。在此背景下，美国国立卫生研究院于 2007 年起开展了一项包含 5 个医学机构的多中心研究，纳入数百名患者及其一级亲属，旨在探索双相障碍、精神分裂症及情感分裂性精神疾病的认知功能、脑结构和功能改变、可能与之相关的发病风险及易感基因，同时研究其家族性及遗传性。目前，该研究已经取得了一系列极具价值的研究结果，深化了我们对该类疾病的认识。

大脑灰质体积的研究发现，与正常对照相比，双相障碍、精神分裂症及情感分裂性精神疾病患者及其亲属均存在广泛的大脑灰质体积减小（图 6-5-5）。精神分裂症及情感分裂性精神疾病患者灰质体积减小见诸广泛的皮质及皮质下区域，而双相障碍患者的灰质体积改变只局限在额颞叶。除此之外，也有研究对比双相障碍患者与精神分裂症患者大脑皮层厚度，发现两种患者均在额叶及颞叶脑区，包括海马旁回与梭状回存在相似的异常。胡索夫（Hulshoff）等[6]发现与健康对照相比，双相障碍及精神分裂症患者都存在右侧眶额叶与双侧海马旁回区域皮层厚度的降低，以及缘上回、梭状回及中央前回和中央后回皮层厚度的增加。瑞莫尔（Rimol）等[5]报道了两种患者眶额叶、额上回、颞上回、颞下回、海马旁回与缘上回区域皮层厚度的降低。与此同时，也有研究报道了双相障碍患者和精神分裂症患者皮层厚度的不同改变，然而这些研究的结构相对不一致。有报道颞叶皮层厚度的不同可用于区分健康对照、双相障碍及精神分裂症。有研究发现与精神分裂症患者相比，双相障碍患者存在右侧梭状回、左侧角回皮层厚度的增加以及右侧顶上回及扣带后回皮层厚度的降低。也有研究发现较精神分裂者患者而言，双相障碍患者左侧额上回、右侧颞上回、颞中回以及左侧楔叶皮层厚度增加。对于这其中的许多研究来说，主要的关注点在于找到精神分裂症患者与具有精神病性症状的双相障碍的相关性。在双相障碍患者中，精神病性症状的发病率介于 20%~50%。与不具有精神病性症状的双相障碍相比较，具有精神病性症状的患者的疾病演变规律及预后并不相同，在这两者之间，也许存在潜在的神经差异。在未来的研究中，阐明研究样本是否存在精神疾病症状将有助于阐明这一问题。

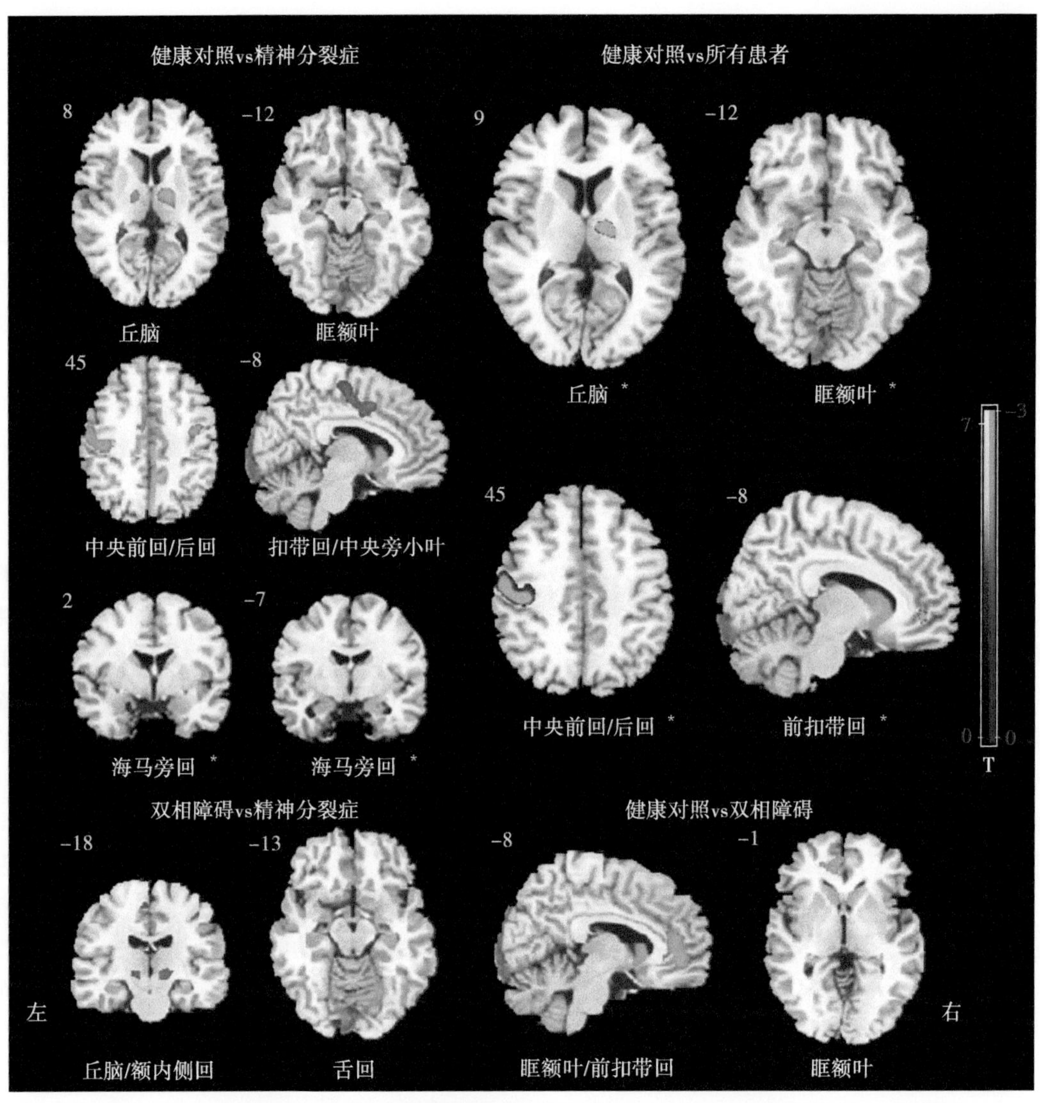

图 6-5-5 精神分裂症患者及双相障碍患者与健康对照相比局部脑功能改变的区域

蓝色区域代表后者局部脑功能降低的区域，红色区域代表后者局部脑功能增高区域

兰（Lan）等[18]比较了双相障碍及重症抑郁患者的大脑皮层厚度，他们发现双相患者右侧额中回上部、左侧顶上回以及右侧楔前叶区域的皮层厚度明显降低。同时，有少数研究比较了双相障碍与注意缺陷多动障碍（attention deficit/hyperactivity disorder，ADHD）共病的交互作用。赫加蒂（Hegarty）等[19]发现，与健康对照相比，双相患者左侧眶额叶侧部皮层厚度降低。然而，当比较健康对照与双相、ADHD 共病患者时，这种差异缩小了。马克里斯（Makris）等[20]报道双相障碍和 ADHD 共病间不存在交互作用，但具有总结效应（即这种共病条件带来的效果被发现是两种条件单独的效应结合的情况）。弥散磁共振技术被应用于评估精神分裂症和双相障碍大脑微观结构的异常，并发现两者间存在相似的胼胝体区和额叶－颞叶区域 FA 值的降低，尤其是在胼胝体膝部、内囊前肢、钩状束以及丘脑前辐射，以上结果均支持皮层－丘脑的失连接。在具有精神病性症状的双相和精

神分裂症中，白质结构性的降低和年龄相关，但在精神分裂症中更加突出，这种现象反映出与双相障碍相比，精神分裂症患者结构的衰退更加迅速。在双相障碍中，异常的白质连接位于负责情绪调节的网络。最近，直接对比双相障碍和重症抑郁的一项研究报道了胼胝体膝部白质结构的异常可能表明了情绪障碍共有的神经机制，但左侧后扣带回 FA 的降低是双相障碍独特的特点。这些直接比较不同患者的研究也支持了针对双相障碍和精神分裂症的 meta 研究的结果，表明白质微结构的异常可能代表了精神病性疾病的一种共有表型[9, 10]。惠勒（Wheeler）等[21]利用图论计算方法直接比较了精神分裂症及双相障碍白质连接情况，作者比较了非缺陷型精神分裂症、缺陷型精神分裂症和双相障碍以及健康对照组大脑皮层区域间的连接强度。缺陷型精神分裂症预后差、病程长，对治疗反应较差。非缺陷型精神分裂症、双相障碍及对照组间没有发现明显差异，然而在缺陷型精神分裂症中发现了较为广泛的白质失连接，其中以额叶－颞叶连接的异常最为突出。总的来说，这些研究证实了在体素水平及主要白质通路上，双相障碍和精神分裂症具有相似的胼胝体和额叶白质失连接。

在大脑功能方面，前期的神经影像学研究发现精神分裂症及双相障碍患者存在相似的大脑异常，其中比较突出的是眶额叶皮质、背侧前额叶及前扣带回皮质的活动减退。与此同时，两者各自独特的功能改变也被证实，特别是精神分裂症患者丘脑的活动减退。除了局部脑区的异常改变，已有研究针对神经网络异常进行了研究。利用静息态功能磁共振成像发现了两者均存在额叶－顶叶及前默认网络－前额叶网络的异常，同时各自存在特异的脑网络改变。运用ICA，研究者发现精神分裂症及双相障碍患者及亲属均存在额叶－顶叶、额叶－丘脑－基底节及感觉运动网络的异常。而直接对比精神分裂症及双相障碍患者的局部脑功能及神经网络改变发现，精神分裂症及双相障碍患者在眶额叶及扣带回皮质均表现出局部功能降低，同时表现出纹状体－丘脑－皮层环路异常的功能连接。精神分裂症患者在丘脑等脑区存在更加广泛的功能异常，双侧海马旁回局部脑功能升高可能与其认知功能损害及阳性症状相关。双相障碍患者在丘脑及双侧脑岛表现出特征性的功能连接增高，而其亲属表现出与两组患者相似的纹状体－丘脑－皮层环路异常。

（四）MRS 研究

MRS 是一种特殊形式的 MRI，它可以分析脑组织的化学成分，测量大脑中各种代谢产物的浓度，是一种基于组织的、在细胞水平检测代谢变化的无创性检查技术。目前为止，只有少数的 MRS 研究针对双相障碍一病，且主要发现了脑灰质的异常。这些研究主要测量大脑的谷氨酸系统［Glu、Glx、GABA、Lac］、NAA 和 Cr 等。

近年来，越来越多的证据表明谷氨酸盐系统的紊乱可能在情绪异常中发挥了重要作用，结构和功能神经影像研究都发现双相障碍患者额叶的异常。而基于 MRS 技术的研究也发现双相障碍患者的额叶皮质，尤其 ACC 的谷氨酸盐浓度显著升高，且患者处于抑郁状态时，其浓度升高更明显。同样的，有研究发现与正常对照和精神分裂症患者相比，急性躁狂双相障碍患者的前扣带回皮质和顶－枕皮质中谷氨酰胺 / 谷氨酸盐的比值升高，该结果提示双相障碍患者中的谷氨酸能系统的活动性增高或神经元－神经胶质的相互作用异常，或者两者同时存在。双相障碍患者的乳酸 /N- 乙酰天冬氨酸和乳酸 / 肌酸水平显著升高，主要集中于尾状核和前扣带回皮质，提示情感调节障碍可能与额叶－皮质下环路的网络异常相关。

在少数直接针对白质的波谱研究中，其中的多数研究报道了双相障碍患者白质的异常。未治疗的双相障碍患者的额叶和顶叶白质中的胆碱、肌酸、乙酰天门冬氨酸、肌醇及乳酸等浓度未发生明显变化，双相障碍Ⅱ型患者 PFC 白质的 Glx 和 GABA 浓度升高，而患者的抑郁程度和肌酸、磷酸肌酸的浓度呈负相关。该发现似乎表明 PFC 白质氨基酸浓度的升高可能是某些双相障碍亚型的潜在亚状态。

三、其他神经影像学研究

除了 fMRI、PET 和 SPECT 也是在活体水平研究双相障碍患者脑功能的常用技术，可以反映大脑代谢、血流、载体及受体机制等信息。针对双相障碍患者大脑功能的研究，多数是通过测量大脑的代谢率或血流情况以反映神经突触的活动，其中最一致的结果是额叶血流量及代谢率的增高。在躁狂状态患者中，背侧扣带回皮质、纹状体、伏隔核及边缘系统的代谢率增高，但背外侧前额叶代谢降低，该结果反映出边缘系统机构调节控制功能的丧失。除了对血流量的测量，靶向的 PET 放射性配体被用于评估神经递质系统，研究发现 D1 受体的结合电位在额叶皮质明显减少；纹状体 D2 受体密度在各阶段无精神病性症状的双相障碍患者中均没有异常；有精神病性症状的双相障碍患者尾状核 D2 受体密度增高，并与精神病性症状相关，但与情绪症状无关。5- 羟色胺受体密度在抑郁双相障碍患者丘脑、背侧扣带回皮质、内侧前额叶皮质及岛叶显著增加，其中部分脑区的改变与焦虑症状相关。

与 fMRI 采用间接方式测量神经活动不同，MEG 的基本原理是利用超导量子干涉设备直接测量大脑在神经活动时产生的电信号所产生的微弱磁信号。MEG 对双相障碍患者的研究多集中在发现患者的大脑异常，与其他相似的精神疾病的区分，探索患者大脑发育过程等方面。例如，利用该技术，研究者发现了双相障碍患者注意功能的障碍，并发现了双相障碍与精神分裂症以及抑郁症之间的异同。

除了上述已被成熟应用的多种成像技术外，越来越多的新技术使得我们可以在细胞乃至分子水平对精神疾病患者进行研究。光学成像等新兴技术可以评估细胞环境内的分子特征，从而对涉及大脑发育、行为及疾病相关的多种基因型的不同表型进行成像。光学成像用于双相障碍患者的研究很少，但最新一项研究利用无标记的活体光学成像发现了与锂剂治疗应答相关的双相障碍患者细胞表型，这种细胞表型可能成为一种评估药物疗效的生物标记并可用于筛选新的治疗方法。

第六节 MRI 研究的局限性及展望

目前，对双相障碍患者大脑改变影像学研究的局限性主要在于：首先，绝大部分研究都只是前瞻性横向设计，缺乏纵向研究。其次，双相障碍的表现为情绪状态相关的改变（在疾病发病初期）和特征相关的改变（贯穿整个过程直至症状缓解），且后者影响更大，但是对于疾病特征的鉴别在影像学研究中格外困难。另外，则与双相障碍情绪状态相关。双相障碍分为四种类型，且患者又可处于不同的情绪状态（情绪正常、躁狂、抑郁或混杂状态），不同的状态存在相似的神经心理学特征，但也存在一定的差异。而患者存在的认知紊乱及影像学改变却由不同的状态或者特征所决定，这使得对结果的解释存在很大的困难。最后，当前的研究未能严格地控制临床混杂因素，如：被试者的人格特质和年龄；患病的类型；患病的程度和病程；患者的情绪状态；患病后是否接受药物治疗及其他干预；是否存在并发症等。

因此，为准确地寻找双相障碍的客观影像学生物标志，了解影像学潜在的神经病理学机制，解释疾病发生发展的病理生理过程，我们需要依托当前先进的科学技术，利用更高分辨率的图像、更精细的图像后处理方式、更可靠的统计分析手段来分析双相障碍患者所出现的影像学特征。同时，今后的影像学研究还应注意：①设计合理的纵向研究更有助于判断影像学改变与双相障碍发病的先后关系及演进过程，可阐明脑区的影像学改变是疾病发生的病理基础还是精神创伤所导致的后果，以及这些改变在应激事件和易感因素的相互作用下如何发生的，等等；②根据双相障碍患病类型、患者所处的情绪状态以及疾病特征对患者进行亚组分析，获取不同亚组病例的脑结构、功能改变特点，全面深入地认识患者的脑影像学特征；③通过多模态手段对双相障碍进行研究，将结构、功能影像和代谢、认知心理、神经病理学及基因等相结合，相互印证和补充，更有助于阐明双相障碍的发病机制；④更为重要的是，由于双相障碍是一种存在多种情绪的精神疾病，不同疾病状态既有共同的病理生理特点，亦存在特异的神经病理学改变，研究双相障碍不同状态下的影像学生物标志更能合理地解释患者的临床表现和症状，更加有助于早期合理干预。

影像学研究已经为寻找双相障碍客观的生物标志及阐明双相障碍的发病机制成功地提供了良好的方法学基础，同时也发现了很多证据和线索。当前，由于影响研究结果的因素众多，如何合理地运用影像学研究技术、有效纯化研究样本及科学设计研究方案则成了双相障碍影像学研究的关键。

（姚 骊 孙学礼）

参考文献

[1] Selvaraj S, Arnone D, Job D, et al. Grey matter differences in bipolar disorder: a meta-analysis of voxel-based morphometry studies. Bipolar Disord, 2012, 14(2): 135-145.

[2] Moorhead TW, McKirdy J, Sussmann JE, et al. Progressive gray matter loss in patients with bipolar disorder. Biol Psychiatry, 2007, 62(8): 894-900.

[3] Fornito A, Yucel M, Wood SJ, et al. Anterior cingulate cortex abnormalities associated with a first psychotic episode in bipolar disorder. Br J Psychiatry, 2009, 194(5): 426-33.

[4] Bansal R, Hao X, Liu F, et al. The effects of changing water content, relaxation times, and tissue contrast on tissue segmentation and measures of cortical anatomy in MR images. Magn Reson Imaging, 2013, 31(10): 1709-1730.

[5] Rimol LM, Hartberg CB, Nesvåg R, et al. Cortical thickness and subcortical volumes in schizophrenia and bipolar disorder. Biol Psychiatry, 2010, 68(1): 41-50.

[6] Hulahoff PH, van Baal CM, Schnack HG, et al. Overlapping and segregating structural brain abnormalities in twins with schizophrenia or bipolar disorder. Arch Gen Psychiatry, 2012, 69(4): 349-359.

[7] Janssen J, Alemán-Gómez Y, Schnack H, et al. Cortical morphology of adolescents with bipolar disorder and with schizophrenia. Schizophr Res, 2014, 158(1-3): 91-99.

[8] Maller JJ, Thaveenthiran P, Thomson RH, et al. Volumetric, cortical thickness and white matter integrity alterations in bipolar disorder type Ⅰ and Ⅱ. J Affect Disord, 2014, 169 : 118-127.

[9] Vederine FE, Wessa M, Leboyer M, et al. A meta-analysis of whole-brain diffusion tensor imaging studies in bipolar disorder. Prog Neuropsychopharmacol Biol Psychiatry, 2011, 35 (8): 1820-1826.

[10] Nortje G, Stein DJ, Radua J, et al. Systematic review and voxel-based meta-analysis of diffusion tensor imaging studies in bipolar disorder. J Affect Disord, 2013, 150 (2): 192-200.

[11] Leow A, Ajilore O, Zhan L, et al. Impaired inter-hemispheric integration in bipolar disorder revealed with brain network analyses. Biol Psychiatry, 2013, 73 (2): 183-193.

[12] Gadelkarim JJ, Ajilore O, Schonfeld D, et al. Investigating brain community structure abnormalities in bipolar disorder using path length associated community estimation. Hum Brain Mapp, 2014, 35 (5): 2253-2264.

[13] Ladouceur CD, Almeida JR, Birmaher B, et al. Subcortical gray matter volume abnormalities in healthy bipolar offspring: potential neuroanatomical risk marker for bipolar disorder?J Am Acad Child Adolesc Psychiatry, 2008, 47 (5): 532-539.

[14] Gunde E, Novak T, Kopecek M, et al. White matter hyperintensities in affected and unaffected late teenage and early adulthood offspring of bipolar parents: a two-center high-risk study. J Psychiatr Res, 2011, 45 (1): 76-82.

[15] Forde NJ, O'Donoghue S, Scanlon C, et al. Structural brain network analysis in families multiply affected with bipolar I disorder. Psychiatry Res, 2015, 234 (1): 44-51.

[16] Fusar-Poli P, Howes O, Bechdolf A, et al. Mapping vulnerability to bipolar disorder: a systematic review and meta-analysis of neuroimaging studies. J Psychiatry Neurosci, 2012, 37 (3): 170-184.

[17] Anand A, Li Y, Wang Y, et al. Resting state corticolimbic connectivity abnormalities in unmedicated bipolar disorder and unipolar depression. Psychiatry Res, 2009, 171 (3): 189-198.

[18] Lan MJ, Chhetry BT, Oquendo MA, et al. Cortical thickness differences between bipolar depression and major depressive disorder. Bipolar Disord, 2014, 16 (4): 378-388.

[19] Hegarty CE, Foland-Ross LC, Narr KL et al. ADHD comorbidity can matter when assessing cortical thickness abnormalities in patients with bipolar disorder. Bipolar Disord, 2012, 14 (8): 843-855.

[20] Makris N, Seidman LJ, Brown A, et al. Further understanding of the comorbidity between Attention-Deficit/Hyperactivity Disorder and bipolar disorder in adults: an MRI study of cortical thickness. Psychiatry Res, 2012, 202 (1): 1-11.

[21] Wheeler AL, Wessa M, Szeszko PR, et al. Further neuroimaging evidence for the deficit subtype of schizophrenia: a cortical connectomics analysis. JAMA Psychiatry, 2015, 72 (5): 446-455.

第七章

强迫障碍

强迫障碍（obsessive compulsive disorder，OCD）是以强迫思维和强迫行为为主要临床特征的一种精神疾病，青春期和25~35岁为发病的两个高峰期[1]。强迫观念以反复、持续、不合时宜、侵入性的思维、冲动或者想象画面产生焦虑、悲痛情绪进而导致人际关系和社会职能障碍为特征。强迫行为是指重复的、仪式化的为减轻焦虑、悲痛或者阻止一些自认为畏惧的事情发生的行为。

美国《精神障碍诊断与统计手册》第5版（DSM-5）将第4版中的"焦虑障碍"拆分并重组为"焦虑障碍""强迫障碍与其他相关障碍"和"创伤和应激相关障碍"，"强迫障碍与其他相关障碍"一章不仅包括DSM-4中的强迫障碍，还包括躯体变形障碍、囤积症和撕皮症等，拔毛癖也从"未列入其他分类的冲动控制障碍"一章中移入"强迫障碍和其他相关障碍"一类中[2]。另外，DSM-5中强迫障碍和其他相关障碍提到了"自知力不良"的特征说明，用来区分自知力完好、自知力不良和自知力缺乏伴妄想观念的个体。在躯体变形障碍和囤积症中也有类似的关于"自知力"的特征说明，强调了不同障碍的患者，可能对障碍相关信念的认识不同（包括自知力缺乏妄想性症状）。这些变化说明，自知力缺乏、妄想性症状也可能被诊断为强迫障碍和其他相关障碍，而不是精神分裂症和其他精神病性障碍[2]。需要指出的是，因为DSM-5刚刚发布，根据DSM-5对OCD进行诊断的研究报道并不多，所以本章中所描述的关于OCD的研究报道是基于DSM-4的诊断标准。

第一节　流行病学

因OCD对患者在社会和职业方面均造成严重影响，在1996年，世界卫生组织将其确定为十大带病生存致残疾病之一。成人OCD排在当今全世界最常见精神疾病中的第四位，其世界范围内终生患病率为2%~3%，没有性别分布的差异，国外调查儿童OCD患病率为0.5%~4.0%，男孩较女孩易患该病，18岁前终身患病率为2%~3%[1]。在中国，大多数OCD患者处于中到重度病情阶段。不管是儿童还是成人，强迫障碍的表现形式是相似的，其症状的发生通常是渐进的。如果患者未经治疗，其病情会发展为慢性，并随着生活压力因素的改变，临床症状的具体表现形式也会发生变化。流行病学研究发现约一半的强迫障碍患者患有至少一种其他类型的精神心理障碍，通常合并患有焦虑障碍（例如社交恐惧），或者双相情感障碍等[1]。相较于健康人，强迫障碍患者更易患有酒精滥用或依赖障碍。同时，20%~30% 的强迫障碍患者曾经患过或现阶段伴有抽动障碍。

第二节 病因及发病机制

目前对 OCD 的确切发病机制尚不完全清楚，主要与遗传、脑皮层－纹状体－丘脑－皮层（CSTC）环路异常、神经递质和心理因素等有关。

一、遗传

OCD 患者一级亲属中精神疾病的患病率较高，其父母患 OCD 的风险为 16%，同胞和子女的患病率分别为 40%~50% 和 16%，同卵双生子 OCD 或强迫性人格同病率为 87%，异卵双生子同病率为 47%。

二、脑皮层－纹状体－丘脑－皮层环路异常

医学影像学的研究发现 OCD 患者存在 CSTC 环路结构和功能的异常，可能与 OCD 的发病机制密切相关。

三、神经递质

OCD 患者 5- 羟色胺神经递质的含量及功能异常，例如儿童青少年 OCD 患者的血小板 5- 羟色胺转运体的密度减少。此外，OCD 还可能与多巴胺等其他神经递质的异常有关。

四、心理因素

OCD 患者具有拘谨、要求自己完美无缺等心理特点，起病诱因与受到严厉批评，学习、工作负担过重，家庭原因等心理因素有关。

第三节 临床表现

强迫症状的特点是反复出现无实际意义的想法或想要做一件事情的冲动，反复做出一些无实际意义的动作和行为，并且同时存在有意识的强迫和反强迫，患者无法控制地反复出现某些观念和行为，但患者认识到这些观念和行为是异常的，是违反自己意愿的，极力去抵抗和排斥，即强迫性的观念以及阻止这些观念的强迫性的行为。这种冲突给患者的社会、工作、学习，以及人际交往带来严重损害。

一、强迫思维

强迫思维是指反复出现的无实际意义的想法或想要做一件事情的冲动。

（1）强迫怀疑或担心：患者对自己言行的正确性反复怀疑，例如出门后怀疑门窗是否关好等，因不能确定是否妥善而反复检查以求得到肯定的结果。

（2）强迫性穷思竭虑：患者反复思索一些缺乏实际意义的问题或自然现象，例如“人

为什么长两条腿”等。

（3）强迫回忆：患者不由自主地反复回忆过去经历的事件。

（4）强迫想象：患者反复想象发生了某件事情。

（5）强迫意向：患者反复体验到一种强烈冲动要采取某种违背自己意愿的动作或行动，但从未付诸行动，例如站在高处时出现往下跳的冲动等。

二、强迫行为

患者反复做出一些无实际意义的动作和行为。

（1）强迫检查：患者反复检查是否做好了某件事情。

（2）强迫计数：患者对某一类物品的数量反复计算。

（3）强迫洗涤。

（4）强迫询问：患者重复向别人询问同一个问题，即使已经得到明确回答仍然询问不止。

（5）强迫性仪式动作：患者必须按照固定不变的顺序和内容来完成某些活动，例如进门时一定要前进三步，再后退一步，并要如此重复多次才可进门等。

根据 DSM-5，心理医生、精神科医生可以做出正规的临床诊断。要满足对 OCD 的诊断，患者得有强迫观念、强迫行为或者二者兼具。近年来有研究报道，凭借 MRI 脑扫描结果并结合计算机机器学习的方法，可将 OCD 患者及健康个体区分开来。但这个诊断新途径并不会彻底改变严谨审慎的对 OCD 的临床评估，而是从生物学角度探寻脑影像学是否能够帮助临床医生成功地识别 OCD 患者，希望为诊断提供客观的影像学指标。

OCD 除了与抑郁、焦虑、精神病性障碍和注意缺陷多动障碍在某些症状上易混淆之外，更需注意 OCD 与强迫型人格障碍的鉴别诊断。OCD 有自我失调的特性，能意识到强迫行为是不理智的，不喜欢自己的强迫观念，但又感到无法控制而焦虑。而患有强迫型人格障碍的患者通常具有追求规则和控制、具有完美主义的特点。与 OCD 患者不同，强迫型人格障碍人群通常认为自身的行为是正确的及合理的，并不具有强迫和反强迫的特点，患者常常对自己的行为作出解释，有自负的特性。

第四节 影像学研究意义

临床诊疗和研究发现 OCD 患者的神经认知功能受损，并且这种功能受损与其他焦虑症患者并不相同[3]。OCD 患者受损的神经认知功能主要包括视觉记忆，特别是复杂视觉刺激的工作记忆，另外，还包括词汇流畅性、言语记忆、持续性抑制认知、运动反应、注意转换、执行计划和决策制定等。这些神经认知功能由人脑中枢神经系统支配，随着医学影像学尤其是无创性检查如 MRI 技术的发展，医学影像学检查已经能够从结构、功能甚至分子水平显示 OCD 患者中枢神经系统的异常改变。神经认知心理及影像学研究发现，CSTC 环路异常在 OCD 病理机制中具有重要的作用（图 7-4-1）[3]。MRI 研究发现了 OCD 异常脑结构和功能的生物学标记，主要表现为纹状体、丘脑体积增加，眶额叶、前扣带回、背内侧前额叶体积减小，眶额叶及前扣带回功能激活增加。这些特定的皮层及皮层下灰质结构通过额叶 - 纹状体环路中的白质纤维束连接，灰质的异常及其连接纤维的异常均能引起人脑的功能障碍。联合 MRI 和机器学习支持向量机（support vector machine，SVM）的研究发现，利用脑白质影像学指标可以对 OCD 患者的临床诊断起到辅助作用，具有较高的区分准确性（图 7-4-2）[4]。这些脑结构和功能影像学的研究有助于揭示 OCD 的发病机制，为 OCD 患者的临床诊断、治疗方案的制定、预后的预测和治疗后疗效的评估等起到客观的指导作用[1]。

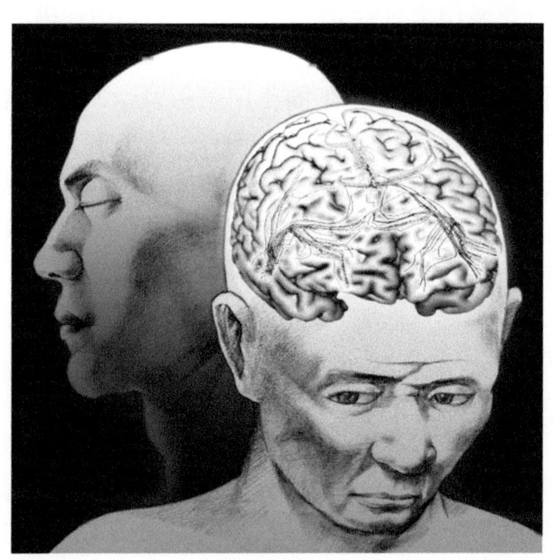

图 7-4-1　皮层 - 纹状体 - 丘脑 - 皮层环路的异常在 OCD 病理机制中具有重要作用

OCD 患者存在多处白质纤维束异常，黄色代表扣带束，绿色代表胼胝体，蓝色代表额叶内白质纤维束

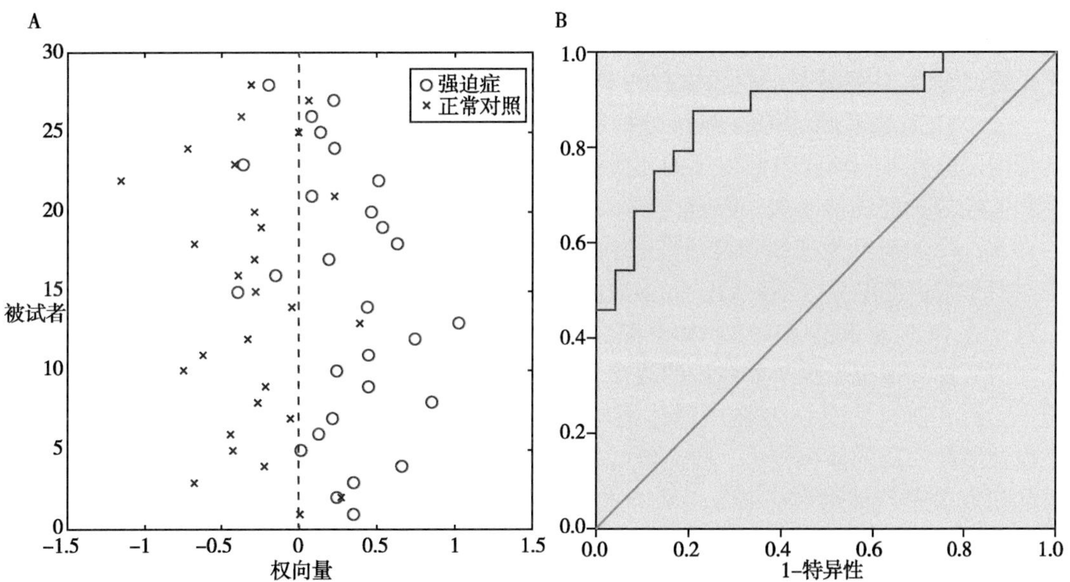

图 7-4-2　联合 MRI 和机器学习对 OCD 患者进行模式识别

联合 MRI 和 SVM 的分析显示，OCD 患者脑白质的微观结构异常可以对其诊断起辅助作用，具有较高的区分准确性。A 图为分类散点图，B 图为受试者工作特征曲线图，反映该模式识别的分类准确性为 84%（敏感性为 86%，特异性为 82%）

第五节 影像学研究现状

目前，MRI、CT、PET、SPECT 均可用于 OCD 患者的脑部检查。MRI 和 CT 主要用于明确 OCD 患者是否存在脑部的器质性病变。当确定 OCD 不是由脑内器质性病变或脑外躯体疾病所引起，MRI 检查更多用于对 OCD 发病机制、药物治疗纵向随访的科学研究。MRI 以其高空间分辨率、无创性以及能够从结构和功能两大方面进行检查等优势，在 OCD 影像学研究中起主要作用。根据扫描序列不同，用于影像学研究的 MRI 检查方法主要包括三维高分辨结构 MRI、反映脑白质微观结构的 DTI、任务态和静息态功能 MRI 等，主要发现包括 OCD 双侧基底节、杏仁核、岛叶以及小脑的灰质体积增加，双侧前扣带回、内侧前额叶、腹内侧眶额回、运动前区以及背外侧前额叶的灰质体积减小；扣带纤维束、大钳、右侧上纵束、左侧下纵束和额枕束的各向异性分数（fractional anisotropy，FA）降低，皮质脊髓束、额叶白质纤维束以及胼胝体体部的 FA 增加。本节将从上述主要的 MRI 研究手段入手来介绍 OCD 磁共振影像学研究的现状。

一、结构影像学研究

（一）结构磁共振研究

结构 MRI 发现 OCD 患者脑灰白质的异常主要集中在前额叶－基底节－丘脑环路和边缘系统中，这些结构的异常与 OCD 患者的临床症状和神经认知功能受损相关。同时，也有越来越多的研究开始关注 OCD 患者的其他神经环路中的脑结构是否存在异常改变[3]。目前常用的两种基于 MRI 技术的脑结构分析方法即：SBA 和 VBM，这两种方法均可以通过自动的基于全脑的和需要先验假设的基于 ROI 的分析方法对大脑结构进行分析。下文主要介绍针对 OCD 患者灰、白质体积的 VBM 研究。

关于 OCD 患者脑结构的 meta 分析发现，与正常对照相比，OCD 患者在前额叶主要包括背内侧前额叶和前扣带回皮层的灰质体积降低，这些具有异常灰质体积的脑区与认知控制和监控等神经功能有关。除此之外，既往研究还在 OCD 患者的其他脑区发现了脑结构的异常，例如与行为抑制和灵活性有关的眶额回和额下回，其体积在 OCD 患者中存在异常，但是报道的结果并不一致。大多数的既往研究还发现了 OCD 患者的纹状体体积增大，而对于在 OCD 患者额叶－纹状体环路之外的脑结构异常的报道却不尽相同。同时，多数既往研究都只报道了脑灰质体积的改变，而对脑白质体积改变的报道相对较少。在这些报道中，有些研究发现 OCD 脑白质体积与正常对照相比没有异常，背侧额叶的白质体积较小以及颞叶白质的体积较小、腹侧额叶的白质体积增加等不尽一致的结果，而这些针对白质的研究大多仅针对局部 ROI，基于这一报道上的偏倚，我们对 OCD 患者脑白质体积的改变了解较少。

既往研究认为 OCD 患者脑结构体积异常可能是因为异常的神经发育以及年龄增长的效应。这种假说也许能够解释既往研究的不同结果，而了解年龄和疾病之间的交互作用也许能够进一步阐明脑结构的异常改变到底是由于青少年患者随年龄发展的结果，还是成年患者随临床症状进展、代偿改变或者是治疗效应导致的结果。另外，临床特征异质性例如病情严重程度、疾病首发年龄或者发病持续时间以及用药情况、其他精神疾病共病情况和不同临床亚型都可能影响 OCD 患者的脑结构。

一项整合了来自亚洲、欧洲和南美洲六大科研中心原始数据的大样本量研究，对 OCD 患者脑结构的异常进行了分析[5]。这项研究一共纳入了 412 例成年 OCD 患者和 368 例正常对照，采用优化的 VBM 发现，与正常对照相比，OCD 患者双侧背内侧前额叶、前扣带回皮层和额下回 / 前份岛叶皮层的灰质体积较小，双侧小脑灰质体积较大，而前额叶的白质体积较小，而不同科研中心 MRI 的扫描序列和患者的用药情况对上述脑结构体积结果没有显著影响。为了进一步排除年龄和教育年限对实验结果的影响，研究人员对在各项人口学指标上相匹配的 329 名 OCD 患者和 316 名正常对照再次进行脑灰白质体积的比较，发现结果与上述全样本量比较的结果一致。与既往研究认为 OCD 的病理生理机制异常主要存在于额叶纹状体环路内的报道一致，这项迄今为止最大样本量的 OCD 脑结构研究也同样发现了 OCD 患者双侧背内侧和额下回灰质体积以及邻近的白质体积降低。在 OCD 患者中额叶体积降低的改变，可能与其认知功能包括认知控制和情绪调控的受损有关，同时也与背外侧前额叶皮层和额下回 / 前份岛叶皮层功能活动的异常密不可分[3, 5]。除了大脑灰质体积的降低，该项研究还发现了 OCD 患者小脑灰质体积增大。小脑不仅在功能和结构上与 CSTC 环路相关联，而且还被认为对皮层纹状体环路的信息传输起到整合的作用，强调了小脑在 OCD 病理生理机制中的重要性。

通过组别和年龄交互作用的线性回归模型分析发现，正常对照右侧壳核 / 岛叶的灰质体积和左侧眶额回的灰质体积随着年龄的增加呈现降低的趋势，而在 OCD 患者中这种降低的趋势并不明显，表面正常的体积降低的过程在 OCD 患者中无法顺利进行，而同时随着年龄的增加 OCD 患者双侧颞叶的灰质体积却比正常人明显降低。既往研究发现 OCD 脑结构的异常可能有两个主要原因，一是异常的神经发育过程，另外一个是异常的与年龄增长相关的脑结构轨迹。这两个原因当中包括了不同层面的多个因素，例如，基因变异对神经元修剪和年龄增长过程的影响，OCD 慢性症状或者代偿性改变对相关神经元可塑性的影响，药物治疗或者是精神压力造成的神经化学效应等。电生理和神经影像学研究也证实了 OCD 患者基底节的异常，例如壳核和尾状核体积增加。虽然该项研究没有在两组比较时发现 OCD 纹状体体积异常（这也与既往研究一致[6]），但发现随着年龄的增长，OCD 患者主要在壳核和眶额回的灰质体积相对保留，这与正常人脑结构随着年龄增长而萎缩衰减的轨迹相悖[7]。鉴于壳核与运动行为的功能相关，在 OCD 患者中随着年龄增长体积反而得到异常保留的壳核可能与由慢性强迫行为功能活动引导的神经可塑性有关。作为神经奖赏环路的重要组成部分，眶额回皮层和纹状体体积的保留可能与功能的代偿过程有关。

此外，这项研究发现 OCD 疾病的严重程度、病程时间和首次发病年龄与脑结构改变均没有显著的相关关系。与没有经过任何药物治疗的 OCD 患者相比，经过药物治疗的 OCD 患者，其左侧额叶岛盖部 / 后份岛叶的灰质体积增加、左侧额中回的灰质体积和额叶后份的白质体积降低。因为未服药和经过药物治疗的 OCD 患者在临床表现和特征上有很大的差异，因此研究人员经过多重线性回归对前述结果进行再次测定发现，在去除人口学和临床可变因素之后，药物影响只存在于左侧额中回的灰质体积上，即经过药物治疗的 OCD 患者左侧额中回的灰质体积比未服药的 OCD 患者降低[5]，提示了额中回的体积改变可以作为 OCD 药物治疗的生物标志。

针对其他精神疾病的共病情况，这项研究发现，与没有共病的 OCD 患者相比，具有其他类型焦虑症共病的 OCD 患者，其左侧小脑灰质体积较大，右侧颞枕交界处、左侧额上回、扣带回中部和岛叶的灰质体积较小。与没有诊断为抑郁症的 OCD 患者相比，具有终生抑郁症诊断的 OCD 患者的右侧辅助运动区灰质体积较小。与 MRI 检查当时不具有重症抑郁症共病的 OCD 患者相比，当时具有重症抑郁症共病的 OCD 患者的左侧额叶灰白质体积较小[5]。既往研究发现焦虑症和抑郁症患者的内侧额叶灰质体积减小，在这项研究中具有其他焦虑症和（或）抑郁症共病的 OCD 患者的内侧额叶体积异常也较为明显，可能提示了在情感障碍的病理生理机制中普遍存在的情绪调控缺陷。

关于不同临床亚型 OCD 脑结构的不同改变，该研究发现 OCD 患者的攻击、检查症状与较大的舌回灰质体积、较小的顶上小叶灰白质体积密切相关，而囤积症状与较小的右侧小脑灰质体积有关，与性、宗教有关的强迫观念和较大的左侧颞中回灰质体积相关，对称、顺序症状与较小的左侧梭状回灰质体积有关[5]。前述结果反映了不同临床症状的 OCD 患者具有相互重合的脑结构异常，也分别具有各自特定的神经关联，同时也反映了基因和环境因素对于不同临床症状 OCD 内表型的影响。

（二）弥散张量成像研究

传统的高分辨结构 MRI 除了提供脑白质宏观体积的信息，对大脑白质微观结构所提供的信息相对较少。而对大脑白质更加敏感的 DTI 对水分子的弥散性质进行了更加全面的描述，不仅可以反映生物体内水分子的弥散运动能力情况，还可以提供水分子运动方向的信息，因而可以对大脑白质纤维束的微观结构进行完整性评价和纤维走行的追踪，有助于脑白质微观结构病变的诊断。FA 值反映了具有主要方向的非圆球形弥散，即脑白质纤维束越规整、FA 值越高，而且用于计算 FA 值的轴向弥散系数（axial diffusivity，AD）及 RD（通过弥散张量的三个本征值 λ_1、λ_2 和 λ_3 计算得到）能够提供更加详细的弥散方向和生理学过程的信息，有助于探明到底是髓鞘还是轴突的改变导致了 FA 的异常。

最近的一篇综述纳入了 17 篇关于 OCD 脑白质微观结构 DTI 研究的文章发现，大多数横断面的研究都在 OCD 患者大脑的 CSTC 环路内发现了脑白质微观结构的异常，主要包括连接边缘系统、前扣带回和内侧前额叶的扣带回白质纤维束以及主要连接前额叶皮层和丘脑的纤维投射内囊[8]，提示了由扣带束和内囊组成的与情感认知功能相关的白质环路在 OCD 病理生理机制中的重要性。但是这些结果所报道的 FA 值的改变并不一致，报道 FA 值增高的研究认为其与增加的髓鞘化和神经元重塑所导致的增加的功能连接有关，而报道 FA 值降低者则认为其与白质髓鞘破坏、纤维一致性降低以及功能连接下降有关。

除了研究中纳入样本量小和分析方法不同等原因，造成这种 FA 值改变不一致的首要原因可能是，这些研究中药物治疗对 OCD 患者脑白质微观结构的潜在影响。既往神经影像学研究发现，OCD 患者额叶 – 皮层下结构环路内增加的功能活动在药物治疗后得到了恢复。关于药物学的研究认为，选择性 5– 羟色胺再摄取抑制剂能够促进星形细胞肝糖分解，从而提高神经细胞的能量供应并改善在 DTI 探测上的弥散系数。一项研究发现 OCD 患者在经过 12 周西酞普兰的治疗后，之前异常增高的 FA 值降低到正常水平，揭示了白质的异常与 OCD 的病理生理机制密切相关，并且这种异常经过药物治疗是能够得到恢复的，为 OCD 的研究及临床治疗提供了敏感的生物学指标。

大多数研究侧重于对 FA 值进行探索，可能未能检测到 OCD 患者白质纤维束内在的具体的病理生理学改变，而对 AD、RD、MD 甚至每个体素内主要纤维走行方向的研究可以提供更加全面的信息。既往研究发现 OCD 患者在胼胝体、邻近前扣带回的额叶白质内 FA 值和 AD 值增高，而 RD 没有明显异常（图 7-5-1），提示了白质异常可能源于发育不足的轴突受损、降低的轴突密度和口径以及由于沃勒变性造成轴突萎缩最终导致增加的轴突外空间[9]。在这一病理生理模型中，白质纤维微观结构的退化通常继发于灰质结构的病理改变，而且很多 VBM 研究都一致发现了 OCD 患者扣带回灰质体积减小，同时在前扣带回和后扣带回均有白质密度的降低。同样地，既往研究发现在 OCD 患者双侧扣带束的初期损伤过程中，轴突退化（例如 MD 或者 AD 的增加）但并没有发生纤维走行方向性的改变（例如主要弥散方向或者 FA 值的改变），并最终发展到髓鞘完整性的衰退（例如 FA 值没有改变，但轴向和 RD 增加）。

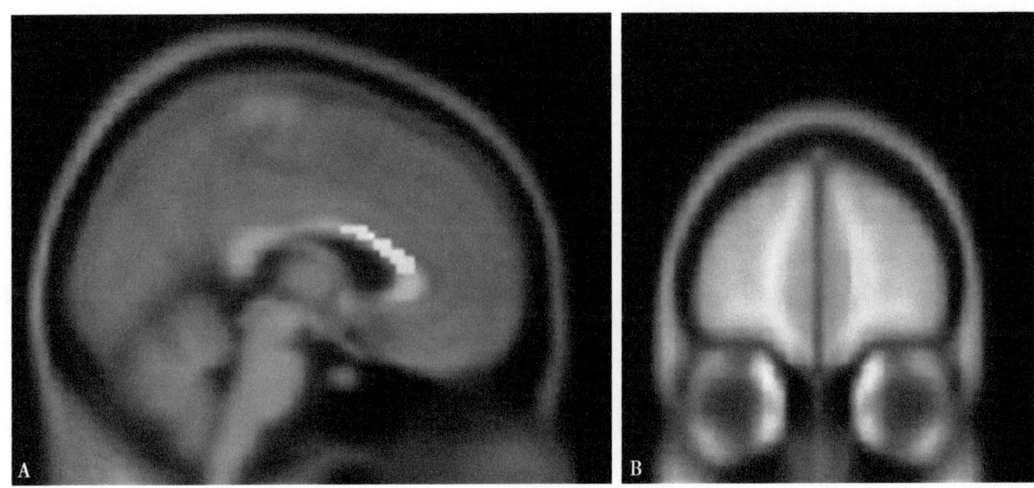

图 7-5-1　OCD 患者白质微观结构异常

基于体素的分析显示，OCD 患者胼胝体膝、体部（A）以及右侧额上回白质纤维束（B）的各向异性分数和轴向弥散系数增高

既往多数研究发现 OCD 患者 CSTC 环路内白质的微观结构异常与其临床症状之间没有明显的相关性，提示了扣带束的异常可能是 OCD 患者神经生物学特质性的改变，而与临床状态无关。但是，白质微观结构完整性的不同改变模式可能代表了 OCD 的不同临床症状，例如在皮层 - 边缘系统环路中的扣带束就与强迫观念和调节攻击、检查临床亚型症状密切相关。同时，OCD 患者内囊的异常改变与临床资料密切相关这一结果得到了多数研究的支持，提示了 OCD 患者的临床症状可能源于连接丘脑和前额叶的丘脑前辐射这样的通过内囊的传出神经的异常，而不管这种异常是纤维束密度降低（可能引起额叶 - 纹状体环路功能活动的降低），还是纤维束连接一致性增加（可能决定了额叶 - 纹状体环路功能以及连接上的增强）。既往研究发现在双侧内囊前份邻近丘脑区域增加的 FA 值与 OCD 患者的焦虑症状严重程度呈正相关，另外一项研究也发现在上述内囊区域的白质体积与 OCD 患者症状严重程度呈正相关，提示了 OCD 患者白质体积和 FA 值的异常在神经生物学特性上具有一定的重合。需要指出的是，OCD 患者内囊前肢 FA 值的增加可能与增加的纤维密度、直径或者方向一致性有关，因为增加的髓鞘化可能会使白质体积增加，但同时也可能引起 FA 值的降低。但是，在活体白质上 DTI 各向异性的干扰因素并没有完全去除，而且

DTI 的分子基础和 OCD 患者异常 FA 值病理生理的具体机制尚未完全清楚，研究人员对现阶段的结果也只能进行试验性的解释。

除了 CSTC 环路白质异常之外，OCD 患者白质微观结构的改变还存在于更加广泛的神经网络内[3]，既往研究认为半球内连接眶额皮层到顶枕叶的联络纤维，以及半球间连接双侧前额叶皮层、颞上回和后份顶叶的连合纤维的功能和结构连接在 OCD 中也可能存在异常。在 CSTC 环路之外，顶叶和眶额回 - 纹状体环路之间纤维连接的缺陷，外侧前额叶和顶叶之间或者在眶额回、后份顶叶和枕叶内部结构连接的改变，为 OCD 神经心理学异常和临床行为学症状提供了病理学基础。并且多数研究证实了连接双侧半球连合纤维轴突完整性的改变，包括来自眶额皮层白质纤维的胼胝体喙部的结构连接降低，以及胼胝体连接到双侧前额叶皮层的膝部连接性增强[8]。

关于包括顶叶和枕叶在内的大脑后份的异常结构在 OCD 患者中的重要性，既往研究也有较多报道。因为顶叶与额叶 - 皮层下结构环路之间存在通过外侧眶额回、纹状体和丘脑内背侧核等直接连接的联系，OCD 患者顶叶结构和功能的异常也被认为可能与 OCD 的病理生理机制有关。OCD 患者顶叶白质具有 FA 值下降的表现，并且在 OCD 患者未患病的一级亲属的顶叶白质内也发现了其微观结构 FA 值的降低，提示未患病一级亲属可能有患 OCD 高危风险的基因内表型[10]。连接额顶叶的上纵束、连接额枕叶的额枕下束的 FA 值在 OCD 患者中比正常对照低，而且这些结构连接的异常还与 OCD 患者临床症状的严重程度和神经心理测试呈正相关，提示 OCD 患者的症状表现和认知缺陷可能源于半球内联络纤维的异常[11]。

神经网络的物质基础是大脑的结构连接，而利用 DTI 数据我们可以进行纤维追踪并刻画大脑的白质结构连接，既往研究发现了大脑白质的结构连接网络同样具有“小世界”网络的属性，并且发现了不同的网络模块及核心脑区。将该技术应用于 OCD 的研究发现，患者眶额网络、纹状体、岛叶和颞叶 - 边缘系统的结构连接强度降低，左侧杏仁核、双侧颞极的集群系数降低，左侧杏仁核的节点度降低，提示了 OCD 结构网络的异常不仅存在于 CSTC 环路内，脑白质微观结构的改变还存在于包括边缘系统在内的更加广泛的神经网络内。

二、功能影像学研究

随着高场强 MRI 技术的发展，BOLD 效应的 fMRI 成为研究人脑功能的主要方法。任务态 fMRI 研究需要特定实验任务的配合，探索哪些脑区与特定认知功能的受损有关，为传统的神经心理认知测试提供客观的影像学证据。同时，也可以采用静息态 fMRI 来研究基线状态人脑功能的特征。

一项针对任务态 fMRI 的 meta 分析对采用唤起 OCD 临床症状实验范式的研究进行了总结归纳，发现 OCD 患者在对这些与认知和情绪有关的任务产生反应时，其眶额回和前扣带回皮层具有异常的功能激活，提示了这两个脑区在 OCD 临床症状的发生机制中具有重要的作用。同时，OCD 患者左侧额叶 - 顶叶网络包括背外侧前额叶、楔前叶以及左侧颞上回在任务刺激下也具有明显的功能激活，可能与患者努力想控制由任务刺激产生的这种强迫观念的过程有关[12]。同时一项关注青少年 OCD 患者的 meta 分析发现，在唤起其临床症状的任务刺激下，青少年 OCD 患者同样也在与情绪和认知功能有关的 CSTC 环路中具有异常的功能激活，但其功能激活的正负方向与成年 OCD 患者不同，提示 OCD 患者 CSTC 环路的功能异常随着发育和年龄增长具有不同的变化[13]。

塞缪尔（Samuel）等研究人员对 OCD 患者及其未患病一级亲属以及正常对照进行逆向学习任务测试，同时进行 fMRI 检查发现，OCD 患者以及一级亲属的眶额皮层的功能活动程度减低，提示眶额回在 OCD 的认知决策过程中的重要性，并且这种功能活动的异常具有家族遗传性，强调了其未患病一级亲属可能是以 OCD 内表型的形式而存在[14]。

一项 fMRI 研究纳入了未接受药物治疗的和经过抗抑郁药物治疗的 OCD 患者以及相匹配的正常对照，针对大脑功能连接进行探索并研究 OCD 患者的功能连接是否受抗抑郁药的影响。研究发现在未应用抗抑郁药治疗的 OCD 患者中，眶额皮层和丘脑下核之间的功能连接以及眶额皮层和壳核区域内的功能连接较正常人增高，并且这种功能连接的改变与 OCD 的临床症状严重程度具有相关性。与未用药 OCD 患者相比，经过抗抑郁药物治疗的 OCD 患者在腹侧纹状体局部的功能连接强度降低，表明抗抑郁药可能对 OCD 患者的功能连接具有潜在影响，降低了其皮层 - 基底核 - 丘脑 - 皮层环路的连接性[15]。

传统的功能连接的分析方法只能刻画大脑局部或者子网络的连接模式，不能反映全脑大尺度无偏倚的网络连接。基于图论的网络分析方法可以探索脑网络中各部分的组织样式和核心节点，反映 OCD 大尺度脑网络的特征。研究发现 OCD 患者局部集群系数、效率和小世界属性均降低，默认网络和额顶网络模块间的功能连接强度降低，并且在默认网络、感觉运动区和枕叶模块内多个脑区的连接度也具有异常改变。在 OCD 患者经过选择性 5-羟色胺再摄取抑制剂进行治疗 16 周后，受损的小世界效率、模块结构和多个脑区的连接度均具有显著的恢复，同时将评价节点属性的指标如节点度等与耶鲁布朗强迫量表的评分进行相关分析，发现右侧腹侧额叶连接度的恢复程度与临床症状的好转程度具有正相关关系，阐明了 OCD 大尺度脑网络的病理机制，并为临床进行可能的靶向治疗提供了影像学证据。

三、其他

作为有创的检查方法，SPECT 需要将标记的单光子放射性核素作为示踪剂注入人体，通过其扩散入脑细胞来测量 rCBF，PET 是通过测量局部脑葡萄糖代谢率来推断 rCBF 的变化。既往 PET 发现 OCD 患者葡萄糖代谢的增高见于眶额回以及尾状核头，随着研究及处理方法的改进，并运用 meta 分析证实了该结论，确定了 OCD 患者脑内葡萄糖代谢增高的现象。然而以强迫性囤积为主要症状的 OCD 患者的后扣带回和楔叶的脑葡萄糖代谢水平降低，提示不同类型的 OCD 可能具有不同的病理机制，也反映了潜在的基因和环境因素对于不同临床症状 OCD 内表型的影响。SPECT 研究发现 OCD 患者除了在皮层下结构存在 rCBF 的增加之外，前额叶皮层的 rCBF 具有降低的改变，并且患者的认知功能缺陷以及临床症状的严重程度具有相关性，这些改变可能提示了 OCD 患者意识性精神活动削弱与前额叶局部血流量的降低有关，从而形成难以抗拒的临床症状。

第六节 MRI 研究的局限性及展望

目前 OCD 磁共振影像学研究的局限性主要集中在：首先，单项研究所纳入的 OCD 样本量较小导致研究结果的统计效能及可重复性较低，并且大多患者在进行 MRI 检查前服用过选择性 5- 羟色胺再摄取抑制剂，药物治疗对脑结构和功能具有潜在的影响，导致 MRI 研究结果并不能反映 OCD 真正的病理生理学机制。其次，部分研究并未将青少年及成年 OCD 患者区分开来，而是在同一项研究中同时纳入了年龄范围跨度较大的青少年及成年 OCD 患者，这有碍于探索 OCD 脑结构和功能性病理改变是否具有发育异常。另外，目前大多数研究只针对了 OCD 患者脑结构或功能的某一个方面进行了研究，并未在同一项研究中同时探索结构和功能的改变，但将来自不同科研中心的关于脑结构或功能等多个不同方面的研究归纳总结在一起，又具有选择性偏倚的干扰。因此，未来关于 OCD 的研究需要纳入未用药的较大样本量，并将青少年和成年 OCD 患者分别进行研究，尽可能准确地探索 OCD 的病理生理机制。并且，DSM-5 中“强迫障碍与其他相关障碍”一章不仅包括 DSM-4 中的强迫障碍，还包括躯体变形障碍、囤积症、撕皮症等。这也为未来 OCD 的研究指出了全新的方向，针对诸如具有囤积症或撕皮症的 OCD 患者的研究，将为这一领域提供崭新的、同时也更加全面的认识。

（李　飞　杜明颖　黄晓琦）

参考文献

[1] Abramowitz JS, Taylor S, McKay D. Obsessive-compulsive disorder. Lancet, 2009, 374(9688): 491-499.

[2] 曹瑞想，张宁. 美国精神障碍诊断与统计手册的变化要点. 临床精神医学杂志，2013，23(004): 289-290.

[3] Menzies L, Chamberlain SR, Laird AR, et al. Integrating evidence from neuroimaging and neuropsychological studies of obsessive-compulsive disorder: the orbitofronto-striatal model revisited. Neurosci Biobehav Rev, 2008, 32(3): 525-549.

[4] Li F, Huang X, Tang W, et al. Multivariate pattern analysis of DTI reveals differential white matter in individuals with obsessive-compulsive disorder. Hum Brain Mapp, 2014, 35(6): 2643-2651.

[5] de Wit SJ, Alonso P, Schweren L, et al. Multicenter voxel-based morphometry mega-analysis of structural brain scans in obsessive-compulsive disorder. Am J Psychiatry, 2014, 171(3): 340-349.

[6] Pujol J, Soriano-Mas C, Alonso P, et al. Mapping structural brain alterations in obsessive-compulsive disorder. Arch Gen Psychiatry, 2004, 61(7): 720-730.

[7] Ziegler G, Dahnke R, Jäncke L, et al. Brain structural trajectories over the adult lifespan. Hum Brain Mapp, 2012, 33(10): 2377-2389.

[8] Piras F, Piras F, Caltagirone C, et al. Brain circuitries of obsessive compulsive disorder: A systematic review and meta-analysis of diffusion tensor imaging studies. Neurosci Biobehav Rev, 2013, 37(10 Pt 2): 2856-2877.

[9] Li F, Huang X, Yang Y, et al. Microstructural brain abnormalities in patients with obsessive-compulsive disorder: diffusion-tensor MR imaging study at 3.0 T. Radiology, 2011, 260(1): 216-223.

[10] Menzies L, Williams GB, Chamberlain SR, et al. White matter abnormalities in patients with obsessive-compulsive disorder and their first-degree relatives. Am J Psychiatry, 2008, 165(10): 1308-1315.

[11] Garibotto V, Scifo P, Gorini A, et al. Disorganization of anatomical connectivity in obsessive compulsive disorder: a multi-parameter diffusion tensor imaging study in a subpopulation of patients. Neurobiol Dis, 2010, 37(2): 468-476.

[12] Rotge JY, Guehl D, Dilharreguy B, et al. Provocation of obsessive-compulsive symptoms: a quantitative voxel-based meta-analysis of functional neuroimaging studies. J Psychiatry Neurosci, 2008, 33(5): 405-412.

[13] Brem S, Hauser TU, Iannaccone R, et al. Neuroimaging of cognitive brain function in paediatric obsessive compulsive disorder: a review of literature and preliminary meta-analysis. J Neural Transm (Vienna), 2012, 119(11): 1425-1448.

[14] Chamberlain SR, Menzies L, Hampshire A, et al. Orbitofrontal dysfunction in patients with obsessive-compulsive disorder and their unaffected relatives. Science, 2008, 321(5887): 421-422.

[15] Beucke JC, Sepulcre J, Talukdar T, et al. Abnormally high degree connectivity of the orbitofrontal cortex in obsessive-compulsive disorder. JAMA Psychiatry, 2013, 70(6): 619-629.

第八章

焦虑障碍

日常生活中，我们几乎每个人都会体验到焦虑。当遇到诸如考试、面试等重要事件时，我们通常会体验到紧张和焦虑。然而这种焦虑的体验是偶尔发生的，程度是轻微的，因此这些情绪体验都是正常的。但当一个人的焦虑体验过于频繁、强烈，并且持续时间过长的话，他就有可能患上焦虑障碍。根据美国《精神障碍诊断与统计手册》第4版（DSM-4），焦虑障碍包括广泛性焦虑障碍、惊恐障碍、社交焦虑障碍、强迫障碍和创伤后应激障碍等。2013年5月颁布的DSM-5吸收了该领域近60年的研究成果，尤其是基因和神经影像方面的研究结果，将焦虑障碍拆分、重组为“焦虑障碍”“强迫障碍与其他相关障碍”和“创伤和应激相关障碍”。也就是说DSM-5中焦虑障碍不再包括强迫障碍和创伤后应激障碍、急性应激障碍。目前，DSM-5中焦虑障碍的分类不仅包括社交焦虑障碍、惊恐发作、广泛焦虑障碍、广场恐惧等，还新纳入了分离性焦虑障碍和选择性缄默症等新的类型。鉴于目前已经发表的关于焦虑障碍的影像学研究的被试者纳入都是基于DSM-Ⅳ的分类和诊断标准，因此本章的影像学研究部分将重点论述DSM-4和DSM-5中均包含的三类焦虑障碍：惊恐障碍（panic disorder，PD）、广泛性焦虑障碍（generalized anxiety disorder，GAD）以及社交焦虑障碍（social anxiety disorder，SAD）。

第一节 流行病学

根据世界卫生组织的最新报告，2015年全球焦虑障碍的患病率为3.6%，在中国，该疾病的患病率为3.1%。焦虑障碍作为一种全球范围内常见的精神疾病，占疾病负担百分比的第6位[1]。

惊恐障碍是一类较常见的焦虑障碍，美国的流行病学调查显示，PD年患病率为2.7%，终身患病率4.7%[2]。PD患者合并自杀意念或自杀未遂的比例是其他精神疾病患者的2倍，是无精神疾病的20倍，并且约1/3的PD患者符合重度抑郁的诊断标准，大大增加了PD的自杀危险。此外，PD还合并物质滥用、人格障碍等问题。

根据美国流行病学调查结果显示，GAD年患病率为3.1%，终身患病率5.7%[2]。GAD在我国的年患病率为0.8%，终生患病率为1.2%[3]。既往研究显示，大约1/3广泛性焦虑障碍患者伴有人格障碍。一项 meta 分析提到 GAD 的患病率是 0.1%~6.9%。2010 年有研究报道世界范围内 GAD 在普通人群中的年患病率在 1.9%~5.1%，在成人中的年患病率约为 4.1%~6.6%。GAD 的慢性化和致残率严重影响了患者生活质量，大大加重了全球疾病负担。

美国流行病学调查显示 SAD 年患病率为 13.3%[2]。该病在美国常见精神疾病患病率中排名第三位，仅次于重度抑郁障碍和酒精依赖。SAD 起病缓慢，社会功能受损严重，不经治疗自发缓解的可能性极小。研究表明只有约 1/4 的患者可以恢复正常，1/3 的 SAD 患者社会功能受损严重。若未及时诊断和治疗，常会合并其他疾病（包括广泛性焦虑障碍、抑郁症和创伤后应激障碍等），最终导致精神症状复杂化，并且加大了治愈的难度。

第二节 病因及发病机制

至今为止，焦虑障碍的发病机制尚不清楚，焦虑形成是体质因素和环境因素共同作用的结果，目前大多数研究者认为主要的影响因素包括：

一、遗传因素

已有的资料支持遗传因素在焦虑障碍的发生中起一定作用。例如对惊恐障碍患者而言，克罗（Crowe）等（1983)、哈罗斯（Harris）等（1983)、克罗（Crow）等（1983）分别发现惊恐障碍先证者的一级亲属中本病的发病率为 24.7%、20% 和 17.3%；而正常对照组一级亲属的发病率则分为 2.3%、4.8% 和 1.8%；提示遗传因素在 PD 中的作用。对 GAD 而言，罗伊斯（Noyes）等报道 GAD 先证者的一级亲属中本病的患病率为 19.5%，远高于一般人群的患病率。斯莱特（Slater）等发现同卵双生子的 GAD 同病率为 41%，远高于异卵双生子的同病率（4%)。一项基因组连锁分析[4]发现 GAD3 个染色体区域超过统计阈值。具体的染色体区域 18q 117 cM 出现在澳大利亚人和荷兰人群中，提示 18 号染色体区域在神经质中起作用，因此推断在 GAD 中也起作用。

二、生化因素

乳酸盐假说指出：惊恐发作是能够通过实验诱发的少数几种精神疾病之一。皮茨（Pitts）等给焦虑症患者注射乳酸钠，结果多数患者诱发了惊恐发作，但是这一现象的发生机制至今尚不清楚。此外，像乳酸盐一样，CO_2 也可引起患者惊恐发作。高曼（Gorman）等给焦虑症患者在室内吸入 5% 的 CO_2 混合气体，从另一方面说明这类患者脑干的化学感受器可能对 CO_2 过度敏感，从而促使蓝斑核的冲动发放增加。

去甲肾上腺素能、多巴胺能、5-HT 和 γ- 氨基丁酸（GABA）等神经递质在脑的不同部位和不同水平相互作用，这种复杂的细胞间信号的相互作用借助于第二信使在亚细胞水平加以整合，在脑和身体的各部位引起不同的变化形成焦虑的各种临床表现。去甲肾上腺素（norepinephrine，NE）焦虑症患者有 NE 能活动的增强。已有研究发现：焦虑状态时，脑脊液中 NE 的代谢产物增加；儿茶酚胺（肾上腺素和 NE）能诱发焦虑，并能诱发有惊恐发作史的患者惊恐发作；蓝斑含有整个中枢神经系统 50% 以上的 NE 神经元，NE 水平由蓝斑核的胞体及 α_2 自受体调节。并且丙米嗪治疗惊恐发作有效，可能与减少蓝斑神经元冲动发放有关，而 α_2 受体拮抗剂如育亨宾（yohimbine）能使 NE 增加而致焦虑，而 α_2 受体激动剂可乐定对焦虑治疗有效。

5-HT 在焦虑障碍的发病中起到重要作用。动物模型提示当 5-HT 释放增加时表现出明显的焦虑反应。许多主要影响中枢 5-HT 的药物对缓解焦虑症状有效，而促进 5-HT 释放的物质（如芬氟拉明）能加剧或诱发焦虑症状和惊恐发作。以上证据均表明 5-HT 参与了焦虑的发生，但确切机制尚不清楚。

GABA 是中枢神经系统中主要的抑制性神经递质，对减少神经元活动起着重要的调节作用，是焦虑相关的主要神经递质之一。一项小鼠模型研究指出[5]，与正常焦虑相关行为水平小鼠相比，高焦虑相关行为水平小鼠杏仁核部位的 GABA-A 受体亚型的 γ1mRNA 表达降低。并且用于治疗焦虑障碍的苯二氮䓬类就是通过加强杏仁核和 CSTC 环路内前皮质 GABA 的功能来缓解焦虑。

有研究发现单胺氧化酶 A 基因（monoamine oxidase A gene，MAOA）与 GAD 显著相关，而该基因与 PD 没有显著联系[6]。此外，有关多巴胺等与焦虑障碍的关系有大量研究，不过尚难有一致性的结论。

三、心理因素

心理社会因素如遇到困难、挑战、危险或威胁以及巨大的生活事件可以引起焦虑。心理动力学理论认为，焦虑起源于未获得解决的无意识冲突，是童年或少年期被压抑在潜意识中的冲突在成年后被激活，从而形成焦虑。自我不能运用有效的防御机制，便会导致病理性焦虑。行为主义理论认为，焦虑是对某些环境刺激的恐惧而形成的一种条件反射。贝克（Beck）的认知理论则认为焦虑是面临危险的一种反应。信息加工的持久歪曲导致对危险的误解和焦虑体验。病理性焦虑则与对威胁的选择性信息加工有关。焦虑患者还感到无力对付威胁。对环境不能控制是使焦虑持续下去的重要因素。巴洛（Barlow）把焦虑与恐惧区别开来，认为广泛性焦虑障碍的特征在于对失去控制的感受而不是对威胁的恐惧。

第三节 临床表现

焦虑障碍的症状包括心理性警觉如恐惧性预测、易激惹、对刺激敏感、坐立不安、注意力不集中和担心的想法等以及自主性警觉。

一、惊恐障碍

早在 19 世纪与 20 世纪之交，弗洛伊德率先对惊恐障碍的临床症状进行了描述。早期人们认为惊恐障碍是焦虑症的急性发作形式，而不是一个独立的疾病单元。直到 1980 年出版的 DSM-3 将惊恐障碍列为独立的疾病单元。惊恐障碍是焦虑性障碍的一种，以反复惊恐发作（panic attack，PA）为核心特征，并出现显著的心悸、出汗和震颤等自主神经症状，伴随强烈的濒死感或失控感，害怕产生不幸后果的一种急性焦虑障碍。

惊恐障碍往往伴随着惊恐发作。惊恐发作是指一次明确的强烈恐惧、焦虑或不适的发作期。同时，出现明显的躯体症状（如心悸、出汗、震颤、头晕）和认知症状（怕会失去控制、怕会发疯或死去等），症状大多持续数分钟至半小时，很少超过 1h。

预期性焦虑、求助和回避行为也是惊恐障碍的主要症状。由于惊恐发作时强烈的恐惧感，患者难以忍受，常立即要求给予紧急帮助。在发作的间歇期 60% 的患者由于担心发病时得不到帮助（预期焦虑）而主动回避一些活动，如不愿单独出门，不愿到人多的热闹场所，不愿乘车旅行等，或出门时要他人陪伴。

二、广泛性焦虑障碍

GAD 又称为慢性焦虑，是焦虑障碍分类中最常见的类型，是一类以持续性的过分和不能控制的焦虑或担心为主要特征的焦虑障碍。相对于突然而短暂的惊恐障碍，广泛性焦虑障碍更为慢性化，因此广泛性焦虑障碍患者的核心症状表现为对日常事件或活动的过度焦虑和持久担忧，并同时伴有显著的自主神经系统症状，以及容易疲倦、睡眠障碍等躯体症状。主要症状包括：①担心和忧虑：患者经常处于担心和忧虑之中，这种担心和忧虑难以控制，而且持续时间比正常人平常的担心和忧虑更长。并且这些担心和焦虑往往没有明确的原因。患者常自述有一种不祥的预感，感到好像有什么不幸或灾祸会降临到自己或亲人头上，但又说不清究竟是什么不幸或灾祸，而且担心自己没有能力应付即将来临的不幸或灾祸 而忐忑不安。②运动性不安：表现为不能静坐，来回走动，偶尔出现肌肉震颤、抽动，走路不稳的情况。③躯体症状：如多汗、心悸、心前区不适、胸部发紧或堵塞感较为常见。

三、社交焦虑障碍

社交焦虑障碍（SAD）表现为在一种或多种人际处境中产生的持久的、不合理的、强烈的惧怕体验和回避行为。SAD 是一种慢性起病、严重损害社会功能、非经治疗自发缓解的可能性极小的精神疾病。

基本特征是害怕被他人关注，害怕自己会做出丢脸的言谈举止或尴尬表情，伴有严重的恐惧情绪和典型的自主神经功能症状，如脸红、发抖、心慌或心悸、胸闷、头晕、呼吸困难等。其涉及的核心症状包括：有典型的自主神经症状，严重影响社会功能。在认知上，害怕别人给予不好的评价和自己感到发窘，狼狈不堪。另外，社交焦虑障碍者对自己社交行为的错误判断使他们低估了自己的社交能力，过分估计了别人对他们内心焦虑的觉察。由于强烈焦虑，往往出现社交回避行为。

第四节 影像学研究意义

焦虑障碍是常见的精神疾病之一，目前对焦虑障碍的诊断主要依赖于患者对症状的主观描述，这对医生的经验要求比较高。同时由于该病躯体主诉复杂，往往不被识别和处理，患者会到各种科室反复就诊，不仅造成医疗资源的浪费，而且导致患者的身体功能受损严重，生活质量明显下降。因此建立客观的诊断标准对焦虑障碍的诊断、治疗和指导用药都有重要作用。随着影像学技术的不断发展，可以从分子、结构和功能等多方面揭示焦虑障碍的神经机制，这无疑为了解焦虑障碍的病理生理机制、发生发展过程以及诊断、疗效评估等开拓了新思路。此外，随着机器学习理论的更新发展，联合 MRI 技术以及机器学习理论，利用脑结构、功能影像学指标可以提高患者和正常人区分的准确率、敏感性和特异性，因此对焦虑障碍患者的临床诊断可以起到辅助作用。

第五节　影像学研究现状

目前对焦虑障碍的遗传、神经生化及神经内分泌等各方面的研究都取得了一定进展，但其具体发病机制尚不明了。近年来兴起的神经影像学研究，具有无创性和实时化等优点，大大促进了生物精神病学的研究，为揭示焦虑障碍的生理机制提供了有力的工具，本节将综述近年来神经影像的研究结果，以期为焦虑障碍的诊断和鉴别诊断、治疗等临床实践提供客观的依据。

一、惊恐障碍

惊恐障碍的神经解剖模型对于揭示惊恐障碍的病理生理机制十分重要。

（一）惊恐障碍的神经解剖模型

1. 高曼（1989）的神经解剖假说　高曼（Gorman）提出了对解释惊恐障碍乃至焦虑障碍的病理生理机制具有里程碑意义的假说[7]：惊恐障碍存在三种不同的临床现象——急性惊恐发作、期待性焦虑、恐怖性回避。这三种临床现象分别与脑干、边缘系统、前部额叶皮层三种不同的神经解剖位置有关。

已有研究发现，脑干的三个应激区（延髓化学感受器、去甲肾上腺素能的脑桥蓝斑核或5-羟色胺能的中脑背侧缝际核）中任一个接受刺激，均可引起惊恐发作。经典的抗焦虑药物，例如三环类抗焦虑药物便是作用于脑干进而阻断惊恐发作的[8]。

边缘叶是人类许多基本情绪（包括焦虑、愤怒、恐惧等）的中枢，特别是期待性焦虑。在动物实验中，刺激边缘结构可产生恐惧反应。边缘叶扣带回的损害会导致焦虑的降低。有趣的是，抗焦虑药物苯二氮䓬类在正常剂量范围内对急性惊恐发作仅有轻微作用，但对期待性焦虑却疗效显著。人脑边缘结构的苯二氮䓬类受体特别丰富，苯二氮䓬类能有效抑制负责期待性焦虑的边缘系统的神经元活动，这是苯二氮䓬类治疗对期待性焦虑有特殊疗效的重要原因。

恐惧性回避本质上是一种学习现象，PD患者当经历了惊恐发作后，虽然威胁性刺激已经不复存在，但患者仍会刻意回避类似场合，乃至诱发广场恐怖症发作。由于恐惧性回避涉及高级的认知能力，更多的由前额叶皮层控制，因此，认知行为治疗对缓解恐惧性回避更为有效。

高曼认为这三种中枢神经活动可以解释惊恐障碍的疾病起源和临床表现。此外，该理论学说在生理层面解释了药物疗法和心理疗法对PD的不同作用机制。

2. 高曼（2000）的神经解剖假说　随着PD的药物治疗、动物研究以及神经影像研究结果的更新，高曼等人在2000年修正了1989年关于PD的神经解剖的理论假设[9]。鉴于人和动物在恐惧反应中的共同点，研究者提出了以杏仁核为中心的恐惧网络。恐惧网络包括两条不同的通道（图8-5-1）：自上而下通路和自下而上通路，分别称为慢反应通路和快反应通路。慢反应通路，即丘脑-大脑皮层-杏仁核通路，首先感觉信息通过皮层丘脑中继，进入到丘脑发送感觉信息到感觉皮层，脑岛、前扣带回和前额叶，然后进入杏仁核中央核团。当快环路接收到外界感觉刺激后，通过孤束核（nucleus of the solitary tract）

经由臂旁核（parabrachial nucleus）或是丘脑直接投射到杏仁核，对外界刺激进行粗加工。无论是快反应还是慢反应，都将进入杏仁核中央核团，并传出信息到皮层下各个核团，引起一系列反应：由杏仁核中央核团传出神经到臂旁核，引起呼吸频率加快；传出到下丘脑外侧核（lateral nucleus of the hypothalamus）激活交感神经系统，导致自主神经系统放电；到蓝斑（locus ceruleus）导致去甲肾上腺素的释放增加，引起血压升高、心率加快和恐惧反应行为；传出到下丘脑室旁核（paraventricular nucleus of the hypothalamus）造成肾上腺皮质激素释放增加；投射到脑水管旁灰质区域（periaqueductal gray region）将引发相当于动物的恐惧回避行为的防御行为和木僵麻木反应。杏仁核是这两个环路的核心，任一环路受损都会造成杏仁核敏感性增高，其输出信息到下丘脑和脑干的有关神经核，由它们调节机体对恐惧刺激的生理和行为反应，引起病理性焦虑，如警觉性增高等惊恐反应。

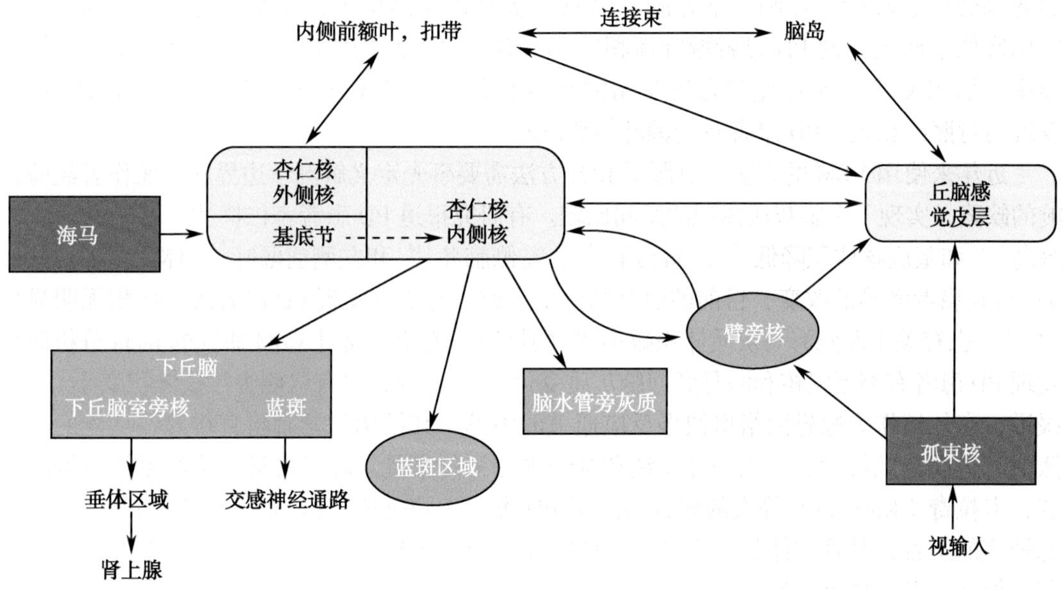

图 8-5-1 恐惧环路

惊恐障碍以杏仁核为中心的恐惧环路

3. 德雷瑟（2013）的神经解剖假说　高曼的修正理论提出 10 多年后，新的影像技术特别是功能磁共振成像和基因影像技术的发展，为 PD 的病理生理机制积累了更多的证据，而这些证据为解释 PD 的模型提供了大量的素材。德雷瑟收集并整理了 2012 年 1 月之前所有关于 PD 的 CT、fMRI、PET、SPECT、EEG、MRS、NIRS 及基因影像的研究结果，对高曼 2000 年提出的 PD 的神经解剖的理论假设进行了补充和修订[8]。①杏仁核在恐惧网络中的中心位置值得商榷：无论是结构还是功能影像中杏仁核的改变都鲜有发现。杏仁核的作用可能更为复杂，并且其变化依赖更多因素。与之前的理论假设相比，德雷瑟认为脑岛和前扣带回等脑区具有更加重要的作用。②人和动物的恐惧反应的区别——前额叶皮层：之前的理论模型认为人和动物在恐惧反应上具有较多的雷同之处，而新的研究强调前额叶在 PD 的发生上的重要作用。由于人的前额叶有别于动物，有的研究者甚至质疑动物研究是否适合用于精神疾病的研究，因为动物缺少维持疾病的重要器官——高度发达和进化的前额叶皮层。③疾病关联性脑区到底是结构增加还是减少，功能激活还是减退，目前并没有明确和一致的结论。④恐惧网络里新的神经化学改变：例如额－颞叶区域 GABA 神经递质的改变，中缝核（raphe nuclei）血清素的改变。

(二) PD 的影像学研究现状

尽管提出了不少关于 PD 的生物模型，但是 PD 的发病机制仍然不甚明了。PD 研究模型的不断修订归功于影像技术的不断更新和新的研究结果的出现，而新的影像学研究成果不断为理论更新提供新的证据，并且为揭示 PD 的病理机制和发现具有特异性的疾病生物影像学标记提供了详细信息。因此下文将从结构、功能、代谢和基因四个层面进一步详细阐述 PD 的相关生物影像学特异标记。

1. 结构影像学标记 PD 的影像学研究多集中在高曼 2000 年提出的恐惧网络中相关的边缘叶、大脑皮层、脑干及基底节区域，具体包括 ACC、颞叶结构（如杏仁核）、海马和海马旁回、岛叶、丘脑、下丘脑，以及中脑脑桥等结构（如脑水管周围灰质和蓝斑）。结构影像学研究发现 PD 患者颞叶体积减小，并且这一结构的改变与 PD 早期发作和发作频率增加相关[10]。早期定量形态学 MRI 研究使用 ROI 技术测量大脑中选定区域的体积，发现与对照组相比，PD 患者双侧颞叶体积减小。

近年来使用 VBM 的方法，克服了 ROI 方法需要事先定义解剖学边界和受操作者经验影响的缺陷，实现了全脑灰质体积的组间比较。有研究报道 PD 患者杏仁核[11]、前扣带回[12]、脑岛[13]和基底核体积降低[11]，而脑干[12]、左侧脑岛[14]和左侧前颞叶[12]体积增加。然而关于 PD 患者海马的改变，目前的研究结论不一致，有研究发现 PD 患者海马体积无明显变化[15]，也有关于左侧海马灰质体积减小[16]的报道。近期一篇对 VBM 研究的 meta 分析研究发现 PD 患者右侧尾状核和海马旁回脑灰质变化[17]。此外，也有双侧杏仁核体积变小[15]的报道，杏仁核作为惊恐网络里快慢反应通道的中继，其结构的异常将直接导致功能的过度激活，进而造成行为、自主神经系统和神经内分泌的紊乱。除了常见的边缘系统结构的改变，卡拉奇（Kartalci）等人的研究报道了 PD 患者大脑垂体体积的降低，特别是伴有广场恐怖症的患者，其垂体体积更小[18]。另外，还是人比较了 PD 患者与健康对照的下丘脑体积，但并未发现显著差异[19]。

DTI 可以测量脑内不同组织及解剖部位的弥散各向异性特点，并且可以追踪体内白质纤维的走向。韩（Han）等人使用 ROI 定义前后扣带回，探索 PD 患者区域白质纤维的走行，发现患者左侧前扣带回和右侧后扣带回 FA 值增高，并且这些区域内 FA 值的变化与临床症状和严重程度呈显著正相关[20]。一般来说前扣带回区域对调节焦虑或恐惧反应起着重要作用。在解剖上，该区域与杏仁核相连接，有助于维持呼吸、心跳等机体的稳定。该研究提示前后扣带回在 PD 的病理机制中扮演着不同的角色，前扣带回更多参与恐惧反应的加工，而后扣带回作为焦虑障碍的情感记忆加工的重要区域，更多的参与危险刺激的评估。

总的来说，PD 的脑结构改变不仅涉及边缘叶结构，还包括额叶、颞叶皮层、基底核和脑干结构，这些结果大多支持 PD 的病因学解剖环路模型。皮层－边缘叶结构与 PD 症状及维持有关，可能是个体发育障碍的结果。杏仁核是激发惊恐发作的关键区域，其体积的减少可能源于神经递质的改变。脑干和脑岛体积的增加预示自主神经反应紊乱，可能是杏仁核激活的结果。然而结构的改变是否能够造成功能改变乃至 PD 病理改变的直接结果尚待研究。

2. 功能影像学标记 PD 发病的突然性和短暂性为寻找和记录 PD 的功能指标带来了难度。由于捕捉自发的惊恐发作十分困难，因此大部分研究者通常通过任务或药物人为激发 PD 患者的惊恐反应。此外，比较 PD 患者和健康对照在静息状态下大脑功能的变化也是近年来的一个趋势。

（1）自发惊恐发作状态的功能影像研究：目前仅有四项关于自发惊恐发作的功能成像研究报道。费舍尔（Fischer）等人应用 PET 记录一例健康被试者的惊恐发作（符合 DSM-4 的诊断标准），研究发现惊恐发作与右侧眶额叶（BA11）、前边缘叶（BA25）、前扣带回（BA32）和前颞叶皮层（BA15）rCBF 的降低有关[21]。弗莱德尔（Pfleiderer）利用 fMRI 报道了一例女性 PD 患者自发的惊恐发作，该研究发现患者右侧杏仁核显著激活[22]。另一组研究者报道了一例首发的 PD 患者在联合 EEG 和 MRI 扫描的后期突发惊恐发作的个案，其心率波动与左侧颞中回激活呈负相关，与左侧杏仁核激活呈正相关[23]。最近的报道是关于一例 PD 和一例特殊恐惧症患者的惊恐发作，患者在恐惧网络区域，例如杏仁核、脑岛和前额叶区域出现激活，但二者激活位置有较大差异[24]。

（2）静息态功能影像学研究：早期的 PET 研究发现，对乳酸盐敏感的 PD 患者在静息状态时，海马旁区域典型的非对称型（右侧 > 左侧）[25]。雷曼（Reiman）等人之后的功能影像研究结果也发现该区域 rCBF 左 / 右侧比值降低[26]，再次印证了 PD 患者海马旁回区域脑功能的异常。另一项 PET 研究发现，PD 患者双侧杏仁核、海马、丘脑、中脑、脑桥尾部、延髓和小脑等区域的葡萄糖摄取率升高[27]。诺拉（Nordah）等人使用 ^{18}氟 -2 脱氧 -D-葡萄糖（^{18}F-2-fluoro-2-deoxyglucose）示踪剂的 PET 研究中发现，PD 患者与对照组相比，海马局部脑葡萄糖代谢率（regional cerebral glucose metabolic rate，rCMRglu）左 / 右侧比值降低，左侧前扣带回和顶下小叶代谢也出现降低，而内侧前额叶区域代谢增高[28]。这些来自 PET 的研究发现 PD 患者在静息状态时颞叶、海马等脑区存在功能及代谢异常。

（3）任务激发状态功能影像研究：任务态范式一般可以分为情感、认知、感觉和运动等任务。对 PD 而言，情感任务居多，而情感任务的刺激又可划分为文字和图片等。马多克（Maddock）采用听觉方式呈现威胁和中性词汇，研究发现 PD 患者左侧后扣带回、背内侧前额叶区域出现过度激活，而海马旁回中部出现右侧大于左侧的非对称性变化[29]。另一项使用情感 stroop 的任务发现 PD 患者激活增高的区域位于边缘叶和额叶。张（Zhang）等人运用 stroop 的任务变式也发现前额叶、前扣带回等区域功能的异常[30]。额叶区域的变化可能提示 PD 患者的更多的认知控制。在情感面孔刺激任务中，皮莱（Pillay）发现面对恐惧面孔，PD 扣带皮层、杏仁核激活降低，而面对中性情绪面孔，扣带皮层激活增加。在他们的后续研究中[31]，作者增加了愉快面孔刺激，同样发现扣带区域的过度激活。托伊舍（Tuescher）等人运用条件恐惧范式（fear conditioning paradigm）研究了创伤后应激障碍、PD 和正常对照，发现 PD 患者的膝下扣带、腹侧纹状体、杏仁核和中脑导水管灰质区域在威胁状态下激活降低，在安全状态下激活升高[32]，再次证实了恐惧表达的关键区域。虽然由于任务态的范式多样，结果也较为复杂，但较为一致的发现是 PD 患者扣带区域功能出现异常。

（4）药物激发状态功能影像研究：乳酸盐、育亨宾、缩胆囊素（cholecystokinin，CCK）和多沙普仑（doxapram，直接兴奋延髓呼吸中枢与血管运动中枢，引起过度换气，导致低碳酸血症）等焦虑相关的药物常用于诱发患者的惊恐症状。*Lancet* 早在 1988 年就报道了一项使用育亨宾改变 PD 患者双侧额叶局部脑血流的研究[33]。其他使用药物诱发惊恐发作的研究发现，药物使用后 PD 组与正常对照相比，出现岛叶前部、中央前回和额下回 rCBF 降低，而海马旁回、前扣带回、颞上回和中脑区域 rCBF 增加[34]。一项使用乳酸盐诱发惊恐发作的研究发现，诱发惊恐发作的 PD 患者双侧颞极、岛叶、屏状核和壳核表现出 rCBF 降低，而未诱发惊恐发作的 PD 患者并未出现相应变化[35]。斯图尔特（Stewart）等人使用 SPECT 研究了注入乳酸盐后立即测量和间歇期测量 rCBF 的变化，发现正常对照和惊恐障碍但未诱发惊恐发作的患者注入乳酸盐后 rCBF 显著增加，而惊恐障碍发作的患者注入乳酸后出现 rCBF 轻微增加或降低的现象[36]。

（5）功能连接的研究：目前采用功能磁共振成像探索 PD 的功能连接的研究较少。其中一个研究采用静息态 fMRI 比较了 PD 患者和健康对照在杏仁核、背侧前扣带回及后扣带回之间功能连接的差异，主要发现了 PD 患者杏仁核与双侧楔前叶静息态功能连接增强，以及背侧前扣带回与额叶、顶叶和枕叶区域的功能连接也存在异常[37]。Shin 等人结合静息态功能连接与 MRS 技术研究了 PD 患者膝前部前扣带回的功能连接，及其与 GABA 的浓度是否相关，结果发现，PD 患者前扣带回与楔前叶的功能连接增强，且功能连接的强度与 ACC 的 GABA 浓度呈负相关[38]。Cui 等人采用全脑功能连接的方法比较了 PD 患者、GAD 患者及健康对照，发现 PD 患者躯体感觉皮质与丘脑的功能连接增强，这种功能连接增强的模式可能与内感受器的处理过程有关[39]。

功能影像的结果看起来更加复杂，静息态功能研究较为一致的结果是海马和海马旁回的改变，而自发惊恐发作研究的结果聚焦在杏仁核的异常，任务态较为一致的发现是 PD 患者扣带区域功能出现异常，药物激发研究提示额叶、岛叶区域的异常。值得一提的是，任务诱发或药物激发出的症状和实际惊恐发作的症状是不相同的，因此结果的比较应该更为慎重。

3. 代谢标记 GABA 是一种抑制性神经递质，已有研究发现 PD 患者额叶和颞叶皮层 GABA 改变，此外，也有研究报道边缘叶和脑岛区域 GABA 也发生改变。右侧颞叶区域（包括杏仁核所有区域和部分海马）肌酸代谢和磷代谢水平降低也有报道。

4. 其他研究方法 除 MRI 以外，其他的影像技术，例如 CT、PET、SPECT 和 NIRS 等大大丰富了对 PD 的病理生理机制的理解。早年一项结合 CT 和 EEG 的研究发现，CT 发现 20% 的 PD 患者出现异常，而 EEG 记录发现 24% 的 PD 患者出现慢波活动的增加[40]。一项静息态 PET 研究发现 PD 患者出现显著的海马区域的血流下降[26]；另一项 SPECT 探测到双侧海马区域血流下降[41]。一项使用 ^{18}F-FDG 作为示踪物的 PET 监控认知行为治疗或药物治疗对 PD 患者治疗效果[42]的研究发现治疗 3 周后，药物治疗组患者出现 ^{18}F-FDG 显著下降的区域多位于大脑右侧，而行为治疗组的下降区域多位于大脑左侧。另一项对 PD 患者的个案研究报道了使用 NIRS 检测 rTMS 前后惊恐症状相关的变化，发现中性状态比惊恐状况出现更多的前额叶皮层的激活[43]。

二、广泛性焦虑障碍

尽管以往的研究者从行为、生理、心理等多个层面对 GAD 的发病机制进行了大量研究，然而广泛性焦虑障碍的具体机制仍不清楚。相较于其他焦虑障碍的影像学研究，虽然关于 GAD 的影像学研究为数不多，但仍为 GAD 病理机制的揭示以及药物治疗方案的选择提供了一定的帮助。

（一）结构影像

对广泛性焦虑障碍患者的结构影像的研究聚焦在杏仁核及颞叶皮层体积的变化上。德·贝丽丝（De Bellis）等人用手绘 ROI 的方式比较了儿童 GAD 患者和正常人的差异，发现患者右侧杏仁核体积显著增大[44]。该研究小组进一步发现患者右侧颞叶体积显著大于正常对照，并且 GAD 患者颞上回的白质和总体体积表现出右侧大于左侧的非对称性，且和儿童焦虑相关的情感障碍量表评分显著相关[45]。近期的一项研究发现 GAD 患者杏仁核的中央内侧区域（centromedial part）灰质体积显著增加[46]，对杏仁核分区的研究为杏仁核在恐惧环路的核心位置提供了更加详细的信息。在 GAD 的神经影像学研究中，杏仁核是研究最多的脑区之一。杏仁核作为恐惧环路的核心脑区，大多数的焦虑障碍都发现该脑区存在结构异常。但在 GAD 患者中，目前的研究结果差异较大。双侧杏仁核体积的增大在患有 GAD 的成年人及儿童的研究中均有报道，但并非所有研究都有发现[47]。较新的一个研究采用基于体素的全脑分析方法比较了 GAD 患者和健康对照大脑灰质和白质体积的差异，发现 GAD 患者中脑、丘脑、海马、岛叶、颞上回的灰质体积降低；中脑、内囊前肢、背外侧前额叶及中央前回的白质体积降低。其中，海马的灰质体积和背外侧前额叶的白质体积与外显记忆测试中中性词语及焦虑相关词语的识别准确率呈正相关；中央前回的白质体积则与任务的反应时间呈负相关。这也为进一步理解大脑结构改变与 GAD 患者记忆缺陷之间的关系提供了信息[48]。有趣的是，尽管目前 GAD 的结构研究结果差异较大，但许多研究发现患者右侧大脑的变化比左侧更为明显。

（二）功能影像

1. 任务态功能影像研究 一项研究使用 fMRI 的方法发现 GAD 患者表现出对愤怒面孔的注意偏好，同时腹外侧前额叶区域激活增加[49]。研究还发现腹外侧前额叶激活程度增加与焦虑严重程度减低相关，因此研究者推断该激活可能是恐惧加工的一种补偿变化。另一项应用 fMRI 研究大脑恐惧环路的实验，采用恐惧、中性和高兴情绪面孔刺激评价 GAD 患者和正常对照面对威胁线索加工时相关脑区的活动，结果显示恐惧面孔较高兴面孔状态相比，GAD 患者杏仁核、腹外侧前额叶皮质和前扣带回皮质的激活增强[50]，GAD 患者杏仁核活动增强，再次证明杏仁核是大脑恐惧环路的核心。为了研究 GAD 患者杏仁核和腹外侧、前额叶皮层在威胁刺激加工时的作用，蒙克（Monk）等人采用阈下呈现情绪图片和中性图片的方式，发现 GAD 患者出现右侧杏仁核的过度激活，并且与焦虑严重程度呈正相关[51]。然而值得一提的是，在研究 GAD 患者的 fMRI 研究报道中位于恐惧环路核心的杏仁核并非总是激活增加。一项研究发现 GAD 患者和正常对照相比，杏仁核激活没有差异[52]，另一项研究显示该区域激活降低[53]。有趣的是，治疗前儿科 GAD 患者左侧杏仁核的过度激活对 SSRI 类药物弗洛西汀或认知行为治疗的治疗反应有正性的预测作用[54]。另一项药物研究则发现，成人 GAD 患者治疗前杏仁核的过低激活以及前扣带回皮层的过高激活能预测文拉法辛的良好药物反应[52]。

2. 功能连接研究 蒙克（Monk）等人采用生理心理交互作用作为功能连接分析，研究结果显示右侧杏仁核与右侧腹外侧前额叶皮层的功能连接呈负相关，为 GAD 恐惧环路的慢反应环路，特别是前额叶皮层对杏仁核调节提供了依据[51]。另一项采用静息态功能连接分析的研究关注杏仁核的亚区与额叶皮层的连接[46]，研究者发现杏仁核与双侧脑岛、背侧扣带回、辅助运动区、丘脑、尾状核、壳核、颞上回以及腹外侧前额叶皮层连接降低，这与静息态中显著网络的模式接近，特别是额岛叶及扣带区域的连接变化提示 GAD 患者自主神经系统的过度唤起；此外，该研究还揭示了执行网络相关脑区的变化，即杏仁核与前额叶、后顶叶等区域连接的异常。较近期的一个研究对 GAD 患者睁眼和闭眼状态下的静息态功能连接进行了分析，发现 GAD 患者左侧杏仁核与颞极的功能连接降低，且在睁眼和闭眼状态下与杏仁核 / 背外侧前额叶功能连接存在差异的脑区主要来自于默认网络。背外侧前额叶（dorsal lateral prefrontal cortex，DLPFC）在情绪反应调节的认知过程中有重要作用，也被认为参与了 GAD 的病理生理过程[55]。

总的来说，功能影像学研究比较趋于一致的结果是 GAD 患者在消极情感加工时出现杏仁核和脑岛的过度激活。

（三）磁共振波谱研究

一项磁共振波谱研究发现，16.5% 的 GAD 患者与正常对照相比，右侧背外侧前额叶 NAA/Cr 比值增高，提示该区域可能出现神经元异常，是前额叶皮质代谢异常的重要证据，这与之前报道该区域的功能失调的研究结果是一致的[56]。该小组另一项使用绝对定量的代谢浓度研究童年曾受虐待的广泛性焦虑患者，无被虐史的 GAD 患者组肌酸浓度以及磷酸肌酸浓度下降，但有被虐史的 GAD 患者组差异不显著，然而 NAA/Cr 比值与健康对照组的平均比值没有显著性差异[57]。穆恩（Moon）等人以背外侧前额叶为感兴趣区进行波普研究，发现 GAD 患者较健康对照胆碱 / 肌酸及胆碱 /NAA 比值降低，且胆碱浓度与焦虑的严重程度成反比。但该研究对背外侧前额叶的灰质及白质体积比较并未发现明显差异[58]。

总之，功能和结构神经影像学发展大大促进了我们对广泛性焦虑障碍发病机制的探索，目前的研究结果比较一致的是杏仁核和颞叶皮层的结构变化，前额叶皮层及杏仁核功能的改变。但这些发现也存在不一致之处，这些不一致主要来源于样本的异质性或者影像学分析方法的不同。在样本的选取上，所入组的研究对象病程长短不一，并且合并其他精神疾病（如重型抑郁等）。有的研究入组的患者曾经接受过药物治疗或心理治疗，因此不能排除反复发作、合并其他精神疾病或药物治疗对 GAD 患者脑结构和脑功能的干扰。值得一提的是，在研究样本的选择上，研究者较为关注 GAD 患者的发育和发展，被试者选取儿童和青少年的较多，这与其他焦虑障碍的研究大为不同，这可能与 GAD 发病的慢性化、迁延化的特点有关。

（四）其他研究方法

PET 测量了患者在任务或静息状态时大脑葡萄糖的代谢状况。一项 PET 研究调查了 19 名 GAD 患者和 15 名正常对照[59]，发现在完成被动注视任务时，GAD 患者的基底核和白质代谢明显降低；而在完成主动的警觉任务时，患者基底核区域代谢显著增加，研究提示基底核有可能是焦虑发作的关键靶区域。另一项研究使用 SPECT 的方法发现 ^{123}I-β-CIT 注射后，GAD 患者和正常人在中脑和丘脑两个 ROI 区域的摄取量差别都显著[60]。

三、社交焦虑障碍

社交焦虑障碍（又称社交恐惧症）是一种常见的焦虑障碍，生物学治疗显示，选择性 5- 羟色胺再摄取抑制剂、苯二氮䓬类药物、β 受体阻滞剂（如普萘洛尔）等对 SAD 的治疗较为有效，但该病存在较高的复发率，难以得到彻底治疗。与其他精神疾病相同，SAD

遗传、神经生化及神经内分泌等各方面的研究都取得了一定进展，但其具体发病机制尚不明了。

（一）结构影像

波茨（Potts）等人基于SAD多巴胺系统紊乱的假设，使用ROI的方法研究了患者和正常对照壳核、尾状核、丘脑等区域的体积变化，令人遗憾的是这些区域均没有任何显著差异的发现[61]。对广泛性社交焦虑障碍（GSP）的研究发现其海马（8%）和杏仁核（13%）体积减小，杏仁核体积的减小仅限于男性。研究还发现右侧海马体积的降低与疾病严重程度显著相关。我们小组发现SAD患者右侧颞下回后部以及右侧海马旁回、海马区域灰质体积下降[62]。近期另一个小组纳入SAD（17例）、PD（16例，且无社交焦虑障碍史）以及正常对照（16例）三组样本，发现与正常对照相比，SAD患者左侧中枕叶、双侧缘上回、角回，以及左侧小脑灰质体积升高，双侧颞极和左外侧眶额叶皮层灰质体积降低，而这些变化模式并没有出现在PD患者中，这提示社交焦虑障碍的这些影像学改变是特异的，有别于PD等其他的焦虑障碍。另一项研究报道，SAD双侧梭状回、中央后回皮层厚度变薄，而皮层下结构杏仁核、海马等都没有发现体积有显著变化，这和之前的研究报道不一致。我们小组近期的另一项研究发现，SAD双侧丘脑、右侧杏仁核以及右侧楔前叶灰质密度降低，并且杏仁核的灰质密度变化与病程和发作年龄显著相关，我们的研究为首发SAD患者边缘叶和丘脑区域的脑结构变化提供了证据[63]。社交焦虑患者脑结构改变示意图见图8-5-2。

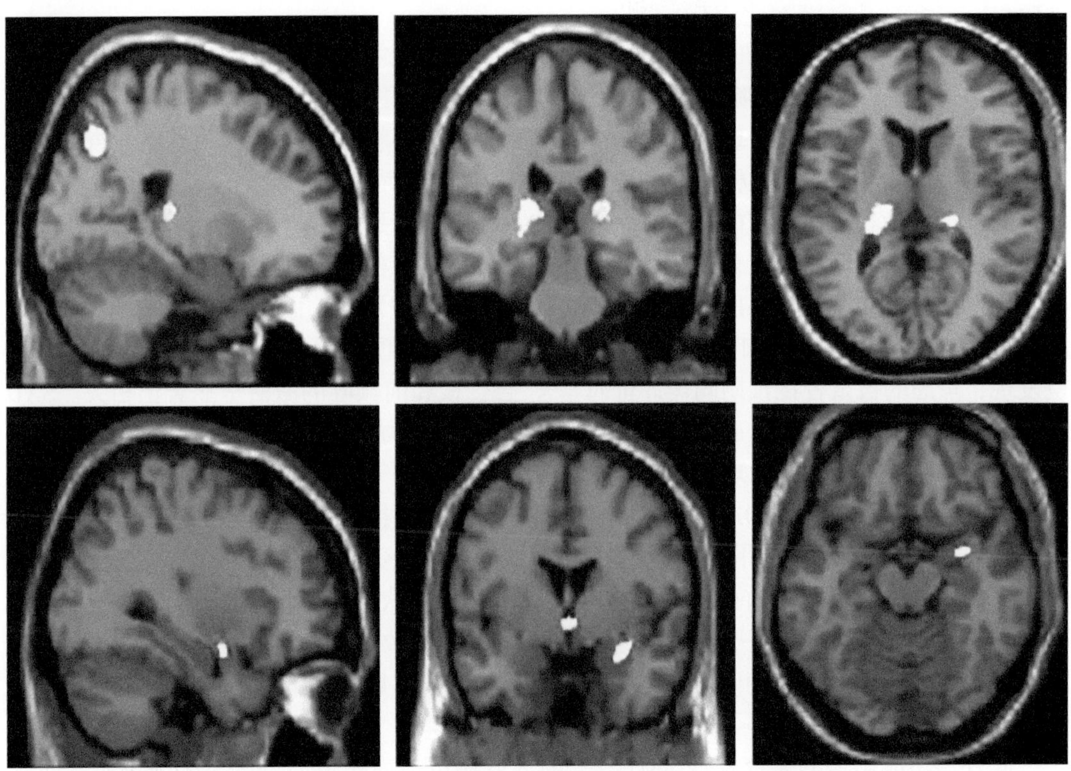

图8-5-2　首发未用药社交焦虑障碍患者的灰质密度损害

与正常对照比较，首发未用药社交焦虑障碍患者右侧杏仁核、双侧丘脑、右侧楔前叶灰质密度显著降低

虽然对SAD的脑结构的影像研究不多，但较为一致的研究结果是杏仁核和海马区域结构的改变，特别是体积的下降。

（二）功能影像

1. 激活脑区的任务态MRI研究 相对于结构影像的研究，SAD的任务态功能磁共振成像的研究数量较多，大部分研究发现功能改变的脑区位于内侧前额叶区域以及包括杏仁核、海马和岛叶在内的边缘叶。

杏仁核是焦虑和威胁刺激加工的神经基础，负责对威胁刺激的知觉以及情绪性记忆的加工。在社会线索任务下，特别是快速呈现面孔刺激任务下SAD患者出现杏仁核其他边缘叶结构过度激活。对情绪面孔的研究发现，当观看愤怒或轻蔑情绪面孔时，SAD患者左侧杏仁核激活增加。随后的研究发现，不仅面对愤怒的情绪面孔，对愉悦的面孔SAD同样会出现杏仁核的过度激活。一项meta分析汇总了多项对消极情绪面孔的研究，发现SAD患者杏仁核激活的增加与症状严重程度呈正相关，与之后良好的药物反应呈负相关[64]，神经影像的结果与临床症状的相关再次支持SAD患者在情感刺激加工中的功能缺陷。尹（Yoon）等人使用4T高场磁共振进一步研究SAD患者的情感加工，发现相对于低情感强度的刺激，SAD患者面对高强度的情感刺激双侧杏仁核激活增加，这与之前研究中发现的情绪面孔刺激的强度可以影响杏仁核反应的结果一致，说明杏仁核的激活还可以反映刺激的强度。在诱发社交焦虑的心理想象的任务中，SAD患者左侧海马以及右侧杏仁核区域激活下降，反映了激发焦虑的情境下SAD一系列情感和自主神经系统的过度反应。

内侧前额叶是社会认知网络的重要节点，对心理理论及对他人评价和印象有重要作用。mPFC还负责抑制和消除边缘系统的过度激活，从而控制焦虑情绪产生。在预期性公开演讲任务中，一项研究发现男性SAD患者皮层下结构（腹侧纹状体）、边缘叶（杏仁核）、外侧旁边缘结构（脑岛、颞极）激活增加，而皮层结构（背侧前扣带回和前额叶皮层）激活下降，边缘叶和边缘旁回的改变提示患者自主情感加工过程的过度唤起，前扣带回和前额叶区域激活的降低意味着认知加工能力的降低。内侧前额叶区域还是自我参照加工以及社会评价等自我加工的重要区域。布莱尔（Blair）的研究发现，面对指向自我的负性评价时，SAD患者内侧前额叶和杏仁核激活增加[65]。而另一项使用心理生理交互分析的研究也发现，焦虑的被试者在预期同伴评价时[66]，杏仁核和前额叶的激活呈显著正相关。SAD患者对他人评价特别敏感，mPFC影像学的改变提示该区域可能是SAD患者扭曲的自我加工及社会评价加工的神经生理基础。

SAD发病机制可能与DA系统有关，大脑中黑质DA神经元的主要投射部位为纹状体区域，包括尾状核、壳核和伏隔核等，影像学对纹状体区域功能改变的发现支持SAD多巴胺系统改变这一假设。有研究发现，SAD患者左侧尾状核头部、顶下小叶、双侧脑岛，这些脑区参与内隐学习等认知加工[67]。纹状体功能的改变有助于进一步研究多巴胺对SAD的调节作用，并且有助于阐明与该结构有关的社交焦虑障碍的病因，为研制定向靶标的临床药物提供理论基础。

此外，功能影像的研究发现SAD改变的区域还包括前扣带回等区域。一项研究研究了前扣带回区域和对厌恶情绪面孔刺激加工之间的关系[68]，发现SAD患者前扣带回皮层（ACC），特别是右侧ACC激活显著增加，结合行为研究中SAD患者对厌恶情绪面孔的评价更快的发现，研究者推测 SAD 在抑制负性情绪信息加工上存在困难。

2. 功能连接的 MRI 研究 背外侧前额叶皮层（dorsolateral prefrontal cortex，dlPFC）是中央执行网络（central-executive network，CEN）的中心节点，研究表明 CEN 对边缘系统的调控失败可能是社交焦虑产生的重要神经机制之一。廖（Liao）等人的研究发现 SAD 患者的 dlPFC 在 CEN 内部的功能连接减弱，这可能是 CEN 对边缘系统调控失败的神经基础[69]。这与埃特金（Etkin）等人提到的焦虑患者中丘脑－额叶－顶叶的协同活动是一致的[46]，反映了焦虑障碍调节过度焦虑的认知控制系统。邱（Qiu）等人采用了局部一致性方法，同样发现患者 dlPFC 与右侧顶下小叶局部一致性连接减弱[70]，这从另一个侧面印证了 CEN 中 dlPFC 对情绪自上而下的调控功能的损伤。以上结果均提示 SAD 患者可能由于 dlPFC 与其他脑区的连接减弱，削弱了对焦虑情绪的认知控制能力，焦虑症状因此得以持续。

功能连接的研究进一步发现杏仁核与前额叶，特别是 vlPFC 与杏仁核的连接增强，提示 vlPFC 和杏仁核的协同活动，是维持 SAD 高警觉的注意状态和高焦虑的情绪状态的重要病理机制之一。廖（Liao）等人发现 vlPFC 与负责注意定向的背侧注意网络（dorsal attention network，DAN）内部功能连接增加，并且这种增强和 Leibowitz 社交焦虑量表评分呈正相关，即被试者的社交焦虑水平越高，vlPFC 与 DAN 内部其他脑区，特别是杏仁核的连接越强[69]。盖耶（Guyer）采用生理心理的连接分析，发现杏仁核和 vlPFC 存在正性的连接[66]，这可能是焦虑障碍注意警觉的重要神经表征。

研究发现 SAD 患者 mPFC 脑功能也存在异常。背内侧前额叶皮层（dorsal medial prefrontal cortex，dmPFC）是默认网络的重要节点之一，在形成自我相关的记忆构建中起着重要作用，同时该区域还负责情绪的调节，特别是焦虑的调控。廖（Liao）等人的研究发现 SAD 中 dmPFC 在默认网络内部的功能连接增强，并且代表 mPFC 连接强度的平均 Z 值与 Leibowitz 社交焦虑量表评分呈正相关，该研究提示 mPFC 可能是 SAD 关于自我的负性记忆以及情绪失调的神经基础之一。在结构 MRI 的研究中，研究者发现 SAD 患者右侧 mPFC 体积增大以及 mPFC 内部结构连接增加，这可能是 mPFC 改变的结构基础[62]。SAD 患者的局部一致性研究也发现位于默认网络核心的 mPFC 的 ReHo 值减小，提示 SAD 患者社会情感线索知觉能力以及自我状态的心理表征能力受损，这很可能是 SAD 的一种脑补偿机制，在 mPFC 局部功能损伤时，试图通过内部连接的增强来补偿其功能。

眶额叶（orbitofrontal cortex，OFC）是信息编码、情绪调节以及社会认知的重要脑区，同时也是理解心理活动，特别是理解他人情绪状态的重要神经环路的一部分。一项基于全脑体素的功能连接分析发现，SAD 患者眶额皮层和左侧杏仁核、后扣带回以及楔前叶等区域连接减弱，且功能连接的强度与焦虑状态呈负相关。一项结构连接研究发现 SAD 患者连接额叶与杏仁核、边缘叶结构的钩束的白质纤维连接存在缺陷[71]，提示 SAD 额叶和杏仁核连接的结构已经被破坏。既往研究也存在不一致之处。廖（Liao）等人的研究发现，SAD 患者右侧杏仁核到 OFC 的有效连接增强[72]，也就是说 SAD 患者杏仁核过度激活的同时伴随着 OFC 的高激活，这与大部分任务研究中发现的 OFC 的低激活和杏仁核的高激活的发现相矛盾。可能是作者使用杏仁核为种子点，并采用 Granger 因果分析的方法有关。

安妮特（Annette）等人采用 ALE 软件对过去的功能影像研究进行了基于坐标的 meta 分析，结果发现，最一致的结果是与健康对照相比，SAD 患者双侧杏仁核及邻近区域（终纹床核及海马旁回）、右侧岛叶、前扣带回皮质、左侧背外侧前额叶、内侧前额叶及双侧枕颞区的激活增强。另外，该荟萃分析还对治疗后的 SAD 的功能影像研究进行了分析，发现无论是长期抗抑郁治疗还是精神治疗，都会引起 SAD 患者双侧枕叶及颞叶皮质区域激活下降[73]。总的来说，在 SAD 患者中，可能因为增强的情绪激发和强化的对潜在威胁及恐惧刺激的感知而引起正常功能网络的失衡。

3. 弥散张量成像研究 DTI 是一种可在活体状态下敏感的描绘白质微观结构特性的脑影像学手段，与传统的高分辨结构磁共振相比能提供更多的白质微观结构的信息。目前对于 SAD 患者的 DTI 研究结果差异较大。一个基于体素的全脑 DTI 研究发现，与健康对照相比，SAD 患者右侧钩状束 FA 明显降低，其他脑区没有明显差异[71]。而 Baur 等人的研究则发现 SAD 患者左侧钩状束、上纵束 FA 值降低，左侧钩状束的结果在他们随后采用纤维追踪方法的研究中也得到证实[74, 75]。另一方面，廖（Liao）等人的研究发现 SAD 患者胼胝体膝部的白质连接增强，且伴右侧内侧前额叶体积增大[62]；而邱（Qiu）等人的研究则发现SAD 患者存在包括左侧岛叶、额下回、颞中回、顶下小叶等多个脑区的 FA 值降低。近期的一个 DTI 研究发现，与健康对照相比，SAD 患者右侧下纵束的颞叶区域、右侧上纵束的枕颞区域 FA 值明显降低，且这些脑区的 FA 值与患者的焦虑严重度呈明显负相关，表明这一侧的颞叶及枕颞区域的白质微结构在调节社交行为中的作用，右侧上纵束及下纵束的异常可能导致面部加工过程的失常而导致社交功能障碍[76]。

（三）其他研究方法

一项 PET 研究观测了 SAD 患者在诱发预期焦虑任务（当众发言）的血流状况[77]，发现 SAD 患者出现显著增加的右侧前额叶区域、左侧颞下回以及杏仁核 - 海马区域血流，而左侧颞极和双侧小脑血流显著降低。另一项 SPECT 研究发现 GAD 患者血清素和多巴胺受体的亲和力显著增加[78]。最近，一项使用 NIRS 的研究调查了一群社交焦虑得分高和低的大学生被试者，发现两组人在演讲时均出现了右侧大脑血流体积和氧合血红蛋白密度增加的状况，这对实时监控诱发焦虑的任务有重要作用[79]。

结合以上影像学的研究，比较一致的发现是，SAD 患者杏仁核和海马体积下降，皮层 - 纹状体 - 丘脑环路（cortico-striato-thalamic network）功能受损，具体包括前额叶皮层低激活、边缘叶和边缘旁回脑区高激活，特别是杏仁核功能紊乱，纹状体功能失调。

安妮特（Annette）等人在前人的基础上提出了 SAD 的扩展后的神经生物学模型，该模型包括了背外侧及背内侧前额叶、前扣带回、杏仁核、岛叶、后扣带回、楔前叶、梭状回等多个脑区[73]。在 SAD 患者中，这些顶枕区域激活增高，但功能和结构连接减低，主要包括了楔叶、楔前叶及后扣带回。后扣带回及腹侧楔叶被认为是 DMN 的中心，参与了自我参考及情绪调节的过程，并与信息传递、整合、自发思维及意识等有关[80]。另外，后扣带回、腹侧楔叶参与了背侧注意网络（dorsal attention network，DAN），该网络涉及注意力、警觉、外部驱动的认知、工作记忆等多个方面的功能[81]。楔前叶本身则与前额叶、顶叶、丘脑等多个脑区存在连接，且与高级认知功能，特别是整合功能如视觉空间图像处理、情景记忆检索、自我参考过程及自主注意力转移等有关。

第六节 MRI 研究的局限性及展望

焦虑障碍作为一组精神疾病，覆盖了惊恐障碍、广泛性焦虑障碍、社交焦虑障碍、特殊恐惧症等，虽然疾病分类复杂烦琐，但疾病的核心为病理性的焦虑，总结影像学对惊恐障碍、广泛性焦虑障碍、社交焦虑障碍等焦虑障碍的研究结果，我们发现焦虑障碍谱系中的疾病存在一些共同的神经病理机制。

与焦虑相关的结构区域包括杏仁核和颞叶。杏仁核位于内侧颞叶的前端，是恐惧环路的核心，与恐惧的形成有关，当感知到威胁信息时，杏仁核激活，向上投射到皮层运动区并向下投射到脑干核团，以控制机体自主神经反应和唤醒程度，是各类型焦虑症的重要病理生理机制。此外，杏仁核也负责对情绪信息和行为的处理。另外，包括海马在内的颞叶结构在焦虑障碍的病理学中也扮演着重要角色。海马对压力和压力反应敏感，海马的破坏经常直接导致学习和记忆功能的损伤，此外，海马与杏仁核有重要的解剖连接，对恐惧反应的获得起重要作用。

但也有研究者认为焦虑障碍涉及更多的解剖结构，包括海马、杏仁核、扣带、前额叶及顶叶区域。布雷姆纳（Bremner）等人的观点是基于过去 100 多年来对焦虑障碍的神经解剖和神经生理的发现。例如怀特·坎农（Walter Cannon）发现切除猫的大脑皮层后将导致对潜在威胁或新颖环境的过度惊恐反应，因此认为下丘脑、海马、扣带和丘脑均参与情绪的产生。而神经解剖学家帕佩兹（Papez）提出了更为广泛的情绪环路，涉及下丘脑、丘脑、内侧颞叶（海马和周围区域）。应该说布雷姆纳（Bremner）等人的观点是更为一般的针对情绪和焦虑的神经基础。

与焦虑相关的功能改变区域主要涉及杏仁核和脑岛。条件恐惧反应中杏仁核和脑岛均出现激活增加。一项对社交焦虑障碍、特殊恐惧症、创伤后应激障碍的 meta 分析表明[82]，焦虑障碍中共同的脑功能改变的区域只涉及杏仁核和脑岛。杏仁核的过度激活反映了恐惧环路的过度激活，可能是造成不同焦虑障碍中共有的焦虑症状的神经基础。脑岛是边缘系统的一个重要结构，是内脏、味觉、躯体感觉、视觉和听觉神经的会聚之处，与杏仁核、下丘脑、扣带前回、眶额叶相连，这些连接参与认知功能、情感相关信息的处理，是社会认知信息加工的重要通路，因此人们越来越重视脑岛在焦虑障碍中的作用。

总之，焦虑障碍涉及的功能改变区域包括内侧前额叶、杏仁核和海马等关键区域（图 8-6-1）。海马主要涉及压力和焦虑事件相关的记忆和学习。丘脑是大脑的门控，过滤外界的刺激输入并且协调大脑的压力反应，内侧前额叶连接杏仁核和海马，调节杏仁核的反应，对恐惧反应的消退起重要作用。

虽然影像学的研究揭示了焦虑障碍共有的神经生理机制，然而不同的焦虑障碍发病机制各有不同。例如，虽然 PD、GAD 和 SAD 的杏仁核的结构均有改变，但是 PD 和 SAD 的杏仁核的改变是倾向于体积下降，而 GAD 却发现杏仁核体积的增大。此外，包括尾状核在内的多巴胺纹状体变化是 SAD 特有的功能变化之一。

除了疾病之间，单一疾病内部涉及的病理机制也比较复杂。研究发现即使是单一疾病，使用不同的研究方法和研究范式，涉及的脑区也大为不同。例如对 PD 而言，静息态、自发惊恐发作、任务激发惊恐发作和药物激发惊恐发作均涉及不同的脑区。此外，纳入被试者的范围、是否首发、是否经过药物治疗、疾病的亚型等均会成为干扰因素，影响最后的结果。

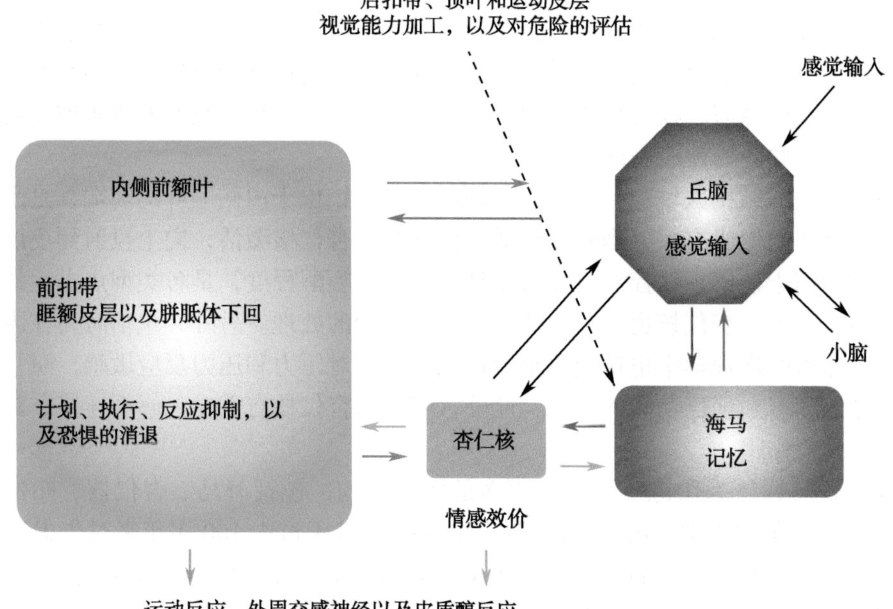

图 8-6-1 焦虑障碍的神经环路模型

焦虑障碍的神经环路模型：内侧前额叶、杏仁核和海马区域是焦虑涉及的关键脑区

总之，借助于神经影像技术，我们可以客观地探测焦虑患者从结构到功能的脑系统的改变，特别是脑功能成像融合局部与整体、动态与静态的成像方式，提供脑功能定位、脑功能连接以及脑功能效能连接、动态连接等多个层面的信息，对揭示焦虑障碍的发病机制，掌握患者治疗反应并进行有效的预后判断及疾病预防等提供了重要帮助。目前已经取得一定的研究成果，但由于焦虑障碍本身的复杂性、功能成像技术本身的局限性等多方面原因，造成焦虑障碍的影像学研究结果的可重复性差，因此对疾病病因及发病机制的研究仍处于探索之中。今后的研究需要利用多模态（结构 MRI、静息态 fMRI、任务态 fMRI、MRS 和基因影像）、多方法（如 EEG、PET、SPECT 和 MEG）、多学科手段（如心理、遗传、生理生化和药理等）从行为、生理、心理及基因等多层面多角度发现焦虑障碍的特异生物学标记。

（杨 勋 张华为 黄晓琦）

参考文献

[1] World Health Organization.Depression and Other Common Mental Disorders: Global Health Estimates, 2017.

[2] Kessler RC, Berglund P, Demler O, et al.Lifetime prevalence and age-of-onset distributions of DSM-Ⅳ disorders in the National Comorbidity Survey Replication.Arch Gen Psychiatry, 2005, 62(6): 593-602.

[3] Ma X, Xiang YT, Cai ZJ, et al.Generalized anxiety disorder in China: prevalence, sociodemographic correlates, comorbidity, and suicide attempts.Perspect Psychiatr Care, 2009, 45(2): 119-127.

[4] Wray NR, Middeldorp CM, Birley AJ, et al.Genome-wide linkage analysis of multiple measures of neuroticism of 2 large cohorts from Australia and the Netherlands.Arch Gen Psychiatry, 2008, 65 (6): 649-658.

[5] Tasan RO, Bukovac A, Peterschmitt YN, et al.Altered GABA transmission in a mouse model of increased trait anxiety.Neuroscience, 2011, 183 : 71-80.

[6] Tadic A, Rujescu, D, Szegedi, A, et al.Association of a MAOA gene variant with generalized anxiety disorder, but not with panic disorder or major depression.Am J Med Genet B Neuropsychiatr Genet, 2003, 117B (1): 1-6.

[7] Gorman JM, Liebowitz MR, Fyer AJ, et al.A neuroanatomical hypothesis for panic disorder.Am J Psychiatry, 1989, 146 (2): 148-161.

[8] Dresler T, Guhn A, Tupak SV, et al.Revise the revised?New dimensions of the neuroanatomical hypothesis of panic disorder.J Neural Transm (Vienna), 2013, 120 (1): 3-29.

[9] Gorman J M, Kent, J M, Sullivan, G M, et al.Neuroanatomical hypothesis of panic disorder, revised.Am J Psychiatry, 2000, 157 (4): 493-505.

[10] Ontiveros A, Fontaine R, Breton G, et al.Correlation of severity of panic disorder and neuroanatomical changes on magnetic resonance imaging.J Neuropsychiatry Clin Neurosci, 1989, 1 (4): 404-408.

[11] Lai CH, Hsu YY, Wu YT.First episode drug-naive major depressive disorder with panic disorder: gray matter deficits in limbic and default network structures.Eur Neuropsychopharmacol, 2010, 20 (10): 676-682.

[12] Uchida RR, Del-Ben CM, Busatto GF, et al.Regional gray matter abnormalities in panic disorder: a voxel-based morphometry study.Psychiatry Res, 2008, 163 (1): 21-29.

[13] Asami T, Yamasue H, Hayano F, et al.Sexually dimorphic gray matter volume reduction in patients with panic disorder.Psychiatry Res, 2009, 173 (2): 128-134.

[14] Protopopescu X, Pan H, Tuescher O, et al.Increased brainstem volume in panic disorder: a voxel-based morphometric study.Neuroreport, 2006, 17 (4): 361-363.

[15] Massana G, Serra-Grabulosa JM, Salgado-Pineda P, et al.Amygdalar atrophy in panic disorder patients detected by volumetric magnetic resonance imaging.Neuroimage, 2003, 19 (1): 80-90.

[16] Uchida RR, Del-Ben CM, Santos AC, et al.Decreased left temporal lobe volume of panic patients measured by magnetic resonance imaging.Braz J Med Biol Res, 2003, 36 (7): 925-929.

[17] Lai CH, Hsu YY.A subtle grey-matter increase in first-episode, drug-naive major depressive disorder with panic disorder after 6 weeks'duloxetine therapy.Int J Neuropsychopharmacol, 2011, 14 (2): 225-235.

[18] Kartalci S, Dogan M, Unal S, et al.Pituitary volume in patients with panic disorder.Prog Neuropsychopharmacol Biol Psychiatry, 2011, 35 (1): 203-207.

[19] Terlevic R, Isola M, Ragogna M, et al.Decreased hypothalamus volumes in generalized anxiety disorder but not in panic disorder.J Affect Disord, 2013, 146 (3): 390-394.

[20] Han DH, Renshaw PF, Dager SR, et al.Altered cingulate white matter connectivity in panic disorder patients. J Psychiatr Res, 2008, 42 (5): 399-407.

[21] Fischer H, Andersson JL, Furmark T, et al.Brain correlates of an unexpected panic attack: a human positron emission tomographic study.Neurosci Lett, 1998, 251 (2): 137-140.

[22] Pfleiderer B, Zinkirciran S, Arolt V, et al.fMRI amygdala activation during a spontaneous panic attack in a patient with panic disorder.World J Biol Psychiatry, 2007, 8 (4): 269-272.

[23] Spiegelhalder K, Hornyak M, Kyle SD, et al.Cerebral correlates of heart rate variations during a spontaneous panic attack in the fMRI scanner.Neurocase, 2009, 15 (6): 527-534.

[24] Dresler T, Hahn T, Plichta MM, et al.Neural correlates of spontaneous panic attacks.J Neural Transm(Vienna), 2011, 118(2): 263-269.

[25] Reiman EM, Raichle ME, Butler FK, et al.A focal brain abnormality in panic disorder, a severe form of anxiety.Nature, 1984, 310(5979): 683-685.

[26] Reiman EM, Raichle ME, Robins E, et al.The application of positron emission tomography to the study of panic disorder.Am J Psychiatry, 1986, 143(4): 469-477.

[27] Sakai Y, Kumano H, Nishikawa M, et al.Cerebral glucose metabolism associated with a fear network in panic disorder.Neuroreport, 2005, 16(9): 927-931.

[28] Nordahl TE, Semple WE, Gross M, et al.Cerebral glucose metabolic differences in patients with panic disorder.Neuropsychopharmacology, 1990, 3(4): 261-272.

[29] Maddock RJ, Buonocore MH, Kile SJ, et al.Brain regions showing increased activation by threat-related words in panic disorder.Neuroreport, 2003, 14(3): 325-328.

[30] Zhang Y, Duan L, Liao M, et al.MRI for brain structure and function in patients with first-episode panic disorder.Zhong Nan Da Xue Xue Bao Yi Xue Ban, 2011, 36(12): 1170-1175.

[31] Pillay SS, Rogowska J, Gruber SA, et al.Recognition of happy facial affect in panic disorder: an fMRI study.J Anxiety Disord, 2007, 21(3): 381-393.

[32] Tuescher O, Protopopescu X, Pan H, et al.Differential activity of subgenual cingulate and brainstem in panic disorder and PTSD.J Anxiety Disord, 2011, 25(2): 251-257.

[33] Woods SW, Koster K, Krystal JK, et al.Yohimbine alters regional cerebral blood flow in panic disorder. Lancet, 1988, 2(8612): 678.

[34] Boshuisen ML, Ter Horst GJ, Paans AM, et al.rCBF differences between panic disorder patients and control subjects during anticipatory anxiety and rest.Biol Psychiatry, 2002, 52(2): 126-135.

[35] Reiman EM, Raichle ME, Robins E, et al.Neuroanatomical correlates of a lactate-induced anxiety attack. Arch Gen Psychiatry, 1989, 46(6): 493-500.

[36] Stewart RS, Devous MD Sr, Rush AJ, et al.Cerebral blood flow changes during sodium-lactate-induced panic attacks.Am J Psychiatry, 1988, 145(4): 442-449.

[37] Pannekoek JN, Veer IM, van Tol MJ, et al.Aberrant limbic and salience network resting-state functional connectivity in panic disorder without comorbidity.J Affect Disord, 2013, 145(1): 29-35.

[38] Shin YW, Dzemidzic M, Jo HJ, et al.Increased resting-state functional connectivity between the anterior cingulate cortex and the precuneus in panic disorder: resting-state connectivity in panic disorder.J Affect Disord, 2013, 150(3): 1091-1095.

[39] Cui H, Zhang J, Liu Y, et al.Differential alterations of resting-state functional connectivity in generalized anxiety disorder and panic disorder.Hum Brain Mapp, 2016, 37(4): 1459-1473.

[40] Lepola U, Nousiainen U, Puranen M, et al.EEG and CT findings in patients with panic disorder.Biol Psychiatry, 1990, 28(8): 721-727.

[41] De Cristofaro MT, Sessarego A, Pupi A, et al.Brain perfusion abnormalities in drug-naive, lactate-sensitive panic patients: a SPECT study.Biol Psychiatry, 1993, 33(7): 505-512.

[42] Prasko J, Horacek J, Zalesky R, et al.The change of regional brain metabolism(18FDG PET) in panic disorder during the treatment with cognitive behavioral therapy or antidepressants.Neuro Endocrinol Lett, 2004, 25(5): 340-348.

[43] Dresler T, Ehlis AC, Plichta MM, et al. Panic disorder and a possible treatment approach by means of high-frequency rTMS: a case report. World J Biol Psychiatry, 2009, 10 (4 Pt 3): 991–997.

[44] De Bellis MD, Casey BJ, Dahl RE, et al. A pilot study of amygdala volumes in pediatric generalized anxiety disorder. Biol Psychiatry, 2000, 48 (1): 51–57.

[45] De Bellis MD, Keshavan MS, Shifflett H, et al. Superior temporal gyrus volumes in pediatric generalized anxiety disorder. Biol Psychiatry, 2002, 51 (7): 553–562.

[46] Etkin A, Prater KE, Schatzberg AF, et al. Disrupted amygdalar subregion functional connectivity and evidence of a compensatory network in generalized anxiety disorder. Arch Gen Psychiatry, 2009, 66 (12): 1361–1372.

[47] Hilbert K, Lueken U, Beesdo–Baum K. Neural structures, functioning and connectivity in Generalized Anxiety Disorder and interaction with neuroendocrine systems: a systematic review. J Affect Disord, 2014, 158 : 114–126.

[48] Moon CM, Jeong GW. Abnormalities in gray and white matter volumes associated with explicit memory dysfunction in patients with generalized anxiety disorder. Acta Radiol, 2017, 58 (3): 353–361.

[49] Monk CS, Nelson EE, McClure EB, et al. Ventrolateral prefrontal cortex activation and attentional bias in response to angry faces in adolescents with generalized anxiety disorder. Am J Psychiatry, 2006, 163 (6): 1091–1097.

[50] McClure EB, Monk CS, Nelson EE, et al. Abnormal attention modulation of fear circuit function in pediatric generalized anxiety disorder. Arch Gen Psychiatry, 2007, 64 (1): 97–106.

[51] Monk CS, Telzer EH, Mogg K, et al. Amygdala and ventrolateral prefrontal cortex activation to masked angry faces in children and adolescents with generalized anxiety disorder. Arch Gen Psychiatry, 2008, 65 (5): 568–576.

[52] Whalen PJ, Johnstone T, Somerville LH, et al. A functional magnetic resonance imaging predictor of treatment response to venlafaxine in generalized anxiety disorder. Biol Psychiatry, 2008, 63 (9): 858–863.

[53] Blair K, Shaywitz J, Smith BW, et al. Response to emotional expressions in generalized social phobia and generalized anxiety disorder: evidence for separate disorders. Am J Psychiatry, 2008, 165 (9): 1193–1202.

[54] McClure EB, Adler A, Monk CS, et al. fMRI predictors of treatment outcome in pediatric anxiety disorders. Psychopharmacology (Berl), 2007, 191 (1): 97–105.

[55] Li W, Cui H, Zhu Z, et al. Aberrant Functional Connectivity between the Amygdala and the Temporal Pole in Drug–Free Generalized Anxiety Disorder. Front Hum Neurosci, 2016, 10 : 549.

[56] Mathew SJ, Mao X, Coplan JD, et al. Dorsolateral prefrontal cortical pathology in generalized anxiety disorder: a proton magnetic resonance spectroscopic imaging study. Am J Psychiatry, 2004, 161 (6): 1119–1121.

[57] Coplan JD, Mathew SJ, Mao X, et al. Decreased choline and creatine concentrations in centrum semiovale in patients with generalized anxiety disorder: relationship to IQ and early trauma. Psychiatry Res, 2006, 147 (1): 27–39.

[58] Moon CM, Kang HK, Jeong GW. Metabolic change in the right dorsolateral prefrontal cortex and its correlation with symptom severity in patients with generalized anxiety disorder: Proton magnetic resonance spectroscopy at 3 Tesla. Psychiatry Clin Neurosci, 2015, 69 (7): 422–430.

[59] Wu JC, Buchsbaum MS, Hershey TG, et al. PET in generalized anxiety disorder. Biol Psychiatry, 1991, 29 (12): 1181–1199.

[60] Maron E, Kuikka JT, Ulst K, et al. SPECT imaging of serotonin transporter binding in patients with generalized

anxiety disorder.Eur Arch Psychiatry Clin Neurosci,2004,254(6):392-396.

[61] Potts NL,Davidson JR,Krishnan KR,et al.Magnetic resonance imaging in social phobia.Psychiatry Res,1994,52(1):35-42.

[62] Liao W,Xu Q,Mantini D,et al.Altered gray matter morphometry and resting-state functional and structural connectivity in social anxiety disorder.Brain Res,2011,1388 :167-177.

[63] Meng Y,Lui S,Qiu C,et al.Neuroanatomical deficits in drug-naive adult patients with generalized social anxiety disorder:a voxel-based morphometry study.Psychiatry Res,2013,214(1):9-15.

[64] Martin EI,Ressler KJ,Binder E,et al.The neurobiology of anxiety disorders:brain imaging,genetics,and psychoneuroendocrinology.Psychiatr Clin North Am,2009,32(3):549-575.

[65] Blair K,Geraci M,Devido J,et al.Neural response to self-and other referential praise and criticism in generalized social phobia.Arch Gen Psychiatry,2008,65(10):1176-1184.

[66] Guyer AE,Lau,JY,McClure-Tone EB,et al.Amygdala and ventrolateral prefrontal cortex function during anticipated peer evaluation in pediatric social anxiety.Arch Gen Psychiatry,2008,65(11):1303-1312.

[67] Sareen J,Campbell DW,Leslie WD,et al.Striatal function in generalized social phobia:a functional magnetic resonance imaging study.Biol Psychiatry,2007,61(3):396-404.

[68] Amir N,Klumpp H,Elias J,et al.Increased activation of the anterior cingulate cortex during processing of disgust faces in individuals with social phobia.Biol Psychiatry,2005,57(9):975-981.

[69] Liao W,Chen H,Feng Y,et al.Selective aberrant functional connectivity of resting state networks in social anxiety disorder.Neuroimage,2010,52(4):1549-1558.

[70] Qiu C,Liao W,Ding J,et al.Regional homogeneity changes in social anxiety disorder:a resting-state fMRI study.Psychiatry Res,2011,194(1):47-53.

[71] Phan KL,Orlichenko A,Boyd E,et al.Preliminary evidence of white matter abnormality in the uncinate fasciculus in generalized social anxiety disorder.Biol Psychiatry,2009,66(7):691-694.

[72] Liao W,Qiu C,Gentili C,et al.Altered effective connectivity network of the amygdala in social anxiety disorder:a resting-state FMRI study.PLoS One,2010,5(12):e15238.

[73] Bruhl AB,Delsignore A,Komossa K,et al.Neuroimaging in social anxiety disorder-a meta-analytic review resulting in a new neurofunctional model.Neurosci Biobehav Rev,2014,47 :260-280.

[74] Baur V,Hanggi J,Rufer M,et al.White matter alterations in social anxiety disorder.J Psychiatr Res,2011,45(10):1366-1372.

[75] Baur V,Bruhl AB,Herwig U,et al.Evidence of frontotemporal structural hypoconnectivity in social anxiety disorder:A quantitative fiber tractography study.Hum Brain Mapp,2013,34(2):437-446.

[76] Tukel R,Ulasoglu Yildiz C,et al.Evidence for alterations of the right inferior and superior longitudinal fasciculi in patients with social anxiety disorder.Brain Res,2017,1662 :16-22.

[77] Tillfors M,Furmark T,Marteinsdottir I,et al.Cerebral blood flow during anticipation of public speaking in social phobia:a PET study.Biol Psychiatry,2002,52(11):1113-1119.

[78] van der Wee NJ,van Veen JF,Stevens H,et al.Increased serotonin and dopamine transporter binding in psychotropic medication-naive patients with generalized social anxiety disorder shown by 123I-beta-(4-iodophenyl)-tropane SPECT.J Nucl Med,2008,49(5):757-763.

[79] Tuscan LA,Herbert JD,Forman EM,et al.Exploring frontal asymmetry using functional near-infrared spectroscopy:a preliminary study of the effects of social anxiety during interaction and performance tasks.

Brain Imaging Behav, 2013, 7(2): 140–153.

[80] Greicius MD, Krasnow B, Reiss AL, et al. Functional connectivity in the resting brain: a network analysis of the default mode hypothesis. Proc Natl Acad Sci USA, 2003, 100(1): 253–258.

[81] Corbetta M, Shulman GL. Control of goal-directed and stimulus-driven attention in the brain. Nat Rev Neurosci, 2002, 3(3): 201–215.

[82] Etkin A, Wager TD. Functional neuroimaging of anxiety: a meta-analysis of emotional processing in PTSD, social anxiety disorder, and specific phobia. Am J Psychiatry, 2007, 164(10): 1476–1488.

第九章

创伤后应激障碍

创伤后应激障碍（post traumatic stress disorder，PTSD）是个体经历异常强烈的精神应激后延迟发生的一类临床症状严重、极大损害精神健康的应激相关障碍。

美国《精神障碍诊断与统计手册》第 5 版（DSM-5）将第 4 版中的“焦虑障碍”拆分并重组为“焦虑障碍”“强迫障碍与其他相关障碍”和“创伤和应激相关障碍”。“创伤和应激相关障碍”一章不仅包括 DSM-4 中“焦虑障碍”一章中的急性应激障碍和创伤后应激障碍以及 DSM-4 的“适应障碍”一章中的适应障碍，还列入了新的诊断——反应性依恋障碍、去抑制型社交障碍等。同时 DSM-5 中 PTSD 的应激源标准也要求患者清楚体验到创伤性事件，同时也删除了主观体验标准。由于 DSM-5 发布于 2014 年，根据 DSM-5 对 PTSD 进行诊断的研究报道并不多，所以本章中所描述的关于 PTSD 的研究报道是基于 DSM-4 的诊断标准。

第一节 流行病学

PTSD 的发病率因创伤应激事件不同而差异较大，约为 5%~50%，平均达 12%；终身患病率达 0.3%~14%，平均为 8%；约 1/3 的 PTSD 患者终身不愈，约 84% 的患者常伴有物质滥用、焦虑症、抑郁症等精神和躯体障碍，自杀率是健康人群的 6 倍[1]。

第二节 病因及发病机制

PTSD 是一种有确切病因的精神疾病，能够引起 PTSD 的应激源包括自然灾害（如地震、洪灾、台风和海啸等）、人为灾害（如战争、恐怖袭击、严重交通事故、火灾、矿难、被强暴、被抢劫和虐待等）和重大丧失（如亲人突然死亡、破产、失去自由或重要地位、罹患癌症等）等创伤性事件。

PTSD 的确切发病机制尚不完全清楚，因为经历这些应激源后，绝大多数人会感到恐惧、害怕、无助并出现躯体上的恐惧反应，然而大多数经历者在一段时间后心理生理状态恢复正常，仅少数人的精神创伤持续存在从而形成 PTSD。PTSD 的发生可能与以下因素有关。

一、遗传

有证据表明PTSD的易感性具有遗传性，针对经历过越南战争的双胞胎的研究显示，孪生兄弟中一个患PTSD时，另一个为同卵双胎时患PTSD的风险高于异卵双胞。研究还发现，经历过创伤性事件后，天生海马较小的人更容易患PTSD，PTSD和其他精神疾病受很多相似的遗传因素影响[2]。

二、神经回路假说

动物实验和脑功能成像研究已经显示，PTSD的病理生理主要涉及杏仁核、mPFC和海马三个脑区。其中，杏仁核参与评估威胁相关的刺激和（或）生物学上相关的错读，是条件性恐惧加工的必需环节；鉴于PTSD患者在环境中对潜在威胁的高度警觉以及在实验室中对条件性恐惧的过度反应，许多研究者推测，杏仁核在PTSD中处于高反应性，它涉及条件性恐惧的消除和恐惧消除状态的持续，当额叶受损时恐惧消除不会正常地出现，PTSD患者表现出在日常生活中对恐惧事件的过度反应持续存在、在实验室中对条件性恐惧反应消除减弱，因而推测mPFC在PTSD中可能受损。海马涉及明确的记忆加工和条件恐惧时对环境的编码过程，重要的是海马在对情感记忆编码时与杏仁核相互作用，这一过程与创伤和PTSD的研究高度相关。在动物中，极端的应激因子和高水平的应激相关因素可导致海马细胞损伤和记忆受损。目前，已形成了PTSD的前额叶－杏仁核－海马环路假说，该假说认为：PTSD患者杏仁核高反应性；mPFC低反应性，mPFC和海马不能有效抑制杏仁核的活动[3]。

三、神经内分泌

PTSD的神经内分泌改变主要发生在下丘脑－垂体－肾上腺皮质（hypothalamic-pituitary-adrenal，HPA）轴。许多研究表明，PTSD患者存在HPA轴功能异常，例如有研究发现多数PTSD患者尿液中皮质醇的分泌降低、儿茶酚胺分泌增加，去甲肾上腺素/皮质醇比值高于正常对照，这一改变不同于正常的战斗/逃跑反应，后者表现为暴露于应激因子后，儿茶酚胺和皮质醇水平同时升高。PTSD患者脑脊液中儿茶酚胺处于高水平，同时促肾上腺皮质激素释放因子（corticotropin releasing factor，CRF）浓度升高，CRF是调节应激所致内分泌以及行为反应最重要的神经递质之一，可以抑制过度的应激反应，对机体起着保护作用。基于PTSD患者由地塞米松试验造成的皮质醇抑制反应比其他精神疾病如重症抑郁等明显强烈，推测PTSD患者HPA轴的异常可能源于糖皮质激素受体的敏感性增加，导致糖皮质激素对HPA轴的负反馈作用增强，致使儿茶酚胺分泌增加，而儿茶酚胺可促使患者注意力分散和高度警觉，激发恐惧并增强记忆等，从而促进恐惧反应的形成和发展。其他研究表明，PTSD患者5-羟色胺处于持续性低水平，这与焦虑、沉思、烦躁不安、侵略、自杀和冲动等行为症状有关，5-羟色胺也有利于糖皮质激素产生的稳定。患者的症状还与其他神经递质的释放有关，如阿片制剂与PTSD的“回避、警觉性增高”症状群及痛觉减退有关。

第三节 临床表现

在《中国精神障碍分类与诊断标准》第 3 版中 PTSD 的精神症状主要表现为：①反复发生闯入性的创伤性体验重现（病理性重现）、梦境，或因面临与刺激相似或有关的境遇而感到痛苦或不由自主地反复回想；②持续的警觉性增高；③持续的回避；④对创伤性经历的选择性遗忘；⑤对未来失去信心。在 DSM-5 中 PTSD 的症状包括再体验、唤醒、回避、认知与情绪持续的负性改变，而 DSM-4 中主要是重复体验、回避与麻木、警觉性增高三主征。

（1）重复体验：重复体验是 PTSD 的特征性症状。患者总是痛苦地回忆创伤事件，当与事件相关的场景再次出现时会产生强烈的情感、生理反应。闪回（flashback）是重复体验最常见的表现方式。

（2）回避与麻木：回避是 PTSD 的核心症状。患者总是回避能够引起创伤回忆的提示，如与创伤事件相关的人物、形势和处境等。很多 PTSD 患者也存在情感麻木，包括感觉障碍、不愿参与社会活动以及对创伤事件重要部分的失忆等。

（3）警觉性增高：警觉性增高在创伤后的第一个月最普遍、最严重，表现为睡眠障碍、易激惹、注意力集中困难及高度易感性等。

重复体验特征性症状和警觉性增高这两项可以说是 PTSD 的阳性症状，患者表现出明显的焦虑甚至恐惧，故美国精神病学会将其纳入到焦虑障碍中。而回避与麻木这一项可以说是 PTSD 的阴性症状，患者可表现出明显的抑郁心境，因痛苦本能而极力回避。从以上我们可以看出 PTSD 患者整体处于一个内“燃”（重复体验）外“抑”（回避与麻木）的状态。

第四节 影像学研究意义

影像学检查的重要意义在于可能为 PTSD 提供生物标志[4]。所谓生物标志是指一种过程、物质或结构，它或它的产物能被在体测量，用于评价患某种疾病的风险大小、诊断是否患该病、评估疾病的进展和预后、在实施治疗前预测不同治疗方案可能产生的治疗效果或确定治疗的有效性[5]。

PTSD 生物标志可分为易感生物标志、疾病生物标志和治疗生物标志。易感生物标志对于 PTSD 的防治意义在于：对于具有高危易感生物标志的人群应避免从事创伤暴露的高危职业，如战斗士兵和消防员，以避免他们对创伤事件的暴露；当经历创伤事件后，通过对易感生物标志的筛查，及时发现易患 PTSD 的高危人群，以便在 PTSD 症状出现之前尽早进行预防性治疗。通过另两种生物标志，能显著改善对 PTSD 的治疗。首先，通过使用疾病标志物能加速 PTSD 的诊断；其次，通过治疗标志物，能在治疗前，预测不同治疗方案的疗效；最后通过治疗标志物，能监测治疗后过程。除了有利于 PTSD 的诊断、治疗和患病风险评估外，PTSD 生物标志的识别有助于揭示 PTSD 的发病机制，有可能开发出全新的治疗方法，进而有助于对 PTSD 更好的防治。遗憾的是，在临床上，还没有能被广泛接受的生物标志。医学影像学的发展日新月异，影像学检查已经能够涵盖结构、功能、分子水平，能在体、无创地显示疾病的改变，因而为发现 PTSD 生物标志提供了难得的机会。

对于易感生物标志，已经有一些初步发现。吉尔伯特森（Gilbertson）等的双生子研究发现，由战争所致的严重 PTSD 患者及其孪生兄弟与非 PTSD 的同胞相比，均存在海马体积缩小的问题，故推测海马体积小可能是 PTSD 的易感因素。温特（Winter）等发现无论有无 PTSD，烧伤患者右侧海马体积也都缩小，而且烧伤面积的大小和左侧海马体积呈负相关；因而认为 PTSD 不是造成海马体积减小的必要条件，海马体积缩小是创伤的后果。另一项研究表明，海马体积缩小与 PTSD 患者的病程呈显著负相关，不支持海马体积缩小作为易感生物标志的观点。笠井（Kasai）等所做的双生子研究发现，与有战争暴露无 PTSD 的双胞胎相比，战争所致 PTSD 患者的前扣带回皮层（ACC）灰质密度明显降低，PTSD 诊断与战争暴露之间存在交互效应，提示膝前扣带回皮质灰质密度降低可能是 PTSD 的后果[6]。然而最近一项研究发现，被试者地震前的右侧腹侧 ACC 的体积与地震后被试者的 PTSD 症状评分呈负相关，而从地震前至地震后，左侧眶额内侧回体积缩小明显[7]。海马和内侧前额叶体积缩小，是否可以作为 PTSD 的易感生物标志还有待进一步研究。

在治疗生物标志的研究中，现仅有少量报道。帕加尼（Pagani）等发现，对眼动脱敏与再加工治疗（eye movement desensitization and reprocessing therapy，EMDR）有反应和无反应的 PTSD 患者，SPECT 检查时 ^{99m}Tc-HMPAO 摄取不同，治疗成功后示踪剂分布改变。另一项研究发现，通过治疗，PTSD 症状减轻，伴随喙侧 ACC 体积增大。对认知行为治疗有反应的 PTSD 患者的 ACC 体积在治疗前较无反应者为大。杏仁核和 ACC 的活动能预测 PTSD 患者对认知行为治疗后反应。

在 PTSD 的影像学研究中，绝大多数都是针对疾病生物标志，下一节将对 PTSD 的疾病生物标志研究进行详细介绍。

第五节　影像学研究现状

目前，能用于PTSD的影像学检查手段包括CT、MRI、PET、SPECT及NIRS等。其中，以 MR 在 PTSD 生物标志的研究中占主导地位。根据其成像模态，MRI 可以分为 sMRI、fMRI、DTI 和 MRS 等。本节将从 MRI 的上述几种常用模态入手，介绍 PTSD 磁共振研究的现状。

一、结构影像学研究

（一）结构磁共振研究

在过去的 20 年中，PTSD 的脑结构 MRI 研究所用的技术可以归纳为感兴趣区（ROI）、基于体素的形态学分析法（VBM）和基于脑表面分析（SBA）三种。早期的研究以 ROI 为主，近年来则以 VBM 为多，而 SBA 正日益成为业界关注的热点。

1. ROI 研究　ROI 研究是通过对脑的特定解剖结构进行标记和分割，以获取该结构形态学信息的一种研究方法，有手工和自动化两种手段，测量参数主要为体积和面积。由于手工分割存在费时费力、各研究机构对解剖结构定义可能不一致、重复性较差及不能进行全脑分析等缺陷，现基本被自动化 ROI 研究替代。正是因其费时费力，所以手工分割的 ROI研究通常需要一个先验假设，以缩小研究范围。自动化ROI技术虽然提高了工作效率，但是其仍需要使用先验的大脑图集来限定脑区。PTSD 研究中，最著名的病理机制假说是“前额叶－杏仁核－海马环路假说”，该假说认为 PTSD 产生的原因是杏仁核活动呈现高反应性，导致过度的恐惧应答反应；mPFC 活动呈低反应性，导致其不能有效抑制杏仁核的功能，同时也可能与 PTSD 患者恐惧记忆消退受损有关；海马功能的异常导致 PTSD 患者陈述性记忆的损害以及识别环境安全性的能力缺陷[3]。针对内侧前额叶、杏仁核和海马，已经进行了大量的 ROI 研究。

海马涉及陈述性记忆加工和条件恐惧时对环境的编码过程，海马在对情感记忆编码时与杏仁核相互作用，这一过程与创伤和 PTSD 的研究高度相关；同时海马体积较大，图像处理中结构分割相对较易；因此海马已成为 PTSD 结构 MRI 研究中的最大热门。最早的结构 MRI 研究发现，与有创伤暴露和无创伤暴露对照组相比，PTSD 患者海马体积缩小。此后，有大量测量海马体积的文章出现，到 2008 年用结构 MRI 测量海马的文章达 39 篇之多[8]。大部分原始研究和 meta 分析都为 PTSD 患者海马体积缩小提供了实质性证据。经 meta 分析发现，PTSD 患者双侧海马体积缩小[9]，这种体积缩小无性别差异[10]。PTSD 症状的严重程度可能是决定海马差异大小的一个重要因素。那些未能发现海马体积缩小的成人 PTSD 研究常常纳入的是症状相对较轻的慢性患者。儿童 PTSD 的结构 MRI 研究未发现海马体积缩小，这表明海马体积缩小的形成可能受神经成熟因素的影响。很多研究发现，PTSD 患者海马体积缩小不受酒精滥用或抑郁症共病的影响[11]。最近的一项高分辨率结构 MRI 研究发现，PTSD 患者海马的海马角（CA3）及齿状回亚区体积缩小。

mPFC 在灵长动物中与杏仁核之间存在大量的纤维连接，mPFC 涉及条件性恐惧的消除和恐惧消除状态的持续，当额叶受损时正常的恐惧消除不会出现，PTSD 患者在日常生活中表现出对恐惧事件过度反应的持续存在、在实验室中对条件性恐惧反应的消除减弱，提示其 mPFC 在 PTSD 中可能受损。文献中 ACC 也包含在 mPFC 内。劳奇（Rauch）等 2003 年首先报道了 ACC 的膝前和胼胝体下区皮质体积缩小，而背侧 ACC 体积没有显著差异。亚马逊（Yamasue）等则发现 PTSD 患者左侧 ACC 体积减小，且 PTSD 症状的严重性和 ACC 的体积呈负相关。北山（Kitayama）等却发现 PTSD 患者右侧 ACC 体积缩小。一项 meta 分析显示，与创伤暴露对照组相比，PTSD 患者 ACC 体积缩小[9]。除 ACC 以外，mPFC 其他部分的 ROI 研究相对较少，更多涉及 mPFC 的结构研究使用 VBM。

杏仁核参与评估威胁相关的刺激和（或）生物学上相关的错读，是条件性恐惧加工的必需环节；鉴于 PTSD 患者在环境中对潜在威胁的高度警觉、在实验室中对条件性恐惧的过度反应，许多研究者推测，杏仁核在 PTSD 中处于高反应性。在动物模型中，长期应激刺激使杏仁核神经元树突分支增多。人类研究中，功能研究亦发现 PTSD 患者杏仁核功能增强。帕里莎（Pavlisa）等曾报道 PTSD 患者右侧杏仁核体积较左侧缩小。莫莉卡（Mollica）等则发现 PTSD 患者双侧杏仁核缩小。然而，多数研究发现 PTSD 患者与对照组之间杏仁核体积无统计学差异。最近的 meta 分析亦显示，与对照组（无论有无暴露史的健康人）相比，成人 PTSD 患者的杏仁核体积无明显改变。

胼胝体是脑内最大的白质结构，是两侧大脑半球之间情感、认知及其他功能在加工处理时信息传递的重要通道，属于调制情绪刺激和多种记忆功能处理的环路结构，这些环路连接的改变和 PTSD 临床症状所表现的功能紊乱相符。多项儿童 PTSD 结构研究发现胼胝体体积缩小。卡尔（Karl）等的 meta 分析发现，儿童 PTSD 患者的胼胝体缩小，而成人 PTSD 患者并无此表现，因此认为胼胝体缩小是儿童 PTSD 患者的特有改变[9]。然而在成人 PTSD 中，胼胝体面积缩小亦有少量报道。

ROI 研究涉及的其他结构还包括全脑、颞上回、小脑半球、小脑蚓部和垂体等，但是报道的数量相对较少，结果也较不一致。例如存在成人 PTSD 患者全脑体积缩小；成人 PTSD 患者右侧尾状核体积缩小；儿童 PTSD 患者小脑体积缩小；成人 PTSD 患者小脑蚓部体积无改变；儿童 PTSD 患者垂体体积正常；以及青少年 PTSD 患者双侧颞上回体积增大等报道。

2. VBM 研究 VBM 通过空间归一化的过程，将被试者的脑图像融合到相同的模板图像上，再将脑结构分割成为灰质、白质和脑脊液，利用参数统计检验对分割后的组织成分逐个进行体素组间比较，定量检测全脑的灰质和白质的体积和密度。因其具有自动、全面、客观和可重复等优势，VBM 已经替代 ROI，成为 PTSD 的 sMRI 研究中的主流方法。用“stress disorders，post-traumatic”作为 Mesh 主题词和“voxel-based morphometry”为自由词到 2016 年 4 月为止，在 PubMed 数据库中可检出的文章已经达 49 篇。

利用 VBM 不仅重复了在 ROI 研究中发现的 PTSD 患者与对照组之间存在差异的脑区，同时新发现一些在 ROI 研究中未报道过差异的脑结构。VBM 研究中重复较多的发现包括前扣带回、海马及岛叶体积缩小。也包括脑内其他一些结构，如李等人利用基于体素的形态学测量 - 自建模板及微分同胚图像融合（VBM-DARTEL）算法评价近期发病 PTSD 患者的脑结构结果表明，与有地震创伤暴露史的健康对照比较，PTSD 患者右侧舌回灰质体积增加，右侧楔叶、枕中回、丘脑及双侧颞上回灰质体积缩小，左侧颞上回白质体积缩小，两组间海马灰质体积差异无统计学义。新近发表的一篇 meta 分析文章很好地显示了 PTSD 的 VBM 研究的主要阳性发现，经整合后发现，PTSD 患者 mPFC、左侧海马、左侧颞中回及右侧额上回灰质体积较有创伤暴露史的健康对照者缩小（图 9-5-1），而 mPFC 及左侧枕叶皮质灰质体积较无创伤暴露的健康对照者缩小（图 9-5-2）[12]。较早的另一篇 meta 分析则发现，与有创伤暴露史对照组相比，PTSD 患者 ACC、左侧颞极 / 颞中回、腹内侧前额叶皮质、左侧海马体积缩小，右侧海马体积无缩小[13]。这一结论与 ROI 的大多数研究结果基本相符。仅有少数文献报道灰质体积增大，如卡里翁（Carrion）等发现双侧额上、下回部分脑区灰质体积增大。针对 PTSD 患者经历的创伤类型的异质性问题，最近的一篇孟等的 meta 分析发现，经历单一应激事件的 PTSD 患者与长期处于创伤应激事件中的患者其脑结构的改变不同。具体表现为：与有创伤暴露史的对照者比较，经历单一应激事件的 PTSD 患者双侧 mPFC、ACC、脑岛、纹状体、左侧海马和杏仁核灰质体积减小；而长期处于创伤应激事件的患者左侧脑岛、纹状体、杏仁核和颞中回灰质体积减小[14]。

目前，结构密度的研究时有报道，结果很不一致。例如，苏（Sui）等发现，与无创伤暴露对照组相比，PTSD 患者双侧内侧额叶、左侧额中回、颞中回及梭状回灰质密度降低，而右侧后扣带回、中央后回及双侧中央前回和顶下小叶灰质密度升高；与创伤暴露对照组相比，PTSD 患者右侧钩、左侧颞中回及梭状回灰质密度降低，而左侧中央前回、顶下小叶及右侧中央后回灰质密度升高。

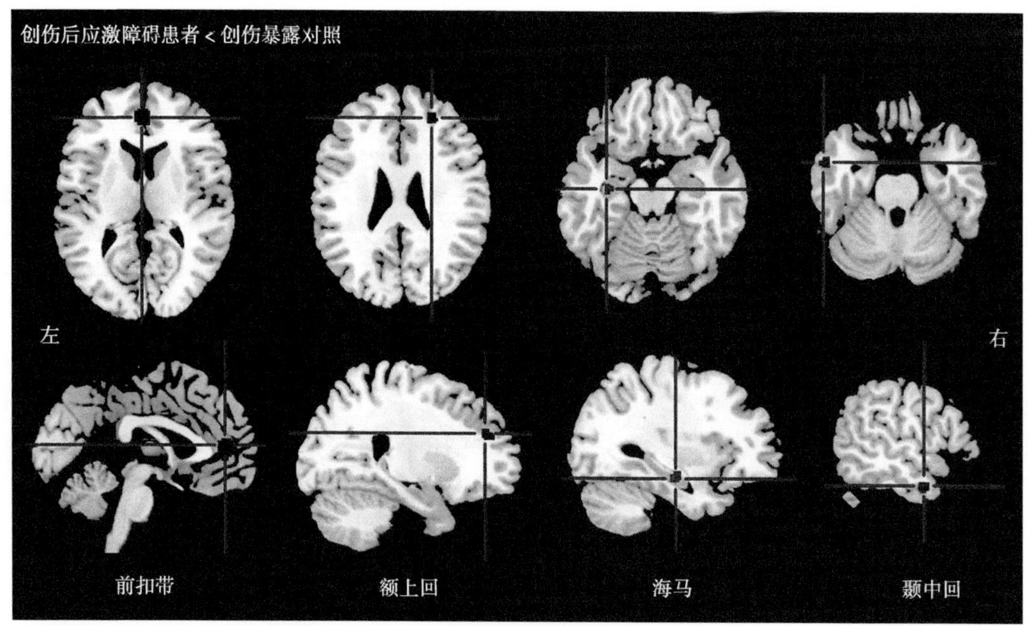

图 9-5-1 创伤后应激障碍患者灰质体积缺陷

VBM 研究的结果显示，与创伤暴露的健康对照比较，创伤后应激障碍患者前扣带回、额上回、海马和颞中回灰质体积显著缩小

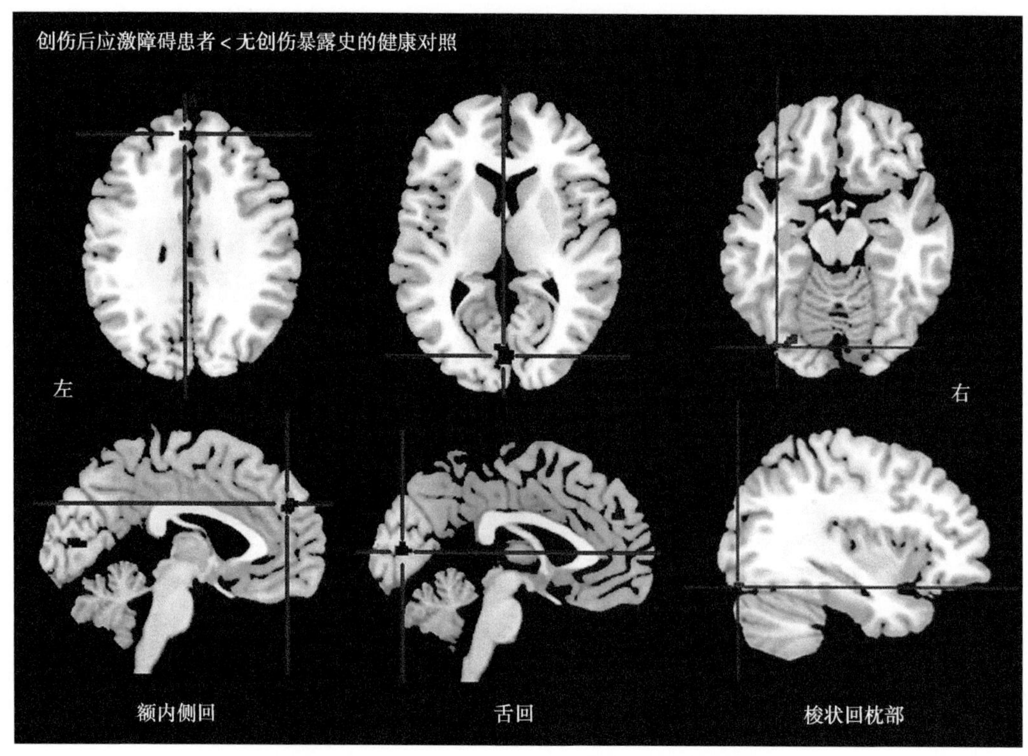

图 9-5-2 创伤后应激障碍患者灰质体积缺陷

VBM 研究的结果显示，与无创伤暴露史的健康对照相对，创伤后应激障碍患者额内侧回、舌回及梭状回枕部灰质体积显著缩小

3. SBA 研究 SBA 是近年来随着计算神经科学的发展，新开发的脑结构分析方法。它通过信号强度、毗邻关系或结构概率识别灰白质分界和灰质表面，从而将大脑皮层当成一个壳样结构分割出来，以评估大脑皮层形态学特征。测量参数包含皮层厚度和皮层面积等，较为常用的软件有 FreeSurfer 和 CIVET。大脑皮层的体积等于面积和厚度的乘积。皮层厚度和面积在皮质形成过程中有特异的分化阶段，并由不同的基因决定。皮层厚度的组间差异较体积测量更特异，比 VBM 发现的体积改变解释起来更直接。因而皮层厚度在 PTSD 结构研究中越来越受重视。

以“stress disorders，post-traumatic”作为 Mesh 主题词和“cortical thickness”为自由词在 PubMed 和 Web of knowledge 数据库中检索，到 2017 年 4 月为止，检出 21 篇文献，其中 13 篇报道了 PTSD 患者与对照组皮层厚度的差异。报道皮层厚度降低的文章占多数，涉及左侧 ACC、左侧 mPFC、双侧额上中下回、双侧颞上回、左侧颞下回、左侧顶叶和左侧岛叶等脑区，以 ACC 重复较多。报道升高的如 Lyoo 等报道双侧后外侧前额叶皮层厚度增高（图 9-5-3）；近期李等关于大样本地震后 PTSD 患者的皮层厚度研究发现：与有地震暴露史的健康对照比较，PTSD 患者右侧颞上回、顶下小叶、左侧楔前叶皮层厚度增加（图 9-5-4）[15]。兰德雷（Landre）等的研究未发现皮层厚度改变。可见，PTSD 患者皮质厚度的研究结果差异较大，有待进一步研究，进行荟萃分析有可能为 PTSD 的皮层厚度研究提供一致性的结果。

（二）弥散张量成像研究

DTI 通过检测水分子弥散运动的各向异性，可以分析正常组织和病变组织水分子各向异性扩散程度，是目前唯一的可以在活体状态下无创地跟踪脑内白质纤维束并反映其解剖连通的方法，可以用于检测各种神经和精神疾病的脑白质纤维束的完整性，对有序排列的白质纤维束进行定位，并定量分析 FA、MD、各向异性指数（anisotropy index，AI）及相对各向异性（relative anisotropy，RA）等。FA 值是最常用的参数值，表示组织中水分子向各个方向弥散的程度，又水分子各向异性成分在整个弥散张量中的比例算出，可以反映白质纤维束的完整性，包括纤维的密度、纤维直径及髓鞘等的情况。当纤维密度升高、纤维直径增加及髓鞘形成时，FA 值上升；反之，微管退化、轴突结构损伤和脱髓鞘时 FA 值降低。应用纤维追踪技术（tractography）及弥散张量纤维追踪技术（diffusion tensor tomography，DTT）还可以对脑内白质纤维束进行三维立体成像，对各纤维束的体积、行程及纤维数量等进行定量分析。

目前亚伯（Abe）利用 DTI 技术研究了 9 例 PTSD 患者脑内白质结构的 FA 值变化，发现 PTSD 患者左扣带 FA 值显著增高并与 PTSD 症状呈正相关，这可能也与杏仁体的高反应相关。另一研究显示，横向研究时，PTSD 患者较创伤暴露对照组双侧后扣带回 FA 值升高；纵向研究中 PTSD 患者左侧后扣带回 FA 值升高（图 9-5-5）。金（Kim）等报道另一组 21 例 PTSD 患者左侧扣带 FA 值显著低于健康对照组，这与上述研究结果正好相反。贾可斯基（Jackowski）等对受虐儿童中的 PTSD 患者研究发现患者中后胼胝体区白质结构存在 FA 值降低，胼胝体区白质是两大脑半球之间连接的重要通路，而中后胼胝体白质包含在调制情绪刺激和多种记忆功能处理的环路中，这些环路连接的改变和 PTSD 临床症状所表现的功能紊乱相符。最近一项 meta 分析，整合了 7 项成人 PTSD 患者全脑 DTI 研究，发现有 9 个脑区 FA 值降低、6 个脑区 FA 值升高，双侧的扣带束出现多处 FA 值升高或降低，

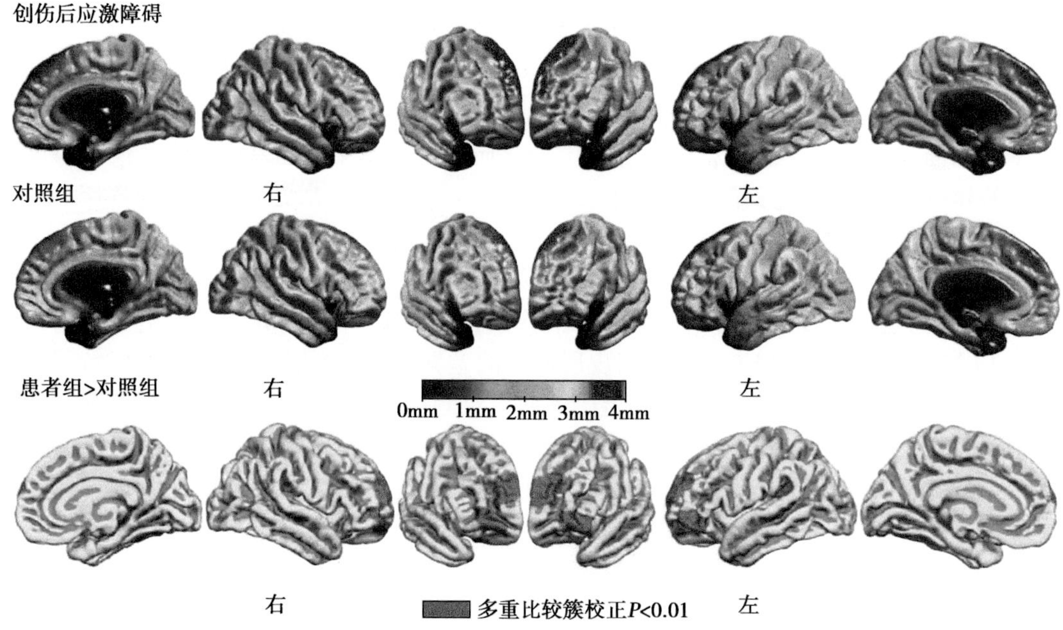

图 9-5-3　创伤后应激障碍患者皮层厚度改变

SBA 结果显示，创伤暴露后 1.4 年，与创伤暴露对照组相对，创伤后应激障碍患者右侧后外侧前额叶、左侧额上回及额下回皮层厚度增高

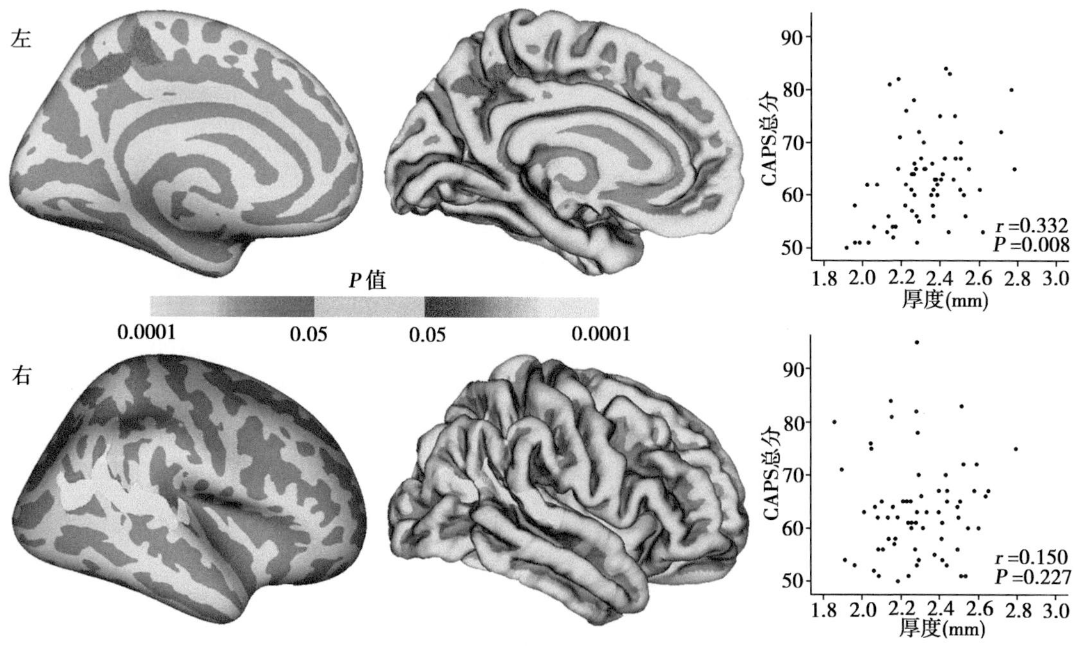

图 9-5-4　创伤后应激障碍患者与创伤暴露对照组的灰质皮层厚度差异（红色表示脑区在左侧楔前叶；黄色表示脑区在右侧颞上回延伸到顶下小叶），以及 PTSD 患者灰质厚度改变与症状严重程度的相关性

最大的一个异常脑区位于右侧扣带，表现为 FA 值降低；双侧上纵束 FA 值升高，而左侧上纵束 FA 值降低，以降低的脑区较为明显[16]。

而 DTI 的其他弥散参数，包括轴向弥散系数 AD 和径向弥散系数 RD 能够反映更多的白质结构信息。FA 值通常比较笼统地反映白质纤维束的完整性，并不能更加细致地区分到底是轴索还是髓鞘的病变所致。而动物实验表明，AD 值可以独立地反映轴索的改变，而 RD 值则单独与髓鞘变化相关[17]。近期一篇黎等关于大样本地震后 PTSD 患者的 DTI 研究发现，与有地震暴露史的健康对照比较，PTSD 患者左侧额上回、额中回及胼胝体大钳的 FA 值升高。但是弥散参数分析发现 PTSD 患者左侧前额叶（包括额上回和额中回）的 AD 值和 RD 值是下降的，且左侧额中回的 FA 值、AD 值、RD 值与患者症状严重程度具有显著的相关性；而左侧胼胝体的 AD 值是升高的，RD 值是下降的（图 9-5-6）[18]。

目前，PTSD 的 DTI 研究较少，多数研究样本较小，要得到 DTI 中 PTSD 的疾病生物标志，还需进一步研究。

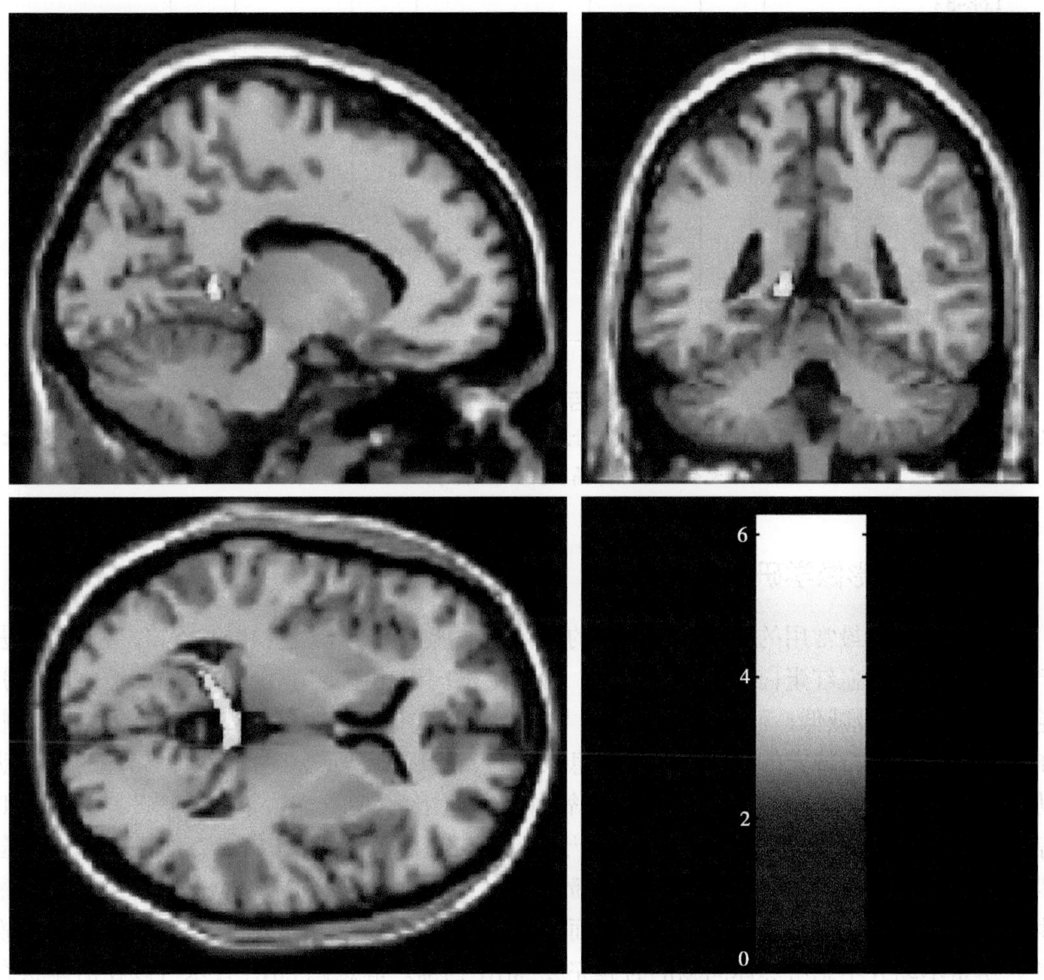

图 9-5-5　创伤后应激障碍患者白质完整性异常

DTI 研究显示，创伤后应激障碍患者创伤暴露后 24 个月与 10 个月相比，左侧后扣带回 FA 值升高

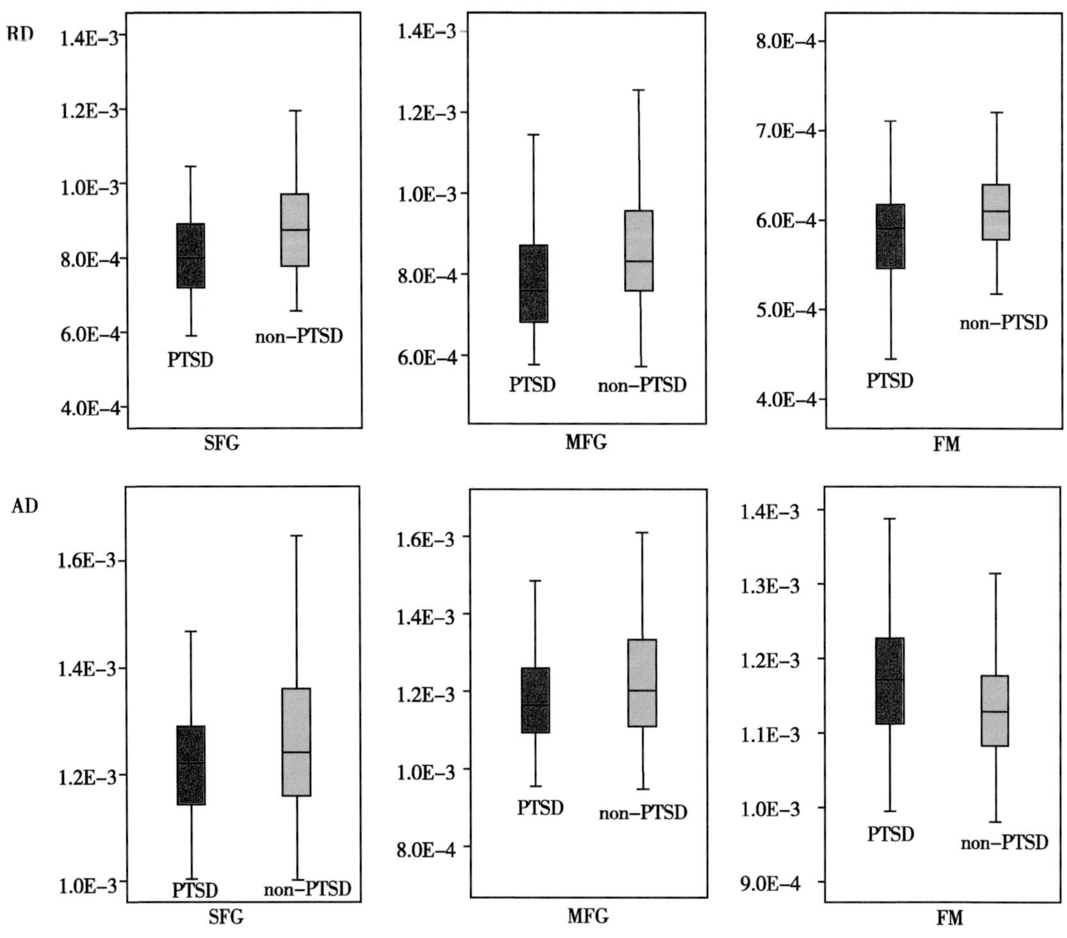

图 9-5-6 创伤后应激障碍患者弥散参数改变

创伤后应激障碍患者较创伤暴露对照组左侧额上回、额中回 FA 值升高，AD 值及 RD 值下降；左侧胼胝体大钳 FA 值升高，AD 值升高，RD 值下降

二、功能影像学研究

MRI 是目前最常用的一种非损伤性的活体脑功能检测技术，它利用 BOLD 对比原理进行成像。即脱氧血红蛋白为顺磁性物质，可产生横向磁化弛豫时间（T_2）的缩短效应，引起 T_2 加权像信号减低；而氧合血红蛋白与人体组织类似，是反磁性的，对质子弛豫无影响。当被试者执行特定的任务或保持静息状态时，脑区神经元会产生活动，局部的血流动力学改变，氧合血红蛋白浓度增加而脱氧血红蛋白浓度降低，T_2 缩短效应减弱，局部 T_2 信号增强，神经元活动区的 T_2 信号就高于无活动区。BOLD-fMRI 研究有任务态和静息态两种方法。任务态是被试者在经受症状激发或认知激活时进行 fMRI 检查，用任务前后磁共振的信号相减，考查脑区有无激活；而静息态是指受试处于清醒休息状态、保持全身放松、尽量不动并不思考具体问题的时候完成 fMRI 扫描。静息态 fMRI 技术可以在活体状态下无创地反映脑自发活动，在研究 PTSD 脑功能连接方面显示出巨大的潜力和优势。

1. 任务态 fMRI 在 PTSD 方面的研究 传统的 fMRI 在 PTSD 方面的研究主要是依据

其很高的时间和空间分辨率，基于 MRI 成像来探测脑中的反应区域。近期的研究也有采用脑代谢测定技术或者神经纤维追踪技术来获得脑区的反应。目前应用最广泛的是在一定的任务状态下进行 MRI 成像来计算激活脑区的 PTSD 信号。其中有针对特定脑区（如 ACC 和海马等）进行研究的，也有针对特定神经传导通路的脑环路进行研究的。很多研究都发现杏仁核、ACC、海马和脑岛等脑区存在明显的脑功能改变，其中杏仁核激活增强、内侧前额叶皮质（包括 ACC）激活降低、海马旁回激活增强及脑岛激活降低的研究结果较一致；而对海马的研究报道存在较大差异，关于颞回、枕顶叶及丘脑等报道较少，且存在一定差异，这可能与样本容量、PTSD 患者严重程度和任务刺激情况等有关。

杏仁核作为边缘系统的一部分，是神经网络的重要节点，是产生、识别、调节情绪，控制学习和记忆的重要脑区。大量研究表明，PTSD 患者该功能区的活动异常，其中大部分研究指出杏仁核激活增强；极少数研究发现 PTSD 患者杏仁核激活降低。对于研究结果的不一致可能跟共病情况有关，但更多的证据（包括创伤回忆和情感刺激等）都支持杏仁核激活增强这一研究结论，因此推测这很可能与 PTSD 患者情绪调节功能异常有关。ACC 具有认知功能和调节情绪功能，有研究发现 PTSD 患者组在任务状态下 ACC 激活区域明显少于对照组，激活信号的强度也低于对照组。ACC 的认知功能和情绪功能损害很可能与 PTSD 患者表现出情绪记忆的唤起、痛苦经历的闪回和敏感脆弱等现象有关。

关于海马在 PTSD 患者中的研究，较为一致的报道是其体积减小[13]；而功能变化的结果差异较大，既有激活降低的报道，也有激活增强的报道。研究结果存在差异，可能是不同的任务方式对海马的激活存在差异。海马是大脑边缘系统的重要组成部分，负责与时间和空间有关信息的摄取和回忆。其功能紊乱很可能与 PTSD 患者学习和记忆能力下降以及一系列的闪回症状有关，较多研究者认为海马激活强度的改变很可能成为 PTSD 发病的预兆因素。

关于 PTSD 患者左侧海马旁回激活增强的报道见于慢性 PTSD 患者研究；也有关于 PTSD 患者面对创伤刺激时海马旁回激活降低的报道。海马旁回属于大脑边缘系统，被认为与情节、空间、背景记忆和情绪反应有关，参与记忆的编码和提取。海马旁回与海马之间连接密切，海马旁回是许多从海马投射出来的新皮质联络中心，同时也是海马大部分传入神经纤维的中心，海马激活强度的降低可能增强了海马旁回的活性。因此海马旁回功能紊乱很可能与 PTSD 患者学习、记忆能力下降及情绪不稳定有关。

另有报道指出 PTSD 患者的颞上回激活强度降低。颞上回为听觉联合皮质区，参与声音信息处理。颞上 / 中回参与记忆加工的整合，颞上 / 中回可能与海马、海马旁回一起参与 PTSD 患者创伤记忆存储以及认知过程。

关于脑岛的大部分研究指出其在 PTSD 患者中激活降低，也有少数报道指出其激活增强[19]。脑岛与其他脑区如额 / 顶 / 颞叶、杏仁核和海马有广泛的纤维连接，是情绪处理及自主调节网络中的一个重要节点。此外，岛叶在认知，特别是记忆功能中起重要作用，岛叶皮层的激活与复杂的语言工作记忆和记忆片段的编码回放相关。因此岛叶激活异常与 PTSD 症状之间可能存在密切联系。

针对 PTSD 患者任务态的脑 fMRI 研究发现，脑区功能异常的部位大部分都集中于大脑的边缘系统和大脑皮层（图 9-5-7）。这一现象提示，大脑可能以边缘系统为核心组成一个处理情绪和记忆的网络，而 PTSD 患者各脑区的功能异常导致该情绪网络连接异常，从而导致处理情绪、记忆、学习及行为等功能发生障碍。

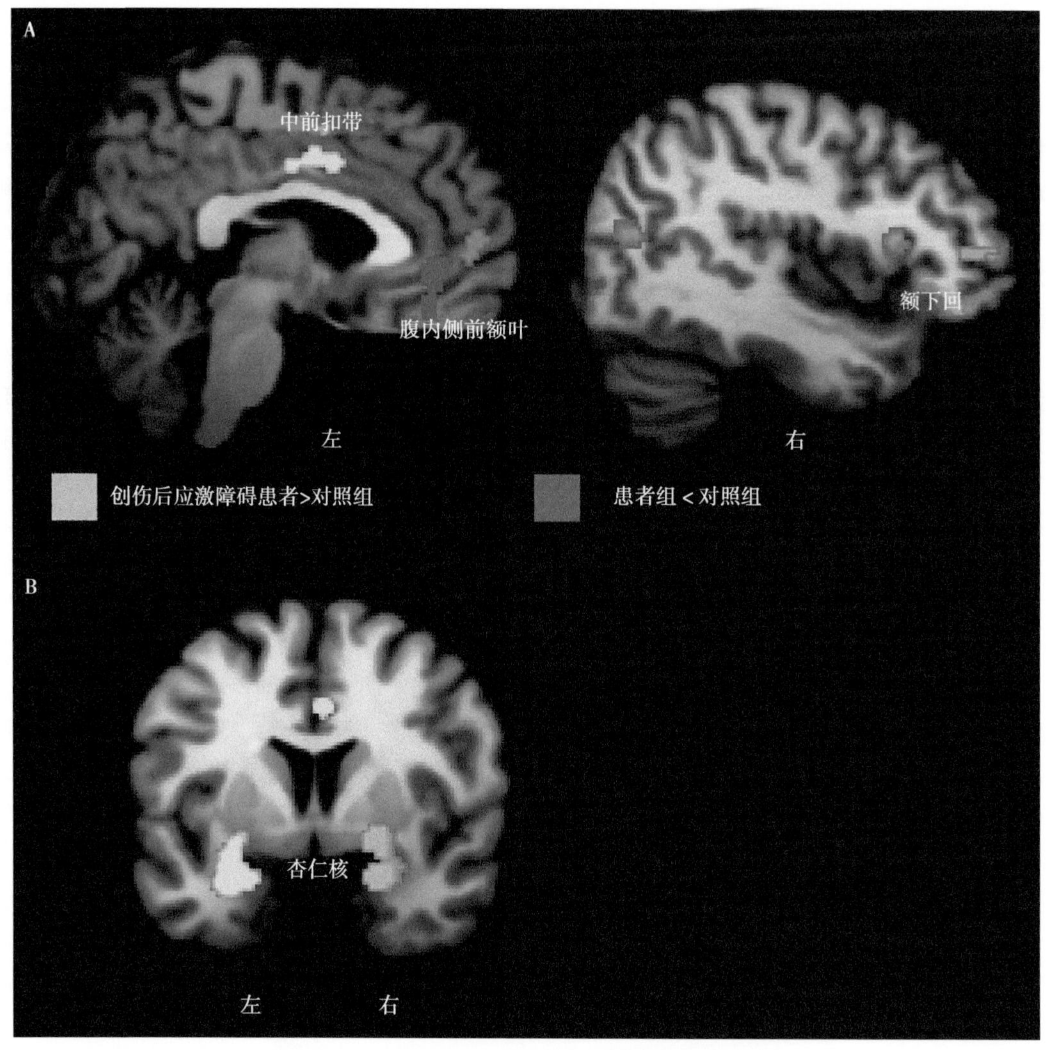

图 9-5-7　创伤后应激障碍患者任务态脑功能异常

A. 基于体素的全脑分析；B. 感兴趣区分析。症状刺激和认知情感任务功能研究的 meta 分析显示创伤后应激障碍患者较对照组脑区激活差异，黄色表示患者较对照组活动性增高脑区，蓝色表示患者较对照组活动性减低脑区

直接针对任务与脑活动的心理生理交互作用（PPI）研究分析方法，可以直接揭示大脑感兴趣区与其他相关脑区间的功能连接是否受到所操控“认知变量”的调制，即可以全脑搜索出与任务活动相关的脑功能连接。例如，理查德（Richard）在研究中发现，在进行非威胁性图片的相关任务时，与健康青少年比较，PTSD 的青少年患者其左侧杏仁核及双侧前扣带回喙部的功能连接减弱，而杏仁核与背侧前扣带回的功能连接未见明显变化。同时，杏仁核与腹侧前额叶的功能连接强度在健康青少年中随着年龄增加，而在 PTSD 青少年中随着年龄下降[20]。

2. 静息态 fMRI 在 PTSD 方面的研究　静息态 fMRI 现在主要的研究手段是从局部脑区、功能连接及功能网络三个方面分析 PTSD 患者的脑区异常活动。静息态下人脑运动系统、听觉系统和视觉系统都存在显著的功能连接。在静息态下脑区间仍有内在协同活动，并可能形成有组织的网络，完成一定的功能，如果其连接性和拓扑结构发生变化，预示着完成某项功能会受到阻碍，这很可能跟 PTSD 的病理特征有关。

（1）局部脑区活性研究：针对局部脑区的活性分析一般采用 ReHo 和 ALFF 方法，从功能分离的角度分析局部脑区的自发神经活动，这对研究 PTSD 患者单个脑区病变有重要作用。研究显示静息态下的 PTSD 患者杏仁核、海马旁回、中脑和小脑顶部等脑区 ALFF 增强；而 ACC、额下 / 中回、下丘脑、右侧岛叶和楔前叶 ALFF 减低。也有报道指出 PTSD 患者右舌回、楔叶、枕中回和小脑区域 ALFF 值下降，而右内侧额回和额中回的 ALFF 值增加。针对局部一致性（ReHo）的研究显示，静息态时 PTSD 患者脑区右颞下回、楔前叶、顶下叶、中扣带回、左枕中回以及双侧后扣带回的 ReHo 增强；而左海马和腹侧前扣带回的 ReHo 减弱。也有右额上回的 ReHo 增强，右颞中回和右舌回 ReHo 减弱的报道。

PTSD 患者的杏仁核、海马旁回、脑干以及小脑顶部在静息态下表现异常激活。杏仁核是恐惧形成和表达的关键中枢，海马旁回参与背景记忆和情绪反应，脑干具有传导功能，是各种反射的中枢，并且能够对意识状态进行调节。静息态下发生低频振荡的脑区之间有明显的关联性，活性增强的这些脑区很可能共同参与执行某些功能，如：活性增强的杏仁核对外部刺激保持着高度警惕，海马旁回参与情绪反应的准备工作等，这些功能很可能与 PTSD 症状密切相关。PTSD 患者 ACC、额中 / 下回、下丘脑、岛叶、楔前叶以及基底核在静息态下活性降低。ACC 和额回是参与行为、认知和情绪调节的重要通路；下丘脑参与自主神经系统的调节，与其他脑区具有密切的联系；楔前叶可能是 PTSD 患者要点记忆的一个重要区域，其后部区域还与有意识的短时记忆回想有关；岛叶除了能够对情感进行自主调节外还涉及对疼痛的感知；基底核不仅与大脑皮层、丘脑和脑干紧密相连，而且还参与记忆、情感和学习的认知功能。这些脑区与情感、记忆和认知等功能息息相关，其活性的降低很可能导致相应的功能异常，从而引发一系列症状，如认知改变、情感麻木、记忆紊乱等。枕叶的高级皮层有着整合躯体感觉 – 视觉 – 听觉的功能，而且与前额叶有紧密联系，颞枕区还与物体和面孔的识别有关。患者颞枕交界区和枕中回在静息态时的局部一致性增强有可能参与 PTSD 的神经病理机制。

（2）功能连接研究：静息态脑功能连接分析一般采用针对所有有限数目脑区两两之间和 ROI 的分析方法。其中确定有限数目脑区的分析方法主要有自动化脑解剖标记（automated anatomical labeling，AAL）、ICA 及聚类分析方法。李等人运用 AAL 模板的全脑功能连接分析发现，PTSD 患者左侧 mPFC 与右侧杏仁核、双侧海马、双侧海马旁回及右侧直回，左侧下眶额叶与右侧海马的正性功能连接性减低，左侧后扣带回（PCC）与双侧脑岛的负性功能连接减弱。有研究利用 ICA 方法首先确定了后扣带回以及楔前叶、ACC、内侧前额叶和角回等脑区，再进行这些脑区的功能连接分析，结果发现：PTSD 患者左内侧前额叶和后扣带回区域功能连接性减低，而楔前叶区域功能连接增强。

静息态时运用 ROI 分析方法以后扣带回为种子点进行研究，发现 PTSD 患者脑区左后扣带回与右楔前叶，右后扣带回与右颞上回和颞中回功能连接增强；而左后扣带回与右梭状回，右后扣带回与左额上回功能连接减弱。以杏仁核为种子点进行研究发现 PTSD 患者杏仁核和脑岛之间功能连接增强，杏仁核和海马之间的正相关功能连接减弱，而杏仁核和背侧 ACC/ 腹侧 ACC 的负相关功能连接减弱。以丘脑为种子点进行研究发现丘脑与右内侧前额叶和左前扣带回皮质的正相关功能连接降低。丘脑与双侧额下回和左额中回、左顶下小叶及右楔前叶正相关功能连接性增强。针对不同严重程度的PTSD患者研究，发现后扣带回和双侧杏仁核之间的功能连接强度与PTSD患者严重程度呈负相关。

从以不同的脑区为种子点进行的研究可以看出：PTSD患者种子点与相关脑区之间的功能连接异常，楔前叶和颞中回等与记忆学习和意识等认知功能相关，它们与后扣带回之间的连接增强提示，楔前叶和颞中回可能与PTSD患者的恐惧症和闪回症状有关。额上回损伤会造成一定的负面情绪症状，它与后扣带回之间的连接降低表明其与PTSD神经病理机制密切相关。杏仁核与脑岛、海马以及扣带回等之间的连接异常提示其可能是PTSD情绪异常的神经回路之一。丘脑与额叶、扣带皮质以及顶叶之间功能连接异常提示其可能与PTSD的认知功能异常相关。

（3）功能网络研究：当对所有有限数目的脑区两两之间进行功能连接分析时就形成了全脑的功能连接网络。近年来提出最多的是静息态下的默认网络分析。默认网络维持着人脑在基线状态下的一些最基本的认知活动，包括对外在世界的感知和对自我行为的精神状态监控等。对此进行研究有助于了解PTSD患者处理信息的变化情况。有研究指出，静息态时PTSD患者的后扣带回/楔前叶之间的连接性比默认网络中的其他脑区（如杏仁核和海马/海马旁回）的连接性降低。同样有研究指出PTSD患者显示出默认网络内部（包括内侧前扣带回皮质/腹内侧前额叶皮质）连接降低（图9-5-8），激活网络内部连接增强，默认网络和激活网络之间的交叉连接性增强（图9-5-9）。

PTSD患者的静息态默认网络功能连接异常，提示默认网络功能连接异常可能是PTSD的神经病理机制。默认网络静息态时连接性减低，导致PTSD患者某些功能障碍，如学习记忆受阻。而默认网络静息态时连接性增强导致PTSD患者另外一些功能障碍，如正确地处理外界的刺激及情绪的调整等。

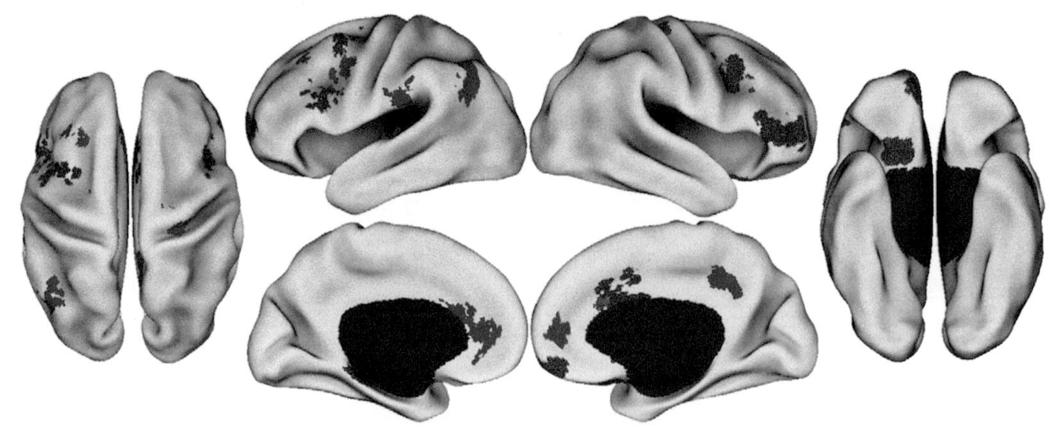

图9-5-8 创伤后应激障碍患者静息态功能异常

静息态fMRI的meta分析显示，创伤后应激障碍患者脑区活动减低，红色表示患者与创伤暴露对照组相比，蓝色表示患者与无创伤暴露健康对照相比（左侧大脑半球显示于图像之右侧）

复杂脑网络研究，是从脑连接组学角度出发的主要分析方法。人脑可以被看作一个非常复杂的网络，具有高效的“小世界”拓扑属性。但不同的脑疾病患者脑网络拓扑结构会

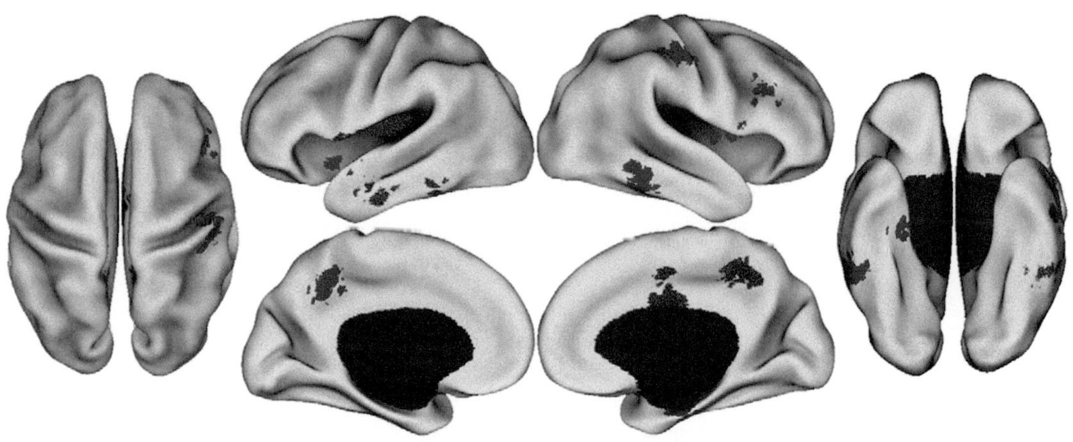

图 9-5-9　创伤后应激障碍患者静息态功能异常

静息态 fMRI 的 meta 分析显示，创伤后应激障碍患者脑区活动增高，红色表示患者与创伤暴露对照组相比，蓝色表示患者与无创伤暴露健康对照相比（左侧大脑半球显示于图像之右侧）

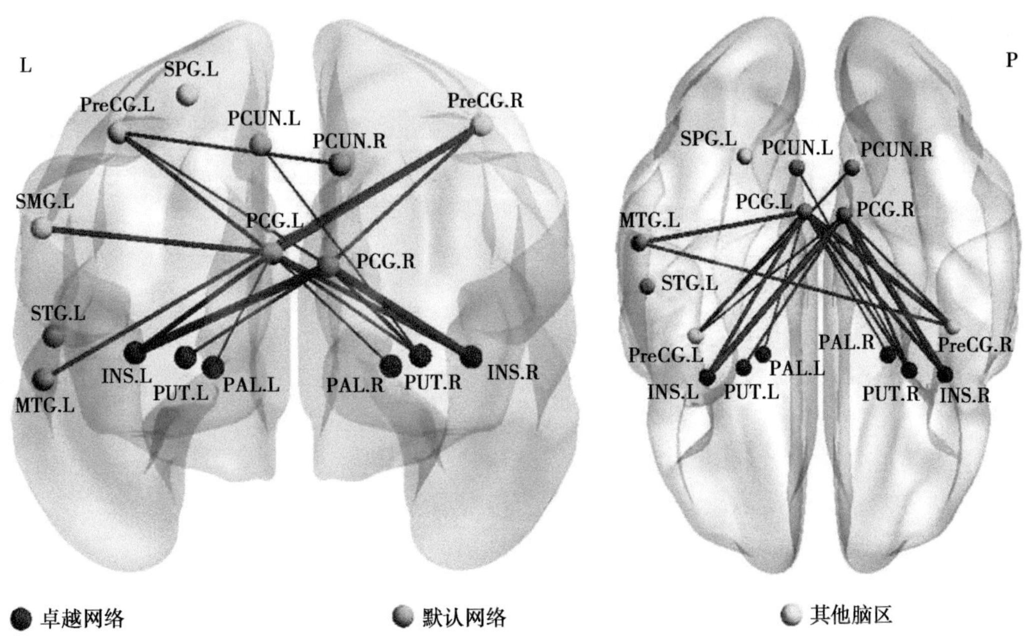

图 9-5-10　创伤后应激障碍患者脑拓扑结构改变

静息态 fMRI 的脑连接组学研究分析显示，创伤后应激障碍患者脑区节点中心度改变，功能连接减弱。红色表示卓越网络，橙色表示默认网络，黄色表示其他脑区

INS，岛叶；L，左侧大脑半球；MTG，颞中回；P，后部的；PAL，苍白球；PCG，后扣带回；PCUN，楔前叶；PreCG，中央前回；PUT，壳核；R，右侧大脑半球；SMG，缘上回；SPG，顶上回；STG，颞上回

发生改变，其“小世界”属性会减弱，或趋向于“规则化”，或趋向于“随机化”，或更加“小世界化”。为了全面研究 PTSD 患者脑网络拓扑属性的改变，雷等人近期关于大样本地震后 PTSD 患者的脑连接组学研究发现，PTSD 患者的脑拓扑全局属性趋向于更加“小世界化”改变，同时其局部属性改变主要集中在默认网络和卓越网络，各自网络间的节点中心度增加，但是两个网络间的功能连接减弱（图 9-5-10）[21]。而索等人研究的儿童 PTSD 患者的脑拓扑全局属性趋向于“规则化”，同时其局部属性改变主要表现为默认网络和卓越网络的节点活动增加，而中央执行网络的节点活动降低[22]。

三、其他影像学研究

MRS 利用化学位移原理，可在体或离体测量化学物质的相对浓度或绝对浓度，是一种用来在活体检测细胞水平代谢变化的无创性检查方法。目前，主要用于测量大脑 NAA、Cr、Cho、MI 及 Glx 等。多个研究显示 ACC 和海马的 NAA 浓度和 NAA/Cr 比值下降，提示可能有神经细胞受损。汉姆（Ham）等对 PTSD 患者脑部 MRS 的研究发现，PTSD 患者双侧海马及双侧 ACC 下降，且双侧海马及 ACC 的 NAA 水平和 PTSD 患者创伤经历重体验症状的评分呈负相关。希夫（Schuff）等研究发现，双侧海马 NAA 显著下降（23%），Cr 峰显著下降（11%~26%），海马体积改变不显著，反映了海马神经元的缺失或功能障碍或神经胶质细胞的增生，海马 NAA 的改变比海马体积的改变更能较早较敏感地反映神经元的损伤。刘梦奇等发现，儿童及青少年 PTSD 患者双杏仁体 NAA 及 Glx 浓度增高，右侧杏仁体 Cr 浓度降低。

利用 SPECT，利伯逊（Liberzon）等发现，与创伤暴露或无暴露的健康对照组相比，仅 PTSD 患者在听到战斗声音之后杏仁核和伏隔核激活。钟（Chung）等发现 PTSD 患者边缘系统脑血流灌注增加，而额上回、顶叶及颞叶部分脑区血流灌注降低。

第六节 MRI 研究的局限性及展望

当前 PTSD 影像学研究的局限性主要在于：绝大部分研究都不是前瞻性纵向设计，部分研究未对被试者进行纯化，多数研究未同时选用有无创伤暴露史的两种被试者作为对照，一些研究在试验设计和结果解释时往往未考虑时间要素对结果的影响。影响 PTSD 研究的混杂因素众多，主要包括：①被试者的人格特质和年龄；②创伤事件类型；③创伤暴露的程度、持续时间和间隔时间；④创伤暴露后的时间；⑤ PTSD 病程长短；⑥创伤暴露及患病后是否接受药物及其他干预；⑦对照组是相同创伤暴露史健康人、无暴露史健康人还是两者都包含；⑧数据采集以及图像处理方法等。换言之，正是这些原因导致了研究结果的不一致和重复性差。不探明这些细节对 PTSD 脑影像的影响，很难发现对临床真正有用的易感生物标志、疾病生物标志和治疗生物标志。

随着科学技术的不断发展，更高分辨率的图像、更精细的图像后处理方式以及更可靠的统计分析手段将弥补方法上的不足。今后的 PTSD 影像学研究应该特别注意以下五个方面：

（1）设计合理的纵向研究更有助于判断影像学改变与 PTSD 发病的先后关系及演进过程，方能弄清脑区的影像学改变是疾病发生的病理基础还是精神创伤所导致的后果，以及这些改变在应激事件和易感因素的相互作用下如何发生等。

（2）根据应激源种类、创伤刺激强度、持续时间以及病程长短方面对患者进行亚组分析，获取不同亚组病例的脑结构改变特点，方能全面深入地认知 PTSD 的脑影像学特点。

（3）通过多模态手段对 PTSD 进行研究，将结构、功能和代谢相结合，相互印证和补充，有助于病患共性脑区的发现，更有利于对 PTSD 发病机制的阐明。

（4）将相同创伤暴露史非 PTSD 者和无创伤暴露史健康对照同时与 PTSD 进行对比，十分必要。

（5）更为重要的是，由于 PTSD 是一个多个症状的混杂诊断，不同症状的共有病理生理特点可能并不存在，研究 PTSD 不同症状群的生物标志可能比研究反映 PTSD 整个症状的生物标志更合理、更有前景。

总之，影像学研究已经为寻找 PTSD 的生物标志和阐明 PTSD 的发病机制成功地提供了很多证据和线索，其中重复性较好的发现包括海马、内侧前额叶、脑岛及胼胝体等脑区的结构和功能的改变等。由于 PTSD 影像学研究的结果总体上重复性较差，而影响研究结果的因素众多，如何合理地运用影像学研究技术、有效纯化研究样本及科学设计研究方案是 PTSD 影像学研究的关键。

（黎　磊）

参考文献

[1] Javidi H, Yadollahie M. Post-traumatic Stress Disorder. Int J Occup Environ Med, 2012, 3(1): 2-9.

[2] Skelton K, Ressler KJ, Norrholm SD, et al. PTSD and gene variants: new pathways and new thinking. Neuropharmacology, 2012, 62(2): 628-637.

[3] Rauch SL, Shin LM, Phelps EA. Neurocircuitry models of posttraumatic stress disorder and extinction: human neuroimaging research——past, present, and future. Biol Psychiatry, 2006, 60(4): 376-382.

[4] Baker DG, Nievergelt CM, O'Connor DT. Biomarkers of PTSD: neuropeptides and immune signaling. Neuropharmacology, 2012, 62(2): 663-673.

[5] Schmidt U, Kaltwasser SF, Wotjak CT. Biomarkers in posttraumatic stress disorder: overview and implications for future research. Dis Markers, 2013, 35(1): 43-54.

[6] Kasai K, Yamasue H, Gilbertson MW, et al. Evidence for acquired pregenual anterior cingulate gray matter loss from a twin study of combat-related posttraumatic stress disorder. Biol Psychiatry, 2008, 63(6): 550-556.

[7] Sekiguchi A, Sugiura M, Taki Y, et al. Brain structural changes as vulnerability factors and acquired signs of post-earthquake stress. Mol Psychiatry, 2013, 18(5): 618-623.

[8] Woon FL, Sood S, Hedges DW. Hippocampal volume deficits associated with exposure to psychological trauma and posttraumatic stress disorder in adults: a meta-analysis. Prog Neuropsychopharmacol Biol Psychiatry, 2010, 34(7): 1181-1188.

[9] Karl A, Schaefer M, Malta LS, et al. A meta-analysis of structural brain abnormalities in PTSD. Neurosci Biobehav Rev, 2006, 30(7): 1004-1031.

[10] Woon F, Hedges DW. Gender does not moderate hippocampal volume deficits in adults with posttraumatic stress disorder: a meta-analysis. Hippocampus, 2011, 21(3): 243-252.

[11] Hedges DW, Woon F. Alcohol use and hippocampal volume deficits in adults with posttraumatic stress disorder: A meta-analysis. Biol Psychol, 2010, 84 (2): 163–168.

[12] Li L, Wu M1, Liao Y, et al. Grey matter reduction associated with posttraumatic stress disorder and traumatic stress. Neurosci Biobehav Rev, 2014, 43 : 163–172.

[13] Kühn S, Gallinat J. Gray matter correlates of posttraumatic stress disorder: a quantitative meta-analysis. Biol Psychiatry, 2013, 73 (1): 70–74.

[14] Meng L, Jiang J, Jin C, et al. Trauma-specific Grey Matter Alterations in PTSD. Sci Rep, 2016, 6 : 33748.

[15] Li S, Huang X, Li L, et al. Posttraumatic Stress Disorder: Structural Characterization with 3-T MR Imaging. Radiology, 2016, 280 (2): 537–544.

[16] Daniels JK, Lamke JP, Gaebler M, et al. White matter integrity and its relationship to PTSD and childhood trauma——a systematic review and meta-analysis. Depress Anxiety, 2013, 30 (3): 207–216.

[17] Song SK, Sun SW, Ju WK, et al. Diffusion tensor imaging detects and differentiates axon and myelin degeneration in mouse optic nerve after retinal ischemia. Neuroimage, 2003, 20 (3): 1714–1722.

[18] Li L, Lei D1, Li L, et al. White Matter Abnormalities in Post-traumatic Stress Disorder Following a Specific Traumatic Event. EBioMedicine, 2016, 4 : 176–183.

[19] Sripada RK, King AP, Welsh RC, et al. Neural dysregulation in posttraumatic stress disorder: evidence for disrupted equilibrium between salience and default mode brain networks. Psychosom Med, 2012, 74 (9): 904–911.

[20] Wolf RC, Herringa RJ. Prefrontal-Amygdala Dysregulation to Threat in Pediatric Posttraumatic Stress Disorder. Neuropsychopharmacology, 2016, 41 (3): 822–831.

[21] Lei D, Li K1, Li L, et al. Disrupted Functional Brain Connectome in Patients with Posttraumatic Stress Disorder. Radiology, 2015, 276 (3): 818–827.

[22] Suo X, Lei D1, Li K, et al. Disrupted brain network topology in pediatric posttraumatic stress disorder: A resting-state fMRI study. Hum Brain Mapp, 2015, 36 (9): 3677–3686.

第十章

注意缺陷多动障碍

注意缺陷多动障碍（attention deficit/hyperactivity disorder，ADHD）是一种最常见的于儿童期诊断的神经发育障碍类（neurodevelopmental disorders，NDD）精神疾病。患者主要表现为与年龄发育不相称的一系列行为学问题，主要包括注意力不集中、活动过度或冲动等行为。根据患者表现出来的不同症状，可将患者分为三种表现型，即注意缺陷为主型（inattentive ADHD，ADHD-I）、多动 / 冲动为主型（hyperactive-Impulsive ADHD，ADHD-H）及混合型（combined ADHD，ADHD-C），其中混合型患者在临床中最为常见。另外，由于多动、冲动症状常随着患者的年龄增长而逐渐缓解，而注意力方面的问题则倾向于持续存在，且在青春期以后愈发凸显，因此患者的表现型也可随着年龄的增长而发生变化。ADHD 常合并其他多种神经精神疾病，包括对立违抗性障碍、品行障碍、孤独谱系障碍、焦虑症和抑郁症以及发育性协调障碍、睡眠障碍、学习障碍和物质滥用障碍等。ADHD 的患病率高、临床症状多变，对患者在学业、工作、同伴关系、家庭关系和社会功能等各方面都会造成负面影响，譬如 ADHD 患者引发交通事故的风险较常人更高、ADHD 患儿的父母离婚风险更高、患者个体生存质量差等。因此，如不及时对 ADHD 进行有效干预将会对患者、患者家庭乃至整个社会带来严重的负担和危害。

在近几十年来，注意力缺陷、冲动及多动等症状得到了越来越多的来自父母、教师、教育学家以及心理卫生研究人员的关注。但是，尽管 ADHD 的历史可以追溯到两个世纪以前，直到 1980 年第 3 版《精神障碍诊断与统计手册》（DSM-3）的问世才首次将 ADHD 正式列为一种独立的精神疾病，并发布了正规的诊断标准。随着对 ADHD 的研究深入，于 2013 年发布的最新版 DSM-5 对 ADHD 的诊断标准做出了进一步的修订，主要包括：

（1）将 ADHD 归入“神经发育障碍”类精神疾病，而不再属于“破坏障碍类”精神疾病（disruptive disorder）。

（2）症状首次出现在 12 岁之前，而非此前的 7 岁。该改动与临床观察相契合，因为很多患儿在学龄前期并不一定会被家长或老师注意到行为异常，而到了学龄期，随着环境中的规范变多，患儿无法像正常小孩一样顺利适应这些限制，从而表现出上课坐立不安、话多、行事冲动等症状，故该条件的放宽有利于标定 ADHD 患者。

（3）针对成人 ADHD 的诊断，新手册的标准有所减低，即 17 岁以上的成人只要符合 9 条核心症状中的 5 条即可诊断 ADHD（此前为 6 条）。并且，首次就诊的成年患者，症状首次出现时间也由原先的 7 岁以前放宽到 12 岁。

（4）传统的“亚型”（subtype）概念，即注意力缺陷为主型、冲动为主型及混合型，在新手册中降级为“表现型”（presentation）。该变化反映研究人员对于“亚型”的新认知，即患者可由一种亚型转变为另一种亚型的现象。

（5）孤独谱系障碍（简称孤独症）不再列为 ADHD 的排除标准，且与 ADHD 可以共病形式存在。

（6）既往 ADHD 被认为常伴有多变而不稳定的情绪变化，现已独立为一类新的疾病，名为“破坏性情绪失调障碍”（disruptive mood dysregulation disorder，DMDD）。该类患儿表现出频发的暴怒情绪，而暴怒之外的情绪则是生气或者痛苦。

需要注意的是，虽然 DSM-5 已修订了 ADHD 的诊断标准，欧洲学者常用的另一个诊断手册——国际疾病分类（第 10 版）（ICD-10），尚未做出更新。因此上述修订条目在欧洲学者或者部分亚洲学者的研究中可能无法得到全面体现。

除了其核心行为症状，患者尚表现不同程度的认知功能缺陷，包括语言、记忆和执行功能。其中，执行功能的缺陷自 20 世纪 90 年代起受到了研究者的广泛关注。所谓执行功能，是多种认知加工过程协同操作，以灵活、优化的方式实现一个特定的目标时所使用的认知、神经机制。ADHD 研究所涉及的执行功能主要涵盖干扰控制、认知灵活度、计划能力、语言流畅性、视觉工作记忆等。所用的测试方法包括 Stroop 色字试验、Wisconsin 卡片试验、TOVA 试验、CANTAB 剑桥自动化成套神经心理测试等，可以帮助临床医师全面评价患者的功能受损程度。

第一节 流行病学

作为儿童期患病率最高的精神疾病，ADHD 在全球范围内儿童青少年中的总体患病率约为 7.2%（95%CI= 6.7%~7.8%）[1]，在我国约为 6.26%（95%CI= 5.36%~7.22%），其中男性约为 8.17%（95%CI = 6.94%~9.50%），女性约为 6.22%（95%CI = 5.07%~7.48%）[2]，并且国内外均发现 ADHD 的检出率近年来呈逐渐上升趋势。虽然 ADHD 是通常在儿童期诊断的精神疾病，且部分患者的症状会在青春期间自发缓解，但仍有部分患者的行为症状和功能损害会持续至成年期。据估计，成人 ADHD 的全球患病率约为 4.4%[3]。有研究认为，患者罹患持续性 ADHD 的预测因素包括 ADHD 家族史、合并其他精神疾病以及心境障碍等。然而值得一提的是，ADHD 的持续存在并非一定预示坏的结局。一项针对症状持续（persisting）的 ADHD 患者的随访研究发现，患者在情绪、学习教育以及社会适应能力方面的成就与其临床症状没有必然关联，仅有 20% 的患者在这三个方面均表现欠佳，另 20% 表现良好，而大部分患者（60%）表现平平、同常人无异。

第二节 病因及发病机制

作为一种具有高度不均质性的精神疾病，ADHD 的确切病理机制尚不清楚。现有研究结果提示，该病的发生发展可能与以下多种因素有关。

一、遗传基因

ADHD 是一种具有高度遗传性的疾病。大量双生子研究证实其遗传可能性高达 76%，高于其他精神疾病；家族研究证明，ADHD 患儿的双亲或兄弟姐妹罹患该病的几率约为常人的 2~8 倍。另外，症状持续的 ADHD 患者其一级亲属罹患该病的风险高于症状缓解（remitting）的患者。最近的一个系统评价研究指出，当把此前研究可能存在的混杂因素考虑在内时（如没有检测兄弟姐妹间的相互影响作用、没有与正常人群做对照），ADHD 表现出的差异有 60% 者可归为基因因素的影响。

尽管 ADHD 具有显著的遗传特性，但准确鉴别其风险基因仍有具有难度，很大程度上是由于 ADHD 是一种复杂的、多基因参与的且存在基因 – 环境交互影响的疾病。目前研究发现多种风险基因的常见变异或与 ADHD 的发病有关[4]，主要包括多巴胺和 5– 羟色胺转运蛋白编码基因（SLC6A3/DAT1 and SLC6A4/5HTT）、多巴胺 D4 和 D5 受体编码基因（DRD4 and DRD5）、5– 羟色胺受体（HTR1B）和突触相关蛋白 –25（SNAP–25）。其他一些基因如多巴胺 β– 羟化酶（DBH）、α_2A 肾上腺素受体（ADRA2A）、色氨酸羟化酶 2（TPH2）以及单胺氧化酶 A（MAOA）等，亦被认为与 ADHD 有关。21 世纪初期，遗传连锁分析的出现使“无预设假说”（hypothesis–free）基因研究成为可能，相关荟萃分析发现，ADHD 患者第 16 号染色体 16.4 片段的异常为最具一致性的改变，同时该染色体另外多个片段表现出名义连锁信号，说明这些区域可能含有与 ADHD 密切相关的基因。最近 10 年，针对单核苷酸多态性的（SNPs）全基因组关联研究（GWAS）取而代之成为“无预设假设”基因研究的主要手段。然而，迄今为止，针对 ADHD 的 GWAS 研究尚未发现达到全基因组水平显著差异的基因位点，相关荟萃分析亦未得到有效结论。但近期的一项针对五种主要精神疾病（ADHD、孤独症、精神分裂症、双相情感障碍和重症抑郁症）的 GWAS 横断面研究发现了 5 个共享位点，ADHD 则包含了其中 4 个位点（位于或邻近 ITIH3、AS3MT、CACNA1C 和 CACNB2 等基因）。总体而言，受制于方法学和技术学的局限性，准确鉴别某特定基因在目前仍具有一定难度，多样化的、先进的分子基因学技术和方法必须配合大样本量的数据（约 1 万 ~2 万名被试者）方能为提供最可靠的证据。

二、神经递质

早在 20 世纪 90 年代初期，动物模型研究即证实 ADHD 症状与大脑内神经递质水平异常有关。其中最受广泛认同的当属多巴胺能系统。许多研究发现，大脑中多巴胺神经递质水平或活度越低，个体的 ADHD 症状越明显。动物模型试验也证明，采用安非他命对 ADHD 小鼠模型进行治疗后，小鼠的症状明显缓解。但也有学者对于多巴胺能系统理持怀疑态度，认为该系统对于 ADHD 的发生并非存在主导作用。除了多巴胺能系统以外，还有两种神经递质系统被认为参与到 ADHD 症状中，即去甲肾上腺素能和 5– 羟色胺能。对于肾上腺能系统，研究发现背外侧前额叶皮层中的 α_2 肾上腺受体与 ADHD 患者自发性活动相关的抑制控制功能有关；对于 5– 羟色胺能系统，有研究认为其水平降低将影响个体的情绪、社交、睡眠和记忆功能。另外值得注意的是，动物模型始终无法完全契合临床

ADHD 人群，故上述结论仍值得考究，我们还需要更好、更完善的 ADHD 动物模型模拟该病的临床症状从而利于构建相应的理论结构。并且，现有研究多受限于某一种神经递质系统，而 ADHD 实际上受到多个系统功能紊乱的综合影响，因此单一的递质改变难以完善的解释其复杂的神经生物学机制。

三、心身因素

1975 年，一项经典研究发现逆境因素的聚集，如婚姻不美满、社会地位低下、家庭成员众多、父母犯罪以及寄人篱下等境遇，会导致精神疾病的发生，而仅仅单一因素的存在并不具有这种效应。之后的研究结果进一步支持了这一理论，并且强调了不利的家庭 - 环境变量作为 ADHD 发病风险因素的重要性。其中，长期的家庭冲突、家庭凝聚力降低以及父母罹患精神病（尤其是母亲）等现象在 ADHD 家庭中的远较正常对照者家庭常见[5]。需注意的是，尽管许多研究都提供了强有力的证据证明心理困境在 ADHD 中的作用，但这些因素并非仅仅特异于 ADHD。其他关于儿童情绪健康及适应功能的疾病均与上述预测因素有关。因此，上述因素更倾向于被视作有患 ADHD 风险因素的潜在患者的非特异性触发器或是患者的病程调制器。

研究人员认为生理因素亦对 ADHD 的发生发展具有一定作用，如食品添加剂、铅污染、烟酒嗜好、母亲孕期吸烟以及低出生体重等。但这些因素的贡献并未得到广泛一致的认同。比如有些学者认为铅污染会导致注意力分散、多动、坐立不安和较低的学习能力等，但铅污染并非 ADHD 发病的主要原因，且另有研究发现许多高度暴露于铅污染的儿童并未发展为 ADHD。烟草对 ADHD 影响在理论上是完全可以成立的，由于尼古丁受体对多巴胺受体的活性起着调制作用，而后者的异常又被认为是 ADHD 病理生理机制的重要环节。动物模型实验也证实，产妇在孕期摄入尼古丁的量与其子的多动症状存在显著正相关。其他研究也提示，孕期及分娩期合并症，诸如毒血症、子痫、孕妇年龄、过期胎儿、胎儿窘迫、产前出血等，也可能参与 ADHD 的发病。

第三节 临床表现

ADHD 的典型临床表现分为“注意力分散”和“多动 / 冲动”两大类。注意力分散症状可表现为做白日梦、易分心及难以在某一项事件上保持长时间的精力集中，多动症状则表现为烦躁、话多、坐立不安等，而冲动症状则可表现为做事欠缺耐心、经常干扰或打断他人等。如前文所述，根据 DSM-5 的诊断标准如下：

1. 符合下述 1 和（或）2 中 6 种（或更多）的症状，持续 6 个月并达到与发育水平不相称的程度，且直接对其社会功能、学业或工作表现造成负面影响。大龄青少年和成人（≥ 17 岁）需至少满足 5 条症状。

（1）注意力分散：

1）学习、做作业或进行其他活动时，常无法注意细节或粗心犯错；

2）完成任务或做游戏时注意力无法持续集中；

3）与其谈话时常表现得似听非听；

4）常无法遵照指示完成功课、手工或工作任务；

5）常难以组织任务和游戏；

6）常逃避、厌烦或不愿意做需要保持注意力集中的工作；

7）常丢失学习或游戏所需用具；

8）外界刺激常使其分心；

9）日常生活中容易忘事。

（2）多动和冲动：

1）常常手脚动个不停或在座位上不停扭动；

2）常在课堂上或其他需要保持坐位的场合离开座位；

3）常在不恰当的情况下乱跑或乱爬；

4）常难以安静地玩耍或进行事闲暇活动；

5）常常忙个不停或动个不停；

6）常常话多；

7）常未待问题提完就抢着回答；

8）常难以按次序排队等待；

9）常打断或干扰别人。

2. 在 12 岁以前出现过多种注意力分散或多动 – 冲动症状。

3. 在 2 种或以上场合出现过注意力分散或多动 – 冲动症状。

4. 有社会、学业或职业功能受损的直接证据。

5. 其症状不属于精神分裂症或其他精神障碍的病程症状，且不能很好地由另一种精神疾病解释。

需注意，除了依据上述临床表现，ADHD 的诊断还需有明确的社会功能、学习功能或职业功能损害的临床证据，并且应排除广泛性发育障碍、精神分裂症、心境障碍或其他精神疾病（如情感障碍、焦虑症、人格障碍等）。

第四节　影像学研究的意义

目前，ADHD 的诊断主要有赖于各种量表的自主或他人评定，且临床医生的主观判断影响较重，对探明 ADHD 的发病机制造成了极大的困难，继而影响后续治疗方案的制定。相较临床量表测定和临床医生的主观评判，影像学手段提供了直观的客观证据，为研究 ADHD 的病理生理机制、发生发展过程以及诊断、疗效评测开拓了广阔的新思路。MRI 技术现已发展为研究 ADHD 患儿脑发育过程的重要途径。由于 MRI 图像并不依赖于电离辐射，因此是一个安全、无创的采集大脑结构和功能信息的工具。该优势让其成为研究儿童被试者前瞻性横断面以及随访研究的首选方法。随着数十年来磁共振研究成果的逐步积累，人们对 ADHD 的病理生理机制以及其临床症状、认知功能损伤的潜在机制有了更全面、更深入的认识。研究发现患者在涉及行为、感觉及认知过程的神经环路中有着结构性的和（或）功能性的损伤，且大部分研究结果都指向前额叶 – 纹状体 – 小脑（prefrontal-striatal-cerebellar）这一神经回路（图 10-4-1）。

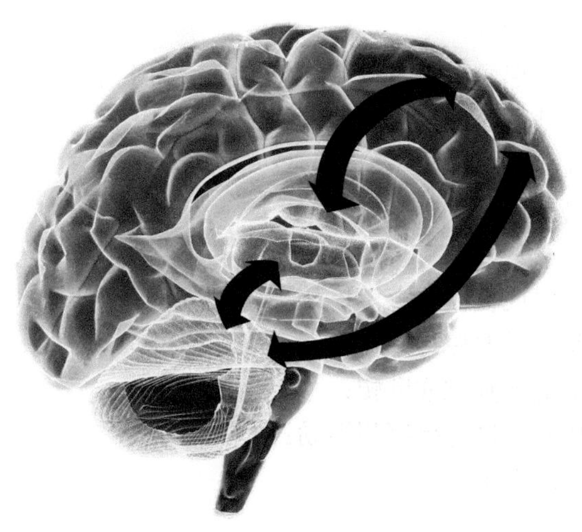

图 10-4-1 经典 ADHD 前额叶 - 纹状体 - 小脑神经回路示意图

第五节 影像学研究现状

当前，用于 ADHD 的影像学检查手段主要包括 MRI、正电子发射计算机断层显像（PET）、单光子发射断层成像技术（SPECT）等。其中，MRI 以其高空间分辨率、无创性以及能够从结构和功能两大方面进行检查等优势，在 ADHD 影像学研究中起主要作用。根据扫描序列的不同，用于影像学研究的 MRI 检查方法主要包括三维高分辨结构 MRI（sMRI）、任务态和静息态功能 MRI（fMRI）、反映脑白质微观结构的弥散张量成像（DTI）等。

一、宏观结构影像学研究

结构磁共振是研究脑解剖以及结构变化的主要探测手段，该技术极大地丰富了我们对于 ADHD 患者脑解剖结构信息的认知和了解。结构磁共振主要测量全脑或局部的灰质或白质的体积或密度改变，或者全脑或局部的脑皮层厚度改变。在早期全脑研究中，颅内总体脑体积研究多提示儿童青少年 ADHD 患者的全脑体积较正常对照者减少，不同的研究报道减少范围约为 4%~5%。之后的结构研究亦报道了患者在前额叶、前后扣带回、楔前叶、尾状核、胼胝体以及小脑等局部结构的改变。基底节区域的体积减低，如苍白球、豆状核、尾状核等，在儿童 ADHD 患者中多有报道。然而，值得注意的是，同样的改变在成人 ADHD 患者中鲜少发现。结合临床提示多动 - 冲动症状随着年龄的增长逐渐减轻，而注意力缺陷症状却越发明显。由此可推测，成年 ADHD 患者基底节区部分核团体积与正常人无差异的结果与成年期多动 - 冲动症状的减轻有关。迄今为止，众多结构研究提示在 ADHD 中最可靠的改变为前额叶 - 纹状体 - 小脑环路，即前额叶皮质（包括眶额叶、背外侧前额叶及额上回皮质）及其与纹状体区域（包括纹状体、苍白球）、小脑之间的连接，并且被认为与认知功能的损害有极大相关，导致如注意力分散、健忘、强迫行为、计划性差以及不自主活动等儿童和成人患者共有的症状。

基于 ADHD 结构影像学研究的成果，最早的一篇关于 ADHD 儿童脑结构变化的荟萃分析发表于2007年[6]。该研究显示，患儿明显异于正常对照的脑区域主要为小脑下蚓部、胼胝体压部、右侧尾状核以及全脑和右侧大脑半球体积。但是，由于该研究所纳入的数篇原始研究并未报道用药状态，因此作者尚不清楚药物作用是否影响脑体积。同时，由于该荟萃分析采用的是以感兴趣区为研究方式的原始文献进行分析（具有选择偏倚），且原始文献量较为有限，限制了其研究结果的可靠性。随后一篇基于全脑体素研究的荟萃分析提示，只有右侧壳核的体积减小为ADHD异常结构改变中最可靠的宏观变化[7]。然而，基于该研究仅纳入7篇原始文献，其发现同样不可盖棺定论。最新的荟萃分析发现[8]，ADHD患者最为一致的体积改变在于右侧豆状核（延伸至尾状核）体积显著降低及左侧后扣带回皮层体积轻度升高，并且年龄和用药史与右侧豆状核体积成正相关，提示年龄增长和药物治疗有使该区域体积趋于“正常”的效果。（图10-5-1）

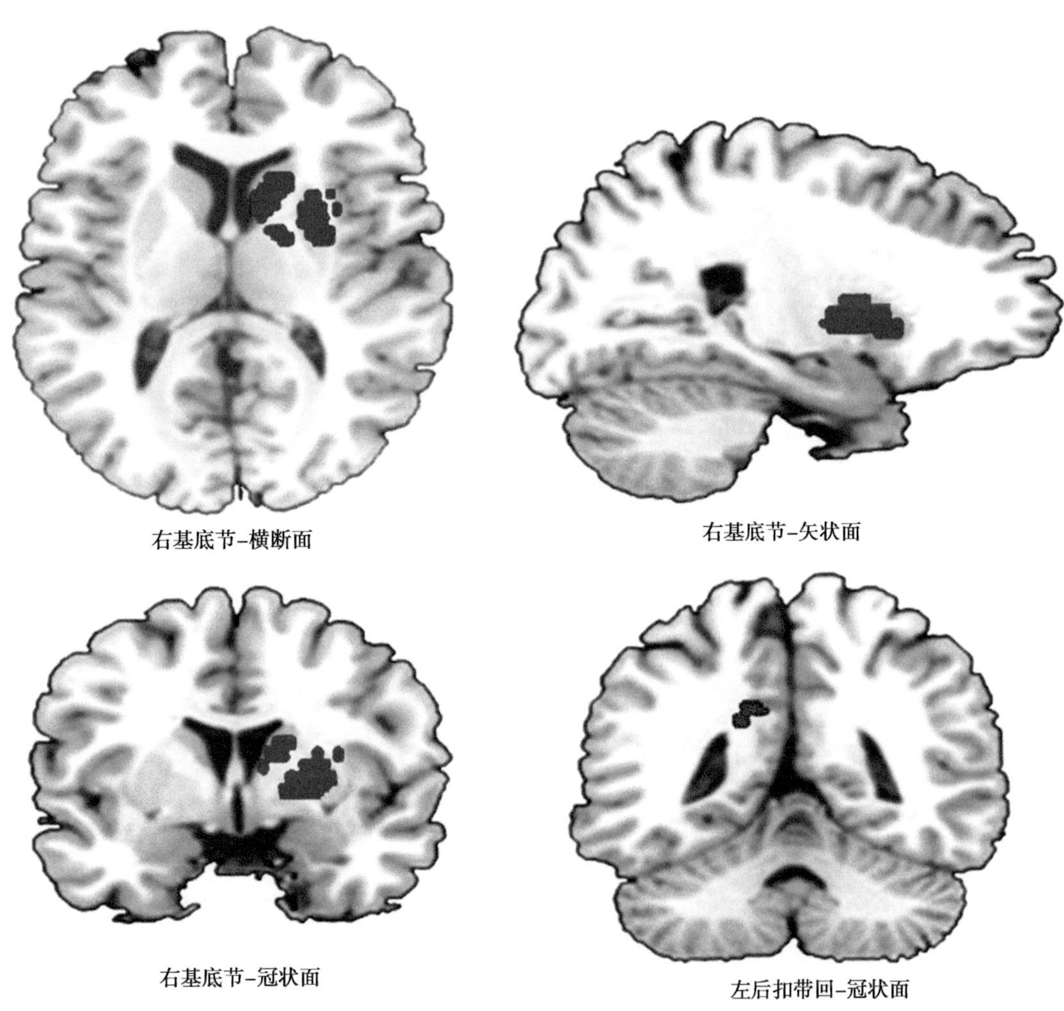

图10-5-1 ADHD患者相对于正常对照的灰质结构异常脑区

ADHD患者右侧基底节区的灰质体积相对于正常对照明显降低，而在后扣带回的体积则明显升高

此外，除了传统结构影像学所常用的灰白质体积等测量参数，其他形态学的改变也越来越受到研究者的关注。其中皮层形态是近十年来的结构研究热点，可帮助我们深入、立

体的理解灰质体积变化，从而推测皮层中神经元可能发生的异常。例如，研究报道了全脑皮层厚度的变薄（尤其是额上回、额中回及前正中侧区域脑结构），背外侧前额叶密度减低（伴随颞下回和顶下小叶区域脑结构密度增高）以及表面积和皮质折叠程度的降低。类似的，在正常人中，上述区域皮层厚度减低的程度与多动－冲动症状严重程度成负相关。由此可见，前额叶区域不仅对 ADHD 的病理改变有着不容忽视的影响，在正常人中其功能也至关重要。现有研究证明 ADHD 儿童和青少年确实存在皮层厚度的变薄，甚至有学者认为皮层厚度变薄的比率（正常发育成熟过程中出现的脑皮层体积与全脑体积之比随年龄增长而降低的现象）与儿童多动、冲动症状的严重程度有关，不论其是否诊断为 ADHD。基于大样本的纵向研究也发现，ADHD 患者与正常人的皮层发育均呈“二次生长模式”（quadratic growth model），即儿童时期皮层厚度增加而青春期时皮层厚度降低。其中，正常儿童的皮层厚度平均达峰年龄约为 7.5 岁，而 ADHD 患儿在 10.5 岁左右，说明 ADHD 患者脑皮层存在发育延迟的现象，且该现象在内侧前额叶皮层表现最为显著（年龄差约 5 岁）[9]。该发现一方面可以解释部分 ADHD 患者随着年龄增长而症状缓解，另一方面也与前述结构体积研究结果相印证，同时也提示我们对于发育障碍类精神疾病应当注重分年龄阶段分析与纵向随访分析兼顾。

二、微观结构影像学研究

大脑白质纤维束是各灰质功能单位间的连接基础，白质微观结构的异常可使灰质功能单位连接的中断，并最终导致 ADHD 患者表现出相应的行为失常症状。DTI 是一种通过水分子弥散在活体状态下显示白质微观结构构架的磁共振技术，可详细的、定量的揭示组织结构的微观信息。该方法克服了此前的研究仅仅显示宏观体积改变而无法探索特定纤维通路的缺陷。弥散率的方向可测量白质纤维束的走向。其中最常用的测量白质结构的参数为 MD、FA、RD 及 AD。

迄今为止，关于 ADHD 的 DTI 研究已发现患者相对正常对照在全脑多个区域存在白质微观结构异常，主要集中在前额叶－纹状体－小脑神经回路中所涉及的白质区域，如一项主要针对既往基于体素的全脑分析（VBA）研究的荟萃分析发现[10]，ADHD 患者在右侧前额叶小钳、右侧放射冠、双侧内囊及左侧小脑存在 FA 异常。近年来，基于纤维束示踪的空间统计方法（TBSS）分析方法在 ADHD 中的应用越发广泛。相对于传统的 VBA 方法，TBSS 同样是基于全脑体素分析，但不同点在于 TBSS 会先将全脑白质体素拟合成符合解剖特点的“白质骨架”（skeleton），然后在该骨架上进行全脑分析。由于 TBSS 计算流程较统一，所用统计方法严格，所得结果也不会出现难以解释的灰质区域或灰白质交界区域，故在近几年来得到了广泛的应用。近期一项针对 TBSS 研究的荟萃分析发现，ADHD 患者最为一致的改变在于右侧胼胝体压部及临近扣带束、右侧矢状层及左侧胼胝体毯（tapetum）的 FA 异常降低[11]（图 10-5-2），提示 ADHD 除了额叶－纹状体－小脑环路以外，还存在双侧大脑半球信息沟通的失常。

白质纤维追踪成像技术的发展为评估及可视化白质通路的结构连接提供了可能。这种基于纤维束的感兴趣区分析方法发现 ADHD 患者在许多联络纤维和连合纤维都存在白质微观结构异常。比如有研究发现顶－枕叶及颞叶与其他远隔脑区间的白质通路存在 FA 异常增高的情况，并且该异常与症状严重程度呈正相关。但同时，显著降低的 FA 也见诸于

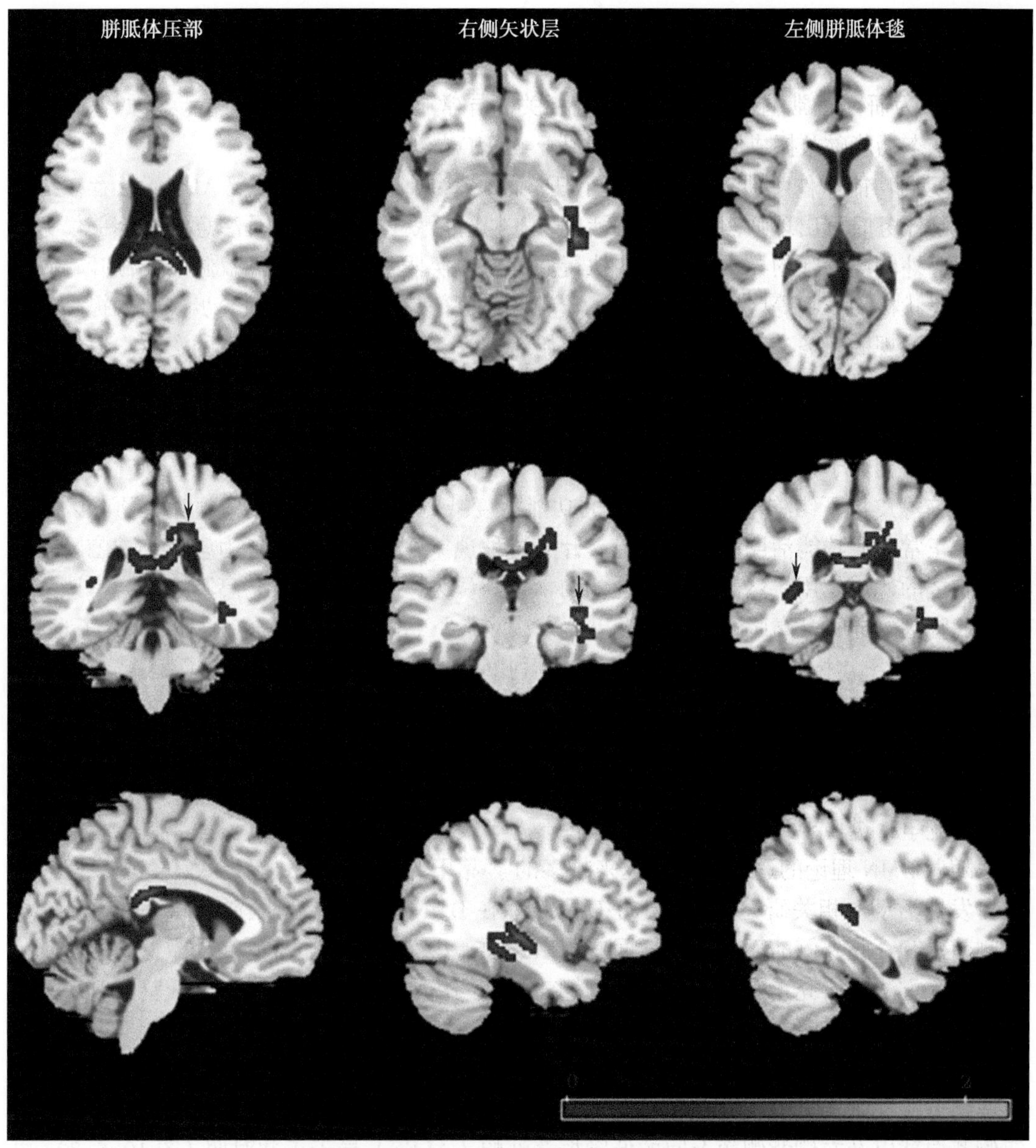

图 10-5-2　ADHD 患者的微观白质缺陷

ADHD 患者相对正常对照在右侧胼胝体压部及邻近扣带束、右侧矢状层及左侧胼胝体毯有显著的 FA 降低

ADHD 研究的报道中，如皮质 - 脊髓束、上纵束、扣带束。此外，还有研究发现 ADHD 成人患者左侧额枕束前部的 MD 明显高于正常对照。在连合纤维方面，既往研究发现儿童 ADHD 患者有胼胝体（corpus callosum，CC）压部及双侧顶 - 颞叶皮层的体积减小，而成人 ADHD 患者的胼胝体峡部与压部 FA 值较正常人较低。众所周知，CC 是人脑中连接左右大脑半球的最大的白质纤维，其在双侧大脑半球间的信息交换中起到重要作用。CC 的微观结构改变可影响那些依赖双侧信息沟通的功能执行。因此，ADHD 患者 CC 的异常强烈提示左右半球间的功能连接损伤在其发病机制中有重要影响。

三、功能影像学研究

fMRI 为研究正常脑功能，以及疾病相关的异常脑功能区提供了可能。现如今，任务态和静息态功能磁共振成像已被广泛应用于 ADHD 的研究中。

早期的功能影像学研究多采用基于任务的磁共振成像，研究发现 ADHD 患者在执行行为抑制任务时可出现眶额叶的异常活度；在执行计划、工作记忆及注意加工相关任务时可出现背外侧前额叶的异常活度；在执行注意力转换任务时，可出现双侧前下额叶、左侧顶叶、尾状核和丘脑等区域活度降低。随着任务执行与磁共振扫描的同步技术的提高，近年来大量涌现的任务态功能磁共振成像原始研究为荟萃分析提供了丰富的资源。比如，利用分类 n–back 任务测试 ADHD 儿童与正常对照者在执行工作记忆相关任务时脑功能激活差异的研究发现，ADHD 患者在纹状体和海马区域较对照组活动升高[12]。一项荟萃分析提示，患者相对于正常对照在前扣带回、背外侧前额叶、额下回、眶额叶、顶叶及基底节区、丘脑等皮层下结构均表现出异常的功能活度减低[13]，然而在部分额叶及顶叶区域尚出现较正常对照功能活度增高的情况。针对这种现象，部分学者解释为患者正常脑区对于患病脑区的代偿作用。然而，越来越多的学者则认为，这种活度“升高”可能为本该“降低”的脑区的异常升高所致，从而提出“默认网络”（default–mode network，DMN）理论。所谓默认网络，主要包括腹内侧前额叶、后扣带回、外侧顶叶及颞中回等区域。正常情况下，这些脑区在大脑处于静态状态（没有明确信息输入或输出状态）下时较其他脑区的活度更为活跃，而当大脑处于任务状态下时这些脑区则自动切换至活度抑制状态。因此，ADHD 患者 DMN 活度的活跃状态从静息状态持续至任务状态，可能与任务相关脑区的活动产生竞争，进而导致一系列的任务执行不济等表现。

随着 DMN 理论的逐渐流行，越来越多的学者开始研究 ADHD 患者大脑在静息状态下的自发性活动。相关研究发现，ADHD 患者除在 DMN 区域存在持续激活状态外，还在背外侧前额叶、腹外侧前额叶、额下回皮层以及顶上小叶皮层有显著的活动减低。通过功能连接研究方法，研究还发现患者存在背侧前扣带回皮层与后扣带回皮层、丘脑与基底节区域结构（尤其是壳核）之间的功能连接减低，而在背外侧前扣带回皮层与双侧丘脑、小脑及岛叶以及右侧膝状体与双侧枕叶间存在显著增强的功能连接。近期有研究利用静息态功能连接方法探索 ADHD 儿童脑网络特性的研究发现[14]，患者在左侧眶额叶、左侧额上回、双侧苍白球以及右侧背侧额上回的低频振荡波幅（ALFF）异于正常对照（图 10–5–3），并且额叶 – 顶叶网络、额叶 – 小脑网络、额叶 – 纹状体网络之间的功能连接属性也与正常对照不同（图 10–5–4）。

四、脑网络组学研究

21 世纪是属于脑科学的时代。随着 2013 年起，美国、欧洲、日本相继启动了与人类基因组计划相媲美的脑科学计划，精神疾病脑网络组学研究的大幕正式拉开。相比既往研究手段主要基于脑局部水平或种子点连接的特点，脑连接组学研究视全脑为一个整体，研究其所有神经元集群相互连接的情况，从而在全脑网络水平反映脑结构或功能异常。在 ADHD 领域，越来越多的研究利用图论理论（graph theoretical approach）和网络统计学方法（network base statistical）进行了队列研究，并发现 ADHD 患者存在大范围的脑网络拓扑特性的改变以各个区域间的功能连接异常，提示该病存在系统性的、分布广泛的脑机制改变[15]。

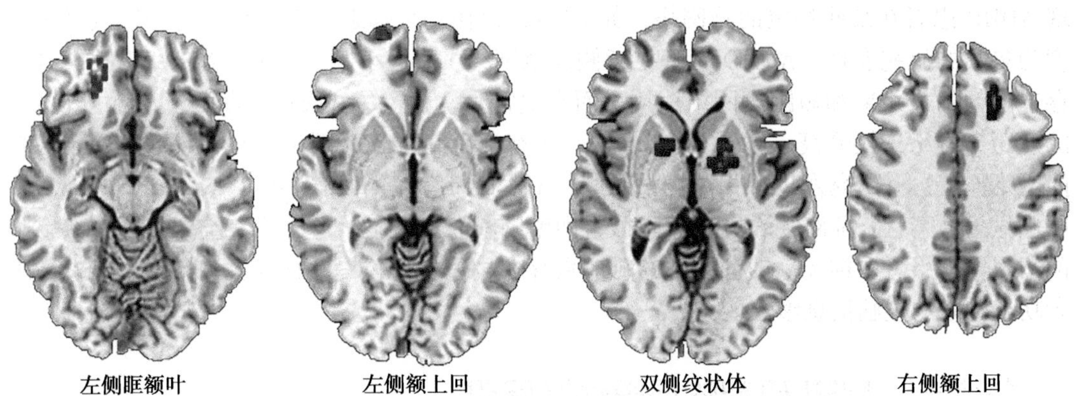

图 10-5-3　ADHD 儿童与正常对照静息态脑活动差异

相对正常对照，患者左侧眶额叶、左侧额上回的低频振荡振幅降低，而双侧苍白球、右侧额上回的低频振荡振幅升高

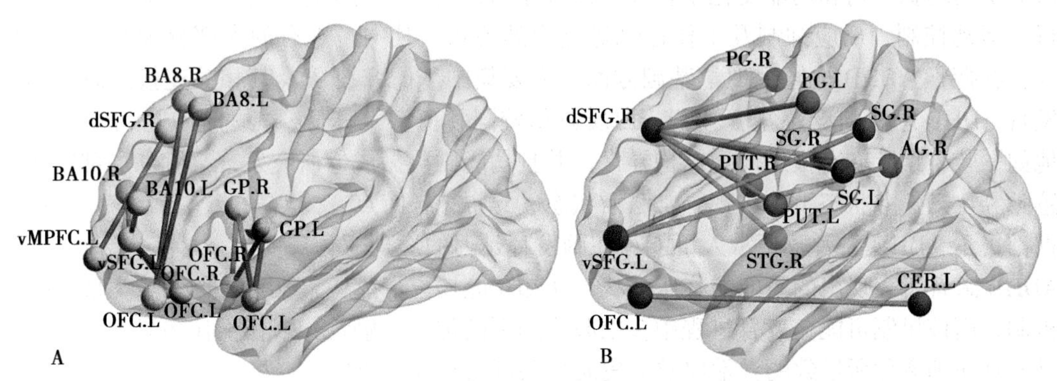

图 10-5-4　ADHD 儿童与正常对照的脑功能连接特性差异

相对于正常对照，患者额叶 - 纹状体网络的连接增强（A），而在额叶 - 顶叶网络的连接降低（B）。L，左侧大脑半球；R，右侧大脑半球；BA8，布罗德曼 8 区；BA10，布罗德曼 10 区；dSFG，背侧额上回；GP，苍白球；OFC，眶额叶；vMPFC，腹侧正中前额叶；vSFG，腹侧额上回；AG，角回；CER，小脑；dSFG，背侧额上回；PG，中央前回；PUT，壳核；SG，缘上回；STG，颞上回

在结构网络方面，利用 DTI 数据的脑连接组学研究发现 ADHD 患者的白质结构连接网络存在破坏。在全脑水平上，ADHD 患者结构网络的小世界属性存在“次优化”和“规则化”改变趋势；在节点水平上，额叶、纹状体和小脑区域均发现了异常的局部改变。上述结果提示 ADHD 在眶额叶 - 纹状体、前额叶网络和小脑相关网络中存在异常的白质连接。最近的一项利用概率弥散示踪成像的研究发现，ADHD 患者结构网络连接在前额叶为主的网络表现为降低，而在眶额叶 - 纹状体网络表现为升高，并且这些异常的连接属性与患者的注意力缺陷症状和多动 / 冲动症状显示相关[16]。在功能网络方面，利用 fMRI 数据的功能脑连接组学研究发现，相对正常对照，ADHD 患者的小世界网络属性存在“规则

化”改变的异常，表现为局部效率增高（与局部或独立处理有关）和全局效率（与分散或整合处理有关）降低的趋势。结合既往研究提示正常人脑网络遵循“局部向分散”的转化原则，ADHD 患者的功能网络异常可能指向其全脑功能网络发育延迟。还有脑网络研究发现 ADHD 患者在某些特定的脑网络，如 DMN，存在发育延迟异常。另外一些以网络中心度为参数的研究发现，ADHD 患者在背侧注意网络（顶上小叶皮层）、DMN 和小脑等区域存在降低的长距离和短距离网络连接，而在奖赏 – 动机网络（腹侧纹状体和眶额叶皮层）的短距离网络连接升高。除了 fMRI 之外，还有学者利用脑电图（EEG）数据构建大脑功能网络连接。有研究发现，相对正常对照，ADHD 患者左侧大脑半球在 δ 波段的局部集群属性显著升高且特征路径长度显著降低，而整脑和右侧电脑半球则没有类似发现，但整脑网络属性与患者在神经反馈训练中的响应数存在显著相关，提示神经反馈治疗或能提高患者功能网络的全脑信息整合能力。

第六节 MRI 研究的局限性及展望

纵观以上各种模态的研究结果。我们可以获知，神经影像学手段在探索精神情感障碍等疾病的脑结构和功能变化中发挥了极大作用，尤其是阐明这些异常与患者的注意、执行、运动控制、反应抑制及工作记忆等能力的关系。其中，现有的大部分神经影像学研究，在探索 ADHD 神经生理学基础方面，主要集中于研究皮质及其相关连接。研究结果发现 ADHD 患者脑皮层厚度和脑灰白质体积较同龄正常人降低，特别是在额叶区域，其他如颞叶、顶叶亦有报道微观结构异常，并且功能磁共振成像研究发现全脑和局部脑区在感觉和认知任务状态下均出现异常激活状态、异常拓扑特点或异常功能连接状态。这些证据都提示 ADHD 患者较正常人可能存在脑发育延迟的病理变化。此外，这些研究还提示，ADHD 患者所表现出的不同的临床症状、认知功能损害可能源自某种相同的或类似的病理机制，而该机制可能与发育过程中多巴胺作用下的神经突触强化或修剪作用异常有关，并且此种病理变化所导致的异常皮质 – 皮质环路可能延续至成年期。

脑影像学研究的另一个显著成果是让临床工作者越来越多地认识到脑结构与情绪反应、加工过程之间的关系在个体层面是因人而异的。此外，还有新颖的研究结论建议，无论是从临床还是从科研的角度探索成人 ADHD 患者，研究者均需考察患者听觉和语言感知能力的损害。类似的理论还有提示探索 ADHD 患者视觉感知能力损害可能为该领域极具潜力的研究方向，鉴于枕叶视觉皮层的异常在 ADHD 患者中常有报道。

总而言之，神经影像学研究的迅速发展和相关文献著作的增长极大地推动了我们对 ADHD 病理生理学机制的认识和理解，提供了大量基础证据支持额叶 – 纹状体和小脑等区域在 ADHD 中的重要地位，同时也提示额叶以外脑区域之间的交互作用，不论是静息状态或任务状态下，亦能对该病产生一定影响。未来针对 ADHD 的影像学研究将在脑网络研究方向上深入发展，结合基因组学、蛋白组学和行为学方面的研究一起，进一步阐明 ADHD 的病理生理机制，并帮助我们早期发现、正确诊断、个性化治疗每个 ADHD 患者。

（陈丽舟　况伟宏）

参考文献

[1] Thomas R, Sanders S, Doust J, et al.Prevalence of attention-deficit/hyperactivity disorder: a systematic review and meta-analysis.Pediatrics, 2015, 135 (4): e994-1001.

[2] Wang T, Liu K, Li Z, et al.Prevalence of attention deficit/hyperactivity disorder among children and adolescents in China: a systematic review and meta-analysis.BMC Psychiatry, 2017, 17 (1): 32.

[3] Kessler RC, Adler L, Barkley R, et al.The prevalence and correlates of adult ADHD in the United States: results from the National Comorbidity Survey Replication.Am J Psychiatry, 2006, 163 (4): 716-723.

[4] Klein M, Onnink M, van Donkelaar M, et al.Brain imaging genetics in ADHD and beyond-mapping pathways from gene to disorder at different levels of complexity.Neurosci Biobehav Rev, 2017, pii: S0149-7634 (16) 30478-X.

[5] Biederman J, Milberger S, Faraone SV, et al.Family-environment risk factors for attention-deficit hyperactivity disorder.A test of Rutter's indicators of adversity.Arch Gen Psychiatry, 1995, 52 (6): 464-470.

[6] Valera EM, Faraone SV, Murray KE, et al.Meta-analysis of structural imaging findings in attention-deficit/hyperactivity disorder.Biol Psychiatry, 2007, 61 (12): 1361-1369.

[7] Ellison-Wright I, Ellison-Wright Z, Bullmore E.Structural brain change in Attention Deficit Hyperactivity Disorder identified by meta-analysis.BMC Psychiatry, 2008, 8 : 51.

[8] Nakao T, Radua J, Rubia K, et al.Gray matter volume abnormalities in ADHD: voxel-based meta-analysis exploring the effects of age and stimulant medication.Am J Psychiatry, 2011, 168 (11): 1154-1163.

[9] Shaw P, Eckstrand K, Sharp W, et al.Attention-deficit/hyperactivity disorder is characterized by a delay in cortical maturation.Proc Natl Acad Sci U S A, 2007, 104 (49): 19649-19654.

[10] van Ewijk Hl, Heslenfeld DJ, Zwiers MP, et al.Diffusion tensor imaging in attention deficit/hyperactivity disorder: a systematic review and meta-analysis.Neurosci Biobehav Rev, 2012, 36 (4): 1093-1106.

[11] Chen L, Hu X, Ouyang L, et al.A systematic review and meta-analysis of tract-based spatial statistics studies regarding attention-deficit/hyperactivity disorder.Neurosci Biobehav Rev, 2016, 68 : 838-847.

[12] Li Y, Li F, He N, et al.Neural hyperactivity related to working memory in drug-naive boys with attention deficit hyperactivity disorder.Prog Neuropsychopharmacol Biol Psychiatry, 2014, 53 : 116-122.

[13] Dickstein SG, Bannon K, Castellanos FX, et al.The neural correlates of attention deficit hyperactivity disorder: an ALE meta-analysis.J Child Psychol Psychiatry, 2006, 47 (10): 1051-1062.

[14] Li F, He N, Li Y, et al.Intrinsic brain abnormalities in attention deficit hyperactivity disorder: a resting-state functional MR imaging study.Radiology, 2014, 272 (2): 514-523.

[15] Cao M, Huang H, Peng Y, et al.Toward Developmental Connectomics of the Human Brain.Front Neuroanat, 2016, 10 : 25.

[16] Cao Q, Shu N, An L, et al.Probabilistic diffusion tractography and graph theory analysis reveal abnormal white matter structural connectivity networks in drug-naive boys with attention deficit/hyperactivity disorder. J Neurosci, 2013, 33 (26): 10676-10687.

第十一章

孤独症谱系障碍

孤独症谱系障碍（autism spectrum disorder，ASD）是以社会交往障碍、兴趣狭窄、行为刻板为主要特征的一系列不同来源的神经发育障碍，通常起病于婴幼儿期。DSM-5中的孤独症谱系障碍类似于ICD-10及DSM-4分类系统的广泛性发育障碍（pervasive developmental disorder，PDD），指一组社会化及沟通能力等多种基本功能发育障碍，包括孤独症（autism）、Asperger综合征（Asperger syndrome）、Rett综合征（Rett syndrome）、童年瓦解性障碍（childhood disintegrative disorder）及待分类的广泛性发育障碍（pervasive developmental disorder not otherwise specified，PDD-NOS）。其中，孤独症、Asperger综合征和童年瓦解性障碍的临床表现类似，鉴别诊断困难，治疗方法相同，故而在DSM-5中将其合并为孤独症谱系障碍。

第一节 流行病学

目前，ASD的在全球的患病率的中位数约为0.62%~0.7%，而有大规模调查则高达1%~2%。男女患者比例为2.3∶1~6.5∶1。国内2007年调查0~6岁儿童孤独症及孤独症谱系障碍患病率1.53%。目前，ASD的在全球的发病率约为0.62%~0.7%，而有大规模调查则高达1%~2%。ASD患者的同胞发病率为2%~8%，而同卵双生子共患ASD的几率大于60%。男性的发病率约是女性的2~3倍[1, 2]。

胎儿罹患ASD的风险与以下孕产期的高危因素有关：如母亲高龄生产、孕期接触化学制剂、妊娠并发症，在孕期有精神抑郁、吸烟史、病毒感染、高热、泌尿道感染和服药史，分娩时实施剖宫产；患儿早产、出生体重低，有产伤、呼吸窘迫综合征及先天畸形等。此外，如果ASD患者的母亲再次怀孕，第二个子女的患病危险率为5%。母亲在备孕阶段和孕期补充叶酸对胎儿的神经系统发育具有保护作用，可降低ASD发病风险。

ASD患者多存在一定的言语发育异常，超过70%的ASD患者可合并其他神经发育或精神障碍，可伴发智力障碍（共病率约为45%）、注意缺陷多动障碍（attention deficit/hyperactivity disorder，ADHD）（28%~44%）、癫痫（8%~30%）、抑郁障碍（12%~70%）、焦虑障碍（42%~56%）、强迫症（7%~24%）等精神疾病。ASD患者与其他精神障碍高共病率的原因可能是他们的病理生理过程存在重叠。

第二节　病因及发病机制

ASD 是一个多基因、多因素参与的疾病，其发病机制与神经发育异常密切相关，遗传因素在发病中起主要作用，环境因素也参与其中[3]。从遗传学分类角度，孤独症包含两大类型，即单基因孤独症（由突变基因引起的）和多基因或特发性孤独症（遗传机制不清）。其中单基因孤独症包括：脆性 X 染色体综合征、Timothy 综合征、Joubert 综合征、Angelman 综合征和 Phelan-McDermid 综合征（各自占所有 ASD 病例的不超过 1%，整个群体约占 10%），而大多数 ASD 个体是特发性的，具有自发突变的证据（特别是对于单形家系或遗传突变），或多基因遗传相关的家族孤独症风险[4]。

在遗传物质层面，ASD 发病涉及染色体、基因本身和基因表达异常等改变。与孤独症相关的染色体异常（包括染色体的断裂、易位、重复和缺失）涉及 2 号、5 号、7 号、11 号、15 号、16 号、17 号、18 号和 22 号及 X 染色体。其中，在大脑皮质、海马、小脑和脑干核板状结构的发育中起着重要的作用、负责神经细胞的迁移和产生神经连接的 RELN 蛋白的编码基因位于 7 号染色体的 q22 区，在 ASD 患者中发生染色体易位。而在基因突变方面，在 1543 个中国 ASD 家系中检测出 189 个 ASD 风险基因，总共有大约 4% 的 ASD 患者携带有 29 个孤独症风险基因的新发突变。最常突变的基因是 SCN2A（1.1% 的患者），其次是 CHD8、DSCAM、MECP2、POGZ、WDFY3 和 ASH1L。ASD 的病理过程与涉及神经细胞产生、选择、迁移、分化及突触形成，参与编码电压门控通道蛋白、组蛋白调节酶、染色质重塑体、组蛋白转录后修饰的基因异常都可能参与了 ASD 的发病过程，如甲基化 DNA 结合蛋白（methyl CpG binding protein 2，MeCP2）、染色质解旋酶 DNA 结合蛋白 8（chromodomain helicase DNA-binding protein 8，CHD8）、突触粘联蛋白 neuroligin-neurexin 家族、γ- 氨基丁酸受体基因簇、泛肽化关键蛋白 UBE3A 等[5, 6]。其中 CHD8 在早期人类大脑发育期间神经元的增殖和分化的障碍并参与调节神经网络。此外，表观遗传机制如 DNA 的异常甲基化、印记和 X 染色体的失活也可能参与孤独症发生。神经炎症反应相关基因在 ASD 动物模型中过度表达，提示 ASD 的发病过程中有神经炎症反应的参与。

在细胞病理层面，ASD 个体存在皮层神经元数量改变、非特异性突触生成、突触复杂度升高及轴突发育异常；验尸研究显示，ASD 患者的儿童早期其大脑的神经元数量较同龄对照在额叶有显著增加；而在儿童晚期、青春期及成年后，ASD 患者的杏仁核、梭状回及小脑出现神经元数量减少和持续的神经炎症现象。成年 ASD 患者的脑实质体积减小和浦肯野（Purkinje）细胞数量的减少，主要集中在新小脑（小脑后叶）和古小脑（前庭小脑）。24 项尸检研究结果显示 79% 的 ASD 患者的小脑半球均出现浦肯野细胞数量的显著减少。此外，浦肯野细胞的密度和体积也有不同程度的减少等，而浦肯野神经元是小脑唯一的输出纤维[5]。

在组织病理层面，ASD 个体存在早期脑皮层表面积扩张、沟回增多，小脑 - 丘脑 - 额叶皮层环路的连接异常及额叶 - 边缘系统纤维束异常等表现[7]。ASD 患者的新皮层发育不全主要以皮质微柱非特异改变（尺寸减小、神经元密度增加、细胞分离增加）为特征，其病理机制可能与非特异性突触生成和兴奋抑制比率失衡有关[8]。既往研究提示新皮层中上层神经元的过度增殖与小鼠自闭症样特征显著相关，并且在16p11.2缺失小鼠中可观察到皮质祖细胞的增殖。皮质祖细胞的过度增殖可能影响产后发育的其他机制（例如，树突树枝化和修剪减少）。此外，16p11缺失患者的全脑体积显著增加，并且遗传定义的亚组个体经常呈现“自闭症综合征”。啮齿动物模型中基底节神经祖细胞参与了大脑体积和细胞折叠从而造成脑室扩大，CHD8小鼠模型可观察到神经祖细胞增殖的异常。此外，与对照组相比，脑体积增加的ASD患者的诱导多能干细胞源性神经祖细胞增殖速率和神经元数量显著增加。这种增殖增加是由β-连环蛋白/BRN2转录级联失调引起的，并且与减少突触形成导致神经元网络中的功能缺陷相关。影像遗传学研究提示，携带有CNTNAP2基因的纯合子ASD个体在小脑、梭状回、枕叶和额叶皮质的脑区体积较非纯合子显著减少。

第三节 临床表现

在DSM-5中，ASD的核心症状为：持续的社会交往障碍和狭窄、刻板的行为、兴趣及活动。患者通常存在社交信息理解障碍，很难理解表情、肢体动作等非言语社交信息，很难理解别人的想法和情感，也缺乏相应的行为反应，很难建立、维持和理解人际关系。患者在婴儿期时就表现出回避目光接触，表情贫乏，缺少社交性微笑，对拥抱和爱抚缺乏反应。患者常表现出程序性和重复的动作行为，如必须按照固定线路走路等，活动坚持言语或非言语的仪式化模式。兴趣高度狭窄和固着，或对感觉输入信息反应过高或过低，甚至对环境的感知具有异常的兴趣焦点，如拿到玩具熊，对玩具的整体不感兴趣，只注意玩具的某一特征。

同时，孤独症患儿通常存在非典型的言语发育异常，患儿3岁时不能说出有意义的单词和简单句子，小于6岁的患儿在词语的理解上存在延迟和偏差，2/3的患儿言语表达存在语音和语法的缺陷。大于6岁的患儿可相对完整地说出语法正确的简单句子，但存在语境、语义的偏离，语句内容与环境、谈论主题甚至完全不相干，交谈时缺乏与人的目光交流。另外，患儿还可存在行为动作发育异常，平衡能力差，动作不协调，肢体紧张，步态异常，动作迟缓。此外，Asperger综合征的临床特点是没有明显的语言发育障碍和智能障碍，童年瓦解性障碍特点是起病前2年心理发育完全正常，起病后心理发育能力迅速且明显地倒退。

第四节 影像学研究的意义

目前，能用于ASD的影像学检查手段包括CT、MRI、PET、SPECT及NIRS等。其中，MRI检查具有无创性、高空间分辨率以及能够从结构和功能各方面进行多层次检查等优势，能够更加细微详细地揭示ASD患者大脑解剖结构和功能的改变，是研究儿童被试者前瞻性横断面以及随访研究的首选方法。根据扫描序列的不同，用于影像学研究的MRI检查方法主要包括三维高分辨结构磁共振、DTI、任务态和静息态fMRI等。由于结构磁共振的可重复性较功能磁共振成像更稳定，且DTI可显示脑白质微结构改变，故而在诊断方面具有更大的价值。而功能磁共振成像可探究不同任务状态下的脑活动情况，对于病理机制的探究具有重要意义。fMRI 是根据 MRI 对组织磁化高度敏感的特点来研究人脑功能尤其是大脑功能区划分的无创性检测技术。狭义的 fMRI 单指血氧合水平依赖成像，通过检测执行特定任务或静息状态下受试者的大脑血氧合水平情况，从而反映与某一功能相关的脑区的活动情况。

第五节 影像学研究现状

ASD 的神经影像学表现具有显著的年龄相关性。由于出生后脑白质和灰质的发育并不同步，故而不同年龄阶段的 ASD 患者的脑影像表现有所差异。ASD 患者最主要的临床特征是社交功能障碍和刻板兴趣及行为，目前研究发现的可能与 ASD 的发病相关的区域多集中在参与情绪情感信息处理和感知行为调节的部位，如小脑、杏仁核、前额叶、顶叶等[9]（图 11-5-1）。

一、宏观结构影像学研究

（一）基于感兴趣区的影像学研究

结构磁共振主要测量全脑或局部的灰质或白质的体积或密度改变，或者全脑或局部的脑皮层厚度改变。此外，除了传统结构影像学常用的灰白质体积等测量参数，其他形态学的改变如皮层厚度、皮层表面积、皮质折叠程度等指标也越来越受到研究者的关注。

早在 1990 年，布拉泽斯（Brothers）就提出了“社会脑模型”（social brain），该模型包括杏仁核、眶额皮层、颞上沟和梭状回，而大量研究显示孤独症患者在这些区域均存在异常。随后，巴伦－科恩（Baron-Cohen）在此基础上发展出“孤独症的杏仁核理论”[10]，指出杏仁核的影像学改变与 ASD 患者的社会功能损伤程度密切相关。ASD 患儿在 1~5 岁时其双侧杏仁核较同龄正常对照出现明显增大，且增大程度与社交障碍严重程度呈正相关。而在 ASD 的青少年和成年人中却未见杏仁核体积和细胞数量与同龄正常对照的差异。此外，ASD 患儿的额叶皮质的显著过度生长主要集中在幼儿期，进入儿童期后生长变缓，而到了青年期和成年期则与同龄对照组无显著差异。尸检研究证实，ASD 患者的杏仁核和前额叶在出生后到幼儿期都存在过度生长，而从儿童期到成年期不管是神经元数量还是细胞体积都呈下降趋势。杏仁核在情感认知和面孔识别中起着重要作用，而额叶皮层参与情绪调节、情感认知、决策执行等许多功能，这两个部位的发育异常或许可以部分解释 ASD 患者的社交功能缺陷。颞上沟和梭状回与面孔识别、言语理解密切相关，有研究提示，从 7 岁到 25 岁的 ASD 患者的双侧梭状回不对称性较同龄对照有显著差异，ASD 患者的左侧梭状回较右侧显著增大，但同龄对照的双侧梭状回则基本对称[11]。

“皮层小脑环路”（cerebro-cerebellar circuit）则侧重于解释 ASD 患者的感知运动障碍和刻板行为，包含了皮层与小脑间投射所涉及的区域[12]。荟萃研究发现，ASD 患者的胼胝体体积较同龄对照显著减低。而既往尸检研究和脑影像研究中最为一致的结果，是成年 ASD 患者的小脑体积较同龄对照显著减小。小脑与执行功能、视觉空间处理、语言功能和情感调节等功能密切相关。荟萃分析提示，ASD 患者的底端小脑蚓部（Ⅺ）、右侧后肢

（Ⅰ），左侧小叶（ⅧB）均有体积减小[13]。早年的小脑损伤可导致社会交往退缩、情感及注意功能损害等一系列类孤独症表现，更有研究指出，婴儿期的小脑损伤是ASD发病的高风险因素。

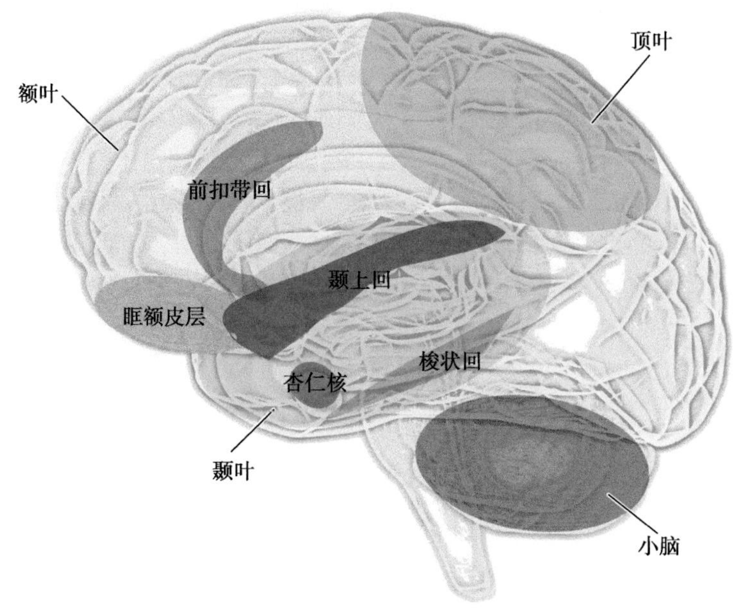

图 11-5-1 ASD影像学异常相关脑区示意图

（二）基于体素的形态学测量研究

随着孤独症个体脑成像研究不断积累，目前最为一致的发现是ASD个体存在皮层发育模式的异常。既往MRI研究显示，比较ASD幼儿与同龄正常儿童的脑影像发现，从1岁到2.5岁，ASD患儿的大脑总体积较正常对照显著增加了7%，其中白质增加了10%，灰质增加了5%。进入儿童期后，ASD患儿的灰质和白质体积增加速度变缓。而到了青春期和成年期，ASD患者的白质体积较同龄对照显著减少，灰质体积无显著差异。与此相反的是，正常人的白质体积从儿童到成年持续增加[14]。

更进一步的分析提示，与同龄对照相比，ASD患者增加的灰质体积主要集中在额叶、顶叶、颞叶和边缘系统，而减低的白质体积主要集中在额叶、颞叶和边缘系统[14]。与之对应的是，尸检研究发现ASD患者的神经元数量于儿童早期在额叶部位显著增加，而到了儿童晚期、青春期及成年期在杏仁核、梭状回及小脑部位显著减少。此外，密度分析也提示成年ASD患者的额叶灰质密度同龄对照减低，颞叶的灰质密度和白质密度均较同龄对照减低[15]（图 11-5-2）。

另外，需要注意的是部分患儿可能与ADHD、癫痫等疾病共病。VBM可对脑区体积改变进行定量分析，在ASD与ADHD的鉴别诊断中起着重要作用。与ADHD相比，ASD幼儿的脑实质总体积较正常同龄人有明显的增大，而ADHD患儿的脑实质总体积较正常同龄人减小。ASD患儿双侧杏仁核体积较正常同龄人增大，而ADHD患儿则出现双侧杏仁核体积减小[16]。

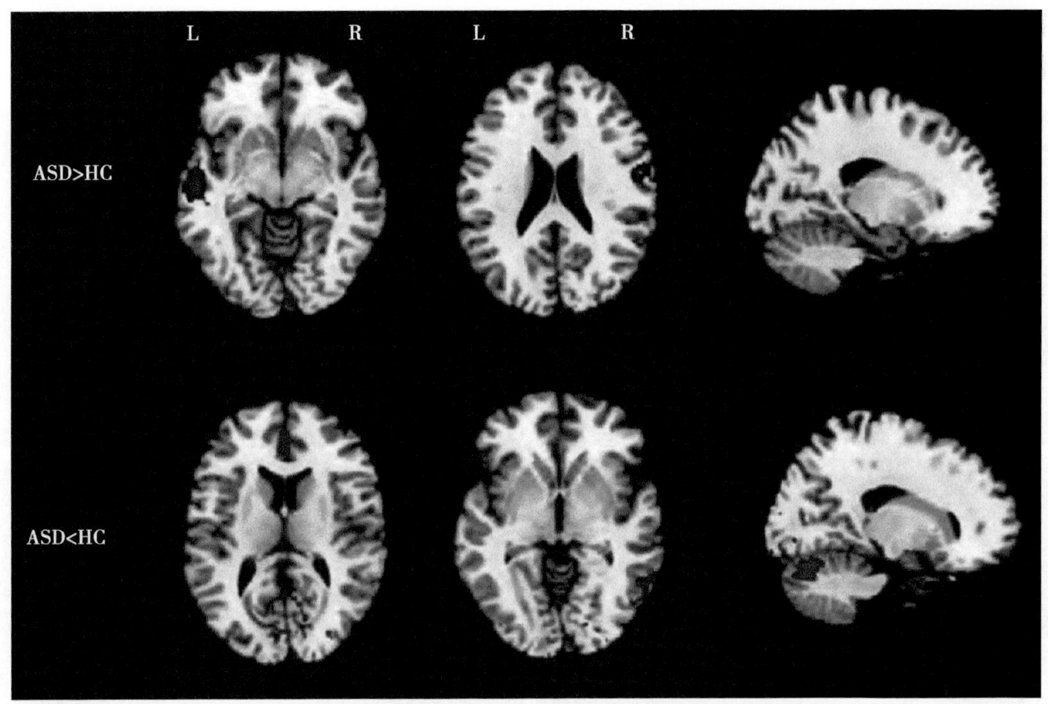

图 11-5-2　成年 ASD 患者的灰质体积改变示意图

对皮质表面积的研究发现，从 1 岁到 2.5 岁，ASD 患儿额叶皮质较同龄对照存在过度生长（图 11-5-3）。纵向研究发现，ASD 患儿在幼儿期（2~5 岁）出现全脑皮层表面积的过度生长，与同龄对照组相比，ASD 患儿在颞叶、额叶、顶枕叶具有不同程度的皮质表面积增多。脑表面积扩张的细胞生物学和遗传学机制与皮层厚度改变的机制不同，ASD 患者的脑皮质表面积过度生长与“皮层微柱假说”密切相关，即脑室周围祖细胞的对称性增殖导致了皮层微柱数量的增加，进而促成 ASD 患者幼年存在脑皮质表面积的过度增加。然而，从 7 岁到 25 岁，ASD 患者右侧内侧眶额皮层、喙中回和左侧颞叶的皮层表面积较同龄对照显著减少，而正常人的双侧颞下回、内侧前额叶、前扣带回、内侧眶额皮层的表面积是随着年龄增加而显著增加的。这可能与 ASD 患者从童年后期到成年期神经元细胞数量持续减少有关[17，18]。

二、微观结构影像学研究

在微观结构成像方面，现有研究提示 ASD 患者的白质纤维改变与年龄密切相关。ASD 患儿在 6 个月龄时其白质 FA 在左侧钩状束、左侧下纵束、胼胝体较健康对照有明显升高。其中 FA 与髓鞘形成、轴突直径、纤维密度等有关，FA 升高通常提示异常的髓鞘增厚，FA 减低提示神经元束的损伤和微结构的破坏。1~4 岁的 ASD 患儿额叶纤维束的体积及其 FA 较同龄对照组偏高，而 RD 减低提示 ASD 患者在 1~4 岁时白质纤维发育较同龄对照存在过度生长，此后随年龄的生长逐渐减缓。另一项纵向研究也证实了 ASD 患者的白质纤维发育峰值出现在儿童期，在出生后到童年前期白质纤维呈增长趋势，增长速率随年龄增长逐渐变缓，在童年后期开始出现白质纤维的减少。FA 增加提示白质纤维束更加致密。ASD儿童较同龄对照在双侧弓形束副海马段、钩状束额颞连接及胼胝体中段的白质纤维素有更高的曲率和更尖锐的弯曲[19, 20]。

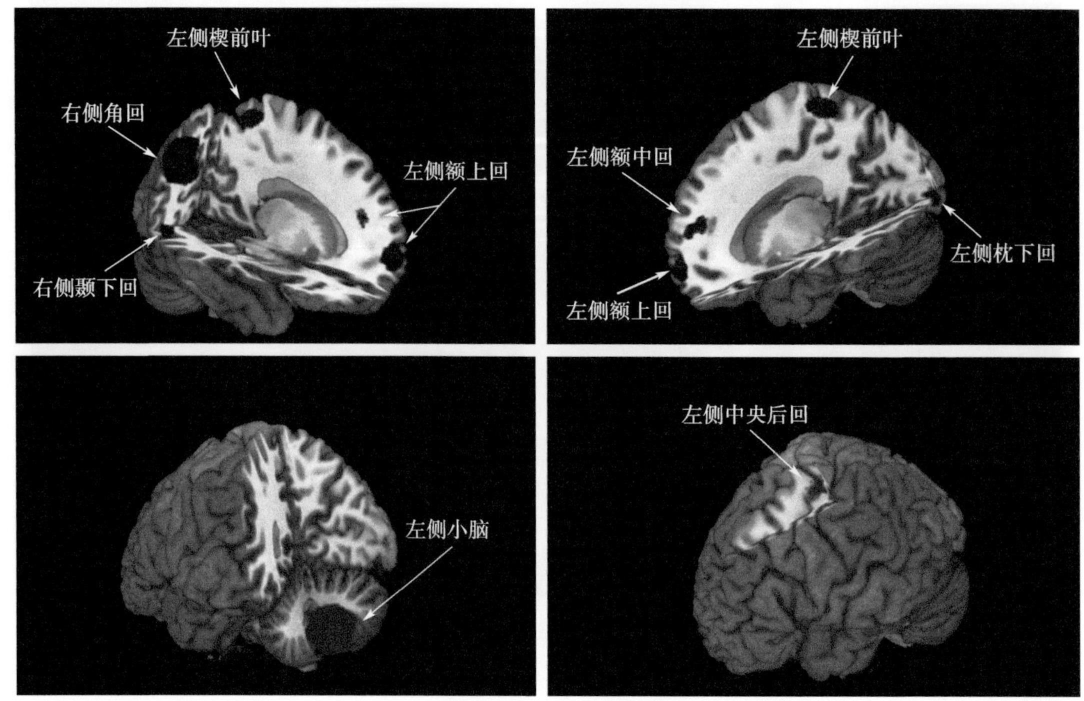

图 11-5-3 儿童ASD患者的灰质体积改变示意图

对童年后期、青少年期、成年期ASD患者的荟萃分析对ROI方法进行分析后发现在双侧胼胝体、左侧钩状束、左侧上纵束白质纤维FA、AD减低，双侧胼胝体和上纵束MD升高和较同龄对照组减低[21]。AD与轴突完整性和径向扩散性相关，RD与髓鞘形成相关。当FA减低时，通常伴随MD、RD的升高。提示ASD患者在童年后期至成年期双侧胼胝体、左侧钩状束、左侧上纵束白质纤维连接的完整性减低。该方法还可通过计算弥散率的方向追踪脑白质内神经传导束的走行方向。大脑白质纤维束的异常表征了脑内脑微观结构的变化，如神经元轴突长度的增加，髓鞘的形成和神经纤维束的总体积。

三、功能影像学研究

（一）任务态功能磁共振成像研究

fMRI可帮助我们发现与ASD疾病相关的异常脑功能区。其中，任务态fMRI研究主要集中在与社交障碍相关的测试方面，如共情任务、心智理论测试、社会故事理解、细节加工、视觉搜索。荟萃分析发现，童年期ASD患者与同龄对照相比在执行社交任务时其左侧中央前回出现异常的激活。然而，在执行相同的社交任务时，正常同龄儿童的右侧颞上回、副海马、双侧杏仁核、右侧梭状回区域均出现活动升高，而ASD患儿的上述区域均未出现激活[22]。而在ASD成年患者执行社交任务时，其左侧颞上回较对照组出现异常激活。在执行相同的社交任务时，正常成年人的左侧前扣带回和穹窿处出现活动升高，而ASD成年人的上述区域没有出现激活。这些研究提示ASD患者的社交功能障碍与上述相关脑区的功能活动受损有关[23]。

在共情任务，包括 RMET、识别心理状态词语、心理理论、语音加工及面孔加工中，成年高功能孤独症和 Asperger 综合征患者在相应脑区，包括杏仁核、眶额皮层、左内侧额叶、颞上沟及梭状回面孔区的激活均显著低于对照组。对无意识面部表情识别的研究发现，ASD 患者的双侧丘脑、双侧尾状核、右侧楔前叶在执行面部表情识别任务时较对照组出现异常激活。在执行基于心智理论的社交认知任务时，ASD 患者的双侧内侧前额叶、右侧颞上回、左侧前扣带回较对照组出现明显活动升高。而在执行情感心智任务时，ASD 患者的右侧内侧前额叶、右侧额上回较对照组活动升高。相关性分析提示在执行认知情感任务时，内侧前额叶和前扣带回的激活程度与社交功能的损害程度呈负相关，提示这种异常激活可能是出于脑区的代偿作用。在注意力测试任务时，ASD 患者的右侧颞、颞中回和颞下回、右侧梭状回及小脑活动减低程度较正常同龄对照显著。在记忆力测试任务时，正常同龄对照的右侧颞中回、辅助运动区、中央后回、中央前回、初级听觉皮层活动减低程度大于 ASD 患者。

基于大量的功能影像学研究，巴伦 – 科恩（Baron–Cohen）整合了既往的研究结果，发展出孤独症的“共情 – 系统化理论”[10]。该理论解释了为何孤独症患者在执行心智理论的阅读任务时其内侧前额叶、顶颞联合区、前扣带回、海马和杏仁核较同龄对照出现异常激活。而在镶嵌图形测验中，孤独症患者的腹侧枕叶区域显示出常高的激活，而前额叶和顶叶区的激活则异常低。枕叶主要负责处理视觉信息，此区域异常高的激活可能与孤独症患者超常的视觉加工能力有关。共情 – 系统化理论的拓展是 ASD 的“极端男性化脑”假说。在根据面孔进行社会判断尤其是有关情感性质的判断时，男女的社会脑功能表现出显著差异，差异最大的脑区为额下回，而这种差异在 ASD 个体中被扩大，显示出极端男化表现。

（二）静息态功能磁共振成像研究

静息态功能磁共振成像主要计算脑区间的功能连接改变和局部脑区的内部低频振荡的特性。功能连接分析主要通过计算不同脑区时间序列之间的相关性分析其低频振荡的同步性，其表征脑区间功能连接情况的指标包括功能连接强度及功能连接密度。大样本的静息态功能磁共振成像研究发现，与同龄对照相比，ASD 患者在后扣带回、舌回、副海马回、中央后回的功能连接密度较低。且刻板行为分数与舌回的平均功能连接密度呈负相关，即功能连接密度越低，刻板行为越严重。此外，刻板行为分数还与后扣带回和楔前叶即默认网络所属区域的功能连接密度呈负相关。而在功能连接强度的研究方面的结果并不一致，既有功能连接减低的脑区，也有升高的脑区[24]。既往研究发现，ASD 青少年患者在双侧颞 – 顶区的功能连接增强，且局部功能连接强度与社交功能损害和刻板行为的严重程度呈正相关。而另一项研究发现其在额 – 颞 – 小脑间存在功能连接增强。对一个包括儿童、青少年、成年人的样本分析发现，与对照组相比，ASD 患者在初级感觉皮层网络和丘脑、基底节区域的功能连接较同龄对照组增强，且皮层下 – 皮层间的连接随着年龄的增加而减低。ASD 患者的内侧丘脑与中央后回及颞中回的功能连接较同龄对照增强，而其颞中回与楔前叶、顶叶、副中央小叶、腹内侧前额叶的功能连接较同龄对照减低。

在静息态下脑区间仍有内在协同活动，并可能形成有组织的网络，完成一定的功能，如果其连接性和拓扑结构发生变化，预示着完成某项功能会出现障碍。而基于大样本的功能磁共振成像研究发现[25]，ASD 青少年患者在四个功能网络即背侧注意网络（DAN）、默认网络（DMN）、显著网络（SAL）和执行网络均出现广泛的功能连接异常增强，其程度与 ASD 病情严重程度呈正相关。ASD 青少年较同龄正常对照在以下脑区出现功能连接增强：楔前叶、小脑、右侧中央前回（背侧网络）；双侧额中回、双侧下顶叶，右侧岛叶（默认网络）；背侧前扣带回（显著网络）；左侧小脑（执行网络）。其中显著网络与后扣带回皮层的功能连接强度与社交功能损害严重程度呈正相关。默认网络功能连接也出现类似情况，在社会刺激的响应、社交信息的理解、社会认知功能方面具有重要作用，包括前额皮层、楔前叶、后扣带回皮层和颞上沟等脑区。另一方面，通过应用图论方法发现，ASD 高危婴幼儿在 2 岁以前其全脑网络效率和颞叶、枕叶、顶叶区域的局部网络效率都显著低于 ASD 低风险组，可以早期识别 ASD 患病风险，可一定程度早期预测 ASD 的发病风险，实现早诊断、早治疗。

局部脑区的低频振荡情况通常包括低频振幅（ALFF）、低频振幅比值（fALFF）和局部一致性（ReHo）这几个指标。在 ASD 患者的幼儿期，功能磁共振成像研究发现其左－右侧的同步活动较对照组减少。ASD 青少年在右颞上沟、额中回、额下回、岛叶、中央后回和双侧小脑 I 小叶的局部一致性较同龄对照显著降低，而在右侧丘脑、左侧额下回和双侧小脑Ⅷ小叶中发现局部一致性显著增加。

（三）磁共振波谱研究

MRS 是一种通过测量化学物质的相对浓度或绝对浓度，从而反映活体细胞代谢水平变化的功能成像检查方法。目前，大部分研究主要利用 MRS 测量 NAA、Cr、Cho、MI、Glu、Glx、GABA 等。既往研究发现，ASD 患者壳核的 Glu/Cr 相对浓度较同龄对照组升高，且壳核和尾状核的 MI/Cr 相对浓度、丘脑的 Cho/Cr 相对浓度和 Glx/Cr 相对浓度与社交功能障碍和刻板行为分数显著相关。与同龄对照相比，ASD 患者在前扣带回膝下部的 NAA、Glx、Glu 浓度显著减低，提示 ASD 患者存在神经元细胞代谢的异常[26]。

四、其他研究

SPECT 可以探测局部脑血流量，既往研究发现，ASD 儿童及成年患者的左侧颞叶言语相关皮层的脑血流量较同龄对照显著减低。PET 可进一步提供脑组织含氧与葡萄糖代谢的情况。研究发现，在做记忆任务时，ASD 被试者的扣带回、顶叶和枕叶的葡萄糖代谢较对照组出现非典型的改变。PET 还可以探究神经递质受体的改变，研究发现，ASD 患者在多个脑区出现 5-HT2A 受体和血清素转运体的减少，涉及扣带回皮层、内侧前额叶、丘脑、颞叶和顶叶。此外，PET 和 SPECT 研究都发现 ASD 患者在涉及奖励、情绪和社会活动的脑区出现 GABAA 受体的减低[27]。这与遗传学及动物实验发现 ASD 的发病过程与 γ- 氨基丁酸受体基因簇表达异常密切相关对应。

第六节 MRI 研究的局限性及展望

ASD 目前主要是依靠精神科医师根据患者的临床症状诊断，其诊断标准目前为美国《精神障碍诊断与统计手册》（Diagnostic and Statistical Manual of mental disorders，DSM）或国际疾病分类（第 10 版）（International Classification of Diseases-10，ICD-10）。ASD 通常在 3 岁以前起病，患儿婴儿期即出现回避目光接触，表情贫乏，缺少社交性微笑，对拥抱和爱抚缺乏反应等表现，对于 ASD 的早期识别具有重要意义。相较临床量表测定和临床医生的主观评判，影像学手段提供了直观的客观证据，为研究 ASD 的病理生理机制、发生发展过程以及诊断、疗效评测开拓了广阔的新思路。

随着磁共振技术的飞速发展，不同的成像方法提供了从宏观组织形态到微观亚细胞结构、从血流和能量代谢到脑区功能改变等不同层次的生理病理信息，融合不同模态的磁共振数据、结合计算科学的交叉学科方法进行综合分析成为目前研究的趋势。通过深度学习算法分析有家族史的 ASD 高危婴幼儿在 6 个月龄和 12 个月龄的脑表面积信息，可有效预测其 24 个月时是否患 ASD 的风险[28]。该研究进一步证实了 ASD 患者早年的皮层过度生长与社交能力发展缺陷密切相关，并可为早期干预提供参考。此外，脑网络研究技术的持续发展为探索人脑网络提供了新的契机。越来越多的研究报道了 ASD 患者存在大范围的脑网络拓扑特性的改变以及各个区域间的功能连接异常，此类发现提示该病存在系统性、分布广泛的脑机制改变。

（徐　馨　况伟宏）

参考文献

[1] Elsabbagh M, Divan G, Koh YJ, et al.Global prevalence of autism and other pervasive developmental disorders. Autism Res, 2012, 5(3): 160-179.

[2] Lai MC, Lombardo MV, Baron-Cohen S.Autism.Lancet, 2014, 383(9920): 896-910.

[3] De Rubeis S, He X, Goldberg AP, et al.Synaptic, transcriptional and chromatin genes disrupted in autism. Nature, 2014, 515(7526): 209-215.

[4] Beltrao-Braga PC, Muotri AR.Modeling autism spectrum disorders with human neurons.Brain Res, 2017, 1656 : 49-54.

[5] Donovan APA, Basson MA.The neuroanatomy of autism-a developmental perspective.J Anat, 2017, 230(1): 4-15.

[6] Wang T, Guo H, Xiong B, et al.De novo genic mutations among a Chinese autism spectrum disorder cohort.Nat Commun, 2016, 7 : 13316.

[7] Courchesne E, Mouton PR, Calhoun ME, et al.Neuron number and size in prefrontal cortex of children with autism.JAMA, 2011, 306(18): 2001-2010.

[8] Casanova MF.Minicolumnar abnormalities in autism.Acta Neuropathol, 2006, 112 : 287-303.

[9] Ecker C, Ginestet C, Feng Y, et al.Brain Surface Anatomy in Adults With Autism.JAMA psychiatry, 2013, 70(1): 59-70.

[10] Baron-Cohen S.Autism: the empathizing-systemizing (E-S) theory.Ann N Y Acad Sci, 2009, 1156 : 68-80.

[11] Dougherty CC, Evans DW, Katuwal GJ, et al.Asymmetry of fusiform structure in autism spectrum disorder: trajectory and association with symptom severity.Mol Autism, 2016, 7 : 28.

[12] D'Mello AM, Stoodley CJ.Cerebro-cerebellar circuits in autism spectrum disorder.Front Neurosci, 2015, 9 : 408.

[13] Stoodley CJ.Distinct regions of the cerebellum show gray matter decreases in autism, ADHD, and developmental dyslexia.Front Syst Neurosci, 2014, 8 : 92.

[14] Parellada M, Penzol MJ, Pina L, et al.The neurobiology of autism spectrum disorders.Eur Psychiatry, 2014, 29(1): 11-19.

[15] Chen R, Jiao Y, Herskovits EH.Structural MRI in Autism Spectrum Disorder.Pediatr Res, 2011, 69(5): 63R-68R.

[16] Ecker C, Shahidiani A, Feng Y, et al.The effect of age, diagnosis, and their interaction on vertex-based measures of cortical thickness and surface area in autism spectrum disorder.J Neural Transm, 2014, 121(9): 1157-1170.

[17] Hazlett HC, Poe MD, Gerig G, et al.Early brain overgrowth in autism associated with an increase in cortical surface area before age 2 years.Arch Gen Psychiatry, 2011, 68(5): 467-476.

[18] Solso S, Xu R, Proudfoot J, et al.Diffusion Tensor Imaging Provides Evidence of Possible Axonal Overconnectivity in Frontal Lobes in Autism Spectrum Disorder Toddlers.Biol Psychiatry, 2016, 79(8): 676-684.

[19] Jeong JW, Kumar AK, Sundaram SK, et al.Sharp Curvature of Frontal Lobe White Matter Pathways in Children with Autism Spectrum Disorders: Tract-Based Morphometry Analysis.AJNR Am J Neuroradiol, 2011, 32(9): 1600-1606.

[20] Just MA, Keller TA, Malave VL, et al.Autism as a neural systems disorder: A theory of frontal-posterior underconnectivity.Neurosci Biobehav Rev, 2012, 36(4): 1292-1313.

[21] Vogan VM, Morgan BR, Leung RC, et al.Widespread White Matter Differences in Children and Adolescents with Autism Spectrum Disorder.J Autism Dev Disord, 2016, 46(6): 2138-2147.

[22] Dickstein DP, Pescosolido MF, Reidy BL, et al.Developmental Meta-Analysis of the Functional Neural Correlates of Autism Spectrum Disorders.J Am Acad Child Adolesc Psychiatry, 2013, 52(3): 279-289.

[23] Kim E, Kyeong S, Cheon K-A, et al.Neural responses to affective and cognitive theory of mind in children and adolescents with autism spectrum disorder.Neurosci Lett, 2016, 621 : 117-125.

[24] Lewis JD, Theilmann RJ, Townsend J, et al.Network efficiency in autism spectrum disorder and its relation to brain overgrowth.Front Hum Neurosci, 2013, 7 : 845.

[25] Elton A, Di Martino A, Hazlett HC, et al.Neural Connectivity Evidence for a Categorical-Dimensional Hybrid Model of Autism Spectrum Disorder.Biol Psychiatry, 2016, 80(2): 120-128.

[26] Doyle-Thomas KAR, Card D, Soorya LV, et al.Metabolic mapping of deep brain structures and associations with symptomatology in autism spectrum disorders.Res Autism Spectr Disord, 2014, 8(1): 44-51.

[27] Zuercher NR, Bhanot A, McDougle CJ, et al.A systematic review of molecular imaging (PET and SPECT) in autism spectrum disorder: Current state and future research opportunities.Neurosci Biobehav Rev, 2015, 52 : 56-73.

[28] Hazlett HC, Gu H, Munsell BC, et al.Early brain development in infants at high risk for autism spectrum disorder.Nature, 2017, 542(7641): 348-351.

第十二章

神经认知障碍——阿尔茨海默病

认知是指人脑接受外界信息，经过加工处理，转换成内在的心理活动，从而获取知识或应用知识的智能加工过程，它包括学习、记忆、语言、视空间、执行、思维、决策和情感等一系列心理和社会行为。认知障碍（cognitive disorder）是指以上认知功能中的至少一项或多项大脑高级智能加工过程出现异常，从而引起严重的学习、记忆障碍，可伴有失语、失认等改变的病理过程。神经认知障碍（neurocognitive disorder）指的是由于各种因素导致的正常认知水平下降的一系列障碍，包括由年龄和不同病因，但不包括精神疾病（如抑郁症、精神分裂症等）导致的一系列认知障碍。

根据美国精神病学会（American Psychiatric Association，APA）最新发布的《精神障碍诊断与统计手册》第 5 版（DSM-5），神经认知障碍包括谵妄（delirium）、重度的神经认知障碍（major neurocognitive disorder，MNcD）和轻度的神经认知障碍（minor neurocognitive disorder，NNcD）[1-3]，其中重度和轻度神经认知障碍包括：①由于阿尔茨海默病所致的重度和轻度神经认知障碍；②重度或轻度额颞叶神经认知障碍；③重度或轻度神经认知障碍伴路易体；④重度或轻度心血管性神经认知障碍；⑤由于创伤性脑损伤所致的重度或轻度神经认知障碍；⑥物质 / 药物所致的重度或轻度神经认知障碍；⑦由于人类免疫缺陷病毒（HIV）感染所致的重度或轻度神经认知障碍；⑧由于朊病毒所致的重度或轻度神经认知障碍；⑨由于帕金森病所致的重度或轻度神经认知障碍；⑩由于亨廷顿病所致的重度轻度神经认知障碍[3，4]。以上 10 种重度或轻度神经认知障碍在前一版中均做了简要的介绍，但由于篇幅有限，所介绍的内容相对简单。随着近年来精神影像学的快速发展，以及我国人口老龄化的严峻现实，特别是老年人中阿尔茨海默病的高发病率，亟待对这类神经认知障碍进行更为详细和完整的介绍，为阿尔茨海默病的精神影像学研究和临床辅助诊断与量化评估提供参考。本章首先主要介绍阿尔茨海默病重度和轻度神经认知障碍的流行病学、病因及病机制、临床表现，然后综述阿尔茨海默病神经认知障碍的影像学研究意义及研究现状，最后指出阿尔茨海默病神经认知障碍 MRI 研究的局限性及展望。

第一节 流行病学

阿尔茨海默病（Alzheimer disease，AD），又称老年痴呆，是发生在老年期及老年前期的由多种因素引起的以进行性的记忆力减退、认知功能障碍、精神行为异常等为主要特征的中枢神经退行性疾病。AD 最早是由德国精神科医师及神经病理学家爱罗斯·阿尔茨海默（Alois Alzheimer）于 1906 年发现，并于 1907 年报道了一名叫 August D 的女性早老年性痴呆患者，其大脑呈现出独特的神经病理学特征。后来，Alzheimer 的同事 Kraepelin 将此病命名为 Alzheimer 病[5]。

AD 具有高发病率、高患病率和高致残率的特点，是最常见的痴呆类型，约占全部痴呆患者的 50%~70%[6]。随着社会人口老龄化，老年痴呆患病率逐年增加，已成为继心血管疾病和肿瘤后第三大危及人类生命健康的疾病。资料显示，65 岁以上人群中，对患者已经造成中重度影响的 AD 患病率为 2%~7%，65 岁约为 1%；此后每增加 5 年，其年龄相关的患病率即翻一番，到 80 岁时达到 8%~10%，90 岁时达到 30%~40%；男性和女性的患病率经年龄校正后相等。此病通常散发，约 5% 的患者有明确的家族史[7]。2006 年全球范围内的 AD 患者约 2600 万人，到 2050 年 AD 患者将是现在的 4 倍，意味着每 85 个人中，就有一个 AD 患者[8]。我国 55 岁以上人群患病率接近 3%，65 岁以上人群患病率为 5.9%，其中男性为 3.4%，女性 7.7%，现有老年痴呆患者估计超过 500 万人[9]，AD 已经成为老年医学研究的一个热点。

第二节 病因及发病机制

AD 的主要临床病理特征包括细胞外淀粉样老年斑又称神经炎性斑（senile plaques，SP）、神经原纤维缠结（neurofibrillary tangles，NFTs）和基底前脑胆碱能神经元（basal forebrain cholinergic neurons）丢失。其中，细胞外淀粉样老年斑又称神经炎性斑和细胞内神经原纤维缠结是 AD 脑中最经典的组织病理变化。阿尔茨海默病的病因和发病机制迄今尚不十分明确，其中最重要的机制被认为是 β- 淀粉样蛋白（Aβ）沉积和 tau 蛋白学说[10]。根据该假说，β- 淀粉样蛋白（Aβ）处于 AD 病理发生的早期，缓慢沉积在大脑皮质和海马神经元外，导致 SP，而后者会引发 tau 蛋白磷酸化和 NFT，引起神经胶质细胞炎症反应、突触功能异常、大量神经细胞消失，而这些病理改变最终引起脑萎缩、神经结构和功能严重破坏。随着细胞内外的这些改变，海马结构、杏仁核、内嗅皮质等内颞叶（MTL）结构最先受累，逐渐累及整个皮层，致脑实质神经元变性及丧失。临床上首先出现短期记忆能力障碍，随后出现注意力、执行控制、言语和视觉空间等其他认知功能障碍，最终导致痴呆发病。然而，也有很多研究表明，氧化应激、神经炎症以及线粒体功能障碍等其他因素也参与 AD 的发病过程[11]。

第三节 临床表现

AD 患者临床上以记忆障碍、失语、视空间技能损害、执行功能障碍以及人格和行为改变等全面进行性认知功能减退为特征。常因遗忘、虚构使幻觉描绘含糊不清，精神行为异常，晚期患者可有锥体外系症状；典型表现为早期突出的记忆丧失；日常的工作及一般活动能力受损；生活功能和执行能力有所降低。AD 的诊断主要根据患者详细的病史筛查、临床资料分析，并结合精神量表检查及有关的辅助检查。诊断准确率可达 85%~90%。根据美国精神病学会（American Psychiatric Association，APA）最新的《精神障碍诊断与统计手册》第 5 版（DSM–5）手册，痴呆（dementia）被归类为修改为明显型神经认知障碍（major neurocognitive disorder，MNcD）和轻微型神经认知障碍（minor neurocognitive disorder，NNcD）[1, 2]。AD 主要表现为进行性认知功能减退，常因遗忘、虚构使幻觉描绘含糊不清，精神行为异常，晚期患者可有锥体外系症状；有明显视觉受损、锥体外系表现较早出现。典型表现为早期突出的记忆丧失。

明显型神经认知障碍诊断标准：①符合显著神经认知障碍的标准。记忆是受损领域之一。②早期和突出的记忆损害，至少存在一个其他认知领域损害，常为执行能力出现损害，随着疾病的进展，在更多领域出现损害。③疾病特点是隐袭性起病、渐进性和持续性认知下降。④病史、体格检查和其他检查的依据证明缺陷非完全或主要归因于其他障碍。但是其他障碍可能共病。

轻微型神经认知障碍诊断标准：①符合轻微神经认知障碍标准。伴有记忆损害，并有 AD 病因学的明确支持性证据，如已知 AD 相关基因突变检测阳性或生物标记物或影像学依据。②早期和突出的记忆损害，可只有记忆受损，也可有执行能力损害。③疾病特点是隐袭性起病、渐进性和持续性认知下降。④认知缺陷非由其他脑部病变、全身系统性疾病及药物滥用所致。⑤认知缺陷非只发生于谵妄的病程中。⑥紊乱不能用另一种精神障碍（如抑郁障碍、精神分裂症）来解释。确定亚型：早发型为 65 岁或更早；晚发型为 66 岁以后起病。

第四节　影像学研究意义

AD 可导致患者的认知技能逐渐减退，日常工作和社会交往等受到不同程度的影响，给患者、家庭及社会都带来沉重的负担。由于 AD 病起病隐袭，病因不明，尚无有效的治疗方法，一旦确诊，则意味着已经失去了最好的治疗机会；但是，如果早期症状出现后，通过药物干预，可以极大地延缓病情的恶性发展，并起到改善症状的作用，所以 AD 的早期诊断对选择优化治疗和预后判断具有重要意义。而开展 AD 影像学的系统性研究将能够为 AD 的早期诊断提供客观的生物标记物，使得 AD 能够得到有效的早期诊断的目标成为可能。神经影像学也是辅助临床诊断和鉴别诊断，排除其他可治疗性痴呆（如手术治疗）非常重要的检查手段。

AD 的病理改变导致突触和神经元的丢失与组织萎缩紧密相连，而后者能被结构影像所识别。因此，神经影像不仅能用于 AD 的早期诊断，还能将其与其他类型的痴呆症区分开来，是 AD 病理机制研究和临床应用的重要途径和手段。目前 AD 研究中常用 CT、sMRI、DTI、fMRI、MRS、PET、SPECT 等结构和功能影像技术。其中，CT 和 sMRI 等结构性磁共振成像可以测量人脑形态学（如皮层体积或密度等）和脑白质连接（如连接数目、密度等）特征，这些特征是观察 AD 患者异常的脑灰质和白质皮层的稳定的影像学指标，在 AD 的诊断方面起着举足轻重的作用。但由于大脑局部病变早期常表现为血流及代谢活动改变，后期才有结构变化，所以单纯的形态解剖诊断已不能适应时代发展需要，相比结构成像，功能影像能够更早地辨认疾病的病理变化。DTI、fMRI、MRS、PET 和 SPET 等功能磁共振成像不仅可以反映成像组织器官的生理或生化特性，如功能、血流、代谢水平等，还可以观察 AD 患者主要的病理学特征，如神经元丢失、神经原纤维缠结沉积、胆碱能耗竭、老年斑等，这有助于理解阿尔茨海默病的病理生理学机制。近年来，多模态 MRI 技术快速发展，因其可以对同一生物现象产生多个影像学参数，且综合各个影像模态的优点，从而全面提高了 AD 疾病在影像学上的认识。

第五节 影像学研究现状

CT 检查 AD 患者时可见脑萎缩，多是全面性脑室扩大和脑沟增宽，但以颞叶内侧和海马的萎缩最重。其中，颞叶是 AD 发病的敏感区域，海马萎缩是 AD 的一种特异性指标。由于 CT 对软组织对比分辨率不高，区分脑灰白质不佳，对幕下结构显示不清，很难准确了解海马和颞叶的受损情况，所以 CT 检查对 AD 的早期诊断价值不大，目前 AD 研究主要以 sMRI 为主。AD 患者许多脑区具有局部灰质损失，在 sMRI 上表现为内嗅皮质、后扣带回、海马萎缩、内侧额颞叶厚度变薄等[12, 13]（图 12-5-1），而且这些结构变化还表现出特定的时空模式，即最早的病变发生于内嗅皮质，然后才累及海马，随着疾病的进展，颞叶、顶叶及额叶新皮层逐渐受累，大脑体积呈现渐进性减少，同时伴有皮层下核团的萎缩。其中，海马萎缩被认为是 AD 早期的特异性标志，对于轻中度 AD 诊断的敏感度及特异度为 85% 和 88%[14]。需要指出的是，由于内嗅区皮质萎缩较海马萎缩先出现，它是一个更敏感的 AD 早期预测指标[15]。总之，内嗅皮质和海马两个脑区的萎缩是早期 AD 最特异和最敏感的诊断指标。同时测定海马及内嗅皮质磁共振体积使 AD 的诊断准确度提高到 85%~95%[16]。

DTI 由于能反映 AD 患者脑内水分子扩散的异常改变，进而引起 FA 及 MD 参数的改变，间接反映细胞膜、轴索的病变，可以观察脑白质的超微结构损害，作为 AD 的早期影像学诊断方法。AD 病的早期阶段就可发现多个白质结构的 DTI 改变，如胼胝体、扣带束等[13]，而且这些改变与 AD 的病程紧密相关。另外，AD 患者的额叶、顶叶及颞叶白质 FA 显著降低，额叶及顶叶白质 MD 明显升高，而枕叶及内囊前后肢无明显变化[17]，这说明 AD 患者的白质区存在着选择性损害，并使得相关白质通路的完整性受到破坏，这种选择性损害可能与皮质及白质通路的老年斑及神经原纤维缠结的分布有关[18]。

BOLD-fMRI 指血氧合水平依赖（blood oxygen level dependent，BOLD）功能磁共振成像技术。BOLD 的成像机制是神经元活动造成局部氧耗量的不同，改变了氧合血红蛋白与脱氧血红蛋白的相对含量，根据两种血红蛋白的磁场性质的差异，间接反映其周围神经元自发活动的程度。由于大脑局部病变早期常表现为血流及代谢活动改变，后期才有结构变化，故脑功能影像学技术能辨认疾病早期病理变化。静息态 fMRI 研究发 AD 患者的默认网络，如海马、内侧额顶区域等脑区的自发活动异常，而且这种局部自发性活动的异常与 AD 患者记忆力和执行能力受损有紧密的关系[19, 20]。Wang 等[21]采用基于静息态 fMRI 的脑功能研究发现，AD 患者异常的脑功能网络连接特征，能够以 85.7% 的正确率区别出

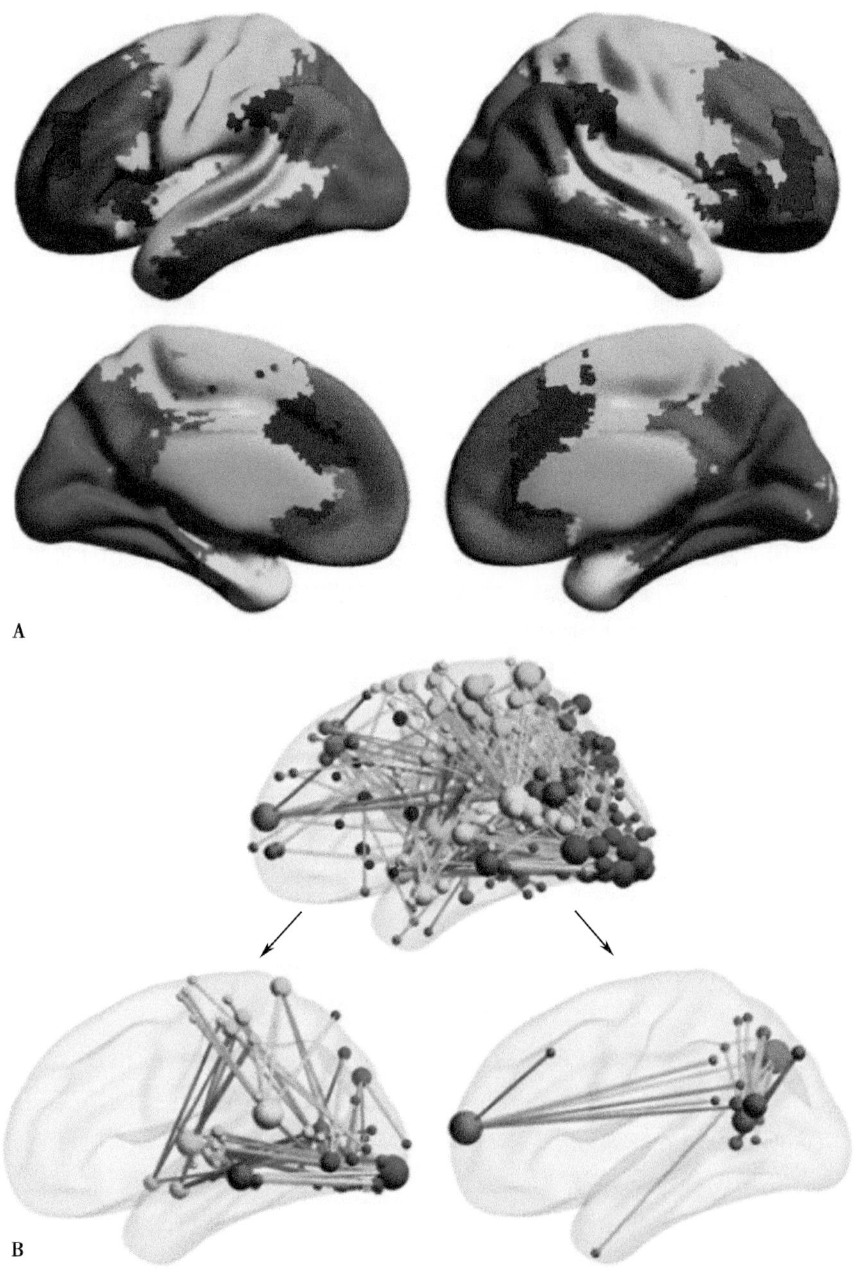

图 12-5-1　AD 患者与正常人大脑皮层厚度差异

A. 正常人；B. AD 患者

MCI 患者和健康对照者，这表明脑连接网络属性可以作为潜在的 AD 早期诊断的影像学标记。另外，通过 ts-fMRI 研究发现，AD 患者在进行学习和回忆任务时，额叶和颞叶的激活区域缩小，信号强度降低，轻度 AD 患者也表现出类似的结果。MRS 可无创性检测活体组织能量代谢和生化改变，是活体评价大脑生化成分的一种非常有价值的方法，比形态学上的体积萎缩能更早、更准确地评价 AD 患者的病理变化。研究发现 AD 患者脑内存在选择性代谢异常，最常见于双侧海马部位，其异常早于海马体积的变化[22]。具体变化包括：NAA/Cr 降低，提示 AD 双侧海马神经元的丢失，这与组织病理学研究结果相一致，同时也与 T_1WI 上所见海马萎缩征象相符，由此可作为预测 MCI 向 AD 转变的有效指标[23]；另外，mI/Cr 升高，提示星形细胞的增生与活化，这一现象被认为是 AD 早期的病理学改变[22]。最后，Glx/Cr 降低，Glu 的兴奋性神经毒性是 AD 的病理学特征之一。AD 患者神经原纤维缠结比较集中的区域往往与谷氨酸能神经元较多的部位相吻合。Glx/Cr 的改变提示谷氨酸能神经元的丢失及 Glu 的活性降低。除了海马，AD 患者的颞、顶、额叶的联络皮质内的 NAA/Cr 比值也明显降低，且与认知功能下降相关联[24]。

PET 成像主要通过测定脑葡萄糖代谢率（CMR Glu）来观察 AD 患者的神经元功能变化。PET 对 AD 的诊断包括定性和定量两方面。定性的目的是确定是否为 AD，定量的目的是确定敏感的界限值，达到能与正常人相鉴别，并对 AD 进行分期的目的。AD 患者的局部脑组织主要表现为特异性葡萄糖代谢减慢，其减慢程度和范围与疾病严重程度呈正相关[25]，涉及的脑区主要为颞顶叶皮质、后扣带回皮质、额叶皮质以及楔前叶等。而且，患者从 MCI 到 AD 的转化过程中，左前扣带回和亚属区的葡萄糖摄取急速下降[26]，这表明 PET 的观察指标可以反映 AD 疾病的发展进程，对于早期预测 AD 及区别不同形式的痴呆都具有很重要的意义，是一项具有高敏感性、高特异性的区域脑神经功能检测指标[27]。

SPECT 能通过局部脑血流（rCBF）的测定客观反映脑功能的改变，是当前唯一的一种活体生理、生化、功能、代谢信息的四维显像方式，能够明显提高病变的检测率。AD 患者的 SPECT 显示主要是以双侧皮层对称性低灌注或缺损为主，其中以颞叶、额叶以及顶叶多见。多项 SPECT 研究发现 AD 患者的扣带回后部 rCBF 降低，而且这些改变还能用来预测 MCI 向 AD 的转化，可用于 AD 的早期诊断和鉴别诊断[28, 29]。SPECT 对人体无创伤，可用于动态观察疾病的演变过程，客观反映疾病严重程度及评价药物疗效，价格较 PET 低廉。但由于它空间分辨率较低，影像对比度较差，并不是理想的诊断指标。

AD 的脑网络研究是 AD 影像学研究的最新研究课题。大脑连接网络表现出许多重要的拓扑性质，如“小世界”属性、模块化结构等。研究发现 AD 患者大脑结构及功能网络的拓扑性质存在局部和全局异常变化。这不仅为了解 AD 的病理生理机制提供了重要的手段和方法，也为 AD 的早期诊断寻找可利用多模态磁共振影像技术。He 等采用结构 MRI 图像在国际上首次构建了 AD 脑灰质结构网络计算模型，结果表明，AD 患者脑结构网络全局效率下降，并呈现出向低效规则网络的变化趋势[30]。这一结果得到 Yao 等[31]研究的重复并进一步发现了 MCI 脑网络的异常程度处于健康对照和 AD 之间。Lo 等[32]利用弥散 MRI 数据研究了 AD 患者脑白质结构网络，发现 AD 的脑白质网络像灰质网络一样，表现出全局效率的下降，且主要位于额叶皮层区，并与言语工作记忆能力相关。最近，Bai 等[33]发现了 MCI 患者的脑白质结构网络也具有类似 AD 的模式。功能脑网络发现 AD 患者局部效率增加，全局效率降低[34]，而且这些脑网络属性的异常可以预测 AD 病理发展变化的过程[35]。这些研究表明，AD 患者存在异常的脑网络拓扑属性变化，基于多模态磁共振影像的脑网络技术可以作为 AD 病理生理机制研究的有效且灵活的工具，有助于深入研究 AD 患者异常脑结构网络与脑功能网络之间的关系，为 AD 的早期诊断寻找可能的脑网络影像学标记。

第六节　MRI 研究的局限性及展望

随着脑成像技术的飞速发展，精神影像学已经提供了重要的手段和方法以探索神经认知障碍及其前期的脑神经通路变化，这些新技术和新方法不仅为神经认知障碍患者的临床和行为异常提供了新的神经机制，而且也具有潜力提供脑影像学标记物用于神经认知障碍的早期辅助诊断和预警。基于多模态神经影像的 AD 影像学研究表明，在 AD 患者脑结构和功能及其连接模式出现的异常改变，也同样出现在 AD 前期即轻度认知障碍期患者中，这提示我们应该将 AD 影像学研究的重点前移到 AD 前期这一可治疗阶段[21, 36]（图 12-6-1）。考虑到 AD 痴呆期的神经元已经大量死亡，病程难以逆转，将 AD 的影像标记物的研究窗口前移到 MCI 阶段可能会从根本上改变 AD 的研究现状，为 AD 诊治产生重大突破，有着重要的科学和临床意义。目前，学术界已经普遍认同，将 AD 的神经影像学研究实施窗口前移，即从痴呆阶段转向可治疗的前期阶段。利用患者的脑退化、局部神经解剖、脑部纤维联系等客观的脑影像指标，可以提高患者早期诊断的准确性和特效性，有效地区分早期患者、健康老年群体和轻度认知障碍老年患者。因此，基于无创脑成像技术，精神影像学可以为神经认知障碍早期诊疗提供客观证据和技术支持，这一新兴交叉学科有很大的发展前景。

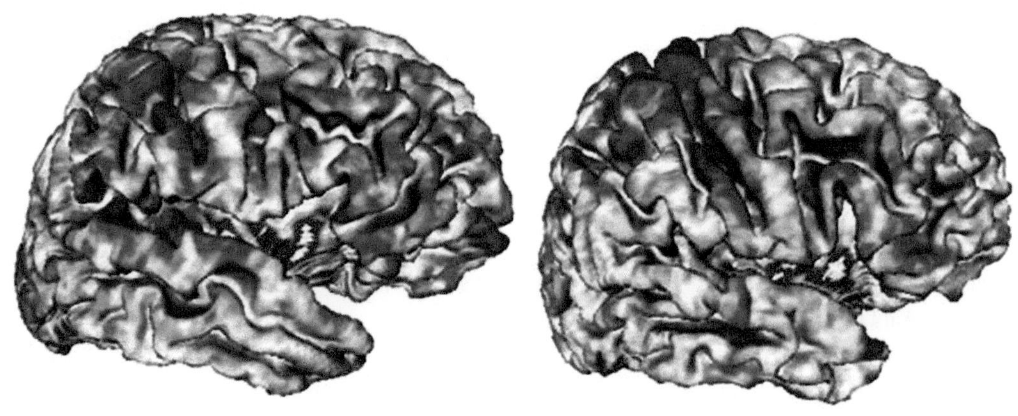

图 12-6-1　轻度认知性障碍患者异常的模块化结构（A）和下降的功能网络连接（B）

DSM-5 对 DSM-4 中神经认知障碍的内容进行了更新，一方面，扩展了行为评估的测评内容和具体标准：例如注意障碍中的持续性注意、分配性注意、选择性注意和加工速度；执行功能障碍中计划、决策、工作记忆、反馈或纠错能力、习惯抑制及灵活性；学习与记忆障碍中的即刻记忆、近事记忆、自由回忆、线索回忆和再认；语言障碍中的运动性语言和感觉性语言；视知觉障碍中的视知觉能力；社会认知障碍中的情绪识别、心理推测和行为调控。这些测评内容都包括了重度临床症状和轻度临床症状的评测标准，临床医生能根据这些评测标准做出相应地判断。另一方面，新修订的诊断手册更注重客观的生物学指标的应用，例如CT、PET和MRI特征等。诊断主要是依靠临床表现、结构和功能脑成像，心理学测验也是重要的辅助诊断方法。虽然这方面的工作才刚刚开始，但是能很好地解决神经认知障碍临床诊断中的主观因素过多等问题。然而，神经认知障碍方面的研究比较分散，结果往往难以统一，甚至受到研究方法的不确定性等方面的质疑。寻找AD的生物标记物是解决这类问题的关键，也是神经认知障碍未来研究的重点方向。生物标记物指的是能反映一种疾病某种特定的生物学效应，用于预测疾病发生发展和描述药物有效性和安全性，生物标志物的筛选和确定有助于疾病风险预测和个体化干预，以及疾病的早期诊断、分型与个体化治疗等[37]。影像学生物标志物的开发已经为AD诊断开辟了一条新路，但是许多研究中发现的有潜力的生物标志物仍然需要在临床进行大样本的验证及确认后才能真正使用。特别是，目前许多影像学标志物的研究和使用缺乏标准化，例如在影像数据的扫描序列、收集程序、数据处理和分析方法、病例征集标准等方面差异将导致最后结果的不一致性和不稳定性；将来，AD影像学生物标记物的研究标准，除了遵循国际研究标准和研究指南外，还需要在将临床应用的工作标准化，例如，将临界值的确定、数据扫描程序的规范、实验室之间的协同操作，包括病例选择和排除、测定方法和分析方法等都需要实行标准化。最后，由于痴呆是一项临床综合征，除了采用神经影像进行观察，还需要结合一些AD早期敏感的临床表型（如神经心理学表现）和生物学表型（如血液、脑脊液或脑检测）的变化指标进行综合分析，以增加AD早期诊断的客观性。

（陈桃林）

参考文献

[1] Looi JC, Velakoulis D. Major and minor neurocognitive disorders in DSM-5: the difference between the map and the terrain. Aust N Z J Psychiatry, 2014, 48(3): 284-286.

[2] Blazer D. Neurocognitive disorders in DSM-5. Am J Psychiatry, 2013, 170(6): 585-587.

[3] Sachdev PS, Blacker D, Blazer DG, et al. Classifying neurocognitive disorders: the DSM-5 approach. Nat Rev Neurol, 2014, 10(11): 634-642.

[4] Ganguli M, Blacker D, Blazer DG, et al. Classification of neurocognitive disorders in DSM-5: a work in progress. Am J Geriatr Psychiatry, 2011, 19(3): 205-210.

[5] Alzheimer A, Stelzmann RA, Schnitzlein HN, et al. An English translation of Alzheimer's 1907 paper, "Uber eine eigenartige Erkankung der Hirnrinde". Clin Anat, 1995, 8(6): 429-431.

[6] Sosa-Ortiz AL, Acosta-Castillo I, Prince MJ. Epidemiology of dementias and Alzheimer's disease. Arch Med Res, 2012, 43(8): 600-608.

[7] Nussbaum RL, Ellis CE. Alzheimer's disease and Parkinson's disease. N Engl J Med, 2003, 348(14): 1356-1364.

[8] Brookmeyer R, Johnson E, Ziegler-Graham K, et al. Forecasting the global burden of Alzheimer's disease. Alzheimers & Dementia, 2007, 3(3): 186-191.

[9] Dong MJ, Peng B, Lin XT, et al. The prevalence of dementia in the People's Republic of China: a systematic analysis of 1980-2004 studies. Age Ageing, 2007, 36(6): 619-624.

[10] Hardy J, Selkoe DJ. The amyloid hypothesis of Alzheimer's disease: progress and problems on the road to therapeutics. Science, 2002, 297 (5580): 353–356.

[11] Reddy PH. Mitochondrial oxidative damage in aging and Alzheimer's disease: implications for mitochondrially targeted antioxidant therapeutics. J Biomed Biotechnol, 2006, 2006 (3): 31372.

[12] Xie S, Xiao JX, Gong GL, et al. Voxel-based detection of white matter abnormalities in mild Alzheimer disease. Neurology, 2006, 66 (12): 1845–1849.

[13] Apostolova LG, Thompson PM. Mapping progressive brain structural changes in early Alzheimer's disease and mild cognitive impairment. Neuropsychologia, 2008, 46 (6): 1597–1612.

[14] Scheltens P, Blennow K, Breteler MM, et al. Alzheimer's disease. Lancet, 2016, 388 (10043): 505–517.

[15] Pennanen C, Kivipelto M, Tuomainen S, et al. Hippocampus and entorhinal cortex in mild cognitive impairment and early AD. Neurobiol Aging, 2004, 25 (3): 303–310.

[16] Morys J, Bobek-Billewicz B, Dziewiatkowski J, et al. Changes in the volume of temporal lobe structures related to Alzheimer's type dementia. Folia Neuropathol, 2002, 40 (2): 47–56.

[17] Medina D, DeToledo-Morrell L, Urresta F, et al. White matter changes in mild cognitive impairment and AD: A diffusion tensor imaging study. Neurobiol Aging, 2006, 27 (5): 663–672.

[18] Mielke MM, Kozauer NA, Chan KC, et al. Regionally-specific diffusion tensor imaging in mild cognitive impairment and Alzheimer's disease. Neuroimage, 2009, 46 (1): 47–55.

[19] Wang L, Zang Y, He Y, et al. Changes in hippocampal connectivity in the early stages of Alzheimer's disease: evidence from resting state fMRI. Neuroimage, 2006, 31 (2): 496–504.

[20] He Y, Wang L, Zang Y, et al. Regional coherence changes in the early stages of Alzheimer's disease: a combined structural and resting-state functional MRI study. Neuroimage, 2007, 35 (2): 488–500.

[21] Wang J, Zuo X, Dai Z, et al. Disrupted functional brain connectome in individuals at risk for Alzheimer's disease. Biol Psychiatry, 2013, 73 (5): 472–481.

[22] Kantarci K, Knopman DS, Dickson DW, et al. Alzheimer disease: postmortem neuropathologic correlates of antemortem 1H MR spectroscopy metabolite measurements. Radiology, 2008, 248 (1): 210–220.

[23] Kantarci K, Weigand SD, Petersen RC, et al. Longitudinal 1H MRS changes in mild cognitive impairment and Alzheimer's disease. Neurobiol Aging, 2007, 28 (9): 1330–1339.

[24] Jagust W. Molecular neuroimaging in Alzheimer's disease. NeuroRx, 2004, 1 (2): 206–212.

[25] Kim EJ, Cho SS, Jeong Y, et al. Glucose metabolism in early onset versus late onset Alzheimer's disease: an SPM analysis of 120 patients. Brain, 2005, 128 (Pt 8): 1790–1801.

[26] Pakrasi S, O'Brien JT. Emission tomography in dementia. Nucl Med Commun, 2005, 26 (3): 189–196.

[27] Drzezga A. Diagnosis of Alzheimer's disease with [^{18}F] PET in mild and asymptomatic stages. Behav Neurol, 2009, 21 (1): 101–115.

[28] Guedj E, Barbeau EJ, Didic M, et al. Identification of subgroups in amnestic mild cognitive impairment. Neurology, 2006, 67 (2): 356–358.

[29] Bonte FJ, Harris TS, Hynan LS, et al. Tc-99m HMPAO SPECT in the differential diagnosis of the dementias with histopathologic confirmation. Clin Nucl Med, 2006, 31 (7): 376–378.

[30] He Y, Chen Z, Evans A. Structural insights into aberrant topological patterns of large-scale cortical networks in Alzheimer's disease. J Neurosci, 2008, 28 (18): 4756–4766.

[31] Yao Z, Zhang Y, Lin L, et al. Abnormal cortical networks in mild cognitive impairment and Alzheimer's

disease.PLoS Comput Biol,2010,6(11):e1001006.

[32] Lo CY,Wang PN,Chou KH,et al.Diffusion tensor tractography reveals abnormal topological organization in structural cortical networks in Alzheimer's disease.J Neurosci,2010,30(50):16876–16885.

[33] Bai F,Shu N,Yuan Y,et al.Topologically convergent and divergent structural connectivity patterns between patients with remitted geriatric depression and amnestic mild cognitive impairment.J Neurosci,2012,32(12):4307–4318.

[34] Zhao X,Liu Y,Wang X,et al.Disrupted small–world brain networks in moderate Alzheimer's disease:a resting–state FMRI study.PLoS One,2012,7(3):e33540.

[35] Zhou J,Gennatas ED,Kramer JH,et al.Predicting regional neurodegeneration from the healthy brain functional connectome.Neuron,2012,73(6):1216–1227.

[36] Drzezga A,Becker JA,Van Dijk KR,et al.Neuronal dysfunction and disconnection of cortical hubs in non–demented subjects with elevated amyloid burden.Brain,2011,134(Pt 6):1635–1646.

[37] Liu Y,Hong L,Yu LS,et al.The role of ADME evaluation in translation research of innovative drug.Yao Xue Xue Bao,2011,46(1):19–29.

第十三章

精神分子影像学

第一节 磁共振造影剂

一、磁共振造影剂的原理

MRI 于 20 世纪 80 年代开始应用于临床医学影像诊断，它较 CT 而言具有更高的软组织分辨能力，因此在早期一般认为无需造影剂（contrast agent）就可以完成检查，但随着临床应用的开展，人们发现某些病变与正常组织弛豫时间发生重叠，且无法动态扫描及反映器官的功能，因此人们希望引入造影剂，从而进一步提高磁共振影像的对比度，使病变组织与正常组织之间产生更好的对比。目前在临床上超过 30% 的 MRI 检查需要用到造影剂[1]。与传统 CT 造影剂原理不同，磁共振造影剂并不是通过自身对 X 线的阻挡作用提高显示密度的，自身并不会显影，而是通过影响周围质子的弛豫时间，间接减低或升高组织器官的信号强度。每单位浓度粒子缩短体系内质子弛豫时间 T_1 和 T_2 的效率分别用 r_1 和 r_2 表示，相关函数表达式如下[2]：

$$(1/T_i)_{obs}=(1/T_i)_d+r_i[M] \quad i=1,\ 2 \qquad \text{式 13-1}$$

式中 $(1/T_i)_{obs}$ 为顺磁性物质存在下所观测到的弛豫速率，$(1/T_i)_d$ 为无顺磁性物质存在时体系（抗磁性物质）的弛豫速率，[M] 为造影剂浓度。

二、磁共振造影剂的分类及性质

造影剂一直是磁共振领域研究的热点之一。按照作用机制来分，可分为正性和负性，正性造影剂用于 T_1 加权像，通过缩短 T_1 值来增加 T_1 加权信号；负性造影剂用于 T_2 加权像，通过缩短 T_2 值来降低 T_2 加权信号。r_2/r_1 的比值代表造影剂的弛豫效能，T_1 类型造影剂的 r_2/r_1 值通常在 1~2，而 T_2 类型的造影剂 r_2/r_1 值 >3，铁氧化颗粒的这一比值超过 10 甚至更高[3]。按照根据磁性中心的不同，可分为顺磁性物质、超顺磁性物质和铁磁性物质三大类。顺磁性物质多为 T_1 造影剂，超顺磁性物质和铁磁性物质多为 T_2 造影剂，但这不是绝对的，比如顺磁性造影剂提高浓度就会使缩短 T_2 的效应大大高于缩短 T_1 效应，降低 T_2 信号。根据造影剂在生物体内的分布情况可分为非特异性细胞外液间隙造影剂，血池造影剂，细胞内造影剂以及特异性靶向造影剂等。

磁共振造影剂的研发要从化学合成到动物实验、临床试验直至上市，至少需要满足以下几点性质：

1. 高弛豫效能 能使靶组织弛豫速率提高 10% 以上的试剂，方可作为于 MRI 造影剂。水质子的顺磁弛豫速率增强通过内层，第二层和外层弛豫实现。临床上最常用的低分子顺磁性造影剂有半数效应是通过内层作用实现的，内层弛豫的增强可以表示为：

$$r_1=q[C]/55.5(t_{1M}+\tau_M) \quad \text{式 13-2}$$

［C］为顺磁性复合物的摩尔浓度，q 为与顺磁中心配位的水分子数，τ_M 为平均保留时间，t_{1M} 为配位水质子的弛豫时间。从式 13-2 可以看出提高内层作用的方法包括增多配位水分子数、提高配位水分子的交换速率、提高电子自旋弛豫速率和增加配合物旋转相关时间。

2. 低毒副作用 任何药物要进入临床应用前都必须验证其毒副作用是否在可接受范围内，磁共振造影剂多数通过静脉注射的方式进入人体，故对其安全性提出了更高的要求。目前应用于临床的造影剂以钆螯合物为主，游离 Gd^{3+} 本身对人体是有较强毒性的，故提高螯合物稳定性是降低造影剂的毒副作用的策略之一。另外，用对人体毒性较弱的金属如锰来代替钆也是一种有效的策略。经静脉途径给药对造影剂的另一个要求是造影剂的渗透压等理化性质必须要与血浆相近，非离子型造影剂通常具有更低的渗透压，因此研发这一类型造影剂显得尤为重要。

3. 非特异性或特异性靶向性 造影剂经静脉进入人体后，需要通过特异或非特异的靶向性进入不同的器官或组织，并停留不同的时间，造成靶向区域和其他组织器官对比度提高，使得病变区域更易辨认。

4. 在体内有适当的存留时间 既要为提供足够的图像采集时间，又要易于从体内排出，避免发生累积而产生毒性。

三、常用造影剂简介

（一）顺磁性造影剂

凡有未成对电子的分子，在外加磁场中必须沿磁场方向排列，分子的这种性质叫顺磁性，具有这种性质的物质称顺磁性物质。因为金属离子本身对人体是具有一定毒性的，所以顺磁性造影剂一般由顺磁性金属离子与配体组成。目前研究中常用的金属离子包括：Gd^{3}、Mn^{2+}、Dy^{3+} 及 Eu^{3+}，其中 Gd^{3+} 由于有 7 个未成对电子，较大的自旋磁矩，较长的电子弛豫时间，易与水配位，对称的电场等因素，是造影剂较佳的选择。

目前美国食品药品管理局（Food and Drug Administration，FDA）批准应用于临床的磁共振造影剂多为小分子顺磁性物质，包括 7 种基于 Gd^{3+} 的螯合剂及两种基于 Mn^{2+} 的造影剂（表 13-1-1）。

表 13-1-1 FDA 批准上市的基于 Gd^{3+} 的螯合剂

化学名称	活性成分	通用名	规格	市场状态
$[Gd(DTPA)(H_2O)]^{2-}$	gadopentetate dimeglumine	钆喷酸葡胺	469.01mg/ml	处方药
$[Gd(DOTA)(H_2O)]^{-}$	gadoterate meglumine	钆特酸葡胺	376.9mg/ml	处方药

续表

化学名称	活性成分	通用名	规格	市场状态
[Gd(DTPA-BMA)(H_2O)]	gadodiamide	钆双胺	287mg/ml	处方药
[Gd(HP-DO_3A)(H_2O)]	gadoteridol	钆特醇	279.3mg/ml	处方药
[Gd(DO_3A-butrol)(H_2O)]	gadobutrol	钆布醇	604.72mg/ml	处方药
$[Cd(BOPTA)(H_2O)]^{2-}$	gadobenate dimeglumine	钆贝葡胺	529mg/ml	处方药
$[Gd(EOB\text{-}DTPA)(H_2O)]^{2-}$	gadoxetate disodium	钆塞酸二钠	181.43mg/ml	处方药

其中钆喷酸葡胺、钆特酸葡胺、钆双胺、钆特醇、钆布醇是细胞外造影剂，主要分布在血管内和组织间隙，是非特异性靶向的。钆贝葡胺和钆塞酸二钠则被推荐用于肝胆系统的显影。

Mn^{2+}含有5个未配对电子，虽然r_1值低于Gd^{3+}，但锰本身是人体所需要的微量元素，其毒性远远低于同等剂量的Gd^{3+}，故在磁共振造影剂的研发中也是一个热门研究方向。$MnCl_2$（Lumenhance）是一种口服造影剂，用于胃肠显像。Mn-DPDP（锰福地吡三钠）经静脉注射后，锰离子通过置换作用从锰福地吡中释放出来，正常的肝实质优先摄取锰，所以能够产生异常组织与正常肝脏组织间的对比增强，因此该产品被推荐用作MRI成像造影剂[4]。

（二）超顺磁性造影剂

目前研究较多的除了传统的顺磁性造影剂以外，超顺磁性造影剂也获得了许多关注。超顺磁性造影剂通常对T_1影响不大而明显缩短T_2，是典型的T_2造影剂，一般由纳米氧化铁晶体核（Fe_3O_4或Fe_2O_3，或者是二者混合物）与稳定包裹材料构成，称其为SPIO。超顺磁性造影剂与顺磁性造影剂一样，在外加磁场的作用下产生磁性，当外加磁场撤去以后磁性消失，因此颗粒之间不会因磁性发生团聚现象。超顺磁物质的磁化率较一般顺磁性物质大很多，所以给药量大大减少，而且临床显像需求剂量低于生物储铁量，因此生物安全性较高。通常用于生物体的SPIO纳米粒需要在表面覆盖包裹材料，以增加其水溶性、生物相容性、抗聚集能力及改变生物学分布等。通常来说，SPIO的纳米氧化铁晶体核尺寸在4~10nm。

根据包裹材料后的流体动力学直径，SPIO可被分为三大类：①口服SPIO的直径在300nm~3.5μm，包括AMI-121及OMP，主要应用于胃肠道阴性造影；②多分散的SPIO（PSPIO）直径在50~150nm，包括AMI-25及SHU-555A，通常经静脉注射进入人体，易被网状内皮系统的Kupffer细胞吞噬清除，所以常常用来检查聚集有大量Kupffer细胞的肝脏和脾脏；③极小SPIO（USPIO）直径小于50nm，包括VSOP-C184、SHU-555C及MION等，USPIO同样可以被吞噬细胞吞噬，还具有极小的尺寸和长血液半衰期，因此可被用于淋巴结、骨髓及肝脾显像。

四、新型多功能磁共振造影

正如前文提到的，目前临床用的商业化磁共振造影剂都是小分子造影剂，分子量约为600~900D左右。由于小分子造影剂在循环系统内和组织中的停留时间较短，降低了成像窗口时间和图像的信噪比，这些磁共振造影剂的临床应用存在一定的限制。此外，这些对比剂的渗透压比人体内血液渗透压高，可能导致毒性副作用。另一方面，由于大分子材料合成相关技术的成熟，以及其可控化学结构、易于修饰和结构多样性，大分子材料在过去几十年中受到越来越多的关注。大分子材料在医学中的应用对于疾病的诊断和治疗都是重大的突破，因此越来越多的医学领域开展了对大分子材料的研究，其中最常见的大分子材料的应用就是作为其作为递送载体。目前已有很多大分子作为载体携带药物的研究，这些载体携带药物进入人体内，在某些部位或组织特异性的聚集，并且在特定的微环境下将药物释放出来，发挥药物作用。同时，这些大分子也能进行表面修饰，通过不同功能单元的修饰提高其靶向性和特异性，也能避免或减少免疫系统的攻击和降低毒性。在影像成像领域中，也有很多研究者将具有良好生物相融性的大分子材料应用于磁共振造影剂的合成中，包括脂质体、胶束、树枝状大分子和其他聚合物。根据 Solomon-Bloembergen-Morgan 理论，MRI 小分子造影剂和大分子的结合能够降低其旋转时间和旋转速率，从而增加其弛豫率。同时，两者结合能够增强其在体内的稳定性，改变造影剂的疏水特性和延长其在体内的循环时间和组织中的停留时间。另外，大分子结构能够通过结合一种或者多种小分子实现其功能多样化，比如将 T_1 和 T_2 小分子造影结合形成双模态 MRI 造影剂，将 MRI 造影剂和药物结合形成诊治一体化系统等。本节将会介绍各种多功能 MRI 大分子造影剂。

（一）T_1/T_2 双模态 MRI 造影剂

前面提到，T_1 造影剂和 T_2 造影剂在成像过程中各有优劣。近年来，为了获得更加准确的图像帮助医生诊断，研究者尝试将 T_1 和 T_2 造影剂结合形成新型双模态 MRI 造影剂。这些双模态造影剂能够互相印证、互相支持，为疾病的诊断提供更多更完整的信息，从而帮助医生做出更加准确的判断。从材料学的角度来看，这种双模态造影剂的合成有几种方法。第一种是某些大分子材料自身就具有 T_1 和 T_2 增强的效果，如超小 SPION（直径约 3nm），其本身作为 T_2 造影剂有很好的成像效果，同时也有研究指出其在 T_1 图像上也有增强效果。Hu 课题组制备了 PEG 修饰的氧化铁纳米粒子作为 T_1/T_2 双模态磁共振造影剂，在实验动物体内和体外磁共振成像中都表现出较好的效果。很多其他磁性材料，如镧系金属氧化纳米材料和氧化锰纳米材料也被很多人用于 T_1、T_2 或者 T_1/T_2 双模态磁共振造影剂的研究。但是与通常使用的磁共振造影剂相比，这些镧系金属氧化纳米材料的增强效果可能相对弱一些。除此之外我们也了解到，Richard 课题组制备的结合 Gd 螯合物的碳纳米管也表现出了较强的 T_1、T_2 增强效果[5]。另外一种 T_1/T_2 造影剂的制备方法是直接将 T_1 和 T_2 造影剂连接在大分子结构上。Szpak 课题组将 Gd 离子结合在 SPION 的表层，形成 T_1/T_2 双模态 MRI 造影剂。实验结果表明制备的双模态造影剂 r_1 和 r_2 弛豫率分别达到 $53.7mM^{-1} \cdot s^{-1}$ 和 $375.5mM^{-1} \cdot s^{-1}$，远远高于临床上使用的 T_1 和 T_2 造影剂[6]。

在神经系统磁共振成像中，涉及最多是胶质细胞瘤等颅内肿瘤的成像。Xiao 课题组合成的用于胶质细胞瘤成像的 T_1/T_2 双模态磁共振造影剂——PEG 修饰的载钆氧化铁纳米粒子。其 r_1 和 r_2 弛豫率分别为 $65.9mM^{-1} \cdot s^{-1}$ 和 $66.9mM^{-1} \cdot s^{-1}$。体内磁共振成像显示，与增强前图像对比，胶质瘤区域 T_1 加权成像信号明显增高，T_2 加权成像图像信号降低[7]。

（二）化疗 / 磁共振多功能造影剂

化疗是中晚期肿瘤治疗最常用的手段，尤其是对于错过最佳手术时期的各类肿瘤。然而进入体内的化疗药物仅有 5% 能够进入肿瘤细胞发挥作用，药物在正常组织或器官内的作用带来的副作用和治疗不良反应是目前亟待解决的问题。大分子药物递送系统能够在肿瘤组织内特异性的聚集，是目前解决前面所述问题的一种方法。随着个性化治疗和精准医疗的提出，研究者试图将化疗药物和磁共振造影剂结合，形成化疗 / 磁共振多功能造影剂，在精确诊断的基础上进行特异性的治疗。

共聚物大分子是一类能够与小分子物质结合，在特异的微环境中释放小分子物质，自身大分子结构也能降解为分子量较小的结构，从体内排出。同时共聚物大分子可以作为小分子物质包载或共价结合的骨架，能够明显提高水溶性和包载能力。Hu 课题组制备了含有喜树碱和钆螯合物的诊治一体化纳米系统，实验表明其在模拟细胞溶质环境中治疗效果提高约 70 倍，磁共振成像效果提高 9.6 倍[8]。除喜树碱外，还有很多化疗药物用于化疗 / 磁共振多功能造影剂，如顺铂、多柔比星、吉西他滨和长春新碱等。总的来说，化疗和磁共振造影剂的结合为肿瘤的诊断和治疗提供了更加个性化和精准的途径。

（三）荧光 / 磁共振多功能造影剂

手术切除是肿瘤治疗的最常用也是最重要的治疗方式，但是如果未将肿瘤细胞完全清除则可能导致肿瘤的复发。为了提高肿瘤完全切除率，目前广泛应用的方法是术中成像。比如术中磁共振成像引导胶质细胞瘤手术对于肿瘤的完整切除、生活质量的提高和术后生存时间的延长都有明显的成效。但是，术中磁共振成像对于手术环境的要求很高，且术中反复成像可能导致患者感染风险的增加。另一方面，随着生物光学技术的发展，很多小分子荧光探针越来越多用于生物医学领域，近红外荧光成像是目前研究最多的荧光成像手段。光学技术能够在细胞或亚细胞水平检测到荧光强度，帮助判断肿瘤细胞的分布。与术中磁共振成像相比，光学成像具有高敏感性、方便、低价等优势。但是荧光呈现也由其限制因素如深层组织成像困难等。两种技术都有其优势和劣势，为了达到更好的效果，一些研究者尝试将荧光成像和磁共振成像技术相结合。磁共振成像能够精确定位疾病组织或器官，提供详细的解剖信息，帮助手术医生选取合适的手术路径。同时荧光成像为术者提供疾病组织边缘、转移灶或淋巴结等信息。研究者将两种造影剂接合在大分子结构上，形成新型光学 / 磁共振多功能造影剂。由此，两种成像信息相互支撑，完美结合，能够为疾病的诊断和治疗提供更有效的信息。

新型荧光 / 磁共振多功能造影剂最简单的合成方法就是直接将荧光探针与磁共振造影剂相结合。如 Lee 课题组将氧化铁纳米粒子与 cy5.5 直接连接，cy5.5 是一种具有良好生物相容性的近红外荧光染料。实验中发现该多功能造影剂通过 EPR 效应在肿瘤部位聚集，磁共振增强效果明显，同时荧光成像也能清晰地显示肿瘤组织与正常组织的边缘。为了得到更加精确的成像效果，Zhou 课题组设计出以乳铁蛋白（Lf）为靶标的胶质细胞瘤特异性靶向光学 / 磁共振多功能造影剂。体外实验表明其 r_2 弛豫率达到 $215.4mM^{-1}\cdot s^{-1}$，远远高于商业化 T_2 造影剂[9]。靶向配体也增加了胶质瘤细胞的荧光成像密度，近红外荧光成像对于胶质细胞瘤的边缘显示更加清楚。除了荧光染料，还有其他光学活性分子如量子点，Al^{3+}、Cu^{2+}、Zn^{2+} 等发光体。量子点由于其出色的光学性质和可调节吸收特性也能提供较好的荧光成像效果。将金属离子和钆螯合物结合在一起的大分子造影剂在体外实验中也能提供不错的光学和磁共振增强效果。

（四）热疗 / 磁共振多功能造影剂

热疗是一种非侵入性肿瘤治疗方法，通过局部组织温度迅速升高导致肿瘤细胞不可逆死亡，同时保证皮肤和周围正常组织的安全，其对于肿瘤微创治疗来说是一个突破性的方法。热疗的原理是利用激光聚焦再特定的粒子上使光能转化为热能。与之前提到的化疗/磁共振多功能造影剂一样，理想中的非侵入性治疗方法是既能提供准确的图像信息，又能将治疗所需能量精确传递到肿瘤组织。目前的研究表明，激光和大分子磁共振造影剂的结合在肿瘤的治疗中显示出不错的效果。Yang 课题组设计出基于 Mn^{2+} 和近红外染料的大分子多功能磁共振造影剂用于光热治疗，同时也能进行磁共振成像。体外实验表明，该材料在 3T 磁共振的 r_1 弛豫率达到 $7.48mM^{-1}\cdot s^{-1}$，远高于临床用钆磁共振造影剂。同时当使用 808nm 激光照射后，肿瘤在 60 天以后完全消失，说明了该材料的光热治疗效果非常显著[10]。除了小分子染料外，还有其他有机或无机材料如金纳米粒子、碳纳米材料等能够实线能够实现光能向热能的转化。然而，热疗向临床应用转化过程中还有尚未解决的问题：首先，热疗在一定程度上会造成周围正常组织的损伤；其次，热疗对于深层组织的治疗相对困难。总的来说，这些热疗/磁共振多功能造影剂对于肿瘤的诊断和治疗提供了新的途径。

（五）光敏剂/磁共振多功能造影剂

光动态疗法（PDT）也是一种新型的肿瘤治疗方法，是光学在生物医学领域的又一次新的应用。光动态疗法的原理是光敏剂在适当波长的照射下会产生具有细胞毒性的活性氧（ROS），活性氧能够通过破坏细胞成分如细胞膜和溶酶体，杀死肿瘤细胞。光敏剂和磁共振造影剂的在大分子结构中结合能够解决光敏剂自聚集、低渗透和非特异性聚集等问题。光敏剂/磁共振多功能造影剂的合成在上一部分有介绍，在此就不赘述。另外一个值得注意的地方是，如果在合适的光照条件下，光动态疗法和光热疗法能够同时对细胞产生伤害作用，杀死肿瘤细胞。Bechet 课题组报道过光动态疗法在颅内恶性肿瘤中的应用，指出光动态疗法对于颅内肿瘤的治疗具有革命性意义。同时光动态疗法和各类成像手段如 MRI、CT、SPECT、PET 等结合对于肿瘤的特异性诊断、治疗和预后都有重要的意义。

（六）放疗增敏剂/磁共振多功能造影剂

放疗敏化剂多数是由可以吸收电离辐射的高 Z 元素（Z 是原子序数）组成，能够增加放射治疗在肿瘤区域的敏感性，从而减少放射剂量，降低对周围正常组织的伤害。前面提到，目前有些研究者开发了新型大分子磁共振造影剂，其中就有基于重元素的大分子磁共振造影剂，如金纳米粒子。因此，新型磁共振造影剂在肿瘤放疗中的应用也被越来越多的人关注。2014 年，Hainfeld 课题组报道了金纳米粒子的放疗增敏作用，后来有研究者制备了钆修饰的金纳米粒子作为磁共振造影剂，同时也研究了其放疗增敏作用[11]。从 Miladi 课题组的研究我们可以发现，胶质细胞瘤颅内原位小鼠模型，注射了钆修饰的超小金纳米粒子后，再经过放射治疗，其生存时间明显延长。除了金纳米粒子外，研究者还发现氧化铁纳米粒子同样具有放疗增敏作用[12]。Bouras 课题组制备了西妥昔单抗 - 纳米氧化铁磁共振造影剂，同时研究了其放疗增敏作用，与单剂量（10 Gy × 1）或者多剂量（10 Gy × 2）放射治疗相比，注射西妥昔单抗 - 纳米氧化铁磁共振造影剂后经过放射治疗的胶质瘤模型小鼠的生存率明显增加[13]。

除了上述多功能磁共振造影剂外，还有其他多模态造影剂如 PET/MRI 造影剂、CT/MRI 造影剂等也受到研究者的广泛关注。以磁共振造影为基础衍生出的众多新型多功能磁共振造影剂，主要是为疾病的精确、精准诊断和治疗提供帮助。目前这些诊断和治疗在神经系统领域主要涉及的是神经系统肿瘤，不过随着神经系统其他疾病的研究的加深，我们期望能在更多的疾病中应用到这些新型多功能磁共振造影剂，如阿尔茨海默病、抑郁症等精神疾病。

（罗　奎）

参考文献

[1] Caravan P, Ellison JJ, McMurry TJ, et al.Gadolinium(Ⅲ) chelates as MRI contrast agents: structure, dynamics, and applications.Chemical reviews, 1999, 99 (9): 2293-2352.

[2] Merbach AS, Helm L, Tóth É.The chemistry of contrast agents in medical magnetic resonance imaging.John Wiley & Sons, 2013.

[3] Caravan P, Ellison JJ, McMurry TJ, et al.Gadolinium(Ⅲ) chelates as MRI contrast agents: structure, dynamics, and applications.Chemical reviews, 1999, 99 (9): 2293-2352.

[4] Pomeroy OH, Wendland M, Wagner S, et al.Magnetic resonance imaging of acute myocardial ischemia using a manganese chelate, Mn-DPDP.Investigative Radiology, 1989, 24 (24): 531-536.

[5] Richard C, BT Doan, JC Beloeil, et al.Noncovalent functionalization of carbon nanotubes with amphiphilic Gd^{3+} chelates: toward powerful T_1 and T_2 MRI contrast agents.Nano letters, 2008, 8 (1): 232-236.

[6] Szpak A, S Fiejdasz, W Prendota, et al.T_1-T_2 Dual-modal MRI contrast agents based on superparamagnetic iron oxide nanoparticles with surface attached gadolinium complexes.Journal of nanoparticle research: an interdisciplinary forum for nanoscale science and technology, 2014, 16 (11): 2678.

[7] Xiao N, W Gu, H Wang, et al.T1-T2 dual-modal MRI of brain gliomas using PEGylated Gd-doped iron oxide nanoparticles.Journal of colloid and interface science, 2014, 417 : 159-165.

[8] Hu X, G Liu, Y Li, et al.Cell-penetrating hyperbranched polyprodrug amphiphiles for synergistic reductive milieu-triggered drug release and enhanced magnetic resonance signals.Journal of the American Chemical Society, 2015, 137 (1): 362-368.

[9] Zhou Q, K Mu, L Jiang, et al.Glioma-targeting micelles for optical/magnetic resonance dual-mode imaging. International journal of nanomedicine, 2015, 10 : 1805-1818.

[10] Yang Y, J Liu C Liang, et al.Nanoscale Metal-Organic Particles with Rapid Clearance for Magnetic Resonance Imaging-Guided Photothermal Therapy.ACS nano, 2016, 10 (2): 2774-2781.

[11] Hainfeld JF, L Lin, DN Slatkin, et al.Gold nanoparticle hyperthermia reduces radiotherapy dose. Nanomedicine: nanotechnology, biology, and medicine, 2014, 10 (8): 1609-1617.

[12] Miladi I, C Alric, S Dufort, et al.The in vivo radiosensitizing effect of gold nanoparticles based MRI contrast agents.Small (Weinheim an der Bergstrasse, Germany), 2014, 10 (6): 1116-1124.

[13] Bouras A, M Kaluzova, and CG.Hadjipanayis Radiosensitivity enhancement of radioresistant glioblastoma by epidermal growth factor receptor antibody-conjugated iron-oxide nanoparticles.Journal of neuro-oncology, 2015, 124 (1): 13-22.

第二节 光遗传学

一、光遗传学概述

光遗传学是一种将光控技术与现代基因工程（或遗传工程）相结合，利用光对基因靶向细胞群的观察与功能控制的一种生物技术分支[1]。该技术能够通过遗传操作将光敏感蛋白表达于特定的靶细胞或靶器官上，利用相应波长的光照激活或抑制光敏感通道，实现生物组织内某些特定细胞的特定功能获得或缺失，从而实时精细调控特定细胞、器官与动物行为[2]（图 13-2-1）。

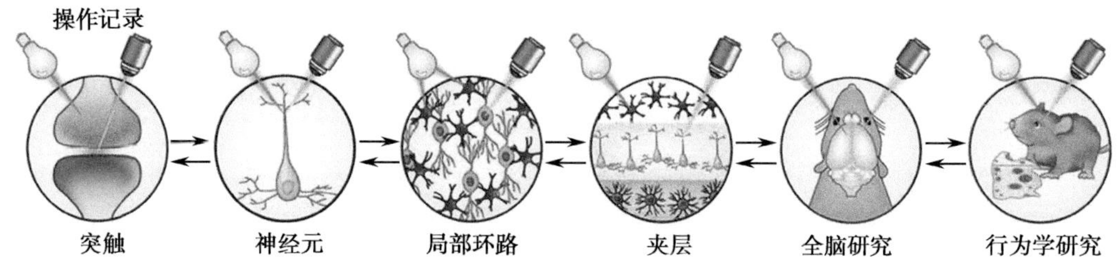

图 13-2-1　光遗传学能够应用于研究不同层次的神经系统功能研究，为这些层面建立相互联系提供了有效方法

2005 年，斯坦福大学的 Karl Deisseroth 教授提出了光遗传学这一概念，该技术通过在神经细胞中表达光敏蛋白，响应不同波长的光刺激实现对神经功能的调控，宣布人类正式拥有了精准操控大脑的工具。目前光遗传学主要应用在神经科学领域，是当今神经科学研究最前沿的技术之一，从探索个体突触的性质到研究神经回路内和跨神经回路中确定的细胞类型，以对整个大脑进行成像以及操纵复杂的行为，已广泛用于大脑神经环路的研究。使用光作为效应器的优点是显而易见的：它是非侵入性的，可以精确地进行时空定位，可以在多个波长和位置同时使用，并可以报告特定分子的存在或活性。将光纤导管植入，用与微生物视蛋白相对应的激光照射目标细胞，可实现神经元的快速激活与抑制、双稳态调节与细胞内生化信号通路调节的功能。在神经科学中，这种结合光学与遗传学的技术可用于控制与监测活体动物中个别的神经元的活动，并可以实时精确地评估作用效果。光遗传学技术操作的生物进程，在速度（毫秒级）与精度（特异细胞）上具有特别的优势，因此有望在生物研究、疾病治疗中开辟新的应用[3]。现代光遗传学可以在时间、量度或单细胞模式下激发与先天相一致的活动，这一结果的发展不仅得益于过去十多年光遗传学核心特性的发展（微生物视蛋白变型、视蛋白靶向策略与光定位设备），近年来整合于光遗传学的辅助技术，如电生理学、细胞动态成像与结构解剖学方法用于结构与分子方面的分析促进了整个光遗传领域的发展。现在这种整合的方法也支持了光遗传学用于研究一些本能行为，鉴定其在急性或慢性时间尺度上以及在细胞、环路水平和（或）全脑范围的空间尺度上的生理学与行为学基础[4]。另外，除了神经科学外，光遗传学也可用于心肌细胞（心脏起搏、再同步化治疗等）的研究。

二、发展历程

光遗传学建立在一个相当广泛的交叉学科的基础上，涉及微生物学、生物化学、光学、病毒学和神经科学领域的研究。1979 年，诺贝尔生理学或医学奖获得者 Francis Crick 就提出，神经科学面临的最大的挑战是如何在不影响其他组织细胞的情况下，控制脑内某种特定类型的细胞。而电刺激不能精确地定向特定细胞，药物作用太缓慢，因此 Crick 根据光的特性推测光或许能够成为一种新型操作工具，但当时的神经学家在如何使特殊的细胞对光作出应答上还没有一个清晰的策略。

实际上，早在 1971 年，贝尔实验室的 Richard Fork 就利用光来激活神经元，虽然他的实验没有使用遗传学方法来定向操作特殊细胞，但是该实验证明了光能激活神经元导致放电，这也是最早将光应用在完整的组织中从而干涉神经元活动的研究之一。1970 年左右，微生物学家发现在一些微生物中存在对光敏感的门控通道蛋白，这些蛋白能够直接调节离子通过细胞膜。1971 年，Stoeckenius 和 Oesterhelt 发现细菌视紫红质作为离子泵能够迅速地被可见光激活，产生跨膜电流。这一类由古细菌和藻类的单基因编码的七次跨膜蛋白，最终形成光激活的质子和氯泵，或光激活阳离子和阴离子通道。类似地，2002 年，德国科学家 Hegemann、Nagel 等在莱茵衣藻中发现视紫红质通道蛋白 -2（ChR2），该蛋白也是光遗传学中最常用的光敏感蛋白之一[3]。

随后近 30 年的时间里，神经学家尝试着把以上两个毫无关联的领域结合起来。微生物视蛋白基因的引入为光遗传技术提供了一个单组分的策略。2005 年 Karl Deisseroth 研究团队报道了将基因重组单一光敏感蛋白 ChR2 引入哺乳动物海马神经元细胞中能够精确地对光产生应答。这也开辟了整个神经科学研究的新局面[5]。2010 年，视紫红质通道蛋白，细菌视紫红质与嗜盐细菌视紫红质都被证明在不同颜色的光刺激下能够安全、迅速地关闭或开启神经元细胞[6]（图 13-2-2）。脊柱动物组织中含有天然的全反式视黄醛是光刺激微生物视蛋白所必需的辅因子。因此，这也使研究人员在完整的哺乳动物大脑组织，以及自由移动的动物中能够灵活地运用光基因技术。

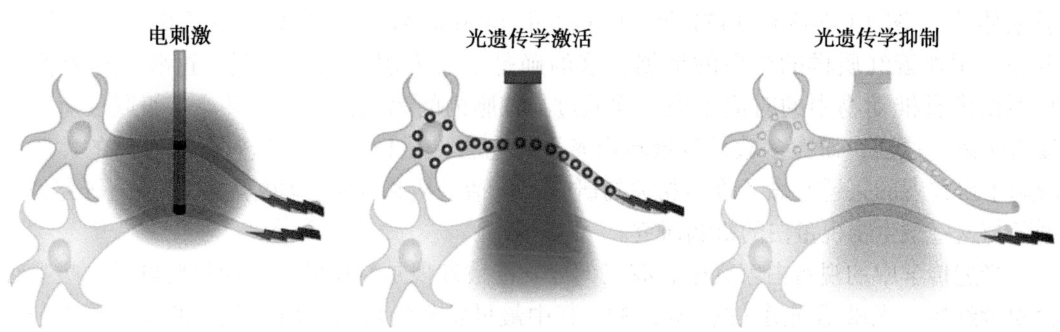

图 13-2-2 光遗传学应用于神经科学的原理

定向激活（蓝光激活光敏感蛋白）或抑制（黄光激活嗜盐细菌视紫红质），授予细胞本身特异性，以及投射特异性，当应用电极来维持高度暂时精确性时不能实现这类特异性

在过去几年时间里，光遗传技术在神经科学中得到了迅猛的发展。能够精确地控制一个具有行为的哺乳动物的完整体系是很困难的，这在神经科学中也是尤为重要的。另外，

能够随意使某一类型的脑细胞获得或失去某种功能，或者是某一特定的大脑到其他部位的反射获得或失去功能，这在传统的生命科学领域中是不可能做到的。现在，由于光遗传学的发展（其中将编码光激活的离子电导调节剂或生物化学信号传导蛋白的单个基因引入到靶细胞中），研究人员可以在确定的神经元群体和预测中控制活动，同时检查行为和生理学的后果。2010 年，光遗传学被 *Nature Methods* 杂志评为科学与工程学领域的年度最佳技术方法[7]，同年 *Science* 杂志评价光遗传学技术为"十年重大突破"[8]。

三、光遗传学核心组分的装配与发展

光遗传学结合遗传学与光学的方法在生物组织或运动的动物中一类特殊细胞中来开启或抑制某一特定事件。这一技术，现在被用于研究在某一行为下的神经环路，通常与三个核心特征相关：①微生物视蛋白，该基因家族源自于进化上遥远的生物体，例如藻类和古细菌，每个基因编码独特的蛋白能够直接引出由光应答的跨细胞膜的电流。②视蛋白靶向策略，即通用的定向方法使大脑内特定的细胞元件能够特异表达视基因。③光信号的定位，当实验执行某一特定行为时，使光精确地作用在大脑特定区域细胞或者细胞的一部分。

在神经科学中，虽然这三个部分没有一个能够代表总体上的光遗传学，但是每一个组分的科学起源都可追溯到数十年前。它们的相互交融才使光遗传学在过去 10 年在适当的条件下成为可能。每一个部分也继续发展使其更精确与更复杂。确实，这些光遗传学基本的元件是逐渐地汲取和增补更多的科学与工程的分支，从系统识别的计算机工具到自动化的行为学与神经活动的光资料解析，再到高通量的结构数据提取方法以便发现结构上与连接上的关系。光遗传学在过去 10 多年的转变，从早期的科学条件到兴起该技术应用中的这段时期的主要发现，都是基于上文提到的三个组分合并的结果，这样的一个结果现已很难用传统的单一的学科来定义了。首先，什么种类的微生物视蛋白可以作为结构基础被用于光遗传学？微生物视蛋白基因与以及它们编码的微生物视紫红质蛋白，是一类功能完全不同于我们熟悉的在脊椎动物眼睛中能调节光导的视紫红质蛋白的分子家族[9]（图 13-2-3）。1971 年，Osterhelt 与 Stoeckenius 首先发现了微生物能够产生并使用视紫红质样的蛋白的证据，这的确是个令人震惊的新发现。这些微生物蛋白并不是像脊椎动物中的对应蛋白一样通过与细胞内的第二信使结合并产生级联反应来间接影响离子通道，而大多数是直接转换光子为电流（图 13-2-3）。这种分子独特的性质也激起了研究者的兴趣并做了许多相关的研究，包括了从基因学、功能与结构上的研究到光循环与这些微生物视蛋白的机制研究。

光遗传学中的视蛋白家族中，有三大分支已被发现是有用的：细菌视紫红质、嗜盐细菌视紫红质、光敏感通道（图 13-2-3）。其中最早发现的是能够将细胞中的质子泵出细胞外的细菌视紫红质，与能将氯离子泵进细胞内的嗜盐细菌视紫红质，这两种蛋白在神经系统中都是典型的抑制性制动器；这种类型的蛋白超极化事件使神经元产生动作电位更加困难。相反的，自然发生的光敏感蛋白（Chr）大部分允许正电离子自由通过视蛋白孔，由此产生去极化并产生兴奋。2014 年，光敏感蛋白的高分辨率晶体结构解析后，可以从结构上设计视蛋白孔并构建氯离子介导的抑制性通道。经过多年，在自然界中发现或实验室中设计了具有更快动力学、双稳性质，改变离子电导率和转变其颜色应答性质的微生物视蛋白变型。

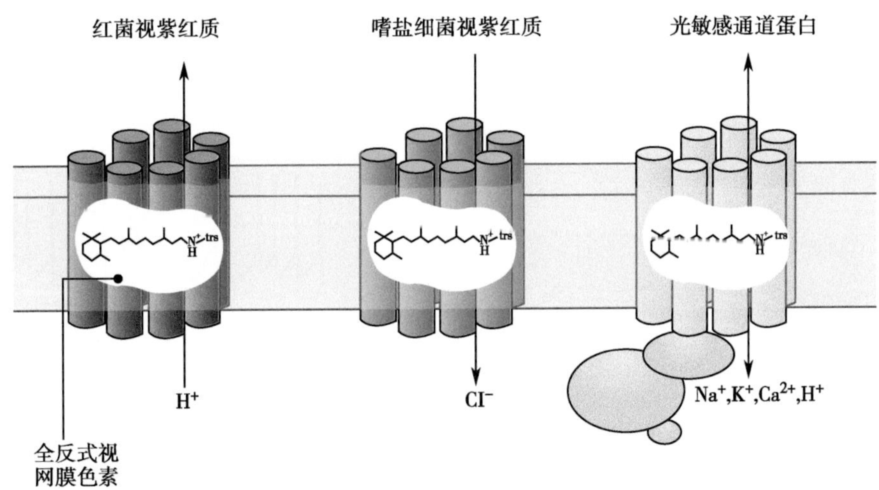

图 13-2-3　单组分光遗传学中三种主要的微生物蛋白类型

视蛋白靶向策略——这些视蛋白关键的功能近十年来被广泛知晓，许多研究人员也力求建立一个用光来控制神经元的策略。所以，为什么不顺势发展并应用一些方法将这些视蛋白放入动物体内不同类型的神经元中呢？如之前所提及，光遗传学的发展是一个生物学的三体交互作用的问题，在不动摇其他部分的情况下，这三大挑战中的任何一个都很难被推动。例如，被测的微生物视紫红质光电流极其微小，这也就暗示了即使能够有效地将全反式视黄醛发色团投递并掺入没有视黄醛的成年大脑组织中，甚至这种事件是安全的并能够正确地运输视蛋白到复杂的多细胞动物的神经元表面，但是光遗传学的前路也是很困难的。众所周知，神经元对过表达一些膜蛋白是高度脆弱的，并且对热与光的副作用也较敏感，因此为了使膜上这些功能欠缺的导电调节器达到工作要求，在达到细胞特异性与减少细胞内毒性的情况下，生物神经系统中还需要达到基因高表达水平与光强度水平。所有这些都要被实现，在面对多重未解决的问题时，也促使研究人员努力探索一个好的方法来实现视蛋白的光调控。

在神经科学以外，在非神经相关系统细胞中表达了微生物视蛋白或脊椎动物视蛋白，证明了功能性的异质表达视蛋白可以实现光激活的离子流，尽管这些还没有在神经科学与行为学应用中得到证实。在 2005 年前，许多研究者都尝试着转移微生物视蛋白到神经元中，在早期光遗传学技术中，其中多个步骤都会出错。直到 2005 年，设计了一些新型的光控制目标神经元的策略，包括多样的同步递送多细胞生物的基因，或者协同递送多细胞生物基因与一个光敏感化合物。

一旦神经元细胞膜表达数量可观的光激活功能的微生物视蛋白，光遗传学的设想也从推测进展到了实用。2005 年来，很多工作确实取得了极大的发展：构建并挑选稳定的、耐受性良好的表达载体，检测体内与体外的电生理学与行为变化并实时进行资料分析（图 13-2-4A、图 13-2-4B），设计并实现体内的光递送和行为之前的神经的相互作用（图 13-2-4C、图 13-2-4D）[10]。完成哺乳动物行为控制的过程经历了艰难的 2 年，研究者也终于证实了微生物视蛋白可以作为适用工具来进行光遗传学的研究。

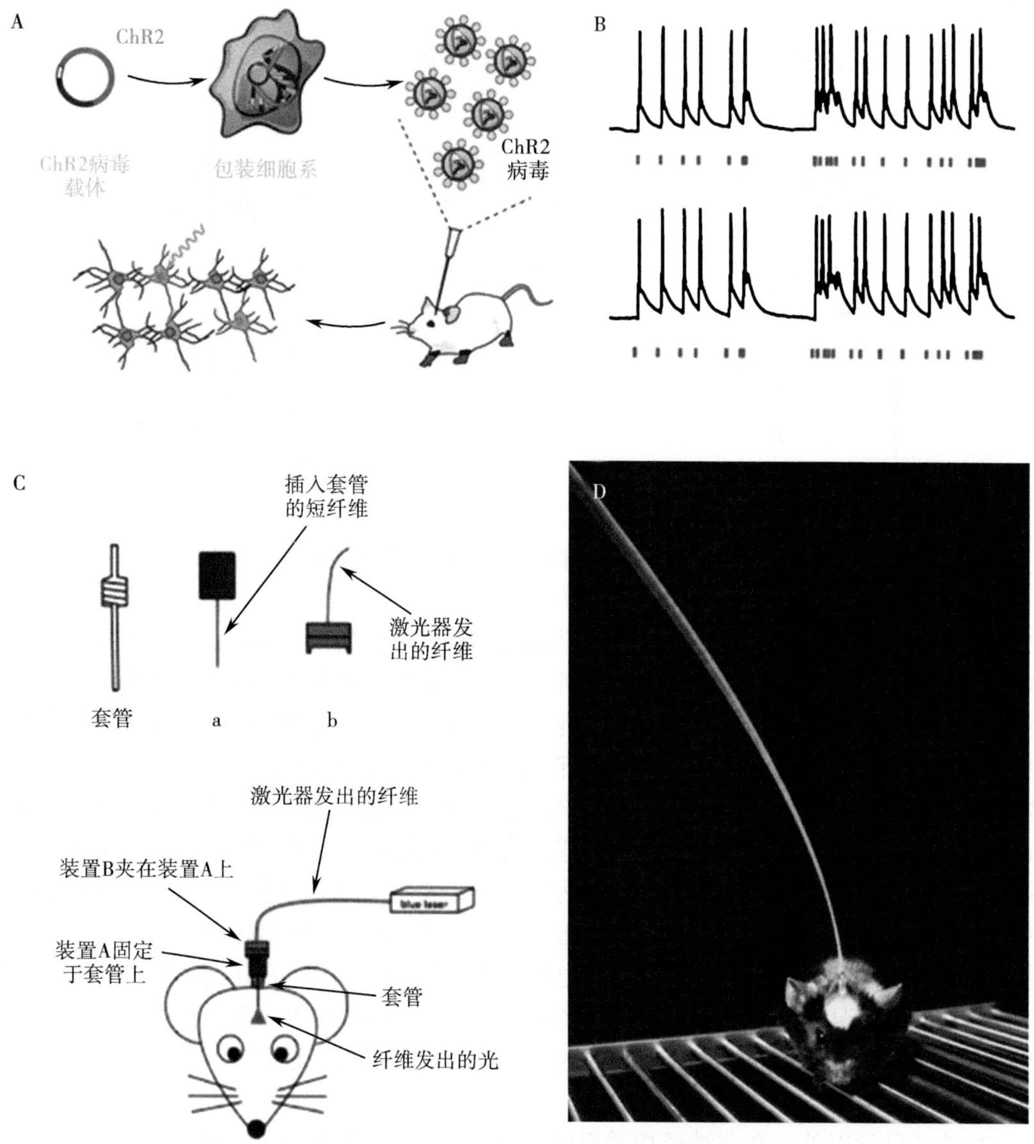

图 13-2-4 稳定、耐受性良好、可重复控制实验对光遗传学是至关重要的，工作流程有：设计和引入高效价病毒；转导进入特定脑区；设计电生理，成像和行为学过程

尽管如此，一些在体内工作的问题亟待解决，例如，无脊椎动物可利用全反式视黄醛作为发色团，未成熟的和在发育中脊椎动物的神经系统与视网膜的视黄醛也不需要补充，成年的哺乳动物大脑也不需要外源视黄醛或其他化合物。考虑到这些发现，结合单基因的微生物视蛋白能够转换光为离子流，实现了类似于 GFP 功能的单组分光遗传，单组分的性质在应用上很关键。即便这样，在发展过程中还是有很大的挑战，实际上微生物视蛋白相关的光基因学直到 2009 年才被广泛采用。2004 年到 2009 年之间，这些有关光遗传关键领域的发现进展得非常迅速。

光定位装置——2007 年前应用于光基因学的微生物视蛋白很少，主要是在体积小，光学可接受的无脊椎系统中发现。例如，在果蝇幼虫中，在典型的气味调节中检测独特的神经调节质系统中活动的效果；另外，也证实了在自卫行为中伤害性反射神经元保持幼虫远离黄蜂。另外，在哺乳动物大脑表面表达的视蛋白也能够被大量表达并对光点照射作出映射反应。然而，控制哺乳动物行为并没有被实现，确实，光遗传中的光似乎很难到达未受损伤的大脑。因此需要通过一个高强度下的神经界面，能够安全、聚焦和灵活地投递光深入到一个自由活动的动物的大脑：由于预期的散射损失远超过了起作用的大脑容积，所以约 100mW/mm^2 输出界面的所需光强要比表达视蛋白的细胞所需光的强度高出 100 倍[11]，并且需要更多强度的光来成像。在这时，把 LEDs 结合到光纤维上就显得动力不足，因此推动了基于激光二极管偶联的纤维光学的光遗传接口的发展。在其他特性中，包括热隔离和活动反馈，这些接口对光照位点与病毒注射位的对接也是关键的（图 13-2-4C、图 13-2-4D），这也开辟了新的实验可能性领域，即在行为中定向控制与数值读出。

在 2007 年，已经实现了高特异性与穿透性的选择定位某个微生物视蛋白基因到成年小鼠深处大脑中被界定的神经元细胞群中，并可以通过一个光纤收集这些细胞形成的一个宽范围的峰型，同步收集多峰系统在自由移动的行为中（在这个例子中，通过脑电图法与肌电图法来描述睡眠与醒来状态），证明在一个自然的行为中被定义活动模式与特殊脑细胞之间的因果关系（例如，睡眠与清醒转变）。这里要注意的是，应用 LEDs 控制行为这个方法在现在很少见了，因为 LEDs 会产生大量的局部热量，通过这个方法投递的光不易定位于定义的环路元件，相反，光纤的方法能够允许成像光通过相同的接口被收集回来，反映局部的神经活动。

这个例子也阐明了环路元件如何进行遗传性的定位，要能够适应微生物视蛋白的高表达水平的需求，必须发展基础方法。在最初 5 年，该领域相应地发展了通用的、高效价的细胞定位视蛋白病毒[12]和创立了首个广泛表达的特殊转基因视蛋白小鼠系[13]。这些发展来自在线虫、斑马鱼，以及啮齿动物中基因靶向的细胞。然而，定向表达视蛋白基因的细胞类型不仅仅通过遗传学来实现，光纤采集硬件方法也是现在应用最广泛与推广的方法，这种基于解剖学或纤维光学联合方法，能够激活运动动物中的目标细胞。这种称为投射定向的方法，涉及了应用光 – 组织界面指导表达视蛋白细胞的轴突投射来招募能够关联控制行为的细胞。

衔接着遗传学与光学的发展，这几年也推动了视蛋白基因组学与工程学在光遗传学的应用。由于不同类型的视蛋白研究完全属于基础科学领域，因此现在光遗传学的新机遇反而转向微生物视蛋白的基础研究，包括发展新的结构模式，光循环解析与应用现在基因组学方法发现新的视蛋白基因。这一领域在光遗传学前已经兴起，例如，最后导致光遗传学的产生起因于 Stoechenius 和 Oesterhelt 在 1971 年鉴定细菌中的视紫红质，以及 1991 年 Hegemann 与 Harz 鉴定到视紫红质能够调节衣藻中的电流，同时有许多相关的早期的光学器件发展：新的蛋白被发现，后来发现所有这些类型的微生物视蛋白作为神经系统中的强大和可靶向的工具，从而实现了在 2005 年至 2015 年期间的光遗传学方法。工程设计的新蛋白能够利用红移光，能够在一个光波长的脉冲下稳定的打开并在另一个波长条件下关闭的双稳态“阶段式”光电流；并具有更高效的细胞光敏感性和更安全的基于膜交换的体内表达水平。这些视蛋白工程提出也是作为最初的光遗传组分的指导性约束条件。

四、光遗传学基本组成与方法

目前有两种类型的光遗传学蛋白器件：光激发感应器与光驱动器。感应器将细胞生理学信号转变为光学信号，使细胞相应的功能可视化。驱动器将光学信号转换为生理学信号，使细胞功能可控。因此驱动器递送控制脉冲，感应器接收应答，二者共同组成了实验的信号转换装置（图 13-2-5）。光驱动器被用于控制一个环路中的遗传靶向细胞，以上文提到的光遗传学中常用的两种光敏感蛋白视紫红质通道蛋白 -2（ChR2）和嗜盐细菌视紫红质（NpHR）为例。ChR2 属于兴奋性光敏感蛋白，包含有非选择性阳离子通道，当表达于神经元细胞膜上的 ChR2 受到蓝光照射时，ChR2 内的全反式视黄醛结构变化由此开放 ChR2 离子通道，阳离子进入细胞，神经元去极化并产生动作电位。移开蓝色光照后神经元恢复静息态。相对应的，NpHR 是一类抑制性光敏感蛋白，属于氯离子泵一种，在黄光照射后开放通道并使氯离子内流，此时神经元超极化并抵制神经元放电。光激发感应蛋白报告膜电位，细胞内钙浓度或者突触传导，例如钙离子感应器 G-CaMP 通过发色团的质子化与去质子化周期变化来记录信号变化。

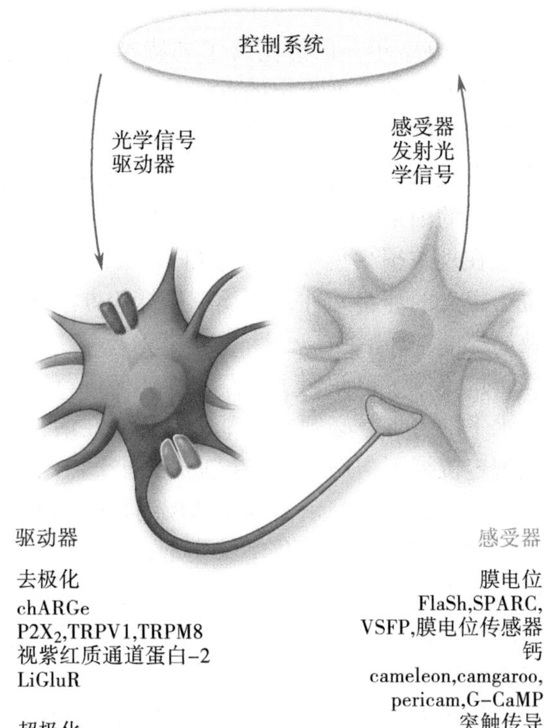

图 13-2-5 感应器和驱动器

光驱动蛋白在环路中被应用于控制遗传性靶细胞。驱动蛋白转换光学信号为去极化或超极化信号。光刺激感受蛋白记录膜电位，细胞内钙离子浓度或突触转导

光激活的膜通道——光遗传学的一大特点就是引入了快速的光激活通道与酶，通常用的光敏感蛋白是微生物视蛋白。视蛋白基因可分为微生物视蛋白（1 型）与动物视蛋白（2 型）。所有的视蛋白都需要一个视黄醛作为接受光子的受体，活化的视蛋白即视紫红质。2 型视蛋白基因存在于真核生物中，与视觉和心脏节律相关。该基因编码的是典型的 G 蛋白偶联受体，在光引起的信号转导中作为第一信使发挥作用，因此也需要通过构象改变引起进一步化学级联反应才能达到作用效果。因为反应中具有视蛋白与活化的视黄醛水解分离的过程，所以这样多组分的视蛋白功能元件的复杂性也制约了它在接下来光遗传学中的应用。相反的，微生物视蛋白在被光激活后并不存在视蛋白与视紫红质分离过程，因此可以实现单一组分的光吸收与离子出入双功能。在引入微生物视蛋白于光遗传学后，也使得整个光遗传学的研究更快速地发展起来。

在微生物视蛋白中紫红质视蛋白（ChR2、ChR1、VChR1、SFOs）作为兴奋神经元

工具，被用于研究神经系统的功能，通过激活神经元和阴离子介导的视紫红质引起的光诱导性抑制。ChR 系统具有较明显的内在缺陷，光刺激停止的 ChR2 的失活时间常数约 10~12ms，这影响了时间分辨率，另外，当蓝光刺激频率超过 40 Hz，产生原电位效应使离子通道不能打开放电导致失真。此外，ChR 对光刺激的脱敏也是其问题之一。为了实现神经元准确放电，有多种方法也应用到了光遗传学中，如上文的双稳态阶跃视蛋白（SFOs），SFOs 是 ChR 突变型家族的一员，具有双稳态特征，数量级延长光刺激停止后的活动。

在功能沉默方面，嗜盐细菌视紫红质（NpHR）、增强的嗜盐细菌视紫红质（eNpHR2.0）、古细菌紫红质（Arch）、十字花科小球腔菌真菌视蛋白（Mac）和增强的细菌视紫红质（eBR）被应用于抑制性神经元。以常用的 NpHR 为例，这个源自于盐古细菌的自然的抑制性光感蛋白，可以使靶向神经元超极化。因为 NpHR 与兴奋性 ChRs 不同是一氯离子通道，需要持续的光刺激来发挥作用。在对 NpHR 的优化中，主要是通过膜转动修饰来增强了亚细胞器的转运能力。光抑制工具也被应用于线虫、大脑切片与培养的神经元实验中。

此外，光遗传学能控制运动动物的某一明确的生化事件。建立在前期研究基础上，融合了脊椎动物视蛋白到特殊的 G 蛋白偶联受体，形成了新的一类嵌合的单组分光遗传工具，这能够使研究者操作目标细胞中的特定细胞内信使，例如 cAMP 与 IP3[14]。

五、表达视蛋白基因

病毒表达系统：光遗传学的技术可根据实验者的不同需要灵活调整。最初，实验者通常采用微生物视蛋白作为一个实验中门控蛋白，将微生物视蛋白这个光遗传学驱动器引入特殊区域是一个较大的挑战。基础的方法是引入一个载有光遗传制动器基因的工程病毒载体，并添加一个可识别的启动子，例如 CAMK Ⅱα[15]。另外，还需定点注射病毒来控制其表达范围。该方法能够使某些已包含并能够翻译转入的启动子的细胞在感染了病毒载体后成功表达光遗传驱动基因（图 13-2-6）[4]。常用的病毒载体有慢病毒与腺相关病毒（AAV），这些已经证实可应用于大鼠、小鼠与灵长类动物的大脑。病毒载体无疑是光遗传学中关键的组成元件，已有实验将其应用于在细胞中表达视蛋白基因，如下丘脑泌素神经元、兴奋性椎体细胞与星形胶质细胞。

转基因动物：另一个方法就是使用转基因小鼠（图 13-2-6B），该类小鼠运用一个常用的启动子引入光遗传驱动器基因到小鼠受精卵中，通常是广泛表达于大脑皮质第 5 层及皮层下区域的 Thy1 启动子。引入的基因在胚胎早期被整合到基因组中并复制，最后在特异的细胞中表达。另外，可以通过 Cre 重组酶 /Lox-P 系统建立转基因小鼠，Cre 重组酶能够在两个 Lox-P 位点处催化基因重组。通过在两个 Lox-P 位点之间引入光遗传（驱动器）基因，并设计一个双侧限定倒置开放阅读框以反向倒序存在于视蛋白基因中，那么含有 Cre 重组酶的细胞将会表达微生物视蛋白。该技术可以实现光遗传驱动器的多元修饰，并且在引入一个新的视蛋白时不需要每次都创建一个转基因小鼠系。现在很多实验也结合了光遗传技术与特异性表达 Cre 重组酶实验体系，例如利用多巴胺 D1-Cre 与 D2-Cre 小鼠结合光遗传学，研究了纹状体表达多巴胺 D1 与 D2 受体神经元在经典直接、间接通路中的作用[16]。

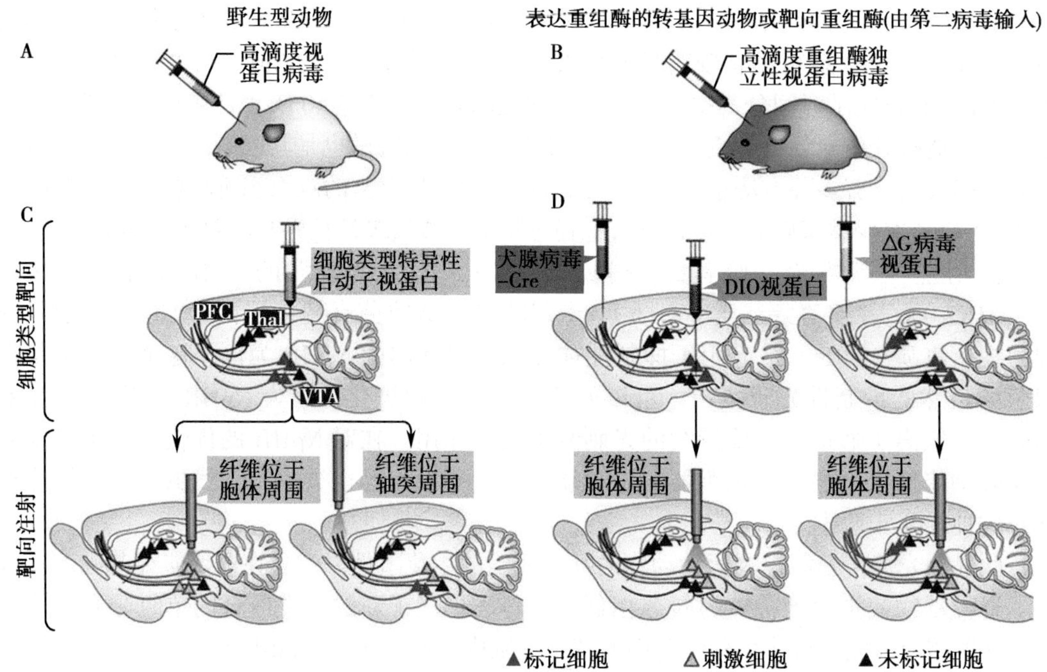

图 13-2-6 解剖学的和细胞特异性的视蛋白靶向方法

原理图展示了在神经元中表达视蛋白的方法。编码视蛋白的DNA载体被包装成高满滴度病毒（通常为腺相关病毒，AAV），并将这种病毒注入感兴趣的大脑区域，诱导目标神经元中的视蛋白表达。A. 在野生型动物中，视蛋白表达的细胞类型特异性可以使用细胞类型特异性启动子病毒来实现；B. 转基因重组酶驱动的转基因动物中，由含有靶向重组酶的第二病毒（例如，Cre依赖性）来实现。C. 在感兴趣的细胞群体（上图，绿色细胞）中表达视蛋白后，可以将光纤放置在细胞胞体上以靶向投射神经元或某一特殊投射的下游区域。D. 逆向标记病毒（例如，犬腺病毒CAV）-Cre与Cre依赖性的双侧限定倒置序列视蛋白（DIO）病毒能够分别注射到某一投射的上游与下游区域，用于标记表达视蛋白特定投射。将光纤放置于细胞胞体上可用于控制该投射的活动

六、光仪器与资料输出和分析

光遗传学中另一重要组分便是光学刺激，光学设备实现了体外的精确调控。光被应用于转染细胞的末端或主要区域，引入并表达了微生物视蛋白基因后可进行分析。光刺激能够通过大量的LED或DPSS（二极管泵浦激光器）来执行，这些光源通常通过光纤与电脑相连。为了从光遗传学控制的组织中高效读出神经元相应变化，通常需要结合电生理系统与光遗传学刺激。随着光学工程学的发展，现在关于光遗传学体外读出仪器与方法有多种：

电生理信号检测：使用膜片钳、微电极阵列读出相应的电生理信号。

功能性光学成像技术：主要包括了钙离子成像与电压成像。

功能磁共振成像技术：fMRI与光遗传学结合起来即为光遗传功能磁共振成像，可以实现对全脑网络环路中某个或某些结点的特定类型神经细胞的精确刺激，获取全脑网络的血流动力学信息。这在与疾病相关的神经回路活动鉴定中优势明显，因为微电极不能直接通过血液氧水平相关信息来鉴定特定局部细胞或特定轴突投射到远处的细胞。

七、光遗传学的相关发现

现在，光遗传学能够分析行为、生理和病理的大范围内的问题，横跨感觉、认知、行为三大领域。尽管许多研究是在哺乳动物内开展的（经典的大鼠与小鼠），但光遗传学方法已经成为科学界研究神经环路功能与行为的标准化资源。除了简单的对诱发电活动的观察，大量有趣的生物学发现也在线虫与果蝇中复杂的行为状态上已经证实，更可喜的进步是，其他物种像禽类、斑马鱼与非人类灵长类动物都已经通过光遗传学探索到许多科学发现。这些发现也伴随着单组分光遗传学作为一种基本快速、简单、多样化的研究工具的兴起。

光遗传学方法开启定义细胞类型与自然的投射和疾病相关的生理与行为之间的因果关系的源头，涉及从最基本的自稳态到高级的认知功能。例如，光遗传学方法现在已经被用于阐明运动调节的神经基础，包括鉴定自下而上的环路机制，通过脊髓与大脑调节前脑叶产生的熟练活动与自愿活动。某些基因与结构已定义的细胞所产生的活动模式已经鉴定，即使这些细胞与其他类型的细胞混杂在一起，它们也能特异地驱动或抑制某些生物体基本的功能：饥饿、口渴与能量守恒；呼吸；觉醒、睡觉与生理节律。另外，光遗传学也广泛用于初级感觉信息传递到大脑的研究，包括处理嗅觉、听觉、视觉与触觉的区域。

许多研究也应用光遗传学发现并绘制大脑中的通路，例如信息流，包括分析自身的环路连通性，在其他分析中使用的细胞类型或连接性来标记细胞，结合 fMRI 与 PET 图像来产生特定神经细胞或反射生成活动模式的大脑图谱[17]。光遗传学也可以对神经环路中的信息传递动力学研究产生帮助，例如，研究证明振荡韵律 theta 韵律中的时序相位的重要性[18]，信息传播中 gamma 节律性的影响，以及通过刺激与抑制来实时调节信息流动力平衡[19]。

使用表达在条件性病毒载体中目标微生物视蛋白基因已经鉴定了许多环路活动模型，这些模式能够控制并调节许多机动性的行为活动。社会活动能够在一系列条件下被研究，例如感觉、行动、奖赏、认知和记忆能够强烈影响大脑中环路。关于权衡主动处理与被动处理应答的研究和权衡避免危险与寻求奖励的研究，都证实了光遗传学用于检测细胞与相关回路是易于获取的。确实，光遗传学在深入了解奖励的回路基础和恐惧与焦虑的实现的回路中贡献极大。另外，脑功能组织的原理也通过光遗传学研究相继被揭示；例如，通过功能起源与目标来规定特殊的控制，并在精确调节行为与某行为状态下展现全脑连接的效能与适应性，这在以前，研究人员是不可能做到的。

除了大脑动力学和行为状态以外，在大脑中信息储存的潜在机制也已经通过光遗传学被阐明。近年来，一个令人兴奋的发展就是检验一些长期保留和多争议的神经信息表述模型。使用表达明确活性的微生物视蛋白基因能够识别出稀疏并且分散的处于底层记忆状态和调节这些状态特征之间的连接的代表类群（印记）。学习本身也通过光遗传学研究，腹侧纹状体和杏仁体，以及海马体，并且学习输入到海马结构与一些与学习、导航、信息流有因果关系的细节上都研究过。最后，精确的时控活动模式也应用在不同定义的细胞类型、投射与类群中，以及与突触可塑性、通路连接与微电路可塑性因果关系中，还包括长时间发展的和适应性的改变，如活性依赖性髓鞘形成与成体神经细胞发生。

（一）识别特殊的细胞与细胞网络

嗅球：光遗传激活嗅感觉神经元在演示气味传递过程中和在神经调节的嗅球指导行为的机制研究上是非常重要的。在光遗传学的帮助下，有证据表明气味的“记忆余像”更集中在嗅球中心位置，而不是嗅球受体神经元所在的外围区域。转染了 Thy1-ChR2 的转基因小鼠被 473nm 激光刺激颅内位于嗅球背侧上方，长时间的对嗅球中的僧帽细胞进行光刺激，会观察到光刺激后该区域的一个持续的神经活动，这说明了嗅球感觉系统能够接受长时间的改变和识别旧气味与新气味的不同[20]。

螺旋神经节：光刺激耳聋小鼠的螺旋神经节可重建其听觉能力。光遗传学应用在耳蜗的区域可以刺激或抑制螺旋神经节细胞。另外，由于 SGN 的静态电位的特征，不同的 ChR2 变型被使用，例如 Chronos 与 CatCh。Chronos 与 CatCh 变型具有特别的用处，因为在去活化状态所用时间较少，这使得蓝光只需发射少量脉冲即可引起较大的活动。这样的结果使得 LED 产生的光被要求更少的能量，并在应用于与光修复结合的耳蜗修复中更灵活[21]。

前额皮质：在体外与体内的记录，个别的 CAMK Ⅱ AAV-ChR2 在前额皮质中表达的椎体神经元证明通过 20Hz 蓝光的短脉冲有高保真度动作电位输出。同一课题组也证明了在相同的前额皮质区域的神经群体表达 AAV-NpHR 后可由绿光诱导引起自发活动的沉默[22]。

脑干：在小鼠中，光刺激一种改良的红移兴奋型视紫红质（ReaChR）表达在面运动核，可以微创性地刺激运动神经元驱使的晶须运动。一个新光遗传学的研究应用于中缝背核可激活或抑制多巴胺释放到腹侧背盖区。被转染上 ChR2 基因与一个 Thy-Cre 启动子的转基因小鼠可执行激活作用或转染了超极化视蛋白基因 NpHR 与 Thy-Cre 启动子的转基因小鼠可执行抵制作用。结果表明光活化的多巴胺能神经元能够增加社会连接，它们的抑制活动只会在一段时间内隔离后会降低。

（二）精神疾病

许多发现已经证明了与疾病状态相关的神经环路症状。确实，精神疾病精确的环路水平的机制和组织水平的行为表现，亟需采用光遗传学来揭示基础神经科学中未知之谜。另外，在临床方面，光遗传驱使的研究已经对帕金森病与其他神经与精神失常相关的疾病有了新的认识。

杏仁核与条件性恐惧：对于危险信号的恰当反应是一种高度适应的自身能力，并且研究证明杏仁核基底部对这一过程起重要调节作用。光遗传学方法用于绘制能够作用于恐惧调节的杏仁体的神经回路，鉴别杏仁体神经元投射到内侧前额叶皮质不同部分（如边缘前皮质）。一个神经环路的例子就是由基底侧的杏仁体与背内侧前额叶皮质之前的连接，鉴别杏仁体神经元投射到内侧前额叶皮质不同部分（如边缘前皮质与缘下回），并且后者神经元 4Hz 的振动在小鼠中被发现与恐惧引起的特殊的“冻结行为”有关。引入 ChR2 和小清蛋白 Cre 启动子的转基因小鼠能够选择性地转染位于基侧杏仁体与背内侧前额叶皮质的中间神经元，并对 4Hz 的振动产生应答。中间神经元被光刺激由此产生一个“冻结行为”并作为一个结果证明 4Hz 的振动可能对基本的恐惧作出应答，而这个应答由背内侧前额叶皮质与基底杏仁体的神经元群产生。

伏核与药物成瘾：光遗传学研究中，通过直接的激活或抑制，自由活动的哺乳动物行为，体内电生理现象与脑显微切片被联合应用于指示伏核内的胆碱能中间神经元。尽管胆碱能神经元只占有伏核神经元总量的不到 1%，但这些细胞能够控制多巴胺能神经末梢的激活，后者能够活化伏核内的中间多棘神经元（MSNs）。这些伏核多棘神经元通过可卡因在神经通路中发挥它们的作用，因为在这些神经元的活动中减少可卡因引起的变化能够抑制可卡因的调节作用。这些存在于伏核内的少量胆碱能神经元提供了一个治疗可卡因成瘾的可能的药物靶标。并且通过实验证明，应用光遗传学可以在不影响其他环路正常功能的情况下来选择性调节药物成瘾患者的相关环路。

MIT 利用基于四环素诱导调控表达系统（Tre–tta）的细胞追踪方法（即 c–fos 技术）对基于记忆过程的神经回路进行了研究，首次揭示长期记忆神经回路，由海马体和新皮层记忆同时产生[23]。AMPAR 是一种突触蛋白，能够让神经元接受大脑中其他神经元传递来的信号，利用 DART（drugs acutely restricted by tethering）方法成功地对特定细胞的 AMPAR 受体进行了药物干预，研究了帕金森病相关运动缺陷的分子机制[24]。*Nature* 发表文章表明，中脑腹侧被盖区（VTA）谷氨酸神经元的突触组织 Cbln1 受损会影响社交能力。该研究利用小鼠体内遗传学手段及化学遗传学、光遗传学等手段，从分子及环路行为学角度扩展了自闭症蛋白网络，暗示 VTA 谷氨酸神经元中基因与癫痫的相互作用能够抑制 Cbln1，从而损坏社交能力[25]。斯坦福大学华人科学家骆利群等利用基因工程鼠、神经环路示踪技术与行为分析技术，结合 AAV、RV、CAV 等病毒载体工具逆向、顺向标记，破解呼吸控制高等精神状态的神经环路机制，助力我们对呼吸与脑状态关系的理解[26]。如果能知道大脑如何进行记忆的话，也许就有可能发现记忆失败的病理原因，如阿尔茨海默病中出现的症状。贝勒医学院和莱斯大学的研究人员利用探针及钙成像等技术首次揭示了大鼠脑中与恐怖记忆有关的神经活动模式。他们发现大鼠会避开让它们发生过恐怖回忆的地方，在这个过程中大鼠大脑会回忆起恐怖经历发生的物理位置[27]。最新 *Nature Neuroscience* 中：以色列科学家利用光遗传技术研究了 BLA–mPFC 神经投射在恐惧记忆中的作用，发现患有恐惧相关疾病的患者通常伴有强烈、持续的恐惧记忆，人们常希望忘却这些记忆。在脑中，基底外侧杏仁核（BLA）和中间前额叶皮质（mPFC）参与恐惧记忆的获取和消退。虽然已知 BLA 通过多种方式（如通过其他记忆核团）将恐惧信息传到 mPFC，但 BLA–mPFC 的直接、单突触联系在恐惧信息传递中的作用尚不清楚[28]。有研究通过病毒环路示踪，结合光遗传学、脑片电生理记录等技术深入研究了 5– 羟色胺能神经元的功能性突触输入。该研究阐明了 5– 羟色胺能神经元长程突触输入的环路组织规律，为深入研究 5– 羟色胺系统异常相关的精神类疾病提供了新的视角。压力可以通过几种方式影响我们的食欲。短时间的压力会抑制我们的胃口，但长期压力却会促进我们对食物的渴望，同时引起体重增加。使用小鼠模型，科学家利用光遗传学探索了压力饮食背后的神经科学，杏仁核中的两个相反的环路，能够促进或抑制食欲行为，同时也驱动对恐惧刺激做出响应[29]。

八、光遗传学的不足

光遗传学已经渗透到了神经科学的各个领域，从探索个体突触的性质到研究神经回路内和跨神经回路的确定细胞类型，对整个大脑进行成像以及操纵复杂的行为。光遗传学虽然具备一定优势，但并不是万能药，与任何新方法一样，它的局限性正在逐渐被揭示，在设计，执行和解释光遗传学实验时必须考虑到它。关于光遗传操作的大小和空间范围异质性相关的许多问题可以通过光学致动器和传感器的“全光学”方法来缓解，以允许读出和控制相同的神经元。另外，以下几个问题是一个困难的挑战，如高速光刺激和记录的硬件限制，可用探针的灵敏度和时间分辨率不足，以及致动器和传感器之间的光谱重叠等。

（吴　敏）

参考文献

[1] Miesenbock G.The optogenetic catechism.Science,2009,326(5951):395-399.

[2] Hausser M.Optogenetics:the age of light.Nat Meth,2014,11(10):1012-1014.

[3] Deisseroth K.Optogenetics:10 years of microbial opsins in neuroscience.Nat Neurosci,2015,18(9):1213.

[4] Kim CK,Adhikari A,Deisseroth K.Integration of optogenetics with complementary methodologies in systems neuroscience.Nat Rev Neurosci,2017,18(4):222-235.

[5] Boyden ES,Zhang F,Bamberg E,et al.Millisecond-timescale,genetically targeted optical control of neural activity.Nat Neurosci,2005,8(9):1263-1268.

[6] Deisseroth K.Optogenetics.Nat Meth,2011,8(1):26-29.

[7] No Authors.Method of the Year 2010.Nat Meth,2011,DOI:10.1038/nmeth.f.321.

[8] News Staff.Insights of the decade.Stepping away from the trees for a look at the forest.Science,2010,330(6011):1612-1613.

[9] Zhang F,Vierock J,Yizhar O,et al.The microbial opsin family of optogenetic tools.Cell,2011,147(7):1446-1457.

[10] Zhang F,Wang L,Boyden ES,et al.Channelrhodopsin-2 and optical control of excitable cells.Nat Meth,2006,3(10):785-792.

[11] Aravanis AM,Wang L,Zhang F,et al.An optical neural interface:in vivo control of rodent motor cortex with integrated fiberoptic and optogenetic technology.J Neural Eng,2007,4(3):S143.

[12] Tsai H,Zhang F,Adamantidis A et al.Phasic firing in dopaminergic neurons is sufficient for behavioral conditioning.Science,2009,324(5930):1080-1084.

[13] Hagglund M,Borgius L,Dougherty KJ,et al.Activation of groups of excitatory neurons in the mammalian spinal cord or hindbrain evokes locomotion.Nat Neurosci,2010,13(2):246-252.

[14] Airan RD,Thompson KR,Fenno LE,et al.Temporally precise in vivo control of intracellular signalling.Nature,2009,458(7241):1025-1029.

[15] Zhang F,Gradinaru V,Adamantidis A,et al.Optogenetic interrogation of neural circuits:technology for probing mammalian brain structures.Nat Protoc,2010,5(3):439-456.

[16] Kravitz AV,Freeze BS,Parker PRL,et al.Regulation of parkinsonian motor behaviours by optogenetic control of basal ganglia circuitry.Nature,2010,466(7306):622-626.

[17] Thanos PK,Robison LS,Nestler EJ,et al.Mapping brain metabolic connectivity in awake rats with μPET and optogenetic stimulation.J Neurosci,2013,33(15):6343-6349.

[18] Siegle JH,Wilson MA.Enhancement of encoding and retrieval functions through theta phase-specific manipulation of hippocampus.eLife,2014,3 :e03061.

[19] Yizhar O,Fenno LE,Prigge M,et al.Neocortical excitation/inhibition balance in information processing and social dysfunction.Nature,2011,477(7363):171-178.

[20] Patterson M,Lagier S,Carleton A.Odor representations in the olfactory bulb evolve after the first breath and persist as an odor afterimage.P Natl Acad Sci U S A,2013,110(35):E3340-E3349.

[21] Moser T.Optogenetic stimulation of the auditory pathway for research and future prosthetics.Curr Opin Neurobio,2015,34 :29-36.

[22] Baratta MV,Nakamura S,Dobelis P,et al.Optogenetic control of genetically-targeted pyramidal neuron

activity in prefrontal cortex.Nat Precedings, 2012, DOI: 10.1038/npre.2012.7102.1.

[23] Kitamura T, Ogawa SK, Roy DS, et al.Engrams and circuits crucial for systems consolidation of a memory. Science, 2017, 356(6333): 73–78.

[24] Shields BC, Kahuno E, Kim C, et al.Deconstructing behavioral neuropharmacology with cellular specificity. Science, 2017, 356(6333): eaaj2161.

[25] Krishnan V, Stoppel DC, Nong Y, et al.Autism gene Ube3a and seizures impair sociability by repressing VTA Cbln1.Nature, 2017, 543(7646): 507–512.

[26] Yackle K, Schwarz LA, Kam K, et al.Breathing control center neurons that promote arousal in mice.Science, 2017, 355(6332): 1411–1415

[27] Wu C-T, Haggerty D, Kemere C, et al.Hippocampal awake replay in fear memory retrieval.Nat Neurosci, 2017, 20(4): 571–580.

[28] Klavir O, Prigge M, Sarel A, et al.Manipulating fear associations via optogenetic modulation of amygdala inputs to prefrontal cortex.Nat Neurosci, 2017, 20(6): 836–844.

[29] Kim J, Zhang X, Muralidhar S, et al.Basolateral to central amygdala neural circuits for appetitive behaviors. Neuron, 2017, 93(6): 1464–1479.

第三节　精神疾病影像标志物的探索

通过使用生物标志物个体化医疗方案的优化是当今医学领域的发展方向。然而在精神疾病领域，传统的诊断方式是以观察患者及归纳患者病情描述为依据来区分患者，而无客观性测试标准，因此利用具体的生物标志物进行精神疾病的诊断变得异常困难。分子影像技术如 PET 与功能影像技术如 MRI，作为神经影像技术的代表，它们将精神病学诊断从依赖主观描述推进到可通过客观、切实的脑部成像数据进行分类和判断的时代。这里我们将对精神影像相关各种合理可靠的生物标志物的发展过程进行逐步介绍。这些生物标志物的发现，对精神病学的诊断迈入现代医学时代是至关重要的。

寻找可为临床前期诊断提供客观依据的生物标志物，是当今精准医学的重要组成部分，这一计划于 2015 年 1 月由美国政府发起，并获得了官方支持[1]。这种精准医疗方案在很大程度上依赖重要生物标记物，并根据个体的基因类型、生活环境和方式进行调整。这种个体化的“分类”方案已经革命性地应用于癌症治疗中：药物通过与不同遗传突变类型相关分子信号通路特异性结合实现靶向性治疗，目前这项研究正处于开发和临床测试中[2]，从而使得治疗能够根据患者的基因组谱进行调整[3]。类似的治疗策略在一些神经系统障碍的治疗上（如癫痫）的应用也已经取得了一定成功[4]。然而，精神药物在精神病学方面的应用更具挑战性，因为从基因到个体行为的路径受到了一系列复杂相互作用的影响，而这些相互作用机制我们尚未完全了解。目前，精神疾病带来了巨大的个人、社会和财政负担，2006 年仅美国精神疾病的医疗费用估计为 570 亿美元[5]。更重要的是，由严重的精神障碍所致失业造成的间接损失，估计每年高达 1930 亿美元[6]。关键生物标记物的发现则可以对这类精神疾病进行更好和更早的检测，从而改善治疗，以减少这些惊人的损失。

生物标记物可分为两类：一类是诊断型生物标志物，它可以指示与健康或疾病相关的生物过程；一类是预测型生物标记物，它可以反映治疗的效果，并用于临床分级。神经影像学可以满足检测以上两类生物标志物的需求，因为使用 PET 为代表的分子影像技术或 MRI 为代表的结构和功能影像技术，可分别用于测量分子和细胞水平相关疾病靶标的表型异常或由基因与环境的相互作用或由特殊行为改变引起的某些特定脑回路的变化（图 13-3-1）。如果这些成像测量精确度和可靠性足够高，并可用来预测疾病的临床诊断和治疗效果，那么在未来它们将成为影像生物标记物。在这里，我们主要讨论开发精神类疾病影像生物标记物的主要问题，及神经影像学基础科研中的发现转化为临床有效生物标记物的关键基准。

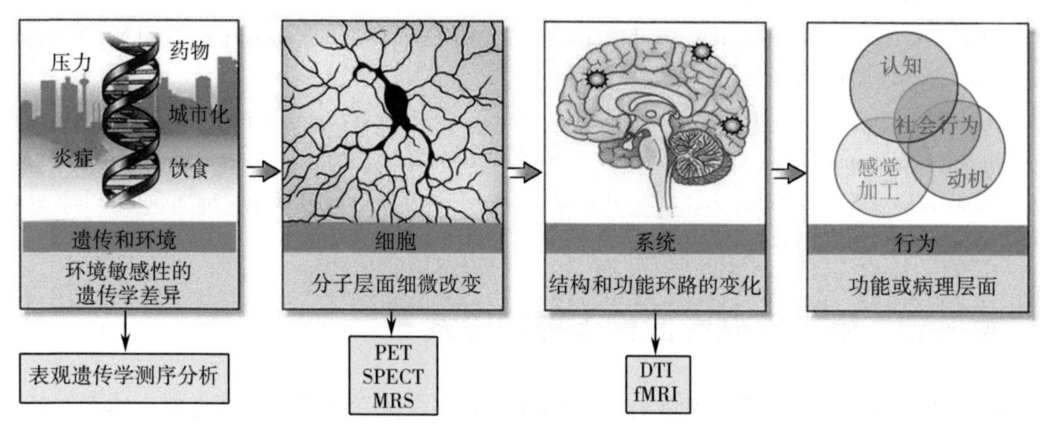

图 13-3-1 遗传及影像学生物标记物

基于细胞及通路的影像学生物标记物，通过 MRI 或 PET 等模态进行成像可呈现基因水平和行为学功能之间各种生物标志物结构与功能的变化

一、开发精神疾病生物标志物的挑战

（一）精神疾病诊断金标准的缺乏

首先需要解决的问题是如何准确定义精神障碍：现有的标准疾病分类中仅是对常见症状的罗列［通常根据诊断手册，如《精神障碍诊断与统计手册》（DSM）或国际疾病分类（ICD）］。总的来说，目前尚无类似尸检组织学检查或基于生物测试并可用于最终确认精神疾病诊断的客观性测试的金标准。就像医学的其他领域一样，将神经影像所提供的生物标志物，最终转化为可支持诊断和分类的客观标准是实现上述要求的希望。这样的诊断测试可能同时包括一些影像学之外的方法，例如遗传学、外周血分析或认知测试等。在这里，我们将主要介绍精神疾病诊断生物标志物研究中可进行影像学分析的生物标记物。

美国国立精神卫生中心（NIMH）最近提出的一种新的分类方案可能有助于精神障碍疾病的神经影像学生物标志物的开发。这是基于研究领域标准（RDoC）的方法，即一种基于行为观察和神经生物学的精神障碍分类新方法。这种方法与寻找生物标志物直接相关，因为它旨在识别不同层面上与特定认知相关联的有效元素，例如基因、分子、细胞、环路、生理测试或行为。神经影像学［例如 PET、单光子发射计算机断层扫描（SPECT）、放射性示踪和磁共振波谱（MRS）］很适合这种方法，因为它可以识别与“细胞”和“环路”相关的生物标志物，尽管这些研究结果通常难以从生物学的角度直接解释。弥散张量成像（DTI）术可生成解剖学通路和环路图像，而功能磁共振成像（fMRI）具有可在静息态或任务态下提供功能环路的特点。

尽管 RDoC 不大可能在短期内取代现有的精神疾病分类方法，但是它可以帮助我们寻找生物标志物。RDoC 方法有助于识别与认知功能相关的神经影像学标记物，例如可能在精神障碍过程中受损的奖赏学习和工作记忆。例如，在工作记忆能力降低的精神分裂患者的研究中发现，执行工作记忆任务时，精神分裂症患者背外侧和内侧前额叶皮质神经激活模式不同[7]。精神疾病中（包括但不限于精神分裂症或任何特定的 DSM 类别）与工作记忆障碍相关的特异标志物可能由不同病理生理学途径表现出一种行为缺陷，从而有助于选择针对特定途径的治疗方法。相比对精神障碍的整体治疗，这种着眼于改善认知功能障碍的策略更为有效。

（二）病理学特征的鉴别。

将神经影像学中的生物标志物作为精神疾病鉴定标准的第二个主要挑战是由于许多精神疾病的病理特征差别微妙，为精确的神经影像增加了困难。精神障碍患者的大脑在常规状态下检查时可能与正常人无异，但在任务态时表现出病理表型，这使得基于任务态或其他非静息模态时的评估成为揭示生物标志物特征模式的重要工具。

生物标志物的发现同时受到成像工具的限制，包括针对未知分子靶标的新型示踪剂的开发。例如，随着炎症特异性示踪剂的发展，实现了神经炎症成像，随后这些标志物在重症抑郁症（MDD）[8]和精神分裂症[9, 10]患者中的研究进展也在文献中快速涌现。

同时，成像结果的重复性也是我们需要面对的重要问题。首先，影像学结果的重复性并不是该领域的重点，但是临床影像学诊断是一个重复性高于创新性的领域。第二，神经成像领域依然处于机制发现阶段，科学家们的努力大多集中在成像措施上的改变，而不是追求新的生物标志物，因此对于后者的研究通常较少。最后，缺乏统计学意义也是一个问题。为了获得一定数量具有临床意义的生物标记物库，在实验中应常态化的使用相同模式进行结果重现，这对生物标记物库的寻找至关重要的。

综上所述，精神疾病研究领域现有的潜在生物标记物很少，因此需要更加系统的研究来发现其他候选标记物。之前，一项由 1000 名志愿者参与的精准医学研究得到了类似成果[11]。对一些具有特定 DSM 诊断的临床患者，通过多个中心、多种模态进行影像数据采集，是一个精神影像生物标记物研究开发的有效策略。

（三）验证生物标志物。

开发用于精神疾病影像生物标志物的第三个挑战是对该标记物的验证。生物标记物确认通常需要从诊断、病理组织学、治疗效果层面将预测与实际结果进行比较。通常的验证需要比较活体影像指标与离体样本的检查结果，如对尸体脑组织学检查分析等。然而，上述的体外组织学检查通常不适用于精神疾病。纵向随访研究倾向于成为精神疾病结果评价的客观金标准（无论是诊断性，治疗性还是功能性），它可能需要将最终诊断结果或临床表现与生物标志物的预测相互比较。此外，生物标志物要用于临床实践，需要具有灵敏度，特异性和预测值等指标（表 13-3-1），易于理解并切实可行，易于量化并具有成本效益。

表 13-3-1　生物标记物发现中相关术语定义

生物标记物发现中相关术语定义	
灵敏度（真实阳率）	阳性测试结果与真实阳性个体之间的比值（测试 +/ 结果 +）
特异性（真实阴率）	阴性测试结果与真实阴性个体之间的比值（测试 –/ 结果 –）
阳性预测值（PPV）	真实阳性个体与阳性测试结果之间的比值（结果 +/ 测试 +）
阴性预测值（NPV）	真实阴性个体与阴性测试结果之间的比值（结果 –/ 测试 –）
内部有效性	指使用公正方法，不受第三个干扰变量影响下，预期方法在实验中测试预期特征的能力（例如，脑容量与特定诊断相关，但不与根据诊断所相关的治疗方法相关）
外部有效性	指实验结果外推至一般理想人群的能力（现实临床情况）。验证外在有效性一般需要在自然样本中重复实验结果，而不是实验样本中
可靠性	是指某种方法在不同情况下进行（测试 – 再测试可靠性）或不同评估人评估时（评估者间信度）与其本身的一致性。应注意的是，一个可靠的方法也可能是无效的，例如，连续测试与目标特征（如诊断）相关的非目标特征（如治疗）

（四）神经影像方法的标准化

采用简单、可靠、易于实施的方法推进影像生物标志物的发现和验证。无论使用何种具体方法均可以在扫描方法中，建立不具有精神障碍健康个体的数据库，以提供区分健康与疾病的规范值和衍生阈值；这些阈值可为后续新的扫描提供诊断依据或相关结果参考。为了最优化每个扫描系统的信噪比并测试各中心间数据的再现性，需要将这种方法在多个中心同时实施，在标准影像模板上进行测试，即大脑解剖和化学成分的模板；并且将健康对照的影像数据进行中心之间比较。为了确保标准化操作，应在执行数据采集之前对扫描系统及分析数据的特定软件进行测试以保证质量性能。受试者同样需要进行操作前准备工作，例如扫描前禁食一段时间。最终获得的数据集合需要实施一种常态化的操作：数据集合在各中心之间取消识别并相互共享，集中分析评价不同评估者或中心获得的测量结果。了解阿尔茨海默病神经影像研究（ADNI）中采取的步骤，以提供多中心的均匀数据采集和分析过程。最后，生物标记物开发可能需要预先设计的大规模多中心研究，并有包括独立验证的协调分析计划，而不是对具有不同目标的多项研究获得的数据集进行事后共享。

（五）分子影像（PET）方法

PET 分子影像是使用放射性示踪剂，用 PET 扫描仪采集由放射性示踪剂产生的放射性信号，对大脑中的特定靶目标进行成像的技术。放射性示踪剂是可与靶分子相结合的物质，例如神经受体、再摄取转运蛋白、细胞内酶或内源性物质代谢途径中的底物。将放射性示踪剂注射到平躺于 PET 扫描仪中的受试者体内。推算在局部脑容积中的放射性示踪剂浓度，并将其拟合到已获得的生物过程的数学模型当中，然后可以导出参数估计值来定量表征该过程。影像数据可以在10~20min的扫描中获得单一静态的快照，也能在几小时内记录示踪剂动力学特征时获得时序动态影像。影像数据的数学模型（综合模型）需要根据受试者体内抽取的血液样本来估计放射性，它只与示踪剂随时间推移穿过血脑屏障（BBB）的量有关。更全面的讨论，请参见章后所附参考文献[12]。

在PET生物标志物的开发过程中，理想情况下，在包括动脉取样和全动力学分析的综合模型的基础上，首先使用短期扫描周期（不到30min）的简化无血方法与黄金标准方法进行验证。无血模型方法具有显而易见的优势，此类模型不需进行血浆分析、代谢物分析从而省去了相关昂贵设备的花费，并避免了与之相对的综合模型带来的误差和噪声。然而，使用无血放射性示踪剂方法一个重要先决条件是存在一缺乏受体或其他目标靶点的参考脑区，其可作为放射性示踪剂可用性的“替代测量”。示踪剂在特定目标区域的选择性，以及通过视觉观察或解剖模型的应用来识别具有精细轮廓的区域可行性，也将是理想分子成像生物标志物的要素。

（六）功能和结构MRI方法

MRI是一种利用磁场和无线电波激发含水组织中氢原子，并根据组织的磁性特性读取这些原子发射信号的成像技术。信号的变化是由组织特征（如质子密度或血氧饱和度变化导致的磁化率变化）变化的结果，它们能够解释大脑的形态学、组成和神经活动。MRI技术通常是非侵入性、无放射性。结构MRI提供了不同组织（例如灰质、白质和脑脊液）和脑结构的解剖图像。功能MRI测量静息状态下或任务态、认知（例如记忆测试）或其他方面（例如药物刺激）刺激时的血流量或血氧水平的波动。

我们需要验证过程才能确保MRI技术可应用于测量预期的解剖或功能特征。这一过程是多种多样的，就像从结构技术中预测神经元计数，或是从任务态功能磁共振成像技术中获得某一功能表现。但无论使用哪种方法，其可靠性都对标准化至关重要。学术界和制药企业间的协同合作加速了类似“抑郁症和精神分裂症新药研制的新方法”（NEWMEDS）联盟对重症精神疾病新疗法的开发，强调了发展可靠fMRI参数的重要性[12]。尽管手动方法可能更适合于某些特定情况，但是使用全自动的、标准化的统一软件平台更有利于在多中心进行操作。虽然MRI数据预处理的标准化流程存在并且随着改进序列的开发而变得更加复杂（例如与人类连接组学项目相关的最新进展）[13]，但是仍然没有一种处理流程可以满足所有开发生物标志物研究的需求。相反，任何给定的生物标志物都应该包括详细的标准流程，该流程规定了从序列参数、数据收集到预处理方法和分析的所有内容，并以此推导出稳定的测量结果。使运动伪影最小化的后处理方法也是至关重要的，特别是对于静息态fMRI，同样，任务操作相关联的时间序列也并不适用于特定模型的信号动力学。

（七）实际问题

生物标记物成像需要功能完善的成像中心，每次扫描的花费可能高达数千美元。目前，在美国的教学性医疗机构一次MRI扫描每小时花费600美元左右，而其他医疗机构每小时可能需要1000美元。尽管各个中心有所不同，但PET扫描范围每次扫描将花费3000美元到5000美元（包括放射性示踪剂生产和扫描费用）。虽然实施可行性也是一个问题，但近期神经影像方法的价格和可用性仍旧很难预测。例如，MRI扫描技术已经在大多数医疗中心得以使用。此外随着技术的快速发展，目前的临床实践中不可行的自动分析方法可能通过基于站点外的网络系统很快得以实现。因此，即使它们的应用仅限于少数几个专业中心，该领域也应该着重发展可靠的生物标志物，因为它们可能会被依赖于新技术发展的更经济、更实用的第二代生物标志物所替代。

最后，我们应该优先考虑成本效益而不是成本。成本效益，即通过使用生物标记物避免了由误诊、不必要的手术或住院治疗及其他疾病相关的额外高昂费用的临床效益。

二、目前潜在的精神病学生物标记物

精神疾病中神经异常的报道在临床神经影像学文献中大量存在，其中一些已被独立研究小组重现。通常，这些神经异常在给定的神经特征或表型中与正常神经存在统计学上的显著差异。例如，与一组人口学资料相匹配的健康对照组相比，成年 MDD 患者前额叶皮质变薄，这是与决策、自我控制和其他高级认知功能相关的大脑组织[14]。这样的发现意味着 MDD 患者倾向于表现出前额叶皮质变薄。然而在本质上，这一发现可能对于个体患者的临床转归是完全没有帮助的。在临床人群中发现的神经异常，只有当它可以作为一些临床相关转归的准确指标时，才能成为生物标志物，例如具有足够的临床预测价值时。临床人群神经异常的大多数临床神经影像学报告不能评估预测价值，因此，几乎没有精神疾病条件下的可重现的异常可以被视为具有潜在临床应用价值的实际生物标志物。

也就是说，神经影像相关文献为精神障碍的病理生理学提供了重要的视角。精神分裂症患者的 meta 分析提供的证据支持突触前多巴胺神经元存储和释放多巴胺能力的病理性增加，这与精神症状的严重程度相关[15]。此外，与治疗无应答者相比，在治疗应答者中此发现重现，因而证明该发现可以用来预测精神症状的治疗反应[16]。这个例子说明了筛选可以从靶向多巴胺能系统的药物中受益的患者的潜在方法。一旦我们更好地理解其生物学机制并拥有针对精神疾病非多巴胺方面的治疗，这种方法在未来可能会变得实用。

其他一些患有这种疾病患者的重现性发现表明，患有这种疾病的患者会出现 CA1 区（海马 CA1 区[17, 18]）中的血容量增加，而 CA1 区是可以预测是否发生精神分裂症的关键区域，因此可以作为潜在的风险指标。对精神分裂症的研究还发现，腹侧纹状体在奖励预期期间，血流动力学反应增加不足[19]，这可能与该疾病一些症状有关，例如动力缺乏。在 MDD 患者中，发现治疗抵抗力与膝下前扣带回［是一种用深部脑刺激（DBS）的靶向神经表型］的血流增加有关[20, 21]，同时也发现了一些有前景的结果[22]。其他研究发现，与健康对照相比，物质依赖患者纹状体的多巴胺受体减少[23]，腹内侧前额皮层的灰质体积降低[24, 25]，该脑区域与学习、决策有关，同时可能预测治疗的失败与否[26]。强迫症患者（OCD）一致表现出纹状体的体积增加[27]。焦虑症患者在受到负面情绪刺激后杏仁核血流动力学反应性增加，而创伤后应激障碍患者在与情绪调节相关的多个前额区域活性特征性减低[28]。

因此，了解现代神经影像技术所提供的精神疾病的神经生物学机制是不容置疑的，其潜力也在不断增大。然而，我们认为上述研究结果还不足以确认一种生物标志物，同时，以生物机制和生物标志物为导向的研究不应该要求其具有普适性。虽然生物标记物理论上可以从神经生物学和生物机制解释的发现中得到，但是只要生物标记物是按照下面讨论的步骤经过严格验证的，这种要求也就不是必要的了（与药物开发相似，偶然发现具有临床有效性的药物可能在生物学机制得到充分理解之前就纳入临床实践）。

三、精神病学中神经影像学生物标志物的发展框架

开发神经影像学生物标志物的最终目的是辅助临床实践。试想这样一个例子，使用结构性 MRI 扫描来决定 OCD 患者是否应该使用氟伏沙明药物治疗或是否将认知行为疗法作为第一线治疗——这是一项重要的决定，因为选择最有效、最有利的方式进行即时的治疗可以造福社会和个体并减少死亡率。在这个例子中，治疗决策不一定是基于有经验的放射科医生的主观读片，而是可以依赖于多种扫描特征的计算机算法定量读出（例如，杏仁核、眶额叶皮层和纹状体的灰质体积）以最大化其预测准确性。

（一）确定临床相关问题

与公认的药物发现的标准类似，精神病学中应用于临床的神经影像学生物标志物的发展可能也需要多个步骤（图 13-3-2）。第一个关键的步骤是确定一个临床相关的问题，如果解决这个问题，可能将改善患者长期的生活质量。因此，生物标志物应该发展为影响临床医生处方及临床实践决定的测试——生物标志物最终需要转化为可行的测试[29]。例如，能够预测临床高风险个体（例如那些具有轻微精神症状的有精神障碍家族史，最终会转变为患有精神疾病的人），这些因素在制定具有最高转化风险个体的预防策略中起重要作用，

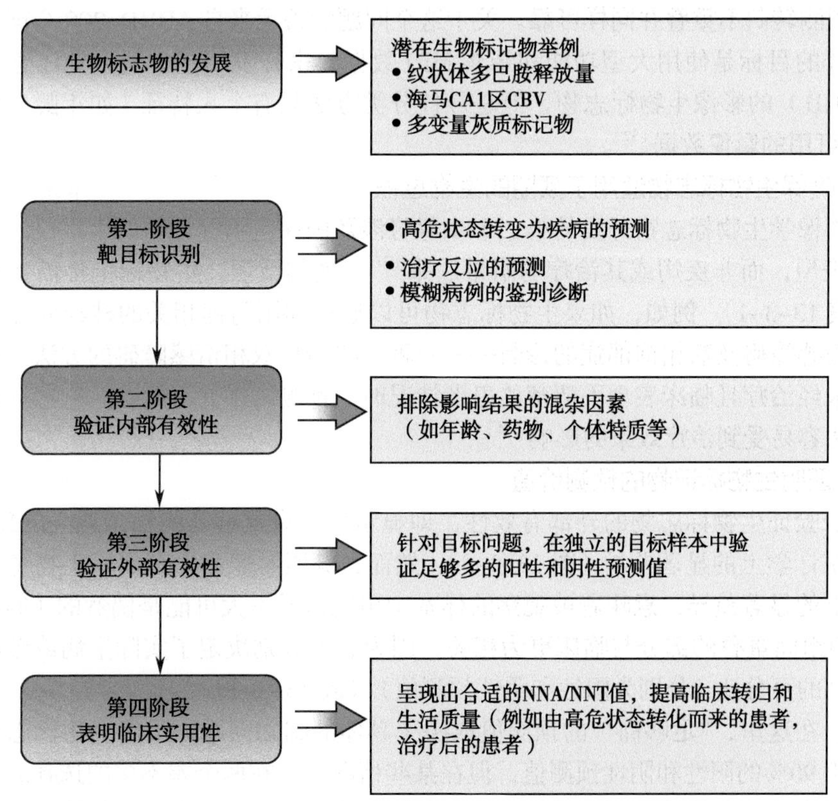

图 13-3-2　生物标志物的探索步骤

左侧，生物标记物发展所需的流程提纲。右侧，潜在生物标记物举例，以及每步相应目标。CA1，海马角区（1 区）；CBV，脑血容量

同时排除了那些具有较低转化风险的患者，以避免不必要的治疗副作用，事实上几乎所有的问题都与治疗选择性有关。然而，这些问题可能与临床转归、鉴别诊断和治疗选择有关，而与临床上对重型精神障碍如精神分裂症或 MDD（与健康对照相比）的诊断无关，因为具有分裂性精神障碍或抑郁症状而寻求治疗的患者一定是在疾病状态的。同样的道理，基于临床表现来鉴别诊断接受过临床治疗的患者而不是未经治疗的患者，也不太可能成为优先发展的生物标志物。

少量研究报道了在研的针对临床相关问题的影像标志物。其中，一项具有里程碑意义的 MRI 研究旨在预测精神疾病高风险者的纵向临床转归[30]。在这项研究中，用算法分析结构 MRI 的灰质形态特征，预测转换为精神障碍的阳性和阴性预测值超过 80%。上例及其他假设案例，例如对具有一定认知功能障碍患者分层或接受独立诊断和伴随治疗的附加认知训练，使得临床相关性不需要考虑那些基于 DSM 的诊断边界。此外，通过关注临床转归和治疗分层等务实问题，规避了组织学金标准的缺失，其有效性可以通过纵向设计来评估。为了潜在的临床效用，即使在疾病的早期发展阶段，临床相关问题的研究也需提供临床和社会人口学数据库中常用的资料进行生物标志物的验证。例如，生物标记物的利用与临床因素相结合提高了预测临床高风险患者转化为精神疾病患者的能力，约有 80% 的阳性预测值[31]。这为该领域进一步研发新的标志物提供了基础，加入了临床因素后，理论上需要证明其预测能力的提升，或者至少显示出由生物标记物与其他更容易获取临床标记物解释的预测转归不重叠并同样可靠。关于这个问题的警示来自 ADHD-200 全球大赛：尽管本次比赛的目标是使用大型功能和结构 MRI 数据集来开发用于诊断分类注意缺陷多动障碍（ADHD）的影像生物标志物，但是最佳分类方法只有个人特征（如年龄、性别和智商），没有可用的影像数据[32]。

（二）确保生物标志物适用于预期的生物过程

神经影像学生物标志物开发的第二个步骤将涉及确保生物标记物的生理机制是直接关联于大脑表型，而非疾病或其治疗的附带后果[33]。换句话说，生物标记物需要显示内部有效性（表 13-3-1）。例如，如果生物标志物可以通过利用与锂相关的神经元变化来准确预测双相情感障碍及双相抑郁症的诊断——一种一线治疗双相情感障碍的方法，那么当它鉴定诊断未经治疗且临床表现不清楚的患者情况时，预测结果并不明确。一些证据确实表明分类算法容易受到治疗效果的影响[34]。

（三）证明生物标记物的预测价值

第三步验证生物标志物的外部有效性，即显示出具有足够高的临床意义的预测价值，不仅仅是统计学上的显著差异（图 13-3-3）。然而，健康对照和患者之间生物特征分布具有统计学上的显著差异，意味着被观察的样本中出现差异不大可能是偶然的（例如，小于 5%），但两组间重叠的部分与临床更为相关，因为它们分别决定了实际生病或健康的个体占相应类别的百分比（分别为阳性和阴性预测值）（表 13-3-1）。

然而，在这里，“足够高”的预测值取决于具体的临床问题；虽然生物标志物通常需要具有大于 90% 的阳性和阴性预测值，但在某些情况下，在两个差不多的选择之间，我们的标准是武断的，合适的预测应当是临床上有效的测试。第三步必须涉及临床独立样本的交叉验证。具体来说，该验证样本（或测试集）需要完全独立于用于发现生物标记算法的发现样本（或训练集）。这是十分必要的，特别是对于多变量分类器，以避免过度拟合算

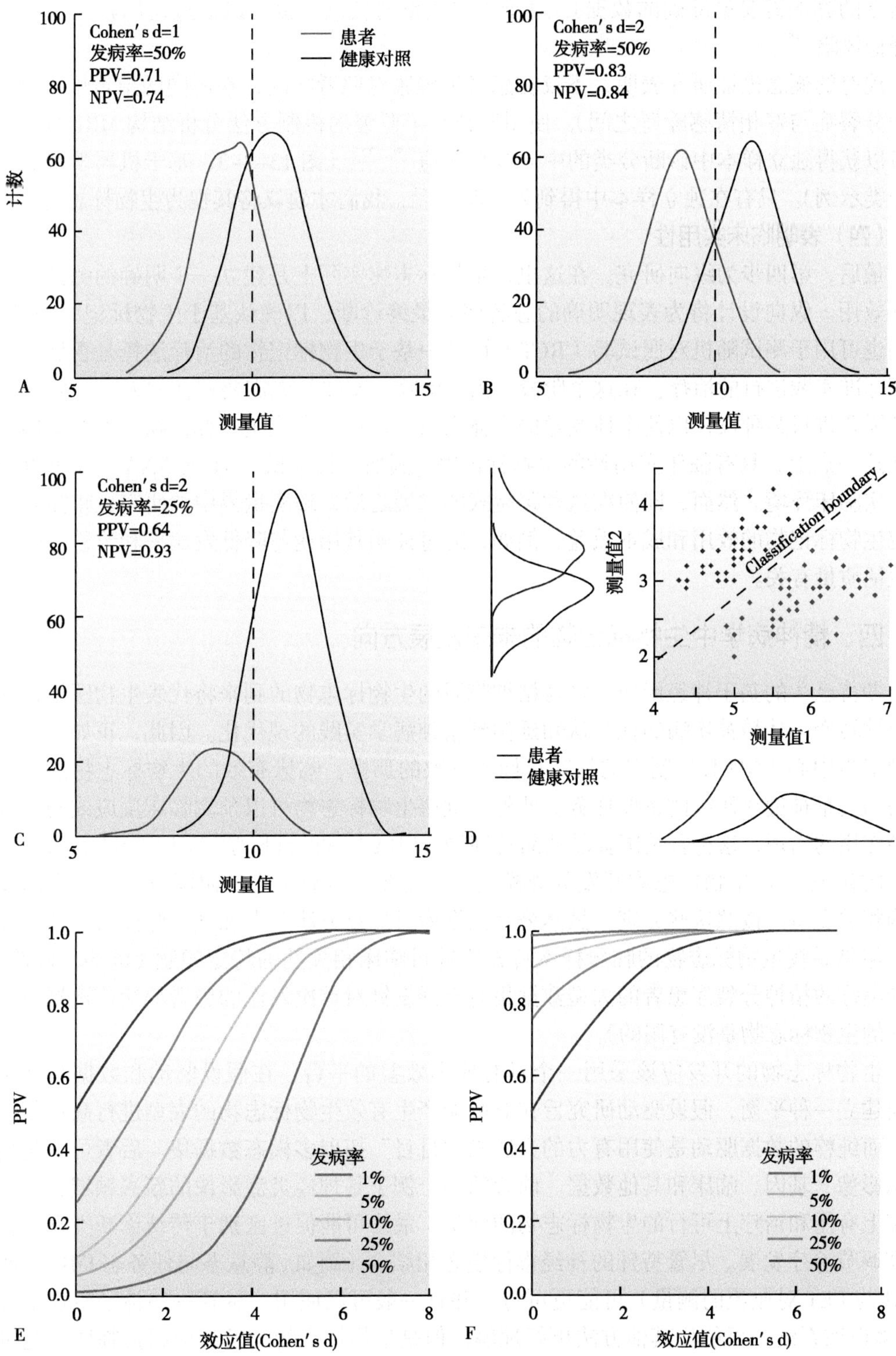

图 13-3-3　统计学上的显著差异对比临床有效的生物标记物

法造成该算法对新数据的分析能力变差的现象（例如，临床设置中的新患者的数据，其中已建立的算法需要最准确的数据），对于给定数量的变量，也可以通过使用较大的样本量来降低风险[35]。

现有的概念论证研究表明，不仅在患者和健康对照者之间，在不同的患者组之间（如精神分裂症与双相情感障碍之间），使用监督和半监督的机制方法分析结构 MRI 的形态特征可以获得独立样本中诊断分类的中－高预测值[36, 37]（图 13-3-3，基于机器学习的多变量分类示例）。只有在独立样本中得到外部验证后，我们才建议将其视为生物标志物。

（四）表明临床实用性

最后，第四步为纵向研究，在这里，生物标志物实际上是建立一个明确的测试确定其临床效用。纵向设计将为表现明确的患者建立最终诊断，以确认基于生物标记物的诊断。它们也可用于测试随机对照试验（RCT）设计中基于生物标记物的治疗选择是否优于根据临床标准实践进行的治疗。在这个阶段，需要治疗（NNT）或需要评估的人数（NNA）代表了需要进行某种操作以使个体受益的个体数量，可用于合成生物标记物的潜在效用。只有在这一点上，具有临床实用性的生物标记物（例如，具有低 NNT 或 NNA）才可以应用于现实临床环境。然而，即使在这种跨越式的发展之后，现实世界中的研究也将需要最终确定生物标记物的效用和成本效益，例如，通过证明其用途与降低发病率和改善一般人群的生活质量有关。

四、精神病学中生物标记物的未来发展方向

期待已久的基于神经影像，针对精神障碍的生物标志物的到来将代表生物医学科学的历史性转变，从精神疾病的社会认知延伸到精神病学实践的现代化。因此，正如美国国立精神卫生中心（NIMH）制定的战略目标所反映的那样，临床有效的生物标志物的开发应成为当代精神健康研究的首要任务。此外，这些生物标志物可以预测临床反应或药物试验中副作用的出现，这符合美国食品药品管理局（FDA）和欧洲医学机构（EMA）对生物标志物的认识[38]。生物标志物开发的规模庞大，需要多研究中心的协同努力及适当的投资机构相关支持。按照这些原则，虽然公开数据库可能是方法开发和概念验证研究的有利开始，但是寻找生物标志物的临床样本首先应针对临床相关性的特定问题（例如，慢性的、接受治疗的精神分裂症患者的大型数据集对于开发针对首次发作的患者的治疗选择或鉴别诊断的生物标志物是没有用的）。

生物标志物的开发应该采用一个具有成本效益的平台，在假设驱动和数据驱动研究中间建立一种平衡，假设驱动研究旨在对可能产生有效生物标志物的表型进行高重复性成像，而纯粹的数据驱动是使用有力的方法来“盲目”拓展多模态数据集。后者可能包括多模态影像、基因、临床和其他数据。前者的一个例子是神经炎症影像的新兴领域，其具有临床上有用和治疗上可行的生物标志物的前景，最终可能促进区别于传统诊断类别的靶向免疫调节治疗发展。尽管特殊的神经影像模态相结合（例如，静息态与任务态 fMRI，或者 fMRI 与 PET 对血流的测量）可能更可行，并且一般可以使用，尽管一些神经生物学过程（如多巴胺系统）可能比其他方法更好理解，但是生物标志物的发现应根据临床问题量身定制，而非遵守已有处方；应该从以往研究中探索可靠的引导，并承认现阶段知识还需要进一步探索。

为了获得有用的生物标志物，我们需要研究机构间相互配合以对示踪剂、靶细胞和定量方法等方面进行快速优化，并能使多中心测试快速完成不同组别的诊断。后者的一个例子可能是合并一种模态的多种测量值（例如，结合 PET 测量纹状体多巴胺释放增加，它是一种可以被高度重复的精神疾病标志物，和单一分类器中纹状体外多巴胺释放缺陷[39]，增强了检测出具有异常多巴胺传递功能的病例的能力）或影像模态和非影像数据，包括但不限于临床、社会人口学、遗传和生物化学数据。

一旦收集了生物标志物的临床靶向数据集，开放的科学竞赛可能是加速选择最佳算法的一种方法。由美国国立卫生研究院（NIH）主办的全国性计划，效仿北美前驱纵向研究（NAPLS）[40]或国际合作项目等同类大型项目，可能将激励能够改革精神疾病临床实践的靶向生物标志物的发展。

（吴昊星）

参考文献

[1] Collins FS, Varmus H.A New Initiative on Precision Medicine.N Engl J Med, 2015, 372(9): 793-795.

[2] Normanno N, Cree IA.Genomics driven-oncology: challenges and perspectives.BMC Cancer, 2015, 15(1): 141-143.

[3] Kalia M.Biomarkers for personalized oncology: recent advances and future challenges.Metabolism, 2015, 64(3): 16-21.

[4] El Achkar CM, Olson HE, Poduri A, et al.The Genetics of the Epilepsies.Curr Neurol Neurosci Rep, 2015, 15(7): 39-53.

[5] Soni A.The Five Most Costly Children's Conditions, 2006 : Estimates for the U.S.Civilian Noninstitutionalized Children, Ages 0-17.Statistical Brief 242.Medical Expenditure Panel Survey, 2009, 4(3): 1-5.

[6] Ronald C.Kessler PD, Steven Heeringa PD, Matthew D.Lakoma MPH, et al.Individual and Societal Effects of Mental Disorders on Earnings in the United States: Results From the National Comorbidity Survey Replication. Am J Psychiatry, 2008, 165(6): 703-711.

[7] Van Snellenberg JX, Girgis RR, Horga G, et al.Mechanisms of Working Memory Impairment in Schizophrenia. Biol Psychiatry, 2016, 80(8): 617-626.

[8] Setiawan E, Wilson AA, Mizrahi R, et al.Role of translocator protein density, a marker of neuroinflammation, in the brain during major depressive episodes.JAMA Psychiatry, 2015, 72(3): 268-275.

[9] Doorduin J, Vries EFJD, Willemsen ATM, et al.Neuroinflammation in Schizophrenia-Related Psychosis: A PET Study.J Nucl Med, 2009, 35(11): 1801-1807.

[10] Van Berckel BN, Bossong MG, Boellaard R, et al.Microglia activation in recent-onset schizophrenia: a quantitative(R)-[^{11}C]PK11195 positron emission tomography study.Biol Psychiatry, 2008, 64(9): 820-822.

[11] Innis RB, Cunningham VJ, Delforge J, et al.Consensus Nomenclature for in vivo Imaging of Reversibly Binding Radioligands.J Cereb Blood Flow Metab, 2007, 27(9): 1533-1539.

[12] Plichta MM, Schwarz AJ, Grimm O, et al.Test-retest reliability of evoked BOLD signals from a cognitive-emotive fMRI test battery.Neuroimage, 2012, 60(3): 1746-1758.

[13] Glasser MF, Sotiropoulos SN, Wilson JA, et al.The Minimal Preprocessing Pipelines for the Human

Connectome Project.Neuroimage,2013,80(3):105-124.

[14] Schmaal L,Hibar DP,Sämann PG,et al.Cortical abnormalities in adults and adolescents with major depression based on brain scans from 20 cohorts worldwide in the ENIGMA Major Depressive Disorder Working Group.Mol Psychiatry,2017,22(6):900-909.

[15] Howes OD,Kambeitz J,Kim E,et al.The Nature of Dopamine Dysfunction in Schizophrenia and What This Means for Treatment:Meta-analysis of Imaging Studies.Arch Gen Psychiatry,2012,69(8):776-786.

[16] Demjaha A,Murray RM,Mcguire PK,et al.Dopamine synthesis capacity in patients with treatment-resistant schizophrenia.Am J Psychiatry,2012,169(11):1203-1210.

[17] Schobel SA,Chaudhury NH,Khan UA,et al.Imaging patients with psychosis and a mouse model establishes a spreading pattern of hippocampal dysfunction and implicates glutamate as a driver.Neuron,2013,78(1):81-93.

[18] Schobel SA,Lewandowski NM,Corcoran CM,et al.Differential targeting of the CA1 subfield of the hippocampal formation by schizophrenia and related psychotic disorders.Arch Gen Psychiatry,2009,66(9):938-946.

[19] Radua J,Schmidt A,Borgwardt S,et al.Ventral Striatal Activation During Reward Processing in Psychosis:A Neurofunctional Meta-Analysis.JAMA Psychiatry,2015,72(12):1243-1251.

[20] Mayberg HS,Liotti M,Brannan SK,et al.Reciprocal limbic-cortical function and negative mood:converging PET findings in depression and normal sadness.Am J Psychiatry,1999,156(5):675-682.

[21] Seminowicz DA,Mayberg HS,Mcintosh AR,et al.Limbic-frontal circuitry in major depression:a path modeling metanalysis.Neuroimage,2004,22(1):409-418.

[22] Mayberg HS,Lozano AM,Voon V,et al.Deep brain stimulation for treatment-resistant depression.Neuron,2013,80(5):651-660.

[23] Fritz HC,Wittfeld K,Schmidt CO,et al.Current Smoking and Reduced Gray Matter Volume-a Voxel-Based Morphometry Study.Neuropsychopharmacology,2014,39(5):2594-2600.

[24] Martinez D,Saccone PA,Liu F,et al.Deficits in dopamine D(2) receptors and presynaptic dopamine in heroin dependence:commonalities and differences with other types of addiction.Biol Psychiatry,2012,71(3):192-198.

[25] Broft A.Cocaine Dependence and D2 Receptor Availability in the Functional Subdivisions of the Striatum:Relationship with Cocaine-Seeking Behavior.Neuropsychopharmacology,2004,29(6):1190-1202.

[26] Martinez D,Carpenter KM,Liu F,et al.Imaging dopamine transmission in cocaine dependence:link between neurochemistry and response to treatment.Am J Psychiatry,2011,168(6):634-641.

[27] Radua J,Heuvel OAVD,Surguladze S,et al.Meta-analytical Comparison of Voxel-Based Morphometry Studies in Obsessive-Compulsive Disorder vs Other Anxiety Disorders.Arch Gen Psychiatry,2010,67(7):701-711.

[28] Etkin A,Wager TD.Functional neuroimaging of anxiety:a meta-analysis of emotional processing in PTSD,social anxiety disorder,and specific phobia.Am J Psychiatry,2007,164(10):1476-1488.

[29] Perlis RH.Translating biomarkers to clinical practice.Mol Psychiatry,2011,16(11):1076-1087.

[30] Koutsouleris N,Meisenzahl EM,Davatzikos C,et al.Use of Neuroanatomical Pattern Classification to Identify Subjects in At-Risk Mental States of Psychosis and Predict Disease Transition.Arch Gen Psychiatry,2009,66(7):700-712.

[31] Cannon T, Cadenhead KB, Woods S, et al. Prediction of psychosis in youth at high clinical risk: a multisite longitudinal study in North America. Arch Gen Psychiatry, 2008, 65 (1): 28–37.

[32] Brown MRG, Sidhu GS, Russell G, et al. ADHD-200 Global Competition: diagnosing ADHD using personal characteristic data can outperform resting state fMRI measurements. Front Syst Neurosci, 2012, 6 (69): 1–22.

[33] Horga G, Kaur T, Peterson BS. Annual research review: Current limitations and future directions in MRI studies of child-and adult-onset developmental psychopathologies. J Child Psychol Psychiatry, 2014, 55 (6): 659–680.

[34] Marquand AF, O'Daly OG, Sara DS, et al. Dissociable effects of methylphenidate, atomoxetine and placebo on regional cerebral blood flow in healthy volunteers at rest: A multi-class pattern recognition approach. Neuroimage, 2012, 60 (2): 1015–1024.

[35] Huys QJ, Maia TV, Frank MJ. Computational psychiatry as a bridge from neuroscience to clinical applications. Nat Neurosci, 2016, 19 (3): 404–413.

[36] Bansal R, Staib LH, Laine AF, et al. Anatomical Brain Images Alone Can Accurately Diagnose Chronic Neuropsychiatric Illnesses. Plos One, 2012, 7 (12): 1–21.

[37] Schnack HG, Nieuwenhuis M, van Haren NE, et al. Can structural MRI aid in clinical classification ? A machine learning study in two independent samples of patients with schizophrenia, bipolar disorder and healthy subjects. Neuroimage, 2014, 84 (1): 299–306.

[38] Laughren TP. What's next after 50 years of psychiatric drug development: an FDA perspective. J Clin Psychiatry, 2010, 71 (9): 1196–2004.

[39] Slifstein M, Van dGE, Van SJ, et al. Deficits in prefrontal cortical and extra-striatal dopamine release in schizophrenia: a PET fMRI study. Jama Psychiatry, 2015, 72 (4): 316–324.

[40] Addington J, Lu L, Buchy L, et al. North American Prodrome Longitudinal Study (NAPLS 2): The Prodromal Symptoms. J Nerv Ment Dis, 2015, 203 (5): 328–335.

中英文名词索引

A

B

C

D

E

F

G

H

J

K

L

M

N

P

Q

R

S

T

W

X

Y

Z

后 记

由龚启勇教授主编的《精神影像学》一书即将再版了，他邀请我作为副主编参与编写新版，并从精神科临床医师的角度写一点什么，作为再版后记，实不敢当。但在通读这本专业性很强的著作（第1版）后，莫名地有些冲动，成为了在惶恐之中完成这个任务的动力。在脑科学已成为一个社会流行词的当下，精神病学可以并且应当不断地由“知其然”向“知其所以然”迈进，精神科医生应当从“孤芳自赏”的“经验医学”或“大师医学”中走出来，融入基于现象－假设－验证的实证的科学医学中去。尽管人类心理和精神活动的特殊性给时代科学取向的研究带来了巨大挑战，但抱持这种科学态度、践行科学探索，应该是这个时代的最强音。2016年6月首次出版的《精神影像学》一书在不到3年的时间里就再版就是一个很好的信号；当然，这也折射出精神影像学研究的日新月异，以至于编者们觉得应该把这个领域的最新研究方法、思路和成果呈现给大家，以便促进学科的发展。

与第1版比较，即将交付印刷的第2版，有了如下几个明显的变化：其一，关于涉及的精神障碍的临床表现的描述尽量与DSM-5（2015）诊断标准接近，以便读者对精神障碍涉及的各种“临床表型”有最新的了解和认识；其二，修正了第1版中存在的由于当时研究局限性造成的错误，新增了近3年来最新的研究成果；其三，介绍了心理困扰和精神障碍脑机制研究方法和思路的亮点。精神障碍的临床诊断明确、治疗制定和预后判断到目前为止，除脑器质性精神障碍以外，主要还停留在观察和描述症状层面；但是新近的研究，尤其是临床转化研究的不断推进，基于精神影像手段的精准临床应用已悄然兴起，功能磁共振成像（fMRI）导航的难治性精神分裂症和抑郁障碍物理治疗技术的应用就是一个很好例证。

作为一名对精神障碍临床研究感兴趣的精神科临床医生，我向大家推荐这本书，并希望大家把这本书视为：①启蒙者，启发对精神心理活动和精神障碍脑机制研究的专业兴趣，了解精神影像学研究与应用的基本知识和方法；②指路人，引领有志于精神障碍脑机制人士进入并深入地进行相关的临床研究；③资源库，让精神障碍临床工作者和临床研究人员很快获取客观的、综述性的信息。

精神障碍发病机制、诊断和治疗标志物（临床内表型）、结局预测离不开精神影像研究的不断推陈出新，临床精神科医生、精神影像临床研究者应该更加紧密地结合在一起战斗。创新的期待和协同的工作必将迎来《精神影像学》第 3 版、第 4 版的到来。

华西医院心理卫生中心（精神科）

2019 年 1 月于成都